环境暴露与人群健康丛书

现代环境流行病学

董光辉　曾晓雯　于云江　主编

科学出版社

北　京

内 容 简 介

本书共 12 章，主要介绍现代环境流行病学的基础理论、研究方法、最新的实际应用技术以及环境健康相关领域的前沿进展。第 1~4 章主要介绍现代环境流行病学的基础理论和发展历史，对环境污染健康影响研究的基本规律、研究策略和设计以及环境流行病学中的统计学方法和软件进行了论述。第 5~11 章介绍 8 个不同类型的环境污染健康影响的最新进展，包括室外/室内空气污染、极端天气暴露、水污染、土壤污染、绿地暴露、环境噪声以及城市夜光暴露与人群健康，拓宽了学科的研究和应用领域。第 12 章介绍目前环境污染人群疾病负担评估的方法和最新进展，包括室外空气污染、室内空气污染、水污染和土壤污染的人群疾病负担，提出严格实施我国环境保护标准以及开展环境污染治理措施的重要性。

本书可供从事环境科学、环境卫生学、地方病学、地理科学、大气科学和气象学等与环境健康交叉学科相关的教学、科研、管理人员阅读参考，也可供这些专业作为研究生教材或参考书。

图书在版编目（CIP）数据

现代环境流行病学/ 董光辉，曾晓雯，于云江主编. —北京：科学出版社，2023.8

（环境暴露与人群健康丛书）

ISBN 978-7-03-076016-6

Ⅰ. ①现…　Ⅱ. ①董…　②曾…　③于…　Ⅲ. ①环境流行病学　Ⅳ. ①R181.3

中国国家版本馆 CIP 数据核字（2023）第 131964 号

责任编辑：杨　震　刘　冉 / 责任校对：杜子昂
责任印制：赵　博 / 封面设计：北京图阅盛世

科学出版社 出版

北京东黄城根北街 16 号
邮政编码：100717
http://www.sciencep.com

北京华宇信诺印刷有限公司印刷
科学出版社发行　各地新华书店经销

*

2023 年 8 月第 一 版　开本：720×1000　1/16
2025 年 4 月第二次印刷　印张：26 1/2
字数：530 000

定价：150.00 元
（如有印装质量问题，我社负责调换）

丛书编委会

顾　　问：魏复盛　陶　澍　赵进才　吴丰昌

总　主　编：于云江

编　　委：（以姓氏汉语拼音为序）

安太成　陈景文　董光辉　段小丽　郭　杰

郭　庶　李　辉　李桂英　李雪花　麦碧娴

向明灯　于云江　于志强　曾晓雯　张效伟

郑　晶

丛书秘书：李宗睿

《现代环境流行病学》

编 委 会

主　编：董光辉　曾晓雯　于云江

编　委：（以姓氏汉语拼音为序）

安　珍　　陈功博　　陈仁杰　　董光辉　　宫继成

韩　斌　　胡立文　　胡鹏杰　　黄　婧　　黄文忠

赖颖斯　　李　睿　　刘　涛　　钱　华　　仇　浩

吴少伟　　夏　冰　　杨博逸　　殷　鹏　　应蓉蓉

于云江　　曾　强　　曾晓雯　　赵卓慧　　郑唯韡

秘　书：秦双建　吴奇桢

丛 书 序

近几十年来，越来越多的证据表明环境暴露与人类多种不良健康结局之间存在关联。2021 年《细胞》杂志发表的研究文章指出，环境污染可通过氧化应激和炎症、基因组改变和突变、表观遗传改变、线粒体功能障碍、内分泌紊乱、细胞间通信改变、微生物组群落改变和神经系统功能受损等多种途径影响人体健康。《柳叶刀》污染与健康委员会发表的研究报告显示，2019 年全球约有 900 万人的过早死亡归因于污染，相当于全球死亡人数的 1/6。根据世界银行和世界卫生组织有关统计数据，全球 70%的疾病与环境污染因素有关，如心血管疾病、呼吸系统疾病、免疫系统疾病以及癌症等均已被证明与环境暴露密切相关。我国与环境污染相关的疾病近年来呈现上升态势。据全球疾病负担风险因素协作组统计，我国居民疾病负担 20%由环境污染因素造成，高于全球平均水平。环境污染所导致的健康危害已经成为影响全球人类发展的重大问题。

欧美发达国家自 20 世纪 60 年代就成立了专门机构开展环境健康研究。2004 年，欧洲委员会通过《欧洲环境与健康行动计划》，旨在加强成员国在环境健康领域的研究合作，推动环境风险因素与疾病的因果关系研究。美国国家研究理事会（NRC）于 2007 年发布《21 世纪毒性测试：远景与策略》，通过科学导向，开展系统的毒性通路研究，揭示毒性作用模式。美国国家环境健康科学研究所（NIEHS）发布的《发展科学，改善健康：环境健康研究计划》重点关注暴露、暴露组学、表观遗传改变以及靶点与通路等问题；2007 年我国卫生部、环保部等 18 个部委联合制订了《国家环境与健康行动计划》。2012 年，环保部和卫生部联合开展"全国重点地区环境与健康专项调查"项目，针对环境污染、人群暴露特征、健康效应以及环境污染健康风险进行了摸底调查。2016 年，党中央、国务院印发了《"健康中国 2030"规划纲要》，我国的环境健康工作日益受到重视。

环境健康研究的目标是揭示环境因素影响人体健康的潜在规律，进而通过改善生态环境保障公众健康。研究领域主要包括环境暴露、污染物毒性、健康效应以及风险评估与管控等。在环境暴露评估方面，随着质谱等大型先进分析仪器的有效利用，对环境污染物的高通量筛查分析能力大幅提升，实现了多污染物环境暴露的综合分析，特别是近年来暴露组学技术的快速发展，对体内外暴露水平进行动态监测，揭示混合暴露的全生命周期健康效应。针对环境污染低剂量长期暴露开展暴露评估模型和精细化暴露评估也成为该领域的新的研究方向；在环境污染物毒理学方面，高通量、低成本、预测能力强的替代毒理学快速发展，采用低等动物、体外试验和非生物手段的毒性试验替代方法成为毒性测试的重要方面，解析污染物毒性作用通路，确定生物暴露标志物正成为该领域研究热点，通过这些研究可以大幅提高污染物毒性的筛查和识别能力；在环境健康效应方面，近年来基因组学、转录组学、代谢组学和表观遗传学等的快速发展为探索易感效应生物标志物提供了技术支撑，有助于理解污染物暴露导致健康效应的分子机制，探寻环境暴露与健康、疾病终点之间的生物学关联；在环境健康风险防控方面，针对不同暴露场景开展环境介质-暴露-人群的深入调查，实现暴露人群健康风险的精细化评估是近年来健康风险评估的重要研究方向；同时针对重点流域、重点区域、重点行业、重点污染物开展环境健康风险监测，采用风险分区分级等措施有效管控环境风险也成为风险管理技术的重要方面。

环境健康问题高度复杂，是多学科交叉的前沿研究领域。本丛书针对当前环境健康领域的热点问题，围绕方法学、重点污染物、主要暴露类型等进行了系统的梳理和总结。方法学方面，介绍了现代环境流行病学与环境健康暴露评价技术等传统方法的最新研究进展与实际应用，梳理了计算毒理学和毒理基因组学等新方法的理论及其在化学品毒性预测评估和化学物质暴露的潜在有害健康结局等方面的内容，针对有毒有害污染物，系统研究了毒性参数的遴选、收集、评价和整编的技术方法；重点污染物方面，介绍了大气颗粒物、挥发性有机污染物以及阻燃剂和增塑剂等新污染物的暴露评估技术方法和主要健康效应；针对典型暴露场景，介绍了我国电子垃圾拆解活动污染物的排放特征、暴露途径、健康危害和健康风险管控措施，系统总结了污染场地土壤和地下水的环境健康风险防控技术方面的创新性成果。

近年来环境健康相关学科快速发展，重要研究成果不断涌现，亟须开展从环境暴露、毒理、健康效应到风险防控的全链条系统梳理，这正是本丛书编撰出版的初衷。"环境暴露与人群健康丛书"以科技部、国家自然科学基金委员会、生态环境部、卫生健康委员会、教育部、中国科学院等重点支持项目研究为基础，汇集了来自我国科研院所和高校环境健康相关学科专家学者的集体智慧，系统总结了环境暴露与人群健康的新理论、新技术、新方法和应用实践。其成果非常丰富，可喜可贺。我们深切感谢丛书作者们的辛勤付出。冀望本丛书能使读者系统了解和认识环境健康研究的基本原理和最新前沿动态，为广大科研人员、研究生和环境管理人员提供借鉴与参考。

2022 年 10 月

前　言

作为环境医学的分支学科，环境流行病学是运用流行病学的理论和方法，结合环境与人群健康关系的特点，从宏观角度研究环境中自然因素和污染因素危害人群健康的流行规律，判定环境因素与人体健康之间的相关关系和因果关系，阐明暴露-效应关系，以便为制定环境卫生标准和采取预防措施提供依据。作为预防医学和环境科学的交叉学科，环境流行病学在历史上多个重大环境公害病事件的病因探索和风险防控中均起到了关键的核心作用。如20世纪震惊世界的"痛痛病""水俣病""伦敦烟雾事件""四日市哮喘"等，都是通过环境流行病学调查，揭示和确定病因，采取了对应的防治措施，才控制了环境污染对健康的进一步损害。然而，随着社会经济的高速发展和科学技术的不断创新，传统的环境流行病学方法已经难以应对新模式下环境医学所面临的问题和挑战，同时一些新的环境流行病学方法如固定群组研究和空间流行病学等已在预防医学和环境科学领域中得到广泛的应用。

本书从各个领域系统地介绍现代环境流行病学的基础理论、研究方法和最新的实际应用技术，并通过具体案例介绍SAS软件和R软件在现代环境流行病学的应用。同时本书也纳入了环境污染健康效应影响的最新内容和进展，包括大气污染、极端天气、绿地、噪声、城市夜光以及新兴污染物暴露的人群健康效应，以及环境污染人群疾病负担评估的方法和最新进展，拓宽了学科的研究和应用领域。本书可供相关领域科研机构、高等院校预防医学专业的本科生和研究生参考使用，也可为从事环境医学、环境科学、地理信息等领域专业人员开展环境污染与人群健康影响的环境流行病学研究工作提供理论支持和技术指导。

本书为国家重点研发计划项目"交通源超细颗粒物暴露与神经退行性疾病风险评估的关键技术及应用"（2018YFE0106900）的研究成果，旨在为开展环境流行病学和健康风险评估提供相关方法与策略。全体编委为本书的编写付出了辛勤的汗水，在此表示衷心感谢！由于编者的水平有限，时间仓促，不足之处在所难免，热情欢迎广大读者批评指正并提出宝贵意见。

董光辉　曾晓雯

2023年1月于广州

目　录

第1章 绪 论

随着社会和经济的快速发展，日益纷繁复杂的环境对人类健康产生潜在的威胁，各类环境有害因子对健康的综合作用也对环境与健康研究提出了严峻的挑战。环境流行病学就是在这样的背景下兴起的一门学科，是环境医学发展过程中的一门重要分支，是环境医学研究的重要组成部分。本章主要介绍环境流行病学的发展简史、研究内容及对未来研究的展望。

1.1 环境流行病学发展简史

1.1.1 环境流行病学的发展

环境流行病学的萌芽可追溯到古希腊时期，古希腊医学家希波克拉底（Hippocrates，约公元前 460 ~ 前 370 年）在其所著 *On Airs, Waters and Places* 中详细地总结了气候变化或异常的天气状况对人体健康的影响，例如增加胃肠道感染、结核病和中枢神经系统感染等疾病风险。在描述疾病特征时，希波克拉底第一次赋予 "epidemics" 医学含义，称为 "流行病"；同时提出了地方病的概念，催生了公共卫生理论的萌芽，根植了流行病学的种子，被西方誉为 "医学之父"，是西方医学奠基人。1775 年，英国医生普契瓦·波特（Percivall Pott，1714 ~ 1788 年）首次报道了伦敦烟囱清扫工人患阴囊癌的风险高于普通人，成为世界上科学报道环境因素致癌的第一人。1848 ~ 1854 年，英国著名内科医生约翰·斯诺（John Snow，1813 ~ 1858 年）对伦敦宽街的霍乱流行及不同供水区居民的死亡率进行了调查分析，首次提出霍乱经水传播的科学论断，并采取了积极的干预措施成功控制了霍乱的进一步流行，被认为是第一例环境流行病学研究案例。

20 世纪以来，随着工业社会的迅猛发展，出现了多种环境污染问题和健康危害，引起了环境领域和医学领域科学家更多的关注，进一步推动了环境流行病学研究的发展。20 世纪初，随着医学科学的发展，人们逐渐了解环境疾病的发病原因。例如，英国著名流行病学家理查德·多尔（Richard Doll，1912 ~ 2005 年）从 1951 年起开展 "英国男性吸烟医师队列" 的前瞻性研究，随访 60 余年，结果发现每日吸烟者肺癌实际死亡人数与期望死亡人数比高达 15.9，其中 45 ~ 55 岁、55 ~ 65 岁、65 ~ 75 岁及 75 ~ 85 岁每日吸烟者肺癌死亡率分别为 0.6‰、1.8‰、6.2‰

和 8.7‰，以确凿的证据表明吸烟者比不吸烟者更易发生肺癌，且吸烟量愈大，肺癌患病风险愈高。

自 20 世纪中叶以来，环境污染引起的公害事件屡屡发生，如臭名昭著的全球"十大环境公害事件"。因此，各国也广泛地开展了环境流行病的研究。如 20 世纪 50 年代发生的伦敦烟雾事件引起的人群超额死亡率问题，研究者应用环境流行病学的方法分析了居民死亡率的变化与大气污染变化的关系，厘清了人群超额死亡率确实与大气污染存在关联。又如 20 世纪 70 年代初，海水受甲基汞污染使居民健康受到危害，引起了严重的公害病——水俣病，继之又在日本发现了食用被镉污染农田生产的含镉稻米所引起的骨痛病，都是采用环境流行病学的研究方法探明病因。研究者利用前瞻性研究设计开展了日本广岛、长崎原子弹爆炸幸存者的追踪观察，证实了辐射与白血病和甲状腺癌之间的因果关联。20 世纪 70～80 年代出版了多部经典的流行病学专著，全面地介绍了流行病学研究设计和分析方法，从而使环境流行病学的理论框架得到了系统的总结和完善。

20 世纪 90 年代以后，环境流行病学得到了长足发展，流行病学研究结果不断打破人们原有的认识，更新人类健康理念和模式。欧洲环境和保健中心于 1993 年 1 月在罗马召开了一次国际讨论会，确定环境流行病学的优先研究项目，包括空气污染、水污染和电离及非电离辐射的健康危害研究。会议提出，空气污染优先研究项目需要考虑空气污染物引起肺癌之外的呼吸道疾病，确定空气中颗粒物、二氧化硫、臭氧、氮氧化合物及这些污染物的混合物对上述疾病的影响。水污染优先研究项目关注水硝酸盐与癌症尤其是胃癌的关联；氯消毒副产物对人体的危害作用；杀虫剂的急性中毒和慢性危害效应，包括对生殖和妊娠的影响。电离和非电离辐射优先研究项目关注暴露于极低频电和磁场与儿童癌症，尤其是白血病的关联；工作场所的电离和非电离辐射暴露与成人白血病和脑癌的关联，确定敏感人群暴露的生物标志物；需要明确室内氡暴露与肺癌的关联及相关标志物；开展紫外线辐射引起皮肤癌外的其他健康损伤效应。

随着生命科学的发展及分子生物学技术在环境卫生学中的应用，人们得以从分子水平上深入探讨环境与健康的关系，为评价人群罹患环境相关疾病的危险性提供了新的方法。在探讨环境污染物的毒性作用机制中，从过去的整体、器官和系统水平逐步深入到当前采用组学技术深入研究细胞结构、蛋白质功能、基因表达、代谢异常及其相互联系。组学技术以高分辨率、高敏感性和高通量的优势，使人们摆脱了以往逐一研究单个基因、蛋白质、代谢产物的状态，从而向系统化、整合化方向发展。人们可从整体角度考虑研究人类组织细胞结构、基因、蛋白及其分子间相互作用与机体健康的关系，通过整体分析人体组织器官功能和代谢状态，探索环境因素对人类健康和疾病影响的机制。环境基因组计划的实施，旨在探讨环境-基因相互作用，寻找环境因素对机体造成损伤的易感基因

(susceptible gene)和环境应答基因(environmental response gene)的多态性在疾病发生发展中的作用。这是环境与健康研究在学术思想上的飞跃和研究方法的更新，为环境流行病的发展提供新的机遇和活力，并为解决环境相关疾病的发生机制及人群易感性差异提供了新的、更加有效的研究手段，也为今后相关疾病的精准预防奠定了理论基础。

1.1.2　我国面临的环境污染健康问题

自 21 世纪以来，我国突发的、急性的环境污染所导致的健康损害事件有所减少，但环境污染带来的长期的、慢性的健康危害不容忽视。由于我国地域宽广、人口分布不均、区域差异性大、发展不平衡等特点，环境污染的健康问题具有更强的复杂性。

由于经济发展不平衡，部分欠发达地区特别是农村地区的公共卫生仍存在一些亟待解决的问题。例如，劣质固体燃料燃烧所导致的农村地区室内空气污染；许多农村地区正遭受着农药残留和固体废弃物处置不当带来的污染。一些长期存在的环境问题，如大气污染、水体富营养化、工业排放污染的威胁仍然严峻。而城镇居民则暴露于高水平的室外空气污染。此外，食品污染、饮用水污染、地下水污染、重金属污染、抗生素滥用和密集畜牧水产养殖业带来的污染都极大地加剧了我国环境污染的复杂性。我国的环境污染也体现出显著不同于发达国家的特征，导致发达国家在污染治理方面的一些经验无法直接照搬到我国。

现有的知识理论框架也需要通过我国的基础研究后进行更新，如对于复合污染健康风险的认识。经济社会的快速发展也带来了一些新的健康风险。例如，以卤代阻燃剂、全氟化合物等高产量和高使用量化学品为代表的新污染物、电子垃圾、纳米材料、微塑料污染等。而对于大气污染，随着大气细颗粒物($PM_{2.5}$)浓度的下降，控制难度更大的臭氧(O_3)污染问题日益凸显。如何从众多风险因素中准确辨识出关键致病环境因素，对环境健康研究是个极大的挑战。

1.1.3　我国环境流行病学取得的成就

中华人民共和国成立 70 多年来，始终坚持贯彻"预防为主"的卫生工作方针，目前我国已具备了一支素质较高的环境卫生工作队伍，建立了较完善的环境卫生监督、监测体系，使环境流行病学更加全面深入，环境与健康研究取得丰硕成果。

近几十年来，我国科研工作者对环境污染的健康效应问题进行了大量调查研究。我国曾对全国 50 万以上人口的 26 个城市进行了大气污染与人群健康关系的大规模调查研究，发现大气污染与城市居民肺癌和慢性阻塞性肺疾患(chronic obstructive pulmonary disease，COPD)具有一定的关联性。自 20 世纪 70 年代中期起，多次开展全国居民全死因回顾性调查。目前已将全国死亡原因监测作为疾病预防控制的重要工作内容，发现我国居民肺癌死亡率呈明显的上升态势，从 70 年代的 7.17/10 万人上升到 2012 年的 42.05/10 万人。肺癌死亡率居我国恶性肿瘤死亡原因之首，且城市的发病率和死亡率明显高于农村。在环境相关疾病的病因学研究方面也取得了重大成果。例如，20 世纪 70 年代，我国云南宣威肺癌标化死亡率高达 26.23/10 万，经人群调查和实验室研究发现，当地居民生活燃用烟煤导致室内空气中苯并[a]芘等致癌物浓度很高，是造成肺癌高发的主要原因。我国南方一些地区流行的煤烟污染型地方性氟中毒和地方性砷中毒的发病类型和发病原因是我国环境卫生工作者首先发现的。后经改良炉灶等措施降低室内空气中污染物的浓度，使当地居民肺癌、地方性氟中毒和砷中毒的发生率都明显下降。饮水中碘含量与甲状腺肿发病关系的 U 形曲线也是我国研究人员最早提出的，经过科研工作者的不懈努力，我国已基本达到消除碘缺乏病的目标。这些研究成果既丰富了环境流行病学的理论知识，也为相关疾病防治策略的制定提供了科学依据。

我国在环境监测工作方面也卓有成效。20 世纪 50 年代后期，我国一些大城市如北京、上海、天津、沈阳等率先开展了大气污染调查监测。20 世纪 60 年代以来，各地卫生防疫机构与有关部门合作对全国 200 多条河流、湖泊、水库进行了监测，并对长江、黄河、珠江、松花江等水系和渤海、黄海、南海等海域及主要湖泊、水库的污染状况进行了连续 5 年的调查监测。自 1979 年起，我国还参加了联合国环境规划署和世界卫生组织主办的全球监测系统的大气监测和水质监测。这些监测结果为掌握我国环境污染状况积累了丰富的资料。"十三五"期间，我国生态环境监测网络建设取得了显著成效，建立包括地表水监测断面约 1.1 万个、城市空气监测站点约 5000 个、土壤环境监测点位约 8 万个、声环境监测点位约 8 万个、辐射环境监测点位 1500 多个(未统计港澳台地区相关数据)，基本实现了"全面设点、全国联网、自动预警、依法追责"的建设目标。

我国的环境与健康法律法规标准体系逐步建立和完善。2015 年 1 月 1 日起实施的新修订《中华人民共和国环境保护法》总则中提出了"保障公众健康"，并新增加了环境与健康监测、调查等内容的条款。新修订的环境保护法对环境与健康工作提出了明确要求，第一次把环境与健康关系研究工作在法律上进行明确，为今后环境与健康工作的全面展开、促进环保工作更加注重保障公众健康，提供了充分的法律依据。我国新修订的环境保护法在强调保护环境的同时更加重视预防和控制与环境污染相关疾病的发生，为我国今后的环境与健康工作提供了重要的法律保障。此外，我国环境与健康标准体系也日臻完善，主要包括：①环境质量标准体系：是以保护人的健康和生存环境，防止生态环境遭受破坏、保证环境资源多方面利用为目的，对污染物或有害因素容许含量或要求而制定的一系列具有法律约束力的技术标准。②环境卫生标准体系：是以保护人群身体健康为直接目的，运用环境毒理学和环境流行病学的手段，对环境中与人群健康有关的有害因素以法律形式所规定的限量要求和为实现这些要求所提出的相应措施的技术规定。此外，国家质检总局和建设部针对室内环境污染对人体健康的危害，制定了民用建筑工程室内环境污染控制规范及装饰装修材料中有害物质的限量要求等。我国环境与健康标准体系的建立和完善为改善人民的生活环境提供科学和法律的技术依据。

针对《国家环境与健康行动计划》设定的主要目标，国家先后发布的大气、水、土壤污染防治行动计划及《"健康中国 2030"规划纲要》提出深入开展大气、水、土壤等污染防治为主要内容的健康环境建设目标，投入巨额资金，由原环保部、原国家卫生计生委、水利部等部门组织实施了环境与健康相关的重大科技专项、公益项目、科技支撑计划等研究项目，获得大量空气污染、水污染、土壤污染等方面基础数据和重要成果，基本达到了预期目标。从 20 世纪 50 年代初期围绕生物性因素的研究扩展转移到对化学性和物理性因素的研究，从最初单纯对环境因素监测、调查扩展到与人群健康相结合的研究；在研究方法上从单纯的宏观流行病学调查转向对人群的宏观调查与实验室微观研究相结合的调查研究，以及运用毒理学的研究方法和现代分子生物学技术开展污染物的远期危害和机制研究，并探索多种环境因素联合作用；在环境暴露上从测量环境浓度转向测量个体实际暴露；环境与健康工作从单纯的学术研究转向社会各界高度关注的热点问题与单纯学术研究并重、学术研究与社会服务并重，并逐步迈入法治化的轨道。

1.2　环境流行病学研究概述

1.2.1　环境流行病学基本特点

环境流行病学是应用流行病学的理论和方法研究环境因素对人群健康影响的流行规律，求证环境暴露与健康效应的剂量关系，探索影响因素和提供、制定预防策略的科学。

环境流行病学的独特性主要表现为：①暴露于环境有害因素的人群很大；②环境暴露为低浓度混合暴露，且在肿瘤和其他慢性病的研究中，暴露可能发生在很久以前；③所研究的暴露通常是非自愿暴露，例如空气污染和环境中的烟草烟雾，而且在一个地区内不同个体的暴露水平没有显著性差别；④环境有害因素暴露所致的疾病相对危险度增加很低，一般小于 1.5；⑤环境有害因素可以通过长期、间接地影响区域或全球的生态系统而影响健康，这是环境因素所特有的，也刚刚为环境流行病学家所重视。由于上述特点，环境流行病学研究中最大的困难是非生物性因素的健康效应不是单一的，同样一个效应通常与多个有害因素有关。因此环境流行病学的研究面临着许多挑战，在这些挑战中最重要的是暴露评价、健康效应终点和潜在的偏倚。

研究学者将环境流行病学的研究层次分为：微观水平、个体水平和群体水平。

(1) 微观水平(micro-level)的研究以前主要用来研究致病的机理，现在主要是分子流行病学研究，在这个层次中分子标志物被作为常规的方法进行个体暴露评价、早期健康效应测量以及个体易感性的监测。美国环境基因组计划(EGP)的启动实施和各种生物技术的发展以及在预防医学领域的应用，极大地促进和发展了微观水平和个体水平的研究，生物标志物，特别是易感性标志物(基因多态性)的研究在国内迅速发展。

(2) 个体水平(individual level)就是研究个体"危险因素"的流行病学，通常建立在假设基础之上，即危险度最大的可能病因是真正的病因。因此假设主要是在个体水平，预防也倾向于强调个体易感性和个人的生活方式，例如发现吸烟和肺癌关系以及冠心病的危险因子。然而，由于环境暴露的非意愿性和暴露的普遍性，需要纳入详细的个体暴露评价和具有病例交叉设计的流行病学研究，同时还应该注重人群的特点。

(3) 群体水平(population level)的研究包括纯粹的生态研究(即研究的单位是人群而不是个体)，也包括群体、个体和微观水平并存的研究。生态变量可以直接或者通过某些已知的个体特征影响个体健康，还可以修正个体水平危险因子的效应；可提供病因线索，以及评估人群干预措施的效果。如果仅依赖个体水平的研究来评价人群健康的危险度，不仅会忽略暴露人群的背景，而且还可能忽略那些在研究人群中暴露一致，但是对疾病有特别意义的暴露。由于在一个地区内不同个体的环境因素暴露水平没有显著性差别，在社区水平的测定可以代表个体的一般暴露水平，因此需要进行人群间的比较，而且有些变量只能是群体水平的研究，例如疫苗产生的人群免疫率等。

1.2.2　环境流行病学研究内容

环境流行病学是一门不断发展中的学科，其研究范畴和方法也在不断更新，但是本质上是围绕着环境因素与人群健康效应之间的暴露-效应关系开展，以期为环境污染消除、制定相关标准政策和疾病防控策略服务。

(1) 环境暴露评价。"暴露"是指"接触"，有外暴露和内暴露，涉及界面、强度、持续时间、透过界面的途径、速度及透过量、吸收量等内容。暴露评价是连接环境污染与健康效应的桥梁。没有暴露，暴露风险就不存在。暴露评估通过直接测定、间接测定及数理推论的方法，对群体或个体接触环境因素进行评估。通过环境监测以得到接触剂量和外剂量；通过应用暴露生物标志物的定性或定量资料，进行生物监测，判定群体或个体的环境污染物接触水平，包括体内负荷或内剂量、靶剂量或生物有效剂量，为环境流行病学调查中进行危险度估计、剂量效应反应分析提供准确的接触资料。对暴露定量评价而言，这两个途径彼此独立又相互补充，各自依赖不同的资料，各有优缺点。美国学者 Wild 于 2005 年首次提出暴露组(exposome)的概念，目的是引起科学家的重视，改进暴露评价在病因学研究中的作用。"自下而上"的方法用于分析外暴露以及建立干预与预防的方法，关注于每一类的外暴露(空气、水、饮食、辐射、生活方式等)，定量化每类外暴露的强度，用加和的方式估算个体的暴露水平，检验病例组和对照组是否存在暴露差别。但在生活方式、生活工作压力等对健康影响方面的定量表征还需要进一步细化，并能够与化学物质的暴露相结合。我国已经发布了《中国人群暴露参数手册(成人卷)》和《中国人群暴露参数手册(儿童卷)》，填补了我国在暴露参数方面的空白，有了我国自己的基本数据，有利于暴露组学"自下而上"方法的实施。暴露组中"自上而下"的方法用于揭示人类疾病的未知暴露源，其主要目标是利用"组学"的方法测量血液和其他体液中目标物质的种类和含量，检验各类物质与疾病之间的统计学联系，确定导致疾病的物质及暴露来源，并反推暴露和剂量。

(2)健康效应监测。健康效应测量是判断人体健康损害状况的依据，主要包括疾病率的测量和机体功能的测量。由于暴露特征(途径、时间、剂量、期限、频率等)、个体健康状况和易感性的不同，暴露于同一环境污染物的个体可能产生不同的健康效应，大部分人仅出现生理负荷增加，部分人群出现生理代偿性变化，少部分人群出现生理反应异常，只有极少数人出现患病或死亡。由于环境污染物暴露是多途径、低水平、长时期的暴露，其患病和死亡效应需要一定时间才会出现，因此在调查过程中，不仅要关注疾病率、死亡率的调查，也要关注那些指示体内负荷增加和疾病早期变化的指标。常用的健康损害评价流行病学指标有：发病率、罹患率、患病率、感染率、续发率、死亡率、累计死亡率、潜在寿命损失年和伤残调整寿命年等。常用的健康损害评价生物标志物有：重金属效应标志物(金属硫蛋白、抗氧化酶类、还原性谷胱甘肽、外周血清转氨酶、免疫标志物)；农药效应标志物(胆碱酯酶、对氧磷酶、烷基磷酸酯、羧酸酯酶、植物酯酶)；有机物效应标志物(混合功能氧化酶、谷胱甘肽转移酶、谷胱甘肽过氧化酶、超氧化物歧化酶、DNA 加合物、蛋白质加合物)等。环境暴露的健康损害主要包括特异性损害、非特异性损害和蓄积效应三类。特异性损害效应是指环境污染物对机体造成的损害具有某种典型的临床表现和特征，污染物可以引起机体特异的症状、体征、生理、病理、X 线片的改变等，具有特异的观察或检测指标。例如慢性砷中毒引起的"皮肤三联征"——掌跖皮肤角化、躯干皮肤雨点样脱色斑点及褐色色素沉着斑点即是一种特异性皮损，能够指示机体的砷中毒。非特异性损害效应是指环境污染对机体健康的影响不是以某种典型的临床表现出现，而是表现为生理功能、免疫功能、抵抗能力、劳动能力、健康状况等的下降，对有害因子的敏感性增强，以及某些常见病和多发病的发病率和死亡率增加等。蓄积效应是指环境污染物连续、反复进入机体后，其吸收速度或总量超过机体代谢转化排出的速度或总量，污染物质在体内逐渐增加并贮存，造成机体的损害，或者污染物的量不在体内蓄积但其在靶器官靶组织产生的有害效应却可以逐渐累积，最终造成机体的损害。

(3)暴露-效应关系建立。由于环境污染物对人体健康影响最显著的特点是长期、低剂量、反复作用，应高度关注低剂量环境污染物的生物学效应问题。有人提出了"hormesis"的概念，即某些物质在低剂量时对生物系统有刺激作用，而在高剂量时具有抑制作用，典型的环境污染物如镉、铅、汞、二噁英等都具有类似的生物学效应模式。由于环境中的污染物种类繁多，对人体健康的影响极其复杂，且涉及面广，其与人体健康之间的关系远未阐明。在研究污染物对人体健康的影响时，既要重视污染物的急性作用，又要重视其慢性影响；既要揭示污染物的早期效应，又要揭示其远期效应，既要考虑单一环境因素的作用，也要考虑多因素的联合作用。美国学者 Harvey Black 指出，对病原体与有毒物质之间的相互作用也应给予足够的重视，例如乙型肝炎病毒和黄曲霉毒素均可增加肝癌的风险，但同时接触这两种因素所增加的风险远远超过两个独立危险因素的预期影响。在确证环境因素与健康的关系时，还应及时发现反映机体接触污染物的暴露生物标志物(biomarker of exposure)、反映污染物对机体影响的效应生物标志物(biomarker of effect)和反映机体对污染物反应差异的易感性生物标志物(biomarker of susceptibility)对于早期发现和预防污染物的健康危害、保护敏感人群具有重要价值。因此，探讨复杂的环境因素对机体健康的相互关系和剂量-效应关系，对于阐明环境暴露与健康的关系具有十分重要的意义。

1.2.3 环境流行病学研究展望

纵观环境流行学快速发展的这几十年，研究方法和技术有了长足的发展，对疾病防控、健康促进做出了重大贡献。在经济全球化、人口老龄化和环境不断恶化的大背景下，现代环境流行病学研究也面临着许多新的挑战和机遇。

(1)多学科新技术和新方法的应用。研究者提出，要打破环境健康研究的困局，必须从基础研究着手，推动学科交叉，从根源上厘清不同疾病与环境污染之间的因果关系，从而为健康风险控制政策的制定提供科学的依据。环境暴露具有多因子复合和时空差异大的特点，因此揭示与外界环境暴露相关的疾病发生机制需要具备全局和系统的研究理念。随着生命科学和医学的发展，很多组学技术在人类理解疾病的病因和过程中得到很好的应用。例如，代谢组学和加合物组学已经用于建立暴露-疾病关系，研究者将基因与环境暴露进行综合分析，开展全基因全环境关联分析和交互作用研究，更全面揭示产生健康效应的成因和机制。又如，目前计算毒理学技术的研究受到广泛的关注，其基于数学和计算机模型，采用分子生物学与化学等手段，揭示化学物质环境暴露、危害性与风险性之间定性和定量关系，是实现海量化学品风险性筛查和预测远景目标的有力工具。

（2）加强重点区域的典型污染物和新污染物的健康风险监测和评估工作。进一步深入环境与健康的科学研究，大力开展环境与健康的调查，厘清各区域环境与健康问题的现状，制定环境与健康防治的规划。针对现阶段的主要环境污染物对人体健康造成的危害开展研究，开展主要污染物的健康风险评价，尤其针对重大环境问题和主要环境污染物，探索其与健康损害的内在联系，制定健康风险的污染物基准剂量和环境基准等。需要进一步通过开展顶层设计和系统设计，建立环境健康监测网络，完善环境暴露与健康效应的基础数据库，深入推进环境污染物健康危害的预防、预警和应急处理研究的开展。

（董光辉　曾晓雯　于云江）

参 考 文 献

贝克, 纽伊文享森. 2012. 环境流行病学研究方法与应用[M]. 张金良, 等译. 北京: 中国环境出版社.

付铭, 白岩森, 郭欢. 2021. DNA羟甲基化在环境流行病学中的研究进展[J]. 环境与职业医学, 38(6): 660-667.

张金良. 2013. 环境流行病学: 多学科交叉多层次研究[J]. 中华流行病学杂志, 24(10): 860-862.

周宜开, 叶临湘. 2013. 环境流行病学基础与实践[M]. 北京: 人民卫生出版社.

Déglin Sandrine E, Chen Connie L, Miller David J, et al. 2021. Environmental epidemiology and risk assessment: Exploring a path to increased confidence in public health decision-making [J]. Global Epidemiology, 3.

Dong G H. 2017. Ambient air pollution and health impact in China[J]. Advances in Experimental Medicine and Biology.

Environmental epidemiology is how human health is affected by exposure to the environment [J]. Epidemiology: Open Access, 2022, 12(2).

Goldsmith J R. 2019. Environmental Epidemiology Investigation of Community Environmental Health Problems[M]. CRS Press.

Principles of environmental epidemiology and effect of air pollution on health [J]. Epidemiology: Open Access, 2022,12(1).

Wang S, Zhou H, Hua G, et al. 2021. What is the relationship among environmental pollution, environmental behavior, and public health in China? A study based on CGSS[J]. Environ Sci Pollut Res Int, 28(16): 20299-20312.

第 2 章　现代环境流行病学的研究策略

本章主要介绍环境流行病学领域关于环境暴露和健康效应评估的相关概念、方法、指标和应用。暴露评估是连接环境污染物和人体健康的重要桥梁，不同的环境污染物可以通过呼吸、皮肤接触、饮食摄入等途径进入人体。本章详细介绍了污染物通过不同途径的暴露水平的测量方法，以及常用的污染源到内剂量的暴露评估模型。同时，本章还介绍了现阶段大气污染物个体暴露精细化评估的土地利用回归模型在环境健康研究中的应用。本章还介绍了现阶段环境流行病学研究中常用的健康效应评估方法，包括不同实验设计对人群选择的考量，以及可以采取的抽样方法；重点介绍了现阶段用于评估人群健康效应的常用生物标志物，包括基于人体生理病理学功能测量的生物标志物，也介绍了环境污染暴露致病过程中不同生物机制通路相关的生物标志物，如 DNA/RNA 类、蛋白和代谢类生物标志物等。本章最后结合两个经典的环境流行病学研究案例介绍了健康效应指标在具体研究中的应用。

2.1　环境暴露评估

我们每天都接触可能影响健康的物质，包括个人护理品、饮用水、食物、土壤以及呼吸的空气等。因此，开展环境暴露评估，研究这些物质与人体接触的强度与持续时间，以及其在生物体内的归趋转化，有助于预测有害物质的暴露水平，减轻有害暴露所带来的不利健康影响。本节主要介绍环境暴露的概念、环境污染物暴露途径、测量和模型以及研究实例。

2.1.1　重要概念

1. 暴露科学

暴露科学是研究人体与环境中的化学、物理或生物类因素接触方式和特征的有关理论和方法的学科，旨在研究对导致不良健康结局事件的机制，从而了解不良健康结局发生的原因并开展预防工作。暴露科学主要的工作包括暴露浓度的测量、人群暴露行为模式、暴露计量评价模型等内容，并使用以上工作所获得的信息来描述现实世界中可能导致人类健康风险的各类因素。暴露科学将暴露与健康相关联，是环境健康科学的重要组成部分，也是公共卫生的重要基石。

2012 年，美国国家研究理事会（NRC）发表了《21 世纪的暴露科学：愿景和战略》。该报告将暴露科学定义扩展为"通过身体边界（鼻、皮肤或口腔）与环境中一定浓度的物质在一段时间内的接触，物质穿过边界进入人体内，形成了潜在的生物有效剂量"。与此定义一致，NRC 认为暴露科学并不局限于暴露本身的范围，而是需要进一步研究物质从来源到体内靶器官/组织或与疾病相关的毒性路径这一过程中传输和转化的影响因素。

图 2-1 展示了在从污染源到健康结局这一连续过程中暴露与其他关键因素的关系，证明了暴露科学在环境健康科学中的核心作用，因为暴露这一因素位于整个框架的中间位置，处于框架最左侧的污染源（通常是可以控制的因素）和最右侧的健康结局之间。

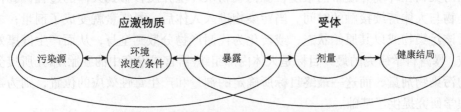

图 2-1　以暴露为核心的环境与健康关系图

2012 年，为了反映暴露科学的定义并更广泛地了解暴露科学在人类健康保护中的作用，NRC 在图 2-1 基础上建立了暴露科学的概念框架图（图 2-2）。该框架确定并联系了暴露科学中的几大核心要素：应激物质源、环境强度（如污染物浓度等）、时间-活动模式和行为模式、应激物质源和受体的接触以及接触后产生的结果。该图显示了上游人群行为和自然因素在应激物质传输到关键受体中的

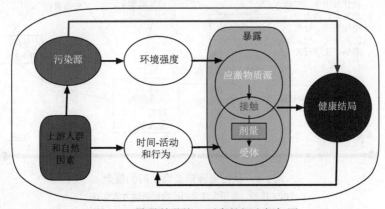

图 2-2　暴露科学核心要素的概念框架图

作用，比如人群选择使用公共交通系统以减少出行费用，或者选择自驾车出行但是需要支付更多的费用，这两类人群行为的选择会影响到应激物质的排放。该图不再局限于图 2-1 中单线程描述，而是加入了暴露行为的反馈机制从而形成一个闭环。

　　图 2-3 构建了从污染源到健康结局的框架，有助于直观了解暴露科学重点关注的过程与信息。在该图中，蓝色方框代表从污染源到健康结局的各个过程，而方框外的文字则表征各个过程的信息，绿色方框表示用于连接各个过程的模型。如图所示，暴露科学研究从污染物进入环境开始，到剂量效应表征结束。从图左上角开始，污染源将污染物释放到环境中；部分污染物会通过化学反应、物理变化或生物降解等途径进行转化；污染物及其转化产物在环境中迁移进入各类环境介质，如空气、水、土壤、灰尘、食物等。暴露量取决于以下三点：①污染物在环境介质中的浓度；②污染物从环境介质转移到人体的过程；③污染物与人体持续接触的时间。当污染物进入人体后，暴露量就变成了剂量；之后该污染物或以其原始状态，或转化为代谢产物分散到全身，从而产生健康效应。暴露科学研究的最终目标是人体内部组织/器官或发育中的胚胎/胎儿所接受的污染物剂量，而这一最终目标所确定的剂量和产生毒性效应的位置，则为毒理学研究提供了基础。

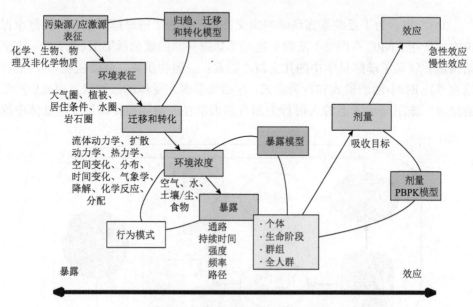

图 2-3　从污染源到健康结局的框架

PBPK 模型：基于生理学的药物代谢动力学模型

请扫描封底二维码查看彩图

2. 环境暴露

人作为环境中的重要组成部分，生活在环境中，无时无刻不在与外界环境进行着物质和能量的交换。人们在改造和适应环境的过程中，也受着外界环境的影响。环境暴露是指在特定持续时间内，污染物与受体的外部边界（暴露表面）之间的接触。暴露类型包括：

（1）总体暴露：受体对来自所有途径和途径的所有来源的特定试剂的组合暴露。

（2）累积暴露：通过相同或相似顺序的主要生化事件对人类健康产生共同毒性作用的多种药剂的总暴露。

暴露发生时，污染物和受体需要在空间和时间上发生汇集。污染物与受体持续接触的时间即为暴露期。暴露可以用与受体的外部边界接触的量级、频率和持续时间来描述。外部边界的特征在于外部暴露表面，例如皮肤表面、鼻子和张开的嘴巴的表面。对于大多数污染物，暴露量和暴露途径都是确定不利影响的关键特征。此外，暴露或剂量的频率、持续时间和时间窗口期等（如全生命周期的考虑、急性暴露与慢性暴露）对确定不良反应有影响。这些因素取决于污染物的来源、运输和归宿、其在环境中的持久性以及与污染物接触的个体活动。

3. 环境暴露评估

环境暴露评估是指估计或测量接触某种污染物的程度、频率和持续时间以及接触人群的规模和特征的过程。理想情况下，它描述了评估中的来源、途径和不确定性；描述在不同生命阶段与现实世界中发生的污染物的接触；并提供数据以了解和量化不同人群中发生的健康结果。暴露评估回答三个关键问题：

（1）暴露的特征是什么（如强度、频率、持续时间、进入途径）？

暴露评估的主要目的是估计暴露或剂量，然后结合特定化学品的暴露-反应或剂量-反应数据（通常来自动物研究）来估计风险。

（2）如何减少暴露？

暴露评估提供关于暴露个体的信息，并确定暴露的来源和途径。这些信息有助于确定减少暴露和风险的最有效方法。前瞻性暴露评估可以提供有关缓解策略总体影响的信息，包括监管和非监管行动。

（3）暴露是否随着时间的推移而改变？

暴露评估会随着时间的推移监测暴露的状态和趋势。这些评估强调特定时间的暴露情况以及它如何随时间变化。这种类型的评估提示新出现的健康风险的可能性以及风险缓解行动的影响。

为了有效识别污染物的健康风险，保护公众健康和环境，需要开展高水平的环境暴露评估。同时，开展环境暴露评估可以有效解决人群和其他生物在空间和时间上与化学、物理或生物方面的应激物质相接触以及这些应激物质在生态系统和生物体(包括人类)中的变化。环境暴露评估方法取决于具体情况，但主要目标包括以下两个方面：①了解应激物质如何影响人类和生态系统健康，防止或减少人类与有害应激物质的接触；②促进与有益应激物质的接触以改善公众和生态系统健康。

环境暴露评估过程包含但不局限于以下方面：充分地估计暴露因素以识别可能存在的风险，以及明确得到的暴露-反应关系。环境流行病学研究中的暴露评估通常应考虑到环境暴露水平的时空变异性，如空气污染暴露在时间和空间尺度上的区别。

2.1.2　环境污染物暴露途径、暴露测量和暴露模型

1. 暴露途径

人体暴露于环境以及食品中的污染物主要是通过三种途径，即呼吸道吸入、消化道摄入和皮肤接触。

(1)吸入暴露：当个体吸入化学品时，通过吸入途径发生接触。该化学物质可直接影响呼吸道(入口点效应)或通过呼吸道组织进入血液，可能影响身体的其他系统(靶器官效应)。

(2)摄入(饮食和非饮食)暴露：当一个人吃、喝或无意中将化学物质摄入胃肠道时，就会发生摄入暴露。根据化学物质的特性，吸收可以发生在整个肠道中。一种化学物质可以直接靶向进入肠道组织或从肠道的不同位置被吸收到血液中。

(3)皮肤暴露：当化学物质作用于皮肤或经皮肤吸收进入血液时，就会发生皮肤接触。暴露于气溶胶、液体、固体或受污染的表面是皮肤接触的最常见方式。液体或固体气溶胶会导致可测量的暴露，但气体的皮肤暴露浓度通常较低。与其他暴露途径一样，化学物质进入血液后会直接影响组织或影响内部器官。通过受损皮肤或组织(例如割伤、水泡)的吸收可能大于通过健康组织的吸收。化学物质本身可以作为破坏组织和影响吸收的机制。

对于以上三种暴露途径，可以归纳一个通用的公式对暴露量进行计算：

$$E_{\text{total}} = E_{\text{inh}} + E_{\text{ing}} + E_{\text{derm}} = C_a \cdot IR_{\text{inh}} + C_{\text{ing}} \cdot IR_{\text{ing}} + MR_{\text{medium}} \cdot C \cdot SA \tag{2-1}$$

式中，E_{inh} 为吸入暴露量(单位时间内的质量)；C_a 为被暴露个体所接触到的化学物质在空气中的浓度(呼吸区域单位空气体积所含有的化学物的质量)；IR_{inh} 为呼

吸速率（单位时间内呼吸的空气体积）；E_{ing} 为摄入暴露量（单位时间内的质量）；C_{ing} 为食物或其他暴露介质中化学物质的浓度（单位介质质量或单位介质体积中化学物质的质量）；IR_{ing} 为摄入速率（暴露期间单位时间内摄入的物质的质量）；E_{derm} 为皮肤暴露量（单位时间内的质量），MR_{medium} 为单位时间内接触皮肤的介质质量（单位时间内单位皮肤面积的介质质量）；C 为介质中的平均浓度（单位质量介质中化学物质的质量）；SA 为皮肤表面可接触面积。

2. 暴露测量

暴露测量指对人体暴露污染物浓度的测量过程，可以分为环境暴露测量、个体外暴露测量和个体内暴露测量（生物监测）三个层面。

（1）环境暴露测量：通过对某种或多种环境介质（如空气、水、土壤等）中污染物浓度的采样和监测分析，获得描述环境过程、位置或条件、生态或健康影响和后果或环境技术性能的测量或信息。以大气污染为例，室外空气污染可用大气监测仪或者采样器进行测量，将仪器置于某地并测量该地特定物质的浓度，通常认为居住在该地区的研究对象均暴露于该浓度物质中。该方法的优点在于能为大规模人群研究提供暴露估计值的范围。目前发达国家和我国的主要城市，都会使用空气质量监测站对空气污染物进行常规监测，进而达到监管的目的。

（2）个体外暴露测量：是用个体实际暴露量的测定，如用个体采样泵追踪，采集其适时的空气暴露样品或用副盘等方法采集分析其实际的饮食暴露样品等。由于个体采样泵能够适时跟踪采集到人体暴露污染物的浓度水平，在对个体暴露剂量评价时更准确。这种方法的优点在于，和大气监测相比，能够更好地评价研究对象的暴露水平，并验证暴露评价模型的准确性；缺点是往往费力且成本高昂，只适用于小样本人群，因此对抽样代表性要求较高。

（3）个体内暴露测量（生物监测）：个体内暴露测量通过收集人体组织或样本，如血液和尿液等，结合访谈和问卷调查中的环境暴露信息，评估人类接触化学品的情况。测量人体组织或标本中的化学物质或其代谢物，以及与标本收集相关的化学物质暴露的使用和时间信息，为了解内剂量和总暴露量提供有价值的数据。个体内暴露测量是评估物质真实摄入量而非暴露量，对于监测那些有多种暴露途径与摄入途径的物质具有重要意义。但是也存在明显的缺点，即多数物质的半衰期较短，因此只能用于评价当前的暴露或剂量。

3. 暴露评估模型

在图 2-3 中污染源到剂量这一过程中的不同阶段会使用不同的模型，主要包括污染物归趋和传输模型、人体暴露模型、综合归趋/传输-暴露模型和剂量估计模型。各类模型介绍如下：

1）污染物归趋和传输模型

该模型评估污染物在环境中的运动和转化，并预测不同环境介质中的环境污染物浓度。这些模型输出的是与特定受体相关的介质中化学物质的浓度。这些估计通常用作实际暴露的污染物或替代物，或用作人体暴露模型的输入。

污染物归趋和传输模型描述了物理、化学和生物过程对来自特定环境污染源暴露预测的影响。物理过程包括空气、地表或地下水流运动中的散装运输或土壤运输；介质之间的运动，如挥发和固体吸附；并分散在空气或水等介质中。模型中考虑的化学过程包括化学氧化和还原、与固体材料的反应以及在空气和水中的光降解等。微生物降解还会影响环境中化学物质的浓度并改变污染物的化学性质。

当前使用的大气归趋和传输模型从简单到复杂不等。当有大量监测数据可用时，使用简单模型较为合适。这些建模方法包括用于在具有监测数据的位置之间插入的反距离加权模型。土地利用回归是另一种用于近似环境空气浓度的简单方法，它通过将土地利用信息和监测数据结合到多元回归模型中，并将该模型应用于监测数据有限的地区。更复杂的模型包括空间分辨的点源和线源导向的 AERMOD 模型，以及更复杂的多源和更大空间尺度的 CMAQ（社区多尺度空气质量）模型，它结合了影响空气污染的物理化学过程，以及各种污染物的浓度及其种类。

2）人体暴露模型

该类模型结合环境浓度和暴露因素的信息，并根据受体与环境中污染物浓度之间的实际或假设接触来预测暴露量。人体暴露模型模拟和预测人群暴露和剂量分布，并评估模型输入的可变性。美国环境保护署（United States Environmental Protection Agency，USEPA）国家暴露研究实验室推出的"人体暴露模型概述"（https://cfpub.epa.gov/ncea/risk/recordisplay.cfm?deid=58356）和其他期刊出版物对这些模型的基本情况做了介绍。包括：①用于评估特定来源的确定性筛选模型到跨人群和随时间推移的累积暴露的概率模型，针对特定环境源和一系列消费品的筛选模型，如 E-FAST 和消费者暴露模型等；②适用于吸入暴露建模的人体暴露模型，包括 SHEDS-Air（Stochastic Human Exposure and Dose Simulation-Air）、空气污染物暴露模型（Air Pollutants Exposure Model，APEX）和其他有害空气污染物暴露模型（Hazardous Air Pollutant Exposure Model，HAPEM）等；③概率多介质人体暴露和剂量模型［如 SHEDS-多介质（SHEDS-Multimedia）、累积和汇总风险评估系统（Cumulative and Aggregate Risk Evaluation System）、LifeLine™、Calendex™等］以适应各类化学品暴露。

3）综合归趋/传输-暴露模型

综合归趋/传输-暴露模型将不同介质（例如空气、水、土壤、室内表面、食物）中测量或建模的浓度与相关暴露因素相结合，以估计建模位置的人体暴露。例如，大气传输和扩散模型以及人体暴露模型都结合了环境污染物浓度、特定地点的代表性人体或人口统计数据和相关暴露因素（例如呼吸频率、室内和室外时间）来估计或预测人体暴露。此类模型的示例包括 SHEDS-Air、APEX 和 HAPEM。这些模型侧重于将归趋和传输参数的数据与人体生理学和暴露相关行为的信息相结合，以对空气有毒物质的暴露进行复杂评估。此外，许多综合归趋/传输暴露评估模型提供了潜在或吸收剂量的估计值。

4）剂量估计模型

该模型用于预测因暴露于一定剂量的污染物而导致的靶组织、器官或毒性途径的内部剂量。在反向剂量测定的情况下，剂量估计模型重建与生物体内或生物材料中的测量结果一致的暴露水平。现有模型可用于根据暴露数据估计剂量（在规定时间内穿过暴露屏障的化学物质的质量）或根据环境数据估计暴露和剂量。这些模型包括处理穿过肠道（用于摄入）、真皮（用于皮肤暴露）和肺表面（用于吸入）的化学物质吸收的参数。这些模型中有许多涉及吸收的参数，并应用于确定吸收剂量。

2.1.3　暴露评估案例

受篇幅所限，本节仅以上文提及的土地利用回归及相关的模型为例进行介绍。基于监测点位的空气污染物监测数据集和地统计数据集，创建土地利用回归（land-use regression model，LUR）模型，是比较常见的一种暴露模型建模方法。基于 LUR 建模方法的地统计模型，具有空间解析能力强的特点，能够应用于一个城市或较小空间范围的暴露评估研究中。美国华盛顿大学 MESA Air 课题组研发的时空模型，是一种基于 LUR 建模方法搭建在泛克里金（universal Kriging）框架上的地统计模型，该模型被成功应用于北京市暴露评估研究。本案例将详细介绍北京时空暴露模型的建模方法及其应用。

北京时空暴露模型（Beijing Spatio-Temporal Model，BJ-ST）应用美国华盛顿大学 MESA Air 课题组开发的 R 语言（http://www.R-project.org/）软件包"SpatioTemporal"（1.1.9 版本），创建基于 LUR 的地统计模型。该模型结构如下式所示：

$$C(s,t) = \beta_0(s) + \sum_{i=1}^{n} \beta_i(s) f_i(t) + v(s,t) \tag{2-2}$$

式中，$C(s,t)$ 为 s 点位 t 时间点的污染物观测浓度；$\beta_0(s)$ 为 s 点位的长期均值（long-term mean，LTM）；n 为时间趋势 $f_i(t)$ 的条数；$\beta_i(s)$ 为第 i 条时间趋势 $f_i(t)$ 的空间变化系数；$v(s,t)$ 为模拟得到的残差。

式(2-2)是一个泛克里金框架。其中，基于长期点位的观测数据，应用经验正交方程(empirical orthogonal functions)拟合得到时间趋势 $f(t)$，该时间趋势决定了空气污染物在时间维度上的分布。在 BJ-ST 模型中，应用 LUR 方法来解析与污染物空间分布趋势相关的长期均值 β_0 和每条时间趋势的空间变化系数 $\beta_i(s)$，在此统称为 β_i。β_i 的分布如下式所示：

$$\beta_i \sim N\left[X_i(s)\alpha_i, \sum(\phi_i, \sigma_i, \tau_i)\right] \qquad (2\text{-}3)$$

式中，$X_i(s)$ 为降维后的地统计变量在 s 地点的表达式；α_i 为拟合参数。ST-model 中的 β_i 服从指数或独立分布，指数分布 β_i 的模型拟合参数包括：主要范围(range) ϕ、偏基台(partial sill) σ_i、块金值(nugget) τ_i；独立分布 β_i 的模型拟合参数只有块金值 τ_i。

BJ-ST 模型应用偏最小二乘回归(partial least square regression，PLS)方法，对长期监测点位的地统计数据集降维，用降维后的 PLS 因子得分替代地统计数据集参与建模，该 PLS 因子得分即式(2-3)中的 $X_i(s)$。

在北京地区对六种常规空气污染物分别创建 BJ-ST 模型，其时间分辨率为两周。应用去除一个点位的交叉验证方法(leave-one site-out cross validation，LOOCV)对模型的两周均值和长期(2014～2017 年)均值模拟效果，分别对模型在时空双维度和空间维度的模拟精确度和准确度进行评估。评估参数包括均方根差(root mean squared error，RMSE)、基于均方差的决定系数(mean squared error based R^2，R^2_{mse})、线性回归绝对系数(linear regression R^2，R^2_{reg})。LOOCV 模拟结果如表 2-1 所示。

表 2-1　两周均值和长期(2014～2017 年)均值的模型验证结果

	两周均值			长期(2014～2017 年)均值		
	RMSE（μg/m³, mg/m³ for CO）	R^2_{mse}	R^2_{reg}	RMSE（μg/m³, mg/m³ for CO）	R^2_{mse}	R^2_{reg}
PM_{10}	15.79	0.86	0.86	4.20	0.82	0.82
$PM_{2.5}$	8.09	0.95	0.95	2.45	0.80	0.80
SO_2	3.09	0.90	0.90	1.21	0.68	0.68
NO_2	8.11	0.82	0.82	4.16	0.88	0.88
O_3	8.09	0.94	0.94	3.07	0.85	0.85
CO	0.16	0.95	0.95	0.03	0.93	0.93

BJ-ST 模型在北京地区得到成功应用。在北京市六环线内范围绘制 1 km 网格的暴露模拟地图，如图 2-4 所示。

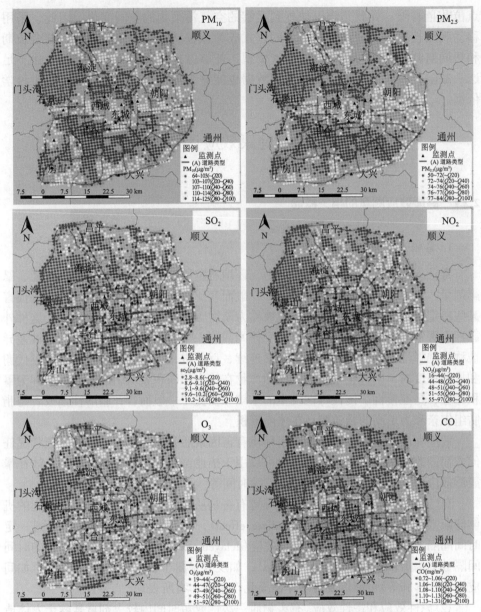

图 2-4　北京市六环线内六种空气污染物长期暴露浓度地图[42]

　　BJ-ST 模型在北京地区的应用反映出城市范围内空气污染物的空间分布，其中 PM$_{2.5}$ 和 PM$_{10}$ 呈现南高东低的趋势；NO$_2$、CO 的高浓度区域围绕城市路网的主干道分布，而臭氧的空间分布趋势则与 NO$_2$ 和 CO 相反，其在主干道周围的浓度水平较低。

　　BJ-ST 模型与其他地统计模型一样，存在天然的局限性，即创建模型的空间点位数量有限，导致其难以捕捉到足够的空气污染物的空间变化。因此，采用移动观测技术与固定点位相结合的方式成为该领域研究的发展趋势，结合长期和短期监测数据共同创建的地统计模型，能够弥补长期检测点位空间变化不足这一缺陷，而长期监测点位的观测数据也能够为短期点位的时间校正提供科学依据。

2.2 健康效应评估

2.2.1 健康效应测量的相关概念

1. 毒性与效应

毒性指毒物造成机体损伤的能力，环境有害因素毒性的大小与暴露途径、暴露剂量、生物有效剂量等密切相关。一般而言，环境中的毒物会直接或主要损害某些特定的分子或器官，这些部位被称为该物质的靶器官(target organ)。这种外源性有害物质在不同物种间、不同个体间或同一个体不同器官系统间的毒性差异被称为选择性毒性。当环境有害因素连续、反复进入人体，且吸收速度超过代谢和排泄速度时，引起化学物或其代谢产物在体内不断积累所引起的毒性被称为蓄积毒性，是亚慢性、慢性毒性发生的基础和前提。一般而言，脂溶性强或者与脂肪组织亲和力更高的物质容易在体内蓄积。

效应在广义上可以泛指暴露于环境有害因素后引起的机体功能或健康状况任何方面的改变，既适用于个体，也可以用于描述群体的平均变化。根据个体在暴露后效应的发展速度、接触部位、持续时间等，可以对效应进行分类：

(1)速发效应和迟发效应。某些环境有害物质在一次暴露后短时间内引起的机体健康效应被称为速发效应(immediate effect)，而在一次或多次暴露后经过一定时间间隔才出现的健康效应为迟发效应(delayed effect)。从暴露到疾病出现的时间间隔被称为潜伏期(incubation period)，如反复暴露于石棉粉尘的有害效应(如间皮瘤、石棉肺等)可能需要许多年甚至几十年后才有所表现。

(2)急性效应和慢性效应。有害物质一次性或短时间内较大剂量暴露于人体造成的健康效应被称为急性效应；长期、反复多次作用引起的毒性效应为慢性效应。同一种物质所引起的急性、慢性效应可能不同。如短时间内吸入高浓度苯蒸气引起苯中毒，主要表现为中枢系统麻醉症状，而慢性苯中毒则表现为骨髓造血功能受损。

(3)特异性和非特异性效应。有些有害因素的暴露与特定健康效应有关，呈现特异性，如石棉引起的间皮瘤；而更多有害因素往往可以引起一系列的不良效应，呈现非特异性，如大气颗粒物可以对机体呼吸、心血管、生殖、内分泌等多个器官系统造成毒性效应。因此，在设计环境流行病学研究时，既可以研究暴露的特定结局，也可以研究暴露相关的一系列健康结局。

(4)高反应性和超敏反应。二者均可以用在对高敏感个体的研究中，前者指变应原所引起的健康效应与预期性质相同，但强度更高；后者指人体接触过敏原后发生的过敏反应。

2. 人群健康效应谱与易感人群

环境有害因素作用于人体(群)后可以引起不同程度的健康效应，并呈现出由弱到强、由量变到质变的过程。可以将健康效应由弱到强分为 5 级，分别为机体负荷增加、代偿性生理改变、病理学异常改变但尚未出现明显、临床可以确诊的疾病以及死亡。不同级别的健康效应在人群中的分布状态被称为健康效应谱(spectrum of health effect)，由于临床上能够诊断的患者只占很小的部分，故也有疾病的"冰山效应"之称。人群对环境有害因素的反应存在个体差异，其中，那些对环境有害因素更加敏感和强烈的个体的集合被称为易感人群(susceptible group)。与一般人群相比，易感人群在更低的环境有害因素水平即可出现健康效应，或者在同等水平出现的不良反应更加强烈。

以环境中铅的暴露为例，其在不同暴露剂量下可以表现为不同的健康损伤。开始表现为血铅的升高和卟啉代谢异常，接着出现神经传导速度降低、血红素合成受损、尿酸排泄改变等亚临床表现，并进一步发展成贫血、中毒性脑病、垂腕症、肾衰竭等临床症状。

3. 基因环境交互作用

近年来，随着基因组学的发展和研究，人们逐渐认知到基因多态性(gene polymorphism)在疾病发生发展过程中的重要性。个体的基因可以通过影响有害因素的作用方式和作用环节(如吸收、分布、代谢、转化等)影响最终表现的健康效应。因此，遗传和环境因素之间存在着密切的交互作用。著名毒理学家 Judith Stern 将二者之间的关系进行了形象的比喻，基因为疾病发生发展装上"子弹"，而环境扣下"扳机"。在人类基因组中，能够对环境因素作用起反应的基因被称为环境应答基因(environmental response gene)。

肿瘤是一种典型的、体现基因环境交互作用的人类疾病。在肿瘤发生发展的过程中，原癌基因的突变和抑癌基因的失活起到关键作用，在人体中，存在一系列 DNA 损伤与修复机制，与 DNA 损伤修复相关基因的单核苷酸多态性(single nucleotide polymorphism，SNP)是决定肿瘤易感性的重要因素之一。举例来说，谷胱甘肽-S-转移酶(glutathione-S-transferase，GST)可以催化谷胱甘肽与外来亲电子剂结合的二聚体酶，通过催化二者结合，可以灭活外源性毒物并将其排出体外，从而抑制致癌活性物质的产生。如果体内缺乏 GST 或其同工酶家族基因的表达，机体则不能有效代谢和排出相应的致癌物，致癌物在体内积累，增加个体罹患肿瘤的风险。研究显示，*GSTM1* 基因的缺失与肺癌、肝癌、乳腺癌、宫颈癌以及鼻咽癌的易感性增加有关。

4. 生物标志物与组学研究

根据疾病的健康效应谱，在接触环境有害因素后，人群中出现明显症状的个体仅仅只是一小部分，更多的个体则被隐藏在"海平面"之下无法被发现。且传统流行病学方法只能从宏观角度研究暴露与健康结局之间的关联性，但无法解释二者的中间过程，无法得到直接证据。因此，为更好解释环境危险因素与健康结局间的关系，适应疾病防控的需要，可以进一步从微观层面分子水平探讨暴露和健康效应的关系。

生物标志物（biomarker）是机体暴露于外源性或内源性刺激（物质或能量形态）时，发生的能够测量的暴露或其生物学过程的客观测量和评价指标，也是生物体受损时的重要毒性作用指标。总体上，生物标志物可以分为三类，分别为暴露生物标志物、效应生物标志物和易感性生物标志物。通过生物标志物，研究者可以评估环境污染物的内、外暴露水平并预测环境暴露导致的健康风险。

伴随着高通量检测技术的提高，组学的研究理念和方法越来越受到研究者的重视。研究不再限于某种或某几种健康指标的改变或健康结局的出现，而是从整体的角度，将传统流行病学理论与多维组学数据相结合，最终形成一个疾病网络。基因组学、转录组学、蛋白组学和代谢组学的研究方法，目前被广泛用于环境流行病学研究中。

基因组学的目的在于对生物体的所有基因进行集体表征和量化，并研究不同基因间相互作用对生物的影响。目前，随着基因组学检测平台的快速发展，研究者得以在全基因组范围内选择上百万个 SNPs 开展全基因组关联性研究。Melbourne 等对来自英国生物库的 30 万名欧洲人进行了全基因组基因-空气污染相互作用分析，探索了空气污染与先前识别的肺功能信号的相互作用，并使用 GRS 确定了它们的联合相互作用效果，共鉴定出 7 个新的全基因组互作信号（$P < 5×10^{-8}$）和 10 个提示性互作信号（$P < 5×10^{-7}$）。此外，研究还发现了 $PM_{2.5}$ 与先前确定的肺功能信号（即 AEBP2 附近的 rs10841302）之间的 FEV1/FVC 相互作用的统计学证据，表明随着 *G* 等位基因拷贝的增加，易感性也随之增加。

表观遗传学是指基于非基因序列改变所致基因表达水平的变化，包括 DNA 甲基化、组蛋白修饰、染色体重塑和非编码 RNA 调控等，主要通过对基因转录或翻译过程的调控，影响其功能和特性。Wang 等对来自中国高污染地区和低污染地区的 120 名参与者进行了全基因组 DNA 甲基化测序分析，其中高污染地区的 5 种空气污染物（$PM_{2.5}$、PM_{10}、SO_2、NO_2 和 CO）的浓度相比低污染地区要高得多（相差 1.6～6.6 倍），结果显示这两个地区的受试者存在 371 个差异甲基化区域，这些差异甲基化区域主要位于启动子和增强子等基因调控元件中；差异甲基化区域相关基因在与肺部疾病和癌症相关的疾病中，以及在与线粒体组装和细胞因子产生相关的生物过程中显著富集；高污染地区参与者表现出较高的线粒体 DNA 拷贝数，在鉴定出的差异甲基化区域中，有 15 个与线粒体 DNA 拷贝数显著相关。

转录组学是研究特定细胞、组织或个体特定时间、特定状态下所转录出的所有 mRNA 的学科，从而可以解释不同状态下基因表达结构的差异，阐明健康效应潜在的分子机制。Yao 等基于北京的 COPD 队列研究，对 48 名 COPD 患者和 62 名健康受试者的全血转录组进行了重复测量，采用线性混合效应模型估计对数转化后的转录水平与随访开始前 1 天、7 天和 14 天 $PM_{2.5}$ 平均浓度之间的相关性，结果显示暴露于 1 天、7 天和 14 天的 $PM_{2.5}$ 平均浓度与两组的转录组响应显著相关；前 10 个、100 个和 1000 个与 $PM_{2.5}$ 相关的转录本在两组之间差异很大；在 COPD 患者中，癌症进展中的 α-6/β-4 整合素、乳腺癌中的 Notch 信号和泛醌代谢分别是三个时间窗口中最显著富集的 $PM_{2.5}$ 相关生物途径；在健康受试者的所有三个时间窗口中，前阿黑皮素过程是最重要的 $PM_{2.5}$ 相关生物途径。

蛋白组学以细胞、组织或生物体内的蛋白质为研究对象，大规模研究蛋白质的表达水平、翻译后修饰以及蛋白之间的相互作用等蛋白特征，希望借此建立对健康效应整体而全面的认识。Niu 等开展了一项随机交叉对照试验，研究招募了 32 名健康年轻人，要求他们在血清采集之前按随机顺序接受过滤空气和 200 ppb 臭氧暴露 2 小时，对采集的血清进行非靶向蛋白组学分析。研究使用线性混合效应模型确定两种暴露之间的差异表达蛋白，并进行基因功能和信号通路分析以确定其生物学功能。研究共鉴定出 56 个差异表达蛋白；急性臭氧暴露使凝血因子 X 和因子 VII 激活蛋白酶分别增加 20.96% 和 28.35%；而蛋白 Z、蛋白 Z 依赖性蛋白酶抑制剂和纤溶酶原分别下降 13.62%、33.54% 和 10.47%；对氧磷酶 3 下降 42.32%；L-选择素和 β2-微球蛋白分别增加 18.21% 和 95.82%；四种载脂蛋白和三种补体也发生了显著变化。研究表明短期臭氧暴露可促进凝血，抑制纤溶，破坏脂蛋白代谢，激活免疫反应，并影响补体系统。

代谢组是基因下游的产物也是最终产物，是参与维持机体正常生理代谢和功能以及生长发育的内源性小分子。代谢组学研究生物体系受到内源性或外源性刺激后，代谢产物随时间的变化。由于代谢处于生命活动调控的末端，因此比基因、蛋白质更加接近表型。Wang 等采用随机交叉试验，分别在真空气净化处理和假空气净化处理下，在两个典型的空气污染之前、期间和之后采集 24 名健康大学生的血浆样本，进行代谢组学分析。研究使用正交偏最小二乘判别分析(OPLS-DA)和线性混合效应模型来识别差异表达的代谢物及其与 $PM_{2.5}$ 暴露的关系，进一步对差异表达的代谢物进行通路富集和相关性分析，在真空气净化处理和假空气净化处理之间发现有 40 种代谢物存在差异表达，其中 11 种代谢物在室外、室内和时间加权个人 $PM_{2.5}$ 暴露中显示出一致的显著变化，研究结果表明短期暴露于 $PM_{2.5}$ 可能会导致亚油酸代谢、花生四烯酸代谢和色氨酸代谢等代谢途径的紊乱。

2.2.2　环境流行病学的人群选择

环境流行病学的研究目的是评价环境暴露对人体产生的健康效应，因此一般不采用普查(census)对全体研究对象(总体)进行调查，而是有针对性地在总体中选择一定数量、符合研究要求的人群作为样本(sample)，进行抽样调查(sampling survey)。抽样调查是根据部分样本的调查结果来推断总体信息的一种流行病学调查方法，既可以节省人力、财力、时间投入，组织现场难度大大降低，也可以进行更为深入准确的健康测量。人群选择的质量依赖于抽样样本对总体的代表性，这不仅会影响到健康效应估计的准确性，还会影响到研究结果外推的合理性。环境流行病学中人群选择的基本步骤为：①确定源人群(source population)并制定筛选准则；②选择抽样方法；③计算研究所需的样本量；④招募并纳入受试者。

1. 源人群和筛选准则

1）横断面研究

横断面研究可以初步了解环境危险因素的健康效应，为进一步开展随访和实验研究提供假设基础，要求样本代表性高、所需样本量大、源人群可得性强。人口登记、医疗注册和其他公共记录信息可以为横断面研究提供源人群，也可在社区、学校等单位中选择研究对象，使用随机抽样等概率抽样方法或方便抽样等非概率抽样获取所需样本。

2）病例对照研究

当选定某一范围的总体作为源人群时，如居住在某一城市或工作在某一单位，应尽可能识别出所有的患者作为病例组的受试者来源；病例也可来源于住院、门诊和疾病登记系统中的患者。选择病例时应明确对该疾病的定义和诊断标准，可参考相关国际或国内诊治指南。对照组应在源人群中选择未患该疾病且有患病风险的个体，允许患有其他疾病但应明确其他疾病与暴露因素无关联。为了提高病例组和对照组的可比性，在选择对照组时可以通过匹配(matching)来去除某些混杂因素在病例组和对照组中的差异，如根据病例组的男女比例、年龄分组比例等进行分层抽样得到对照组。

3）队列研究

队列研究的对象必须有可能发生所研究的健康结局，因此应在入组前进行筛检以排除不可能出现该健康结局、已出现该结局和非易感的人群。队列研究可在一般人群中招募研究对象，在进入队列后再根据暴露情况进行分组；也可以在已知研究对象暴露状态的基础上选择暴露组和对照组的队列成员。队列研究将对其成员进行随访，因此要求所选择的受试者应具有高度依从性，并且在研究期间的某些状态不应发生变化，如搬迁离开研究区域、暴露水平分组发生改变等。

4）干预研究

在选择干预研究的样本时应制定出严格的选择标准，包括纳入标准(inclusion criteria)和排除标准(exclusion criteria)。纳入标准应以科学性、安全性和推广性为基础，选择符合研究目的的受试者。排除标准应考虑不存在医学伦理问题，如受试者应具有完全民事行为能力；所选择人群不应具有某些特征以影响干预措施的实施和干预效果，如研究噪声危害时应排除有听力障碍的个体，研究代谢综合征时应排除患有高血压、糖尿病等的人群。研究对象内部的一致性应尽量高，并在入组后对研究对象进行随机分组，分为干预组和对照组，在交叉试验设计中研究对象可既是干预组又是对照组。

2. 抽样方法

1）概率抽样

概率抽样(probability sampling)是按一定程序从总体中随机选择样本的抽样方法。每个最小抽样单位进入样本的概率已知并可以根据样本概率推知总体特征，抽样程序严格且具有一定实施难度。包括简单随机抽样、系统抽样、分层抽样、整群抽样和多阶段抽样等。

2）非概率抽样

非概率抽样(non-probability sampling)是指样本不是按照一定的概率抽取，而是抽样者主观抽取或受试者自愿进入样本的抽样方法。样本的可得性更高，但无法确保样本的代表性。包括方便抽样、滚雪球抽样和同伴推动抽样等。

3）样本量计算

样本量是确保研究结果具有一定准确性的前提下所需要的最小观察单位数。样本量过小，会造成抽样误差大，样本变异程度大，拒绝无效假设的能力不足，无法发现反映真实值的研究结果；样本量过大，会导致研究实施难度增加，浪费投入的人力、财力和时间。因此在实际工作中，应当根据研究目的、研究设计、抽样方法和统计分析方法确定适宜的样本量，使样本量既能满足推断总体的代表性，也能合理地提高研究效率。

①两组样本的连续型健康结局比较：

$$n = 2\left[\frac{(Z_{\alpha/2} + Z_{\beta})\,S}{\delta}\right]^2 \tag{2-4}$$

式中，n 为样本量；$Z_{\alpha/2}$ 为选定一类错误率 α 在双边检验时对应的 Z 值；Z_{β} 为选定统计效力 β 时对应的 Z 值；S 为两样本所在总体的标准差的估计值；δ 为两均数的差值。

②两组样本的分类型健康结局比较：

$$n = 2\left(\frac{Z_{\alpha/2} + Z_{\beta}}{p_1 - p_2}\right)^2 p_0(1 - p_0) \tag{2-5}$$

式中，p_1 和 p_2 分别为两组预期结局的发生率；p_0 为该结局的现况发生率。

实际研究中，考虑到设计效应、研究对象的失访和不依从等因素，应在公式计算的样本量的基础上增加 10% ~ 20% 作为实际样本量。

4）人群招募和入组

受试者招募可使用多种形式向潜在受试者初步介绍研究目的和研究设计，包括电话交谈、面对面交谈、电子邮件、信件、海报、传单、报纸、传媒广告、互联网资讯等。对有意愿进入研究的潜在受试者，应进一步根据筛选准则选择符合要求的受试者。在伦理委员会的监督下，研究者应如实全面地告知受试者有关研究的信息，受试者在充分理解后自愿参加研究，即征得受试者的知情同意（informed consent）。

2.2.3　健康效应评估的方法学

健康效应评估常通过统计学和流行病学方法，定量地评价环境及其他有害因素对人群健康的影响，包括疾病与死亡效应以及效应生物标志。

1. 疾病与死亡效应

疾病与死亡是指环境污染等有害因素引起的健康效应。在环境流行病学研究中，我们通常用疾病和死亡在人群中的频率分布来评价环境污染所引起的疾病和死亡健康效应，包括疾病率、就诊率、死亡率以及预期寿命指标。

1）疾病率

发病率和患病率用于评价与环境因素有关的疾病效应，统称为疾病率（morbidity rate）。发病率（incidence）指在一定时间段内，一定人群中某疾病的新病例占同时期暴露总人口的比例。

$$发病率 = \frac{一定时期新病例数}{同时期暴露总人口数} \tag{2-6}$$

其变体包括累计发病率和罹患率。累计发病率（cumulative incidence）指某种无疾病的人群，经过一段观察期，发生某病的概率。罹患率（attack rate）指在某一局限范围内，较短时间的发病率。这两种变体计算方法与发病率相似，主要描述了两个常用研究设计下的发病率使用策略。累计发病率用于对一个健康人群开展的观察随访研究，观察环境污染暴露不同的时间，新病例的增加规律，以此探究环境污染引起的慢性或亚慢性的疾病效应。而罹患率用于观察疾病小范围暴发的过程，如研究污染物泄漏或重污染事件引起某地区病例数日内的快速增加。

患病率（prevalence rate）指在某一个特定时间点或时间段，总人口中某病的全部病例（包括新旧病例）占总人口的比例。

$$患病率 = \frac{某时期病例总数}{同时期暴露总人口数} \tag{2-7}$$

发病率和患病率的数据来源及在环境流行病学中的应用不同。从数据来源而言，发病率通常由一个人群队列获得，患病率则由横断面调查获得，相比之下发病率获取更加困难。从应用而言，发病率更直接地指征了病因因素的变化，与暴露因素关联更强；患病率不仅与暴露相关，还与疾病治疗程度和人口迁入迁出有关，需要控制的混杂因素更多。然而，发病率需要观察（对于前瞻性研究）或追溯（对于回顾性研究而言）发病的时间，因此发病率难以用于低发病率或慢性疾病的研究。

2）就诊率

就诊率（visiting rate）指一定时期内，因某类疾病去医院就诊的人数占总人次的比例。

$$就诊率 = \frac{一定时期就诊人数}{同时期暴露总人口数} \qquad (2\text{-}8)$$

其变体包括急诊率(emergency rate)和住院率(hospitalization rate)，这两种变体分别指一定时期内，因某类疾病去医院急诊或住院的人数占总人次的比例。

与疾病率相比，就诊率增加描述了以下两种情境：第一，环境污染的暴露未必引起疾病确诊，可能引起类疾病症状发作，从而使健康人去医院就诊或急诊，这时候可以用就诊率或急诊率描述环境污染的健康效应。第二，环境污染的暴露可能引起一些慢性疾病(如慢性阻塞性肺病)急性发作或者恶化，从而使患者去医院急诊或者住院治疗，这时可以用急诊率和住院率描述环境污染的疾病效应。

3）死亡率

死亡率(mortality)指一定时间段内，一定人群中死于某原因的人数占暴露总人口的比例。

$$死亡率 = \frac{一定时期死亡人数}{同时期暴露总人口数} \qquad (2\text{-}9)$$

其变体包括病死率(fatality rate)、累计死亡率(cumulative mortality)、标化死亡比(standardized mortality ratio，SMR)等等。病死率指一定时期内，因患某病而死亡的人数，占总患病人数的比例。其可以反映环境暴露对某种疾病患者的健康效应。累计死亡率指一定时期内死亡人数占某特定人群的比例。其多用来计算各年龄组的死亡率，以研究环境暴露对不同年龄人群的健康影响。标化死亡比指的是一定时期内，特定人群中观察死亡的人数，与同样人群(标准人口)预期死亡人数的比。由于其将观察死亡人数与标准死亡人数进行比较，故可用于直接评价环境因素对健康的不良影响。

4）预期寿命与伤残调整寿命年

预期寿命(life expectancy)指的是对特定年龄人群剩余寿命长短的估计，用平均死亡年龄减去人群年龄获取。由预期寿命可衍生出两个反映人群健康状况的重要指标：潜在减寿年数(potential years of life lost，PYLL)和伤残调整寿命年(disability adjusted life years，DALY)。

减寿年数指各年龄组的人群，期望寿命与实际死亡年龄之差的总和，即：

$$PYLL = \sum_{i=1}^{e}(e-i+0.5) \times d_i \qquad (2\text{-}10)$$

式中，e 指预期寿命；i 指年龄组中值；d 为年龄组 i 的死亡人数。由于死亡年龄通常以上一个生日计算，因此还需要加上一个平均值 0.5 岁。减寿年数直接体现了对于全部人群，某死亡原因所造成的总寿命损失，不受年龄结构的影响，是衡量健康效应和疾病负担的重要指标。

伤残调整寿命年指从发病到死亡所损失的全部健康寿命年。除了减寿年数中考虑的因疾病导致的过早死亡外，伤残调整寿命年还额外考虑了由疾病导致的伤残的年数，衡量了疾病对人民生活质量的危害。在环境流行病学中，伤残调整寿命年不仅可用于宏观地认识环境污染对疾病的贡献和对公共卫生的危害，还可以借此进行风险评价，量化环境污染的健康危害。进而可以估计污染控制收益，与控制成本进行核算，以求采用最佳干预措施来防治污染，用有限的资源产生更大的收益。

2. 效应生物标志物

健康效应的评估依赖效应生物标志物的测定。效应生物标志物包括与特定疾病特征相关的机体功能水平、DNA/基因、核糖核酸、蛋白质和代谢相关物质等。在应用于人体健康的研究中，效应生物标志物常作为表征早期不良健康效应的末端指标，以便观察个体和人群的疾病进展状况。效应生物标志物的检测方法近年来发展迅速，如功能学的检测(心电图、肺功能、神经系统发育监测等)、基因组学、转录组学、蛋白组学和代谢组学技术等方法的发展都为各种生物标志物的发现以及监测不同健康状况做出了巨大贡献。近年来环境污染对健康影响研究涉及的主要效应生物标志物及其常用测定方法参见表 2-2。

表 2-2　环境污染对健康影响的主要效应生物标志物及其常用测定方法

生物标志物	生物标志物亚类	代表性生物标志物或类别	常用测定方法
基于人体整体功能测量的生物标志物	心血管功能生物标志物	血压	①水银血压计 ②上臂式电子血压计 ③动态血压计
		心率变异性	心电图时域、频域分析
		心室复极	心电图分析
	呼吸系统功能生物标志物	肺功能	肺功能仪
	神经系统功能生物标志物	认知功能	①简易精神状态检查表 ②符号数字模式测验
		精神运动发育	①视觉保持测验 ②视觉简单反应时测验
		智力发育	①韦氏智力量表 ②比奈西蒙智力量表 ③贝利婴幼儿发展量表

续表

生物标志物	生物标志物亚类	代表性生物标志物或类别	常用测定方法
基因/DNA 生物标志物	基因突变	肺癌相关基因（如 TP53、RYR2）	①PCR ②基因测序
	基因多态性	谷胱甘肽硫基转移酶 基因多态性	①PCR ②基因测序
	DNA 甲基化	单基因甲基化	焦磷酸测序
		多基因或基因组甲基化	①基因组甲基化芯片 ②基因组甲基化测序
	DNA 氧化损伤	8-羟基脱氧鸟苷	①高效液相色谱-质谱联用 ②ELISA
蛋白质生物标志物	炎症	C 反应蛋白	①胶乳凝集反应法 ②激光比浊法 ③速率免疫比浊法 ④ELISA
		肿瘤坏死因子-α	①放射免疫法 ②ELISA
		白细胞介素（如白介素 6、白介 素 10、白介素 13）	①放射免疫法 ②ELISA
	氧化应激	氧化物或损伤指标（如二酪氨 酸、晚期氧化蛋白产物）	ELISA
		抗氧化能力（如超氧化物 歧化酶）	①邻苯三酚比色法 ②放射免疫法
	免疫调节	细胞因子	ELISA
	血管内皮功能	内皮素	①放射免疫法 ②ELISA
		细胞间黏附分子-1	ELISA
		血管细胞黏附分子-1	ELISA
RNA 生物标志物	信使 RNA	单基因信使 RNA	①PCR ②基因测序
		转录组	①基因表达芯片 ②转录组测序
	非编码 RNA	微小 RNA、小干扰 RNA、环状 RNA、长链非编码 RNA	①PCR ②非编码 RNA 测序 ③非编码 RNA 表达芯片
代谢生物标志物	脂代谢	总胆固醇 甘油三酯	胆固醇氧化酶-过氧化物 酶-4-氨基安替比林和酚法 甘油磷酸氧化酶-过氧化物 酶-4-氨基安替比林和酚法
		低密度脂蛋白、高密度脂蛋白	①化学沉淀法 ②匀相测定法
	糖代谢	血糖	葡萄糖氧化酶法
		胰岛素	①放射免疫法 ②ELISA
	氨基酸代谢	同型半胱氨酸	高效液相色谱-质谱联用
		人体合成蛋白质必需的氨基酸 （如亮氨酸、组氨酸、苏氨酸、 丝氨酸等）	高效液相色谱-质谱联用

续表

生物标志物	生物标志物亚类	代表性生物标志物或类别	常用测定方法
其他生物标志物	呼出气一氧化氮	—	①电化学电流传感器 ②化学发光分析仪
	免疫细胞	巨噬细胞 淋巴细胞 树突状细胞 粒细胞 肥大细胞	①免疫细胞计数 ②免疫细胞活性检测
	激素	下丘脑和垂体分泌激素 肾素 血管紧张素Ⅱ 醛固酮 精氨酸加压素 脂联素 瘦素	ELISA

1）基于人体整体功能测量的生物标志物

基于人体整体功能测量的生物标志物是通过以个体或各系统为整体，对人体系统功能健康状况进行监测的生物指标，如心血管功能生物标志物（血压、心率变异性、心肌缺血、血管内皮依赖性舒张功能）、呼吸系统功能生物标志物（肺功能）、神经系统功能生物标志物（认知功能、神经系统发育）等。上述功能生物标志物的测量方法较多，类型多样，主要与相应指标的特点有关。

A. 心血管功能生物标志物

心血管功能生物标志物是研究颗粒物健康效应的主要功能性指标之一，主要包括血压、心率变异性、复极化、心肌缺血、加速和减速能力以及血管内皮依赖性舒张功能，其测量多使用血压计、心电图仪等仪器实现。

(a) 血压。血压（blood pressure, BP）是人体重要的生命体征，是了解血压水平、诊断高血压的主要手段，也是评估心脏和血管张力的自主控制功能的生理参数之一，可用于预测心脑血管疾病风险。相关指标包括收缩压（systolic blood pressure, SBP）、舒张压（diastolic blood pressure, DBP）、脉压（pulse pressure）等。目前主要有 3 种血压测量方法，即诊室血压监测（office blood pressure monitoring, OBPM）、家庭血压监测（home blood pressure monitoring, HBPM）和动态血压监测（ambulatory blood pressure monitoring, ABPM），一般分别采用台式水银血压计、上臂式电子血压计和动态血压计进行血压测量。其中动态血压监测可反映机体全天的血压波动水平和趋势。

(b) 心率变异性。心率变异性（heart rate variability, HRV）是通过逐次心动周期之间的时间变异数分析心率差异性的大小和变化规律的功能指标，是重要的无创性心电监测指标之一，常用于评价心脏自主神经功能，预测心血管疾病风险。

通常利用心电图收集一段时间或规定次数的心电信号,分析信号中的 HRV 指标,常用评价指标包括时域分析指标和频域分析指标。时域分析是以各种统计方法定量描述心动周期的变化,常选用 RR 间期变化表示心率变异性,常用指标包括全部窦性心搏 RR 间期的标准差(the standard deviation of NN intervals,SDNN)、相邻窦性心搏 RR 间期差值的均方根(root mean square of successive differences,rMSSD)、相邻窦性心搏 RR 间期之差大于 50 ms 的个数百分比(the proportion of NN50 divided by total number of NNs,pNN50)等,分别反映总体 HRV 水平和 HRV 的快速变化。频域分析是运用傅里叶变换等分析方法对心率进行频谱分析得到 HRV 功率谱图,常用指标包括高频功率(high frequency,HF)、低频功率(low frequency,LF)、LF/HF 等,分别反映迷走神经调节功能、交感神经和迷走神经的复合调节功能以及交感和迷走神经的均衡性。

(c)心室复极。心室复极(ventricular repolarization)是指心室肌依靠心肌代谢而恢复其去极化状态的过程,是维持正常心跳和心动周期电活动的重要环节,通常利用心电图 QRS 波终末部以后的部分表示心室肌细胞复极的电活动,利用 QT 间期反映心室复极时间,评估早期异常心室复极现象。主要的特征性表现包括 J 波、ST 段抬高、ST 段压低、ε 波、QT 间期延长、QT 间期缩短、T 波高耸直立、增宽、切迹、T 波倒置及异常 U 波等。

B. 呼吸系统功能生物标志物

大气污染物进入人体后首先直接作用于呼吸系统,因此呼吸系统功能也是早期空气污染与健康研究的重点。最主要的呼吸系统功能生物标志物就是肺功能,相关检查是空气污染健康影响研究的常规检查项目之一。

肺功能(pulmonary/lung function)是反映肺部行使呼吸功能和非呼吸功能的有效性指标,是研究呼吸生理、呼吸系统损伤和病变的常用无创性指标,更是判断颗粒物引起的早期呼吸功能损伤的重要指标之一。主要通过肺功能检查实现。

近年来,肺功能检查技术迅速发展,可测量参数主要有容积、流量或流速、压力等,常用肺量计测得,有些指标需加用气体分析仪或体描仪。常用方法和指标包括肺容积测定、肺通气功能测定、换气功能测定、气道反应性测定、气道阻力检查和睡眠呼吸障碍检查等。肺容积指标反映外呼吸即呼吸道和肺泡的总容积,常见指标包括肺活量(vital capacity,VC)、残气量(residual volume,RV)、肺总量(total lung capacity,TLC)。肺通气功能指标反映呼吸过程中存在的气道堵塞及堵塞部位,常见指标包括用力肺活量(forced vital capacity,FVC)、第一秒用力呼气容积(forced expiratory volume in the first second,FEV_1)、1 秒率(FEV_1/FVC)、每分钟最大通气量(maximal voluntary ventilation,MVV)和呼气峰流速(peak expiratory flow,PEF)。肺换气功能又称弥散功能,反映气体(氧气)通过呼吸膜结合血红蛋白的能力,如间质性肺疾病、肺水肿、肺气肿等都能影响换气功能。

C. 神经系统功能生物标志物

大气污染物可能影响人体的认知功能。根据精神科医生临床诊断对认知功能进行评估，也可使用简易精神状态检查表（Mini-Mental State Examination，MMSE）、符号数字模式测验（Symbol Digit Modalities Test，SDMT）等认知功能量表进行测量。同时，精神运动发育、智力发育等神经系统功能发育也可能受到颗粒物的不良影响，可分别采用各项神经行为检测方法（如视觉保持测验、视觉简单反应时测验）、智力量表（如韦氏智力量表、比奈西蒙智力量表）、儿童发展量表（如贝利婴幼儿发展量表）等进行测量。

2）基因/DNA 生物标志物

细胞的遗传信息以基因或 DNA 形式存在，基因生物标志物是指反映基因或 DNA 水平上发生的改变的生物标志物，包括基因突变、基因多态性、DNA 甲基化、DNA 氧化损伤等，其检测技术目前也随着基因组学和表观基因组学技术的发展而迅速发展，主流技术包括 PCR、基因测序、微阵列技术等。

A. 基因突变

基因突变（gene mutation）是指细胞中遗传基因发生的改变，包括单个碱基改变引起的点突变、多个碱基缺失、重复和插入等。

B. 基因多态性

基因多态性（polymorphism）是指在一个生物群体中，存在两种或多种不连续的基因型或等位基因，也称为遗传多态性，包括单核苷酸多态性（single nucleotide polymorphisms，SNPs）、DNA 片段长度多态性（fragment length polymorphism，FLP）和 DNA 重复序列多态性（repeated sequence polymorphism，RSP）等。各种基因多态性可能作为调节因素与环境污染对健康的影响产生交互作用，如人类谷胱甘肽-S-转移酶超家族（glutathione S-transferases，GSTs）是机体解毒代谢过程的重要组分，参与多环芳香烃（polycyclic aromatic hydrocarbon，PAH）等有毒物质的代谢过程。

C. DNA 甲基化

DNA 携带的遗传信息不仅体现在其序列的特异性，在某些富含 GC 的片段中也携带独特的表观遗传标记，即 DNA 甲基化（DNA methylation），通过 DNA 甲基转移酶（DNA methyltransferase，DNMTs）将甲基添加在 DNA 分子中的碱基上实现甲基化过程。DNA 序列中易被甲基化的 GC 片段通常位于基因包含 CpG 岛的启动子和第一外显子内。DNA 甲基化与基因沉默密切相关，是修饰基因表达的途径之一，可影响细胞的正常生命过程和各种产物的表达。主要检测方法包括焦磷酸测序（针对单基因甲基化）、基因组甲基化芯片与基因组甲基化测序等。

D. DNA 氧化损伤

机体正常的氧化和抗氧化作用失衡，产生大量的氧化物，会造成氧化应激状态(oxidative stress)，导致体内 DNA 等生物分子发生氧化损伤。DNA 氧化损伤常见产物有 8-羟基脱氧鸟苷(8-oxo-2'-deoxyguanosine，8-oxodG，8-OHdG)。鸟嘌呤被氧化后在修复酶的作用下被剪切成 8-oxodG 并由尿液排出，因此尿中 8-oxodG 常作为 DNA 氧化损伤的标志，反映机体氧化应激程度。常用高效液相色谱-质谱联用法或酶联免疫吸附法(enzyme-linked immunosorbent assay，ELISA)检测。

3）蛋白质生物标志物

蛋白质生物标志物是利用基因组表达产生的蛋白质作为反映机体结构和功能变化的标志物，从蛋白质水平探究颗粒物引起的生理变化和病理改变，如炎症反应、氧化应激状态、免疫调节功能异常、血管内皮功能异常、凝血功能异常、动脉粥样硬化和心肌功能异常等。由于机体蛋白质合成的复杂性，不同蛋白质含量差异悬殊且对分析技术的要求不同，使得该领域成为长期以来生物标志研究的重点。除了传统蛋白组学分析方法，如凝胶电泳、ELISA、免疫印迹法等，基于现代生物质谱和分离技术的蛋白组学技术，如双向电泳技术联合生物质谱及 Western Blot 鉴定、表面增强的激光解吸电离飞行时间质谱等也为蛋白质生物标志的监测和发现提供了更多可能。

A. 炎症

炎症反应是机体常见的生理反应和病理过程。机体组织在受到颗粒物及其吸附的各种成分刺激后，合成并释放炎症介质，出现红、肿、热、痛等症状，是产生多种疾病的中间途径之一。许多机体蛋白质参与了机体的炎症反应过程，这些蛋白质可以作为生物标志监测颗粒物引起的炎症反应的发生和发展。

(a)C 反应蛋白。C 反应蛋白(C-reactive protein，CRP)是由肝脏产生的急性期反应蛋白之一，多由肝细胞在细胞因子等刺激下由肝脏细胞合成，主要由 IL-6 诱导合成，是重要的非特异性炎症标志物，在科学研究和临床中已得到广泛应用。常用检测方法包括胶乳凝集反应法、激光比浊法、速率免疫比浊法等。为了弥补常规检测方法在敏感性和精确性上的不足，也常用 ELISA 法检测血清中较低浓度的 CRP，称为超敏 C 反应蛋白(high sensitive C reactive protein，hs-CRP)。

(b)肿瘤坏死因子-α。肿瘤坏死因子-α(tumor necrosis factor-α，TNF-α)是一种主要由单核细胞和巨噬细胞产生的细胞因子，可促进中性粒细胞吞噬，诱导肝细胞合成 CRP 等急性期蛋白，介导某些自身免疫的病理损伤，是重要的炎性因子。TNF-α 还能与干扰素协同作用，杀伤和抑制肿瘤细胞，促进细胞增殖分化。常用放射免疫法或 ELISA 检测。

(c)白细胞介素。白细胞介素(interleukin，IL)简称白介素，是由多种细胞产生并作用于多种细胞的一类细胞因子，其功能多样，相互作用机制复杂。最初指由白细胞产生又在白细胞间起调节作用的细胞因子，现指一类分子结构和生物学功能已基本明确，具有重要调节作用而统一命名的细胞因子。白介素在传递信息，激活与调节免疫细胞及炎症反应中起重要作用。促进炎症反应的重要白介素包括IL-1β、IL-6、IL-8、IL-12、IL-18 等，而 IL-10 和 IL-13 等白介素则具有抗炎症反应特性。白介素在近年来的颗粒物健康效应研究中应用十分广泛，常用放射免疫法或 ELISA 检测。

B. 氧化应激

机体日常生理代谢会产生许多活性氧（reactive oxygen species，ROS），如超氧阴离子（O_2^- 或 $HO_2 \cdot$）、过氧化氢（H_2O_2）、羟基自由基（$\cdot OH$），同时又通过摄入和合成的抗氧化剂不断将其清除，维持稳态平衡，使得正常生理状态下，ROS 处于较低水平，对机体损伤极小。由于颗粒物等外源性刺激及其引起产生的内源性刺激使机体短时间内产生大量的 ROS，或导致机体抗氧化剂缺乏，就会产生氧化应激表现，造成机体组织细胞的损伤，从而导致疾病的发生。氧化应激过程有许多氧化物和抗氧化物参与，监测其水平及氧化损伤指标能反映机体是否存在氧化应激状态及其发展过程，检测方法可根据各种物质特点进行选择。

(a) 氧化物及损伤指标。体内常见的氧化物包括活性氧和活性氮（reactive nitrogen species，RNS）。ROS 主要是由超氧阴离子、羟基自由基等产生，而 RNS 主要是由 NO 等含氮化合物反应生成。但由于自由基活性强，半衰期短，浓度低，对其进行直接测量以评估机体氧化应激状态难以实现，因此常通过氧化应激损伤指标进行监测。自由基等氧化物过量增加时常氧化损伤 DNA、脂质及蛋白质等。常见蛋白氧化产物如二酪氨酸、晚期氧化蛋白产物（advanced oxidation protein products，AOPP）、蛋白结合的丙烯醛均能反映机体氧化损伤程度。

(b) 抗氧化能力。人体的抗氧化能力主要通过抗氧化物的合成体现，常见抗氧化物包括抗氧化酶（如超氧化物歧化酶、谷胱甘肽过氧化物酶）、非酶类抗氧化剂（如谷胱甘肽、维生素 C、泛醌还原物）和分隔过渡金属的蛋白等。超氧化物歧化酶（superoxide dismutase，SOD）是机体重要的抗氧化酶，主要包括 Cu/Zn SOD 和 Mn SOD，可加速超氧阴离子发生歧化反应，清除超氧阴离子，防止氧化损伤作用。常用检测方法包括邻苯三酚比色法、放射免疫法等。由于体内抗氧化物多种多样，也可以采用机体的总抗氧化能力（total antioxidant capacity，TAOC）来综合评价整体的抗氧化能力。

C. 免疫调节

机体的免疫调节功能是实现清除体内衰老、死亡或损伤的细胞，防御外来危险因素，识别和清除体内异常细胞等重要免疫功能的基础。探究颗粒物与参与免疫调节过程的各免疫因子之间的关系，可以了解其对机体免疫功能的损伤作用。

　　细胞因子是由免疫细胞和非免疫细胞经刺激合成分泌的一类具有广泛生物学活性，尤其是重要复杂的免疫调节功能的小分子蛋白，包括白介素、干扰素（interferon，IFN）、肿瘤坏死因子（tumor necrosis factor，TNF）、集落刺激因子（colony-stimulating factor，CSF）、趋化因子（chemokine）、转化生长因子（transforming growth factor，TGF）、生长因子（growth factor，GF）等。白介素在免疫细胞增殖分化、免疫调节过程中均发挥了重要作用。如 IL-6 是主要由 Th2 辅助细胞产生的一类重要的细胞因子，其能刺激免疫相关细胞的增殖分化，促进肝脏细胞合成急性期蛋白（如 CRP）。此外，IL-6 还能作为炎症介质参与动脉粥样硬化的形成和发展，并参与心肌缺血再灌注、急性心肌梗死等病生理过程。另外，参与免疫调节过程的免疫球蛋白（如 IgM、IgG、IgE）和其他免疫因子均可以作为免疫调节功能的生物标志。

　　D. 血管内皮功能

　　血管内皮是连续覆盖于整个血管腔表面的一层扁平细胞，除了基本的屏障作用，维持血液的正常流动，调节血管内外的物质交换之外，研究表明人体血管内皮还是体内重要代谢和内分泌器官，可以产生内皮舒张因子（如前列环素、内皮源性舒张因子）、收缩因子（内皮素、血管紧张素）、凝血纤溶物质（如血小板激活因子）、细胞黏附因子（如 ICAM-1）和生长因子（如血小板衍生生长因子），调节血管平滑肌的运动、血小板的黏附和血栓形成。

　　(a)内皮素。内皮素（endothelin，ET）是一种具有强烈缩血管功能的细胞因子，参与调节机体的许多生理活动和炎症反应。内皮素可分为三种异形肽：ET-1、ET-2 和 ET-3。其中 ET-1 是唯一存在于血管内皮的内皮素，与维持心血管系统的生理活动有重要关联。内皮素主要通过激活细胞膜钙离子通道和蛋白激酶 C 发挥缩血管作用，内皮素异常增高与心肌缺血、心肌梗死和肺动脉高压等病理过程密切相关。常用测量方法包括放射免疫法和 ELISA 等。

　　(b)ICAM-1 和 VCAM-1。细胞间黏附分子-1（intercellular cell adhesion molecule-1，ICAM-1）和血管细胞黏附分子-1（vascular cell adhesion molecule-1，VCAM-1）是细胞黏附分子（cell adhesion molecule，CAM）中免疫球蛋白超家族（immunoglobulin superfamily，IGSF）的成员，ICAM-1 通过与受体的相互作用介导免疫细胞与内皮细胞黏附及聚集，而 VCAM-1 能选择性促进非中性粒细胞的多种免疫细胞与内皮细胞黏附。ICAM-1 和 VCAM-1 等黏附分子具有重要的生理功能，包括调节炎症反应、细胞组织分化发育、免疫应答等。研究表明 ICAM-1 和 VCAM-1 与多种炎症介导的心血管危险因素相关。常用检测方法主要为 ELISA。

　　4）RNA 生物标志物

　　核糖核酸（ribonucleic acid，RNA）是基因编码、转录、调节和表达各种生物学分子所必需的核糖核苷酸聚合物，与 DNA 不同的是它常以单链形式存在。RNA 的种类可分为编码 RNA 和非编码 RNA，其检测方法与 DNA 相关检测方法类似。

A. 信使 RNA

信使 RNA（message RNA，mRNA）为编码 RNA，通过 DNA 转录合成，用于翻译合成蛋白质，完成基因表达过程中遗传信息的传递功能，通过 mRNA 水平和功能的检测可以了解颗粒物对机体 DNA 表达水平的影响，反映相关产物的合成能力。

(a) 单基因 mRNA。单基因 mRNA 是相关单个基因转录产物，反映相关基因转录水平和翻译蛋白质的功能。

(b) 转录组。转录组（transcriptome）是指所有 mRNA 的集合，在整体上反映细胞基因组转录水平，并可根据整体转录水平的差异定位到受颗粒物影响的具体单个基因，探究颗粒物影响健康的机制。线粒体基因组与细胞核基因组相比缺乏修复能力，因此是颗粒物附着的环境毒素的关键作用目标。

B. 非编码 RNA

非编码 RNA 是不具有蛋白质编码功能的 RNA，是表观遗传学研究的重要组成部分，包括持家非编码 RNA（housekeeping non-coding RNA）和调控非编码 RNA（regulatory non-coding RNA）。其中具有调控作用的非编码 RNA 按其长度主要分为两类，即短链非编码 RNA（包括 siRNA、miRNA、piRNA）和长链非编码 RNA（long non-coding RNA，lncRNA）。

目前已发现大气颗粒物中的多环芳烃组分可致儿童外周血白细胞中微小 RNA（microRNA，miRNA）的水平升高。miRNA 是一类由内源基因编码的长度大约为 22 个核苷酸的非编码单链 RNA，是主要通过靶向抑制 mRNA 的翻译过程，实现基因沉默的非编码 RNA。

5）代谢生物标志物

人体生命过程中发生的用于维持正常生命活动的化学反应称为代谢，能促进生物体完成能量代谢和物质交换的功能。代谢生物标志物是参与机体代谢过程，监测颗粒物等不良因素导致的代谢异常的一系列代谢产物，主要包括脂代谢、糖代谢和氨基酸代谢等过程的产物。常用检测方法主要为常规血生化检查，近年来一些高速高效的分析方法也被运用于代谢标志物的检测和发现，如高效液相色谱法、气相色谱-质谱联用、液相色谱-质谱联用等。

A. 脂代谢

脂代谢是指人体将摄入的脂肪进行消化吸收，利用各种酶分解产物加工合成机体所需的各种脂类化合物的代谢过程。主要通过血清内各种脂代谢相关化合物，如总胆固醇、甘油三酯和脂蛋白等作为生物标志物进行脂代谢过程的监测。

(a)总胆固醇和甘油三酯。人体总胆固醇(total cholesterol，TC)与多种疾病密切相关，其水平升高可见于各种高脂蛋白血症、肾病综合征、甲状腺功能低下以及慢性肾衰竭等多种异常代谢疾病，并且与动脉粥样硬化的产生相关，可导致急性冠脉综合征。甘油三酯(triglyceride，TG)又称为中性脂肪，可为细胞代谢提供能量，TG升高反映了富含TG的脂蛋白增多，可能导致心血管疾病风险增高。血清TC和TG的检测可分为化学法和酶法两类，目前主要使用胆固醇氧化酶-过氧化物酶-4-氨基安替比林和酚法及甘油磷酸氧化酶-过氧化物酶-4-氨基安替比林和酚法分别对TC和TG进行测定。

(b)低密度脂蛋白和高密度脂蛋白。低密度脂蛋白(low density lipoprotein，LDL)和高密度脂蛋白(high density lipoprotein，HDL)是运载胆固醇进入外周组织细胞的脂蛋白颗粒，其中LDL富含胆固醇，而HDL是体积最小的脂蛋白，含蛋白量较多。一般通过测量LDL和HDL中所含胆固醇的量，即LDL-C和HDL-C反映血清中LDL和HDL的多少。常用化学沉淀法或匀相法测定。

B. 糖代谢

糖代谢是机体消化吸收食物中糖类物质，由血液运输到各组织细胞进行物质合成和能量代谢的过程，可通过检测机体血糖和胰岛素等水平监测糖代谢过程。

(a)血糖。血糖(blood glucose，BG)是血液中的葡萄糖含量，是维持机体各组织器官正常能量代谢和物质合成所需能量的直接来源。低血糖可以导致头晕、昏迷、痴呆和死亡，同时也可能会诱发危险人群心脑血管事件的发生，而高血糖能导致糖尿病及相关血管病变，也是加重心脑血管疾病风险的主要危险因素之一。常用生化分析仪测定血糖含量。

(b)胰岛素。胰岛素(insulin)是胰脏β细胞受内源性或外源性刺激分泌的激素，是机体唯一降血糖的激素，可以促进机体各组织细胞利用血糖进行能量代谢以及糖原的合成，是影响机体代谢过程的重要因素。胰岛素的测定辅助血糖指标可以有助于评估机体糖代谢功能，其中胰岛素抵抗和胰岛素分泌缺陷是引起2型糖尿病和其他代谢疾病发病的重要病理生理机制。胰岛素抵抗是指胰岛素促进葡萄糖利用效率降低，机体代偿分泌过多胰岛素产生高胰岛素血症的现象。除了ELISA、放射免疫法等一般的胰岛素检测方法以外，目前大量研究采用稳态模式评估法-胰岛素抵抗指数(homeostasis model assessment-insulin resistance，HOMA-IR)和HOMA-β评价胰岛素敏感性及胰岛β细胞分泌功能。

C. 氨基酸代谢

氨基酸是进行生命活动的重要物质，不仅是构成蛋白质的基础，也是能量代谢物质和各种含氮化合物的前体。氨基酸代谢相关蛋白和酶的异常改变或颗粒物等外源化学物造成的其他病理状态都可能导致氨基酸代谢的异常，进而引起氨基酸代谢库、血清氨基酸谱的改变，造成氨基酸代谢相关疾病，如精氨酸血症、苯丙酮尿症、白化病、肝性脑病、慢性肾病、肿瘤等。同型半胱氨酸(homocysteine, Hcy)，又称高半胱氨酸，是细胞内蛋氨酸脱甲基后形成的含硫氨基酸，在血浆中主要以与白蛋白结合的形式存在。Hcy 代谢酶的活性下降，食物中 B 族维生素摄入不足、蛋氨酸摄入过多等会导致 Hcy 增高，进而导致血管内皮功能障碍、脂质代谢紊乱、蛋白质 Hcy 化及血管内皮等组织细胞的损伤。常用高效液相色谱-质谱连用方法进行鉴定和检测。

6）其他生物标志物

A. 免疫细胞

免疫细胞(immune cell)是参与机体免疫应答及相关免疫机制的细胞，包括巨噬细胞、淋巴细胞、树突状细胞、粒细胞、肥大细胞等，与细胞因子和其他免疫分子一样，是行使免疫功能的基础，多从免疫细胞含量和活性检测入手。

B. 激素

激素(hormone)是内分泌腺和散在的内分泌细胞合成和分泌的活性物质，通过调节各种组织细胞的代谢活动来影响生理机能，具有微量高效、作用广泛等特点。颗粒物等不良刺激可以通过影响机体激素分泌和活性影响正常的生理功能，导致疾病的发生。常用 ELISA 法进行检测。

2.2.4　健康效应评估案例

针对不同的环境和健康问题，国内外不同机构采用不同的流行病学设计开展了大量研究。有的研究关注具体的疾病，提出环境病因学线索，如欧美地区 Framingham 心血管病队列研究，欧洲癌症和营养前瞻性调查(The European Prospective Investigation into Cancer and Nutrition，EPIC)、我国与英国合作的中国慢性病前瞻性研究(China Kadoorie Biobank，CKB)、我国云南省宣威地区肺癌病因的环境流行病学研究等。也有研究针对空气污染、重金属污染等某一突出的环境问题，探寻其健康影响和致病机理，开展了如哈佛六城市队列研究、欧洲空气污染队列研究(The European Study of Cohorts for Air Pollution Effects，ESCAPE)、中国空气污染和健康影响研究(China Air Pollution and Health Effects Study，CAPES)、中国金昌多金属暴露队列研究和孟加拉国饮用水中砷对健康的影响等多项研究。这些大型基础研究已发表了一系列重要成果，使得人们对环境和健康的关系有了更加全面的了解，也为保护全人群健康提供了重要依据。

本节选取其中两个代表性的健康效应评估案例作详细介绍，包括北京奥运会定组研究和美国动脉粥样硬化多种族研究，分别从空气污染或心血管疾病的问题出发，运用严谨的实验设计，为现代环境流行病学研究积累了丰富的经验，提供了重要借鉴。

1. 北京奥运会定组研究(HEART study)

空气污染与心肺死亡率和发病率之间的关联已经确立，但支持这些关联的生物学机制的数据有限。北京奥运会定组研究(Health Effects of Air Pollution Reduction Trial，HEART study)以北京奥运会期间空气质量控制为契机，结合准实验设计和定组研究方法，通过精细的污染暴露评价和健康效应评价以验证病理生理假设机制。

为主办 2008 年奥林匹克运动会，中国政府通过空气污染控制措施，暂时且大幅地改善了北京的空气质量。这种情况提供了一个应用准实验设计的独特机会，以解决与环境污染有关的心血管效应的急性生物学机制问题。

通过现场广告和口耳相传，HEART 研究共招募了 125 名 19~33 岁无心肺和其他慢性疾病的非吸烟成年人。整个研究期(2008 年 6 月 2 日~10 月 30 日)分为三个亚时期，即奥运会前(基线)、奥运会期间(污染水平改变)和奥运会后(重新恢复到基线)，三个亚时期对每名受试者各进行两次健康水平重复测量。两次随访之间至少间隔一周，以避免先前的影响，并在整个研究期间监测空气污染。在获得受试者的知情同意后，每个受试者都完成了病史、体格检查、常规血液化学检查、肺活量测定和心电图。

HEART 通过测量大量反映特定生理功能或生物通路的生物标志物，验证肺部炎症和氧化应激、全身炎症、凝血和自主神经功能障碍等生理机制。具体包括测量呼出气冷凝液中的 pH 值、8-异前列烷、硝酸盐/亚硝酸盐和呼出气一氧化氮(fractional exhaled nitric oxide，FeNO)以表征肺部炎症和氧化应激；测量心率、血压和心率变异性评估心血管功能和自主神经张力；测量血液中冯·维勒布兰德因子(von Willebrand factor，vWF)、血小板聚集、血小板激活标记物可溶性 P-选择素(soluble adhesion molecule P-selectin，sCD62P)及可溶性 CD40 配体(soluble CD40 ligand，sCD40L)等血栓形成或内皮功能障碍标志物；检测血常规、血浆纤维蛋白原(Fibrinogen)、血浆 C-反应蛋白(C-reactive protein，CRP)、尿样 8-羟基脱氧鸟苷(8-hydroxydeoxyguanosine，8-OHdG)评价系统性氧化应激和炎症水平。

通过比较三个亚时期之间生物标志物水平的受试者内差异，并评估整个研究期间每个生物标志物与每种空气污染物之间的关系，HEART 发现空气污染通过肺部和全身炎症、氧化应激和止血，以及通过增加健康年轻人的心率和血压，对心肺健康产生严重的不良影响，获得空气污染早期健康效应的直接证据。HEART 的研究结果具有广泛的公共卫生意义，表明空气质量的改善不仅有利于易感人群，也有利于健康年轻人。HEART 也提供了重要的生理机制数据，支持了空气污染对心肺影响的重要机制假设。研究中观察到的生物标志物的有益变化，包括两个公认的心血管危险因素(心率和血压),支持了对改善空气质量行动的即时有效性的信心,表明持续的空气污染干预措施对于继续获得公共健康益处是必要的。

2. 动脉粥样硬化多种族研究(MESA Cohort)

动脉粥样硬化多种族研究(Multi-Ethnic Study of Atherosclerosis, MESA)是一项由美国国家心肺血液研究所发起的前瞻性研究,旨在通过以下方式进一步了解动脉粥样硬化和其他心血管疾病(cardiovascular disease, CVD)的发病机制,提高预测和预防心血管疾病的能力:①提供准确、量化的早期心血管疾病指标;②在心血管疾病成为临床症状之前对其进行表征,从而进行干预;③优化亚临床疾病进展的研究。MESA 寻求开发适合于未来筛查和干预研究的方法,以描述无症状人群中的风险,提供新的工具,有效地指导公共卫生政策、人口筛查和临床决策。

MESA 于 2000 年 7 月启动,通过电话、问卷调查等方式,在六个美国社区,招募年龄在 45～84 岁且没有临床心血管疾病的受试者,在每个站点,根据特定的年龄/种族/民族比例各招募 1083 名符合条件的参与者,男女人数相等,以研究亚临床心血管疾病的年龄、性别和种族/民族差异以及这些人口统计学变量与心血管疾病事件之间的相互作用,提供发病机制的线索。六个地区的机构审查委员会批准了研究方案,并获得受试者的知情同意。

通过基线问卷收集人口统计数据、烟草使用、被动吸烟暴露、酒精消费、医疗条件、获得医疗保健的机会、心血管疾病家族史、生育史(女性),以及目前使用处方和非处方药物和补充剂等信息,并通过特定的问卷评估身体活动、日常饮食特征、社会心理状况。测量受试者的身高、体重、腰围、臀围和血压。

MESA 借鉴自 20 世纪 80 年代开展的几项心血管疾病流行病学研究的成功经验,使用新兴的成像技术测量心血管结构和功能,全面评估受试者的心血管生理学和病理学,重点关注亚临床动脉粥样硬化。人群基线测量包括使用计算机断层扫描(computed tomography, CT)测量动脉粥样硬化的特定标志物冠状动脉钙质;利用心脏磁共振成像(cardiac magnetic resonance, CMR)测量心室质量和功能;使用颈动脉超声检查捕获颈动脉图像;应用高分辨率 B 型超声成像测量血流介导的肱动脉内皮血管舒张;测量动脉波形评估小动脉和大动脉顺应性;使用多普勒探头获得踝臂血压指数;测量心电图等。

心血管疾病是一个复杂的过程,涉及多种病理生理机制。MESA 收集血液样本,系统评估生物标志物,包括脂质和脂蛋白、全身炎症、止血和纤维蛋白溶解、胰岛素抵抗、氧化损伤和应激、斑块失稳、内皮细胞功能、骨代谢、内分泌和营养等。提取 DNA 以进行全基因组测序,探索基因与表型之间的关系,了解基因-

基因和基因-环境相互作用，并将特定血液标志物和特定基因或染色体区域与表型相关联。制备并储存红细胞膜以用于后续分析。随机收集尿液样本，分析白蛋白和肌酐，剩余的储存的样本用于后续生物标志物的分析。

MESA 研究终点包括急性心肌梗死和其他冠心病、中风、周围血管疾病和充血性心力衰竭，心血管疾病的治疗干预和死亡率。从 2000 年 7 月到 2018 年 6 月，MESA 共开展 6 次随访，重复测量选定的亚临床疾病指标和危险因素，确定危险因素的变化和亚临床动脉粥样硬化测量的影响。每 9~12 个月与参与者联系一次，获得新的心血管疾病的住院、治疗情况和生活习惯的改变等信息。

随着对心血管疾病认识的不断深入，MESA 使用新的技术研究了更多的疾病终点和新的暴露风险因素。MESA 最初研究的重点为动脉粥样硬化，现逐渐将研究重点转移到心房颤动、心力衰竭和认知。MESA 考虑了更多的风险因素，第 4、5 次随访监测了受试者的空气污染暴露，分析空气污染对心血管疾病的影响。随着 2019 年新型冠状病毒感染(Coronavirus disease 2019, COVID-19)大流行，MESA 启动了 COVID-19 项目，收集所有 MESA 参与者的 COVID-19 诊断、症状和医疗干预的数据。

MESA 在心血管医学最重要的研究中占有一席之地。截至 2021 年 8 月，已发表或正在出版的 MESA 论文 1900 余篇。MESA 帮助开创了一个对亚临床动脉粥样硬化的存在、负担和进展进行无创评估的时代，超出了仅通过传统风险因素所能预测的范围。MESA 提供的概念为国际患者护理指南提供了信息，提供了有效指导公共卫生政策、人口筛查和临床决策的新工具。MESA 中协作、开放数据和辅助研究建议系统与易于使用、多样化、精心维护的数据库相结合，成为合作科学的灯塔。

2.3　小结与展望

在未来的环境流行病学研究中，暴露和健康效应评估将发挥更重要的作用。随着传感器、人工智能、大数据分析、组学测量等技术手段的开发和应用，环境暴露和健康效应评估方法会有更广阔和深入的发展，为环境流行病学研究提供更加系统和准确的暴露和健康数据。本章对目前环境暴露评估和健康效应评估常用的研究设计、采样方法、检测指标和应用场景等进行了介绍和总结。在实际的研究中我们需要根据研究目的采用合理的暴露评估方法、人群采样设计和健康效应的评估手段，为环境流行病学研究提供更加准确的环境风险因素的暴露浓度水平和健康效应定量水平，建立更加准确的环境风险因素和健康效应间的暴露-效应关系。鉴于环境风险因素暴露的复杂性和共线性，建议未来的研究可以从暴露组学的角度出发，全面系统地研究能够影响人类各种疾病发病和死亡的原因；基于环境大数据以及传感器技术开发暴露评估模型，促进环境污染物个体暴露水平的精准预测，降低暴露错分；开展多组学研究，从不同层面揭示环境风险因素暴露的健康效应和生物学机制，为准确识别影响人类健康的关键风险因素，建立因果关联提供重要的科学依据。

（宫继成　韩　斌）

参 考 文 献

段小丽. 2012. 暴露参数的研究方法及其在环境健康风险评价中的应用[M]. 北京: 科学出版社.

高知义, 李朋昆, 赵金镯, 等. 2010. 大气细颗粒物暴露对人体免疫指标的影响[J]. 卫生研究, 39(1): 50-52.

郭潇繁, 王汉宁, 李典, 等. 2008. 大气颗粒物诱发哮喘的免疫调控机制研究进展[J]. 环境卫生学杂志, 35(5): 264-267.

韩建彪, 张志红, 童国强, 等. 2014. 太原市大气 PM$_{2.5}$ 对哮喘患者炎症因子的影响[J]. 环境与健康杂志, 31(3): 229-231.

袭著革, 李官贤, 孙咏梅, 等. 2003. 烹调油烟雾诱导核酸氧化损伤及其标志物 8-羟基脱氧鸟苷的形成机制[J]. 环境与健康杂志, 20(5): 259-262.

Anderson J O, Thundiyil J G, Stolbach A. 2012. Clearing the air: A review of the effects of particulate matter air pollution on human health[J]. Journal of Medical Toxicology, 8(2): 166-175.

Barr D B, Thomas K, Curwin B, et al. 2006. Biomonitoring of exposure in farmworker studies[J]. Environmental Health Perspectives, 114: 936-942.

Barraza-Villarreal A, Sunyer J, Hernandez-Cadena L, et al. 2008. Air pollution, airway inflammation, and lung function in a cohort study of Mexico City schoolchildren[J]. Environmental Health Perspectives, 116(6): 832-838.

Delfino R J, Staimer N, Gillen D, et al. 2006. Personal and ambient air pollution is associated with increased exhaled nitric oxide in children with asthma[J]. Environmental Health Perspectives, 114(11): 1736-1743.

Furtaw Jr. E J. 2001. An overview of human exposure modeling activities at the USEPA's National Exposure Research Laboratory[J]. Toxicology and Industrial Health, 17: 302-314.

Isakov V, Touma J S, Burke J, et al. 2009. Combining regional-and local-scale air quality models with exposure models for use in environmental health studies[J]. Journal of the Air and Waste Management Association, 59: 461-472.

Jansen K L, Larson T V, Koenig J Q, et al. 2005. Associations between health effects and particulate matter and black carbon in subjects with respiratory disease[J]. Environmental Health Perspectives, 113(12): 1741-1746.

Kelly F J, Dunster C, Mudway I. 2003. Air pollution and the elderly: Oxidant/antioxidant issues worth consideration[J]. European Respiratory Journal, 21(40 suppl): 70s-75s.

Li H, Cai J, Chen R, et al. 2017. Particulate matter exposure and stress hormone levels: A randomized, double-blind, crossover trial of air purification[J]. Circulation, 136(7): 618-627.

Li N, Xia T, Nel A E. 2008. The role of oxidative stress in ambient particulate matter-induced lung diseases and its implications in the toxicity of engineered nanoparticles[J]. Free Radical Biology and Medicine, 44(9): 1689-1699.

McCreanor J, Cullinan P, Nieuwenhuijsen M J, et al. 2007. Respiratory effects of exposure to diesel traffic in persons with asthma[J]. New England Journal of Medicine, 357(23): 2348-2358.

National Research Council. 1983. Risk Assessment in the Federal Government: Managing the Process[M]. Washington, D.C.: The National Academies Press.

National Research Council. 2006. Human Biomonitoring for Environmental Chemicals[M]. Washington, D.C.: The National Academies Press.

National Research Council. 2012. Exposure Science in the 21st Century: A Vision and a Strategy[M]. Washington, D.C.: The National Academies Press.

Oberdörster G, Stone V, Donaldson K. 2012. Toxicology of nanoparticles: A historical perspective[J]. Nanotoxicology, 1: 2-25.

Pleil J D, Sheldon L S. 2011. Adapting concepts from systems biology to develop systems exposure event networks for exposure science research[J]. Biomarkers, 16: 99-105.

Price P S, Young J S, Chaisson C F. 2001. Assessing aggregate and cumulative pesticide risks using a probabilistic Model[J]. Annals of Occupational Hygiene, 45 (Suppl 1): S131-S142.

Rich D Q, Kipen H M, Huang W, et al. 2012. Association between changes in air pollution levels during the Beijing Olympics and biomarkers of inflammation and thrombosis in healthy young adults[J]. JAMA, 307 (19):2068-2078.

Romieu I, Barraza-Villarreal A, Escamilla-Nuñez C, et al. 2008. Exhaled breath malondialdehyde as a marker of effect of exposure to air pollution in children with asthma[J]. Journal of Allergy and Clinical Immunology, 121 (4): 903-909.

Sheldon L S, Cohen Hubal E A. 2009. Exposure as part of a systems approach for assessing risk[J]. Environmental Health Perspectives, 117: 1181-1194.

Touma J S, Isakov V, Ching J, et al. 2006. Air quality modeling of hazardous pollutants: Current status and future directions[J]. Journal of the Air and Waste Management Association, 56: 547-558.

U.S. EPA. 1997. Standard Operating Procedures (SOPs) for Residential Exposure Assessments[R]. Washington, D.C.

U.S. EPA. 2001. Draft Protocol for Measuring Children's Non-Occupational Exposure to Pesticides by all Relevant Pathways[R]. Research Triangle Park, NC.

U.S. EPA. 2003. Framework for Cumulative Risk Assessment[R]. Washington, D.C.

U.S. EPA. 2004. Air Toxics Risk Assessment Library, Volume 1: Technical Resource Manual. Chapter 11[R]. Washington, D.C.

U.S. EPA. 2007. Dermal Exposure Assessment: A Summary of EPA Approaches[R]. Washington, D.C.

U.S. EPA. 2009. A Conceptual Framework for U.S EPA's National Exposure Research Laboratory[R]. Washington, D.C.

U.S. EPA. 2009. Risk Assessment Guidance for Superfund. Volume I: Human Health Evaluation Manual (Part F, Supplemental Guidance for Inhalation Risk Assessment) [R].Washington, D.C.

U.S. EPA. 2011. National Emission Inventory Data & Documentation: 1999 through 2008. Technology Transfer Network Clearinghouse for Inventories and Emissions Factors[R]. Washington, D.C.

U.S. EPA. 2014. E-FAST-Exposure and Fate Assessment Screening Tool. Version 2014[R]. Washington, D.C.

U.S. EPA. 2015. The HAPEM User's Guide, Hazardous Air Pollutant Exposure Model, Version 7[R]. Washington, D.C.

U.S. EPA. 2016. Consumer Exposure Model (CEM) Draft User Guide. Version 1.4.1[R]. Washington, D.C.

U.S. EPA. 2017. Air Pollutants Exposure Model Documentation (APEX, Version 5), Volume 1: User's Guide[R]. Washington, D.C.

U.S. EPA. 2017. Air Pollutants Exposure Model Documentation (APEX, Version 5), Volume 2: Technical Support Document[R]. Washington, D.C.

U.S. EPA. 2019. Guidelines for Human Exposure Assessment[R]. Washington, D.C.

Williams P R D, Hubbell B J, Weber E, et al. 2010. Modelling of Pollutants in Complex Environmental Systems:

Volume II Chapter 3. An Overview of Exposure Assessment Models Used by the U.S. Environmental Protection Agency [M]. Hertfordshire, U.K.: ILM Publications.

Xu J, Yang W, Han B, et al. 2019. An advanced spatio-temporal model for particulate matter and gaseous pollutants in Beijing, China[J]. Atmospheric Environment, 211: 120-127.

Young B M, Tulve N S, Egeghy P P, et al. 2012. Comparison of four probabilistic models（CARES®, Calendex™, ConsExpo, and SHEDS）to estimate aggregate residential exposures to pesticides[J]. Journal of Exposure Science and Environmental Epidemiology, 22: 522-532.

第3章　现代环境流行病学的研究设计及分析方法

本章主要介绍环境流行病学研究中常用的研究设计类型及其统计分析方法，并举例说明这些研究设计的实际应用，主要内容包括环境暴露评估、研究人群选择、混杂因素、健康效应指标及常用的统计分析方法等，并小结各种研究设计的优势及局限性。本章涉及的研究设计类型参照传统流行病学的分类法可分为以下三类：

(1)描述性研究：描述性研究可以调查与人群疾病及健康状态相关的环境影响因素的分布状况，初步建立环境因素暴露与疾病及健康状态之间的关系。主要研究设计类型包括生态学比较研究、时间序列研究、横断面研究和空间流行病学研究等。

(2)分析性研究：该类型的研究可以对各种研究假设进行统计学检验，进一步深入分析环境因素暴露与疾病及健康状态之间的关联，检验病因假设。主要研究设计类型包括病例对照研究、病例交叉研究、定组(定群)研究、队列研究及类实验研究等。

(3)实验性研究：实验性研究通过在研究过程中人为对研究对象或其活动环境施加干预措施或给予环境因素暴露，然后通过随访观察和分析，检验干预措施的有效性或环境因素暴露的作用。

3.1　生态学比较研究

生态学研究(ecological study)是在群体水平上，探索环境因素暴露与疾病或健康状态之间关系的观察性研究，其基本特征是基于人群进行观察、描述与分析。生态学研究中应用较多的一种方法是生态学比较研究。它通过比较分析环境因素与不同人群中出现的健康效应之间相关性的差异，来提示该环境因素与人群健康效应之间是否存在某种统计学关联。如收集不同地区空气污染物浓度和人群心血管疾病住院率的数据，分析其生态学关联，可初步提示空气污染与人群心血管疾病的相关关系，为进一步深入研究提供线索。

生态学比较研究的具体步骤如下：

(1)确定研究目的：根据期望解决的问题，确定本次研究目的；

(2)确定研究因素和结局：根据研究目的，确定暴露因素和测量方法，以及结局指标和收集方法；

(3)确定研究人群和地区：根据研究目的，选择研究人群、区域和时间范围；

(4)资料收集：包括环境暴露资料和健康结局资料的收集；

(5)数据分析和结果解释：应用统计学方法分析数据并给予解释。

3.1.1　暴露评估

生态学比较研究常被用于环境暴露(如空气污染)与人群健康效应的研究。生态学比较研究中的环境暴露数据倾向于使用常规监测数据，这些数据通常有较好的质量控制，覆盖较大的区域并且持续时间长。以空气污染的生态学比较研究为例，该类研究主要利用常规大气质量监测站的监测数据，主要包括二氧化硫(sulfur dioxide，SO_2)、氮氧化物(nitrogen oxide，NO_x)、一氧化碳(carbon monoxide，CO)、臭氧(ozone，O_3)、多环芳烃(polycyclic aromatic hydrocarbons，PAHs)等，还有不同粒径的空气颗粒物，如细颗粒物(fine particulate matter，$PM_{2.5}$)和可吸入颗粒物(inhalable particulate matter，PM_{10})等。此类空气污染物通常都有相应的卫生规范或标准，以保证对其进行常规监测。此外，还有少数研究报告了其他环境因素如土壤污染物、水质指标对各种健康结局的影响。

但使用常规监测数据作为环境暴露数据有以下缺点：

(1)固定监测的环境因素暴露通常是依据以前的法规，而这些法规往往是根据更早的科学水平制定的，难以满足现实需求；

(2)固定监测站分布通常不均匀，难以代表人口平均暴露水平；

(3)环境因素暴露测量的次数和持续时间可能是由仪器或污染物特征决定的，而不是出于生物学考虑。

3.1.2　人群选择

生态学比较研究是基于人群的观察性研究，常常关注的是总人群。总人群是各亚人群的组合，例如不同年龄组人群或患有不同慢性疾病的人群。总人群中部分人群可能对某一特定环境因素暴露不敏感或更敏感，如许多研究发现老年、儿童、低文化水平和患有基础疾病的群体对环境因素暴露更敏感。不同的数据来源可能包含不同的亚组分类信息，例如，医院住院数据中可能记录合并症，死亡登记系统中可以获得分年龄组或社会经济地位的死亡数据。

3.1.3　混杂因素

个体特征和行为变量在其他环境流行病学研究设计中通常是潜在的混杂因素，但此类因素对比较生态学研究的结果影响较小。人群中这些指标可能与研究结局相关，例如年龄结构或人群吸烟比例与人群死亡率和发病率等指标相关，但这些关联往往反映长期影响。此外，个体特征和行为变量通常与环境因素暴露的时间变化之间不存在关联，例如，年龄结构与空气污染水平、气象因素或水质之间不存在相关性。因此，采用生态学比较研究探讨环境因素暴露与健康结局关系的研究中，潜在的混杂变量是那些与研究中的暴露和结局变量相关的时间变量。暴露和结局变量的季节性，其他周期性变化或长期趋势可能产生很强的混杂效应。其他按时间排序的变量，例如星期几指示变量、假日指示变量，由于既与健康结局存在关联，又与研究的暴露存在关联，也可能是重要的混杂因素。

3.1.4 健康效应指标

生态学比较研究中的健康结局指标同样基于常规收集的资料，通常关注的结局有：

(1)死亡率：包括总死亡率和疾病别死亡率，死亡率数据对环境流行病学研究而言非常重要，但病程和生存的因素（如疾病检出和治疗）以及发病率都可影响到死亡率数据。

(2)发病率：指疾病或不良健康状况发生的频率，发病率的数据可以从医疗记录（包括由医院、急诊室、诊所和医生保存的记录）和疾病登记系统（如癌症和先天性异常登记系统）等处收集。

这些常规收集的数据，其优势是覆盖的人群大且持续时间长，但是却经常受数据编码错误的影响（如死亡或住院病因诊断错误或国际疾病编码错误等），因此有时不能代表研究者希望研究的健康结局。

3.1.5 统计模型

生态学研究分析的数据总量通常较大，数据分析处理的方式较多。其统计分析方法主要包括传统的统计分析方法和空间统计分析方法。传统的统计分析方法包括单因素分析、多因素分析，常用的单因素分析有 t 检验、F 检验、Mann-Whitney 检验和相关分析等，多因素分析中包括回归分析、对应分析、主成分分析、聚类分析和时间序列分析。空间统计分析可研究某些变量（或特征）的空间分布特性，并对其进行最优估计。在传染病研究中，各种空间统计分析方法的运用为疾病的空间聚集性、影响因素的探索及疾病的预防控制提供了更有力的研究方法和工具。空间统计分析的方法包括空间自相关分析、空间分类分析（空间聚类分析、空间聚合分析和判别分析）、多变量统计分析（含主成分分析、主因子分析、变量聚类分析和采样点聚类分析）、空间插值分析、空间结构分析以及空间模拟等。

3.1.6 优势与局限性

1. 优势

(1)生态学比较研究的暴露和结局数据常基于丰富的常规监测数据,如环境监测网络、死亡登记系统,因而简便易行。

(2)当所研究的环境因素暴露不明或疾病病因不清时,生态学比较研究能够提供病因线索。

(3)当个体的暴露剂量无法测量时,生态学比较研究更具有优势或是唯一的研究方法。

(4)可用于评价环境与健康监测资料的长期趋势。

(5)可用于环保政策的人群干预措施评价。

2. 局限性

(1)存在生态学谬误:是指群体水平上的生态学研究的相关结论推论到个体水平所产生的系统误差,又称生态学偏倚。由于生态学研究的分析单位是由不同情况的个体"集合"而成的群组,以及存在混杂因素等原因,在一般情况下生态学谬误难以避免。因此,生态学研究观察到某疾病或健康状态与某环境因素分布的一致性,可能是两者间确有联系,也可能两者间毫无关系。

(2)生态学分析时,环境因素暴露间常彼此相关,存在多重共线性,这会影响对环境因素暴露与健康效应间关系的正确判断。

(3)当生态学研究无时间趋势时,群体的环境因素暴露与健康效应之间的时间关系不易确定,会直接影响因果关系的判定。

(4)生态学比较研究基于常规收集的资料,健康或环境因素暴露水平测量的准确性相对较低,会导致研究的不确定性增大。

3.2 时间序列研究

时间序列研究(time series study)设计是在环境流行病学研究领域最常见的一种研究类型,指在研究某一时期内,环境因素暴露和健康效应指标之间的关联,可用于评估随暴露而改变的健康结局序列的短期变化。该设计广泛应用于环境流行病学,尤其是针对空气污染、气象条件、花粉等环境因素暴露与健康结局(死亡率、入院率等)的关联研究。

在数据格式上,暴露和结局变量均为同一时间单位(一般为一天)的累积测量数值，即暴露与健康数值都不是基于个体获得，而是在群体水平汇总而成。

示例数据框格式见表3-1。

表 3-1　数据格式示例

城市编码	日期	每日死亡数	星期	PM$_{10}$ (μg/m³)	PM$_{2.5}$ (μg/m³)	时间(天)	温度(℃)	湿度(%)	年份
6109	2013/1/1	13	3	157.8	119.4	1	0.9	68	2013
6109	2013/1/2	8	4	135.1	101.6	2	0.6	68	2013
6109	2013/1/3	5	5	132.4	98.7	3	1.5	57	2013
6109	2013/1/4	1	6	93.3	73.5	4	0.7	50	2013
…	…	…	…	…	…	…	…	…	…
1010	2013/1/1	11	7	88.7	60.7	5	−0.4	69	2013
1010	2013/1/2	5	1	114.4	73.7	6	1	65	2013
1010	2013/1/3	3	2	91.6	60.2	7	1.7	69	2013
1010	2013/1/4	5	3	77.0	54.5	8	2.6	71	2013
1010	2013/1/5	0	4	74.7	47.6	9	2.5	71	2013
…	…	…	…	…	…	…	…	…	…

3.2.1　暴露评估

时间序列研究的环境因素暴露数据，多来源于固定监测站点暴露数据或卫星反演模型暴露数据。时间序列研究一般以户外固定监测站数值(或数个站点的平均值)及卫星反演模型暴露数据作为人群的平均暴露水平，将其纳入模型进行分析。来源于固定监测站的监测数据，往往有以下缺点：

(1)难以反映城市内部的特殊环境，如交通、建筑工地、工业园区无组织排放污染等；

(2)难以反映个体微环境，如个体暴露时间、时间-行为模式、是否采用防护措施等；

(3)研究对象一般大部分时间在室内度过，难以避免以室外暴露水平估计的室内暴露水平的测量误差。

暴露评估相关研究发现，固定监测站点的暴露数据的误差是随机分布的，并且通常会低估环境因素暴露相关的健康风险。而时间序列研究的特点就是能够在长时间尺度上，反映环境因素暴露与健康结局之间的关联，而空间尺度的暴露差异并不会对时间序列的结果造成太大影响。因此，在时间序列研究中应用固定监测位点的浓度均值来反映环境因素暴露水平可能是合适的。

3.2.2　人群选择

通常而言，在敏感人群(儿童、哮喘患者、老年人群等)中研究环境因素暴露与健康效应指标之间的关联，是环境健康领域非常重要的研究方向。但时间序列研究所需的环境暴露数据与健康数据均不是基于个体获得，而是在群体的水平上汇总而来的。除了基于医院的健康数据外，常规的统计数据仅关注总人群，缺少敏感人群的关键信息。因此，在人群选择上，往往取决于健康效应指标数据的来源和分布。此外，还应该关注样本量的大小，大样本、多中心、长时间跨度的时间序列研究，有助于建立稳健的环境因素暴露和健康效应关联，增加环境因素暴露健康风险评估的准确度。

3.2.3 混杂因素

时间序列研究中暴露和健康数据的收集均在群体水平上进行，因此个体因素不再是重要的混杂因素，一般可以假定人群吸烟者所占比例、年龄结构，其他人群健康指标一般不存在短期变化。

其他混杂因素包括如下几点：

(1) 季节趋势（环境因素暴露数据或健康测量数据随季节有规律波动的趋势变动，见图 3-1）；

(2) 星期几效应（环境因素暴露数据或健康测量数据在一周的星期几呈现出不同的变化趋势）；

(3) 节假日效应（环境因素暴露数据或健康测量数据在节假日期间，表现出与工作日不同的变化趋势）；

(4) 天气（环境因素暴露数据或健康测量数据在不同的天气，如台风、暴雨、降雪等天气时，表现出与其他天不同的变化趋势）。

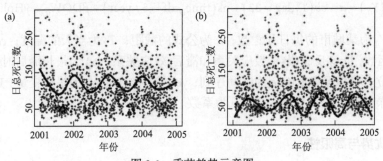

图 3-1 季节趋势示意图
(a) 未控制混杂因素；(b) 控制混杂因素

因此在模型中，需要对上述混杂因素进行控制，以评估环境因素暴露与健康结局之间的关联。

3.2.4 健康效应指标

时间序列研究的健康效应指标是在群体水平收集的，多来自常规收集的资料，包括基于医院就诊系统的每日入院资料（包括总的或疾病别的门诊、急诊和住院人次），以及区域疾病监测网络中的每日发病数、死亡数等。该数据来源往往存在如下测量偏倚：

(1) 易出现诊断误差；

(2) 易受个体社会经济地位的影响；

(3) 受社会经济政策的影响比较大；

(4) 包含一定量的单纯配药的患者和预约的患者；

(5) 住院人次也受医院床位数限制的影响。

3.2.5　统计模型

时间序列研究常用的模型是广义相加模型（generalized additive model，GAM），该模型能够在研究者无法确定环境因素暴露与健康结局之间关系的情况下，使用非线性的平滑项来拟合模型，能够更加准确地模拟环境因素暴露与健康结局的非线性关系，近似于广义线性模型（generalize linear model，GLM）。

以每日居民某事件发生数为例，该数据的分布基本上服从泊松（Poisson）分布，而且往往存在"过分散"（over-dispersion）问题，即数据序列的方差大于均数，因此模型分析时将准泊松（quasi-Poisson）分布与 GAM 相连接。应用自然立方样条函数（natural cubic spline）、B-样条函数（B-spline）等平滑函数控制非线性趋势。示例公式如下：

$$\log E(Y_{it}) = \alpha + cb(T_{it}, \text{lag} = 32) + \text{ns}(\text{time}_i, \text{df} = 5 / \text{year}) + \beta \text{DOW}_{it} + \gamma \text{Holidays}_{it}$$

式中，Y_{it} 为某城市的每日死亡数；α 为公式的截距；T_{it} 为当天的温度；cb 为"交叉基"函数，能够反映暴露-效应关系和滞后-效应关系；lag 为最长滞后时间；ns() 为自然立方样条函数；time 为时间序列；year 为年；DOW_{it} 为星期变量；Holidays_{it} 为法定节假日二分类变量；β 和 γ 为系数。

3.2.6　优势与局限性

1. 优势

(1) 该研究的数据为常规收集的环境因素暴露与健康数据，不需要专门开展监测，因而研究费用低廉，且易于实施，能较快地得出结果。

(2) 所需数据为人群水平上的累加数据，而不是个体的数据，不涉及个体信息，这一特点使得该类研究较易通过伦理委员会的审查。

(3) 由于数据相对容易收集，较易获得长时间尺度的大样本数据，增大了研究的统计学效率。

(4)由于是对同一个人群反复观测，因而任何不随时间变化的变量都不会对研究结果产生混杂影响，而那些可能随时间变化的潜在混杂因素，也可以通过纳入模型，从而得到较好的控制。

2. 局限性

(1)由于暴露数据多采用固定监测站点的环境数据，因此难以避免由此产生的暴露测量误差。

(2)研究者通常基于医院就诊系统或疾控中心的疾病监测数据来进行分析，此类数据可能会受到诊断误差、社会经济特征等因素的影响。

(3)由于研究所收集的全部暴露、健康和混杂因素数据，均来源于群体水平而非个体水平，因此难以避免生态学谬误，与此同时，该研究的因果推断效力不高。

(4)时间序列模型的构建涉及多个关键参数，因而研究结果易受参数选择的影响。

(5)时间序列研究的结果，本质上反映的是环境因素短期暴露水平的相对波动导致的健康危害，而无法反映环境因素绝对暴露水平导致的健康危害。

3.3 横断面研究

横断面研究(cross-sectional study)设计在环境流行病学中应用非常广泛。研究者在某一特定时间(或较短的一段时期内)，同时收集环境因素暴露与健康结局信息，并评估暴露与健康效应的关联。虽然在验证因果关联的效力上不及队列研究，但因其经济、高效等特点，在某些场景备受青睐。例如，在先验知识不足的情况下，需要同时探索多个潜在的环境因素与多种健康状态(尤其是慢性疾病)的关联，此时横断面研究便可作为首选，为后期开展病例对照研究、队列研究甚至干预性研究提供线索。以下详细介绍横断面研究设计在环境流行病学中的应用。

3.3.1 暴露评估

暴露评估从大类上可分为外暴露和内暴露。

对于时间依赖的外暴露，研究人员常常需要根据疾病的特性，适当将暴露时间窗往前移。如前所述，横断面研究常用于评估暴露对慢性疾病的效应，且暴露和健康信息是同时收集的。虽然我们无法判定疾病确切的发生时间，但对于调查时的患者而言，他的患病状态无疑是过去某一段时间或者过去持续暴露引起的。

因此，根据疾病的潜伏期特性，将调查时间点的前一段时间的暴露情况纳入研究，是更为科学和合理的。尤其对于环境因素的暴露而言，很多时候可以通过客观的方法评估过去的暴露，在一定程度上避免了研究对象的回忆偏倚。同时，有些外界环境暴露也不受疾病进展状态的影响，在一定程度上减小了因果倒置的可能性。例如，在一项调查 $PM_{2.5}$ 长期暴露与慢性肾病患病的横断面研究中，研究人员利用高时空分辨率的卫星模型反演 $PM_{2.5}$ 暴露水平，同时将体检前1年和前2年的 $PM_{2.5}$ 年平均浓度作为个体长期暴露水平。当然，如果外暴露无法通过查阅历史记录或监测资料获得，而必须到现场采集环境样品进行分析时，需要明确当下的环境因素暴露与过去的环境因素暴露相差不大，或者过去的环境因素暴露可以由当下的环境因素暴露推断，否则会产生很大的偏差。对于需要通过问卷调查方式获得暴露信息的情况，则常常无法避免回忆偏倚。

对于具有暴露生物标志物的暴露因素，也可以展开内暴露评估，测定通过各种途径进入人体的实际总暴露量，如尿液中的苯代谢物、母乳中的多氯联苯、头发中的甲基汞等。对于生物监测而言，需要注意采集的生物介质种类以及采样时间。一些可以在体内蓄积的生物标志物能很好地反映机体长期持续暴露情况，如牙齿中的金属化合物、头发中的甲基汞等。如果这种可蓄积的生物标志物在生命进程中高度变异，那么横断面研究也可能会比单次采样的纵向研究更有效地反映真实的累积暴露情况。

横断面研究的样本量通常较大，所以暴露信息的收集通常比定组研究等小型人群研究粗糙，但由于快速发展的技术，近年来的信息收集技术也在向高精度和低成本方向进步。如空气污染相关研究，现在已经可以用高时空分辨率的模型大规模地拟合个体暴露水平。

3.3.2　人群选择

横断面的人群选择首先需要确定源人群，而后根据实际情况，采用合理的抽样策略，选择代表性人群。如果在一定范围内，暴露和结局都较常见时，可以采取随机抽样的方法，像普查数据。目前很多环境相关的研究都以国家普查数据库为基础开展。例如，Xie 等利用国家免费孕前健康检查项目，调查育龄人群长期暴露于 $PM_{2.5}$ 与高血压患病的关联，Li 等利用中国慢性肾脏病全国调查项目分析中国成年人 $PM_{2.5}$ 长期暴露与慢性肾脏病的关联。如果环境因素的暴露率较低，或者暴露在一定区域内变异较小，也可以根据暴露情况，进行分层抽样，这种方法更适合研究特定或部分相关性较强的暴露。当然，这也提示研究者，在进行研究设计时，要对环境因素的暴露分布有所了解，以免最后达不到预期的统计效能。

3.3.3 混杂因素

分析性横断面研究也会存在混杂，其需要满足三个条件：①该因素与被调查的暴露有关；②该因素与被调查的结果有关；③该因素不是暴露和结果的中介变量。个体特征如年龄、性别，社会经济因素和行为变量如饮酒习惯等都是长期健康效应常见的潜在混杂因素。横断面研究中控制混杂可以有多种方法。例如，在研究设计阶段，采用限制、分层或匹配的方法。例如，年龄可能是污染物与哮喘发生的混杂因素，因此在纳入研究对象时，可以将参与者限制为儿童或者成人。在分析阶段，最常用的控制混杂因素的方法是建立多变量的回归模型。倾向性评分加权也是近年使用较多的方法。

3.3.4 健康效应指标

对于分类结局，横断面研究的健康效应指标主要为是否患病。对于连续型变量，横断面研究的健康效应指标则是该变量值，如血压、肺功能等。

3.3.5 统计模型

横断面研究的统计分析模型最主要是多变量回归模型，根据结局类型的不同，又可以分为多变量 Logistic 回归（二分类/有序/多水平）和多变量线性回归模型（普通最小二乘/广义线性/加权线性模型等）。如果存在非线性关系，也可以拟合非线性模型。

3.3.6 优势与局限性

1. 优势

（1）可以以较小的经济代价，在较短时间内获得结果。相比于队列研究长期随访的耗时耗力耗财，横断面研究可以在不耗费过多人力物力财力的情况下，一次性获得暴露和结局的信息，快速估计初步关联。

（2）可以比较方便地同时探索多种暴露和多种结局的关联。

（3）对于环境领域的研究而言，部分环境因素暴露可以通过客观的方法测得，不受研究对象回忆偏倚的影响，也不受疾病进展状态的影响。

（4）对于随时间高度变异，且能在机体长期蓄积并持续发挥作用的生物标志物，横断面研究也可能比其他单次采样的研究设计更好地反映机体长期暴露水平。

（5）当队列研究难以实施时，定期重复进行横断面研究也是一个替代的方案。

2. 局限性

(1)暴露和结局同时收集，无法确定结局发生的时间，不能做出因果推断。

(2)如果环境因素暴露不能通过客观的方法测得，而只能通过类似问卷一类的方法获得时(如吸烟)，结果将受回忆偏倚的影响。

(3)如果环境因素暴露会随疾病进展而发生改变，如患病者不再吸烟，肺功能不好者移居至空气质量好的地方，那么就有可能会得出相反的结论，出现因果倒置现象。

(4)不适宜罕见病的研究。如果疾病非常罕见，为了保证较高的阳性事件数，往往需要很大的样本量，加大了实施的难度。

(5)不利于研究疾病史。

3.4　病例对照研究

病例对照研究(case-control study)亦称回顾性研究，是以患有某种特定疾病的人群作为病例组，而不患有该病但有可比性的个体作为对照组，通过对既往所有可能的环境危险因素进行调查，比较病例组与对照组中环境危险因素的暴露比例，进而探索环境危险因素与疾病之间可能的关联。病例对照研究是环境流行病学中最基本、最重要的研究类型之一。其主要用途有：第一，探索疾病的可能危险因素，病例对照研究在疾病病因未明时，可以用于广泛筛选可疑的环境危险因素。第二，验证病因假设，经过描述性研究或探索性研究之后，产生初步的病因假说，可以进一步应用设计精巧的病例对照研究加以检验。第三，提供进一步的研究线索。当利用病例对照研究获得病因线索后，可以进一步进行队列研究或实验性研究，从而验证病因推断。

3.4.1　暴露评估

由于病例对照研究属于回顾性追溯研究，因此其对研究人群的暴露评估主要关注外暴露。环境流行病学领域的病例对照研究，经常研究的环境因素包括气态污染物(NO_2、SO_2、O_3 和 CO)、大气颗粒物及其组分(PM_{10}、$PM_{2.5}$、超细颗粒物和黑碳)、温度、湿度、烟草、燃料使用、环境持久性有机物、微量元素等。研究者通常根据常规环境采样、环境监测、问卷调查等方法获得研究人群此前的不良环境因素暴露情况。以空气污染相关的研究为例，此类研究通常使用研究人群家庭住址附近的固定监测站点暴露数据或卫星模型反演得到的暴露数据来评估个体环境暴露。固定监测站数据虽然一定程度上可以反映个体暴露水平，但仍然存在不可避免的测量误差，详细内容已在之前的章节提到。而随着环境流行病在时空模型上的深入探索和研究，当前开发的模型分辨率可以达到 1km × 1km，甚至更高，一定程度上可以弥补固定监测站评估暴露情况的缺陷。

3.4.2　人群选择

实施病例对照研究首先需明确研究目的，根据研究目的确定病例的纳入、排除标准和选择病例的抽样框架。病例选择标准确定后，再根据病例确定对照组的纳入、排除标准及抽样框架。具体如下：

1. 病例的选择

一般来说，病例对照研究是基于官方统计数据的健康结局进行的，例如死亡或者需要到医院治疗的疾病（癌症、出生缺陷、心血管疾病等）。许多病例对照研究是以住院或门诊患者为基础。选择这类人群的优点在于，研究人群的相关信息容易获得，配合度较高，若病例组和对照组来自同一人群，则两组对象在某些特征上是均衡可比的。但是，只有当研究结局会导致患者去医院就诊时，才适合使用来源于医院的病例。此外，如果以医院患者作为研究对象，在选择研究对象时还需考虑转诊病例，确定真正的源人群，从而评估可能存在的选择偏倚。

除了选择医院患者为病例，还可以考虑以人群为基础的病例。当从人群中选择病例时，在特定区域内，所有出现研究结局的人都应作为病例，因此病例包括特定区域内所有医院报告的病例及其他医疗相关机构（如健康护理机构、诊所等）报告的病例。选择病例有三种情况，即新发病例、现患病例和死亡病例，首选新发病例，因为这部分患者提供的信息往往更为可靠。

2. 对照的选择

对照人群应当是源人群中按照相同的诊断标准，明确排除不患所研究疾病的一类人群，并需要根据病例的人口学等一系列特征去选择与之匹配的对照，如对年龄、性别、职业、经济因素等加以限制和匹配，以控制非研究因素对研究本身可能带来的潜在干扰，增加与病例的可比性。最常用的对照是从病例所在的源人群中随机选择的样本，或是和病例在同一医疗机构的所患疾病与研究结局无关的其他患者，较少用到的对照是病例的朋友、邻居、同学、同事等。若病例组是由一个人群中患有该病的所有个体组成的，那么对照组通常是来自同一源人群的样本。根据不同的研究目的，病例对照研究中的病例与对照匹配的配比可以是 1∶1 或是 1∶n。

3.4.3　混杂因素

病例对照研究本质上是个体层面的配对研究，在研究设计阶段需要可能保证病例与对照在除暴露因素以外的其他因素是基本可比的，因此个体因素(如年龄、BMI、性别等)带来的混杂影响一定程度上可以被较好地控制。环境流行病学研究中存在的混杂因素往往主要是季节趋势(长期趋势)、温湿度等气象因素。因此在统计分析模型中，需要对上述潜在混杂因素进行控制，以评估环境因素暴露与健康结局之间的真实关联。目前也有研究采用自身对照研究设计，也即病例交叉研究，来探索不良环境因素暴露对健康的影响，以更好地控制个体因素对研究结果的影响，具体可见后述病例交叉研究的介绍。

3.4.4　健康效应指标

病例对照研究的健康效应指标主要为是否患病、是否发病、是否死亡等二分类结局变量。通常是确定好某研究疾病，并据此严格选择病例人群及相应的对照人群。所研究的健康结局涉及的范围可以是全身各系统疾病，包括但不限于心血管疾病、呼吸系统疾病、消化系统疾病、神经系统疾病等。

3.4.5　统计模型

病例对照研究得到的是比值比(odds ratio，OR)，最简单基本的病例对照研究可以通过四格表进行统计分析，通常使用的统计方法是卡方检验。在涉及多重暴露因素的病例对照研究中，主要以多变量回归模型进行统计分析，即多变量Logistic回归(二分类/有序/多水平)，若存在非线性关系，也可拟合非线性模型。

3.4.6　优势与局限性

1. 优点

(1)对于研究罕见疾病特别是潜伏期较长的疾病比较有效。

(2)病例对照研究的花费比前瞻性队列研究要少，经济省力，容易组织实施。

(3)病例对照研究可以同时研究多个因素与某种疾病的联系，适合于探索性病因研究。

2. 局限性

(1)病例对照研究不适用研究人群中暴露比例很低的因素。

(2)在选择研究对象时，难以避免选择偏倚，且选择合适的对照人群比较困难。

(3)研究在获取既往信息时，信息的真实性较难保证，难以避免回忆偏倚。

(4)病例对照研究不能直接得到所评估健康结局的发病率、率差或归因危险度。

3.5　病例交叉研究

病例交叉研究(case-crossover study)设计最初由 Maclure 提出，目的是研究易随时间变化的环境因素的急性效应。该设计的基本思想是，比较相同研究对象在急性事件(或疾病)发生前一段时间的暴露情况与未发生事件的某段时间内的暴露情况。如果暴露与该急性事件(或疾病)有关，那么刚好在该事件发生前较短的一段时间(危险期)内，暴露的发生应比事件发生前较远的一段时间(对照期)内更频繁或强度更大。例如，如果空气污染短期暴露可以引起某种疾病的发病风险增加，则应该可以观察到暴露于严重空气污染后的一段时间内该疾病的发病增多，或者在该疾病发病前一段时间内，应当有空气污染加重的情况。

事实上，病例交叉设计也可以看作是配对的病例对照设计，其研究对象包括病例和对照两个部分，但两部分的信息均来自同一个体。其中，"病例部分"被定义为危险期，该期是疾病或事件发生前的一段时间；"对照部分"为对照期，该期是指危险期外特定的一段时间。研究就是对危险期和对照期内的暴露信息(如空气污染暴露水平、寒潮热浪暴露情况等)进行比较。

3.5.1　暴露评估

病例交叉研究的暴露评估可以根据研究的水平(群体或个体)分为两种类型。如果研究基于群体水平，其暴露评估一般以户外固定监测站数值或数个站点的平均值作为人群的平均暴露水平纳入分析。如果基于个体水平，其暴露评估可以来自个体携带的采样器数据，也可以根据个体相应事件发生的地点，匹配最近的户外固定监测站数值或高时空分辨率的卫星反演模型暴露数据。若采用固定监测站测量数值，常常难以避免测量误差。通常情况下，固定监测站可以较好地反映暴露的背景水平，却难以反映城市内部的特殊环境，如交通、工厂排放等造成的污染。但是，由于病例交叉研究多探索较短时间尺度下暴露与健康的关系，空间尺度的暴露差异对病例交叉研究的结果不会造成太大影响，因而在病例交叉研究中利用固定监测位点的浓度是合适的。然而，由于研究对象一般大部分时间在室内度过，因此，户外固定监测站和卫星反演模型暴露数据可能难以反映个体所处微环境的真实暴露。

3.5.2　人群选择

病例交叉研究中的病例多为发生某种急性事件或疾病的患者，由于采用自身对照的形式，对照一般是选择该患者未发生急性事件或未发病前的某一段时间，或发病痊愈后的某一段时间，即单向病例交叉设计，还可以选择双向病例交叉设计，即同时选择发病前后一段时间。其中，双向的病例交叉设计较为常用，以时间分层的病例交叉研究为例，其基本原理是：将时间进行分层，例如病例期和对照期处于同一年、同一个月和同一个星期几，而且在同一时间层内，几个对照期是随机分布的，病例期并非固定在某一位置。例如，假设病例期发生在 2021 年 11 月 9 日（星期二），则 2021 年 11 月其他的星期二（11 月 2 日、11 月 16 日、11 月 23 日与 11 月 30 日）均被选为对照期。

3.5.3　混杂因素

由于是自身对照设计，病例交叉研究成功地控制了短期内不容易发生变化的个体相关混杂因素，如年龄、性别、种族、社会经济地位、吸烟情况及营养状况等。因为研究对象的病例期与对照期相隔很近，从设计上控制了时间趋势和季节的混杂。对于星期几效应，在选取对照天时，研究者可以使其与病例天相隔 7 天或 7 天的整数倍（例如时间分层的病例交叉设计），从而自动控制星期几效应对结果的影响。对于气象和污染物等因素，研究者可以将其直接纳入模型进行控制。此外，还有公共假期、流感流行情况等其他随时间变化的混杂因素，也可以直接将其纳入模型进行控制。

3.5.4　健康效应指标

病例交叉研究适用于研究某些急性发作的事件或疾病，例如心梗发作、哮喘发作等。如果是慢性事件，即暴露的致病效应是缓慢出现的且可能会累积，比如高盐饮食与高血压，则不适用此方法。群体水平的病例交叉研究，往往基于常规收集的资料，通常关注的结局包括死亡（如某种急性疾病导致日死亡人数）、住院（如某种急性疾病导致的日住院人次）或门诊（如某种急性疾病导致的日门诊人次）等的资料。这些常规收集的数据，其优势是覆盖的人群大且持续时间长，但是经常受数据编码错误的影响（如死亡或住院病因诊断错误或国际疾病编码错误等），进而难以代表研究者希望研究的健康结局。个体水平的病例交叉研究，则一般基于具有个体信息的疾病或死亡登记系统，通常关注的结局同样包括死亡、住院、门诊或发病等资料。基于个体的信息往往具有更为准确的时间地点信息，从而更大程度上避免暴露误差发生。

3.5.5　统计模型

由于存在配对的病例和对照，病例交叉设计的数据统计分析也需要采用配对的检验来进行。在单因素分析中，可以采用配对卡方检验或者配对 t 检验、非参数检验等方法进行比较。在多因素分析中，经典的分析方法是条件 Logistic 回归，最近一些新的分析方法如 Poisson 回归、条件 Poisson 回归等也被逐渐应用到病例交叉研究中。在实际的研究中，多因素分析往往更为常见。

对于群体水平的病例交叉研究，例如，研究每日空气污染水平与每日死亡数或发病数的关系，可以采用条件 Logistic 回归，以每日的死亡数或发病数作为权重。该方法是病例交叉设计最常用的统计分析方法，但其并不能控制时间序列数据的自相关、过离散等问题。对此我们可以利用 Poisson 回归来控制这些问题，但 Poisson 回归也存在估计参数较多的缺点。条件 Poisson 回归是 Poisson 回归的进一步发展，其显著优点是减少了需要估计的参数，缩短了软件运算的时间，同时又不影响参数估计的准确性。

对于个体水平的病例交叉研究，例如，研究空气污染物对个体心血管疾病发病或死亡的影响，往往采用条件 Logistic 回归。以是否病例期为因变量，个体暴露水平为自变量，同时控制其他随时间变化的混杂因素，进而拟合模型。

3.5.6　优势与局限性

1. 优势

(1) 不需要另外寻找对照组。在流行病学研究中，有时健康的对照往往不容易选择，且容易引入其他混杂因素。而病例交叉设计以自身为对照，避免了这些对照选择的困难。

(2) 减少了病例与对照特征上的不一致。由于采用自身对照的方式，很好地平衡了诸多难以匹配的个体因素对结局的影响（如年龄、性别、遗传因素等）。

(3) 该设计适用于短期内就能产生暴露效应的研究，如心血管事件、脑血管事件、短期治疗结局等。

(4) 因为不需要太多个体层面的协变量信息，且不涉及干预措施，从而避免了许多伦理学问题，可行性强。某些流行病学干预试验研究由于可能存在伦理学问题而不能实行，但是病例交叉设计可以避免这一问题。

(5) 该研究设计还可以节约样本量。由于是匹配数据，在统计分析上具有较高的效率。且病例交叉设计简便易行，花费也较少。

2. 局限性

(1) 该研究设计通常只适用于研究急性疾病或事件，并假定所研究的暴露因素对疾病或事件的影响是瞬时的、一过性的，且疾病或事件本身没有潜伏期。

(2) 使用病例本身作为对照，虽然可以消除那些保持不变的个人特征造成的偏倚，但是不能消除那些随时间变化的特征造成的偏倚。

(3)可能存在暴露数据采集时的信息偏倚,这种信息偏倚除了可能包括研究对象的回忆偏倚以外,还可能是由于病例期暴露的调查比对照期暴露的调查更加严格所导致。

(4)暴露的时间趋势带来的混杂:对于某些单向回顾性对照样本,只涉及事件发生前的暴露,而双向病例交叉设计研究事件发生前和后的暴露情况,可以控制该混杂。

3.6　队列研究

队列研究(cohort study)通过对某一人群暴露和健康结局的长期随访观察,比较是否暴露或不同暴露水平下健康结局发生率的差异,从而判定暴露因素与健康结局之间有无因果关联及其关联强度。可用于评价环境因素急性暴露对人体健康的长期影响以及环境因素长期暴露对健康结局的慢性影响。通常依据研究对象进入队列及终止观察时间的不同分为前瞻性队列研究、回顾性队列研究和双向性队列研究。

3.6.1　暴露评估

队列研究通常需要在基线时进行暴露评估,确定研究个体或群体的暴露估计值或暴露指数,从而有效地识别环境因素的健康风险。环境因素暴露的测量主要包括直接测量和间接评价两种方法。

直接测量是对研究对象接触的环境因素以及人体环境因素暴露生物标志物的测量,如可以通过气体个体采样器、膳食调查等方法测量研究对象环境因素暴露浓度和时间,获得较为准确的个体暴露数据;也可以通过测量研究对象基线时生物材料(血、尿、毛发等)中环境来源物质及其体内代谢产物的含量和反映机体生物学效应指标的水平,从而估计人群实际的环境因素暴露水平。

间接评价是通过环境监测数据、问卷调查以及活动时间日志结合时空统计模型,建立环境因素暴露评估模型,来估计个体的环境因素暴露浓度及接触时间。如利用研究对象居住地附近的固定环境监测站点日常监测数据来代替个体暴露水平;利用土地利用回归模型(land use regression model,LUR)与大气化学传输模型(chemical transport model,CTM)相结合的方法对区域大气污染物暴露水平进行模拟估计或基于中分辨率成像光谱仪(moderate-resolution imaging spectroradiometer,MODIS)遥感卫星获取的气溶胶光学厚度(aerosol optical depth,AOD)数据建立时空反演模型评估个体暴露;通过住宅数据、道路铁路交通资料、噪声遮挡装置等地理信息结合广泛使用的北欧道路交通噪声预测方法估计个体噪声暴露水平。

3.6.2　人群选择

队列研究通常根据研究目的和研究条件选择适宜的研究人群。研究人群要有一定的代表性并具备足够数量，必须有可能发生所研究的健康结局或收集到亚临床健康指标。选择研究人群的方法有两种：

(1)先募集大量研究对象，然后在其进入研究队列后根据暴露情况进行分组，适用于同时研究多种环境因素暴露与健康结局之间的关系。

(2)在已知研究对象暴露状态的基础上选择队列人群。如可根据研究对象暴露水平的高低分为高暴露组和低暴露组。由于可以对各组的研究人数进行选择，因此这种方法的效率较高。

选择对照组人群的基本要求是除未暴露于研究因素外，其他各种影响因素或人群特征都应尽可能地与暴露组相同，以便控制混杂因素的影响。常见的对照组人群包括内对照(与研究对象为同一人群的非暴露组作为对照组人群)、外对照(与研究人群为非同一人群的对照组，常选用健康对照人群)、总人口对照(以某个地区的全部人群作为对照组)以及多重对照(同时用上述两种或两种以上的方式选择对照人群)。

队列研究在开始后，必须采用统一的方法定期或不定期地收集研究人群中结局事件的发生情况，同时收集有关环境因素暴露和混杂因素的资料。随访方式包括面对面访问、电话访问、问卷调查及定期体检等主动随访方式，也可以通过使用住院数据、社保报销数据以及死因登记系统数据来被动随访研究对象的健康结局。

3.6.3　混杂因素

在队列研究中，年龄、性别、BMI、疾病史等个人特征是常见的混杂因素，这些因素通常是健康结局的影响因素，并与所研究的环境因素有关，但不是环境因素与健康结局的中间环节。混杂因素会歪曲环境因素暴露与健康结局之间的真实联系，因此在研究设计、数据分析等过程中要充分考虑到混杂因素对于评估环境因素与健康结局之间关联的影响。混杂因素可以在研究设计时通过匹配的方法来有效地控制，也可以在数据分析阶段使用分层分析、标准化以及多因素校正等方法来控制混杂因素的影响。

由于大气污染物浓度等环境因素会随时间而变化，当这些因素为混杂因素时即为时间依赖的混杂因素，会引起时间依赖的混杂偏倚。当时间依赖的混杂因素存在时，可以使用边缘结构 Cox 模型(marginal structural Cox models)或结构加速失效时间模型(structural accelerated failure time models)来控制时间依赖的混杂偏倚，从而准确估计环境因素暴露与健康结局之间的联系。

3.6.4　健康效应指标

在队列研究中，需要通过随访收集所研究疾病的临床和亚临床健康效应指标。临床健康结局主要包括队列随访期间新发生所研究疾病病例或因该疾病而导致的死亡。所有疾病病例均需要通过标准的定义进行确认，如国际疾病和相关健康问题统计分类(The International Statistical Classification of Diseases and Related Health Problems)中的疾病编码。

所研究疾病的发病率和死亡率数据可以从常规登记数据中获得。如死亡率数据可以通过死因登记报告系统获得；而发病率数据可以通过医院记录或社保报销数据收集。除以上方法外还需要结合问卷调查、电话访问等主动随访的方式来确认研究对象的健康结局，以确保对随访期间研究对象健康结局的全面随访。

亚临床健康指标如肺功能、血压、心率变异性(heart rate variability，HRV)等可以在随访期间通过体格检查、生理测量等方法获得，同时可以通过实验室检测来测量可预测疾病发生风险的生物标志物，如总胆固醇、高密度脂蛋白以及空腹血糖等糖脂代谢标志物；评价生殖健康状态的精子数量、精子形态改变等指标；评价机体脂质过氧化和抗氧化能力的超氧化物歧化酶(superoxide dismutase，SOD)、丙二醛(malondialdehyde，MDA)和谷胱甘肽过氧化物酶(glutathione peroxidase，GSH-Px)等生物标志物；提示早期肾脏疾病的 β-2-微球蛋白等生物标志物。

3.6.5　统计模型

通常采用 Logistic 回归模型和 Cox 比例风险回归模型来分析队列研究中环境因素与健康结局之间的联系。

Logistic 回归模型是一种对数线性模型，反映了自变量对因变量的线性影响，在临床中常用于分析环境因素与健康结局之间的关联，同时可以探索和验证疾病的危险因素。多因素 Logistic 回归模型可以用来控制混杂因素。但是 Logistic 回归模型仅考虑终点事件的出现与否，即疾病是否发生，未考虑出现该结局事件的时间长短。

以 Cox 比例风险回归模型为代表的生存分析方法同时考虑了以上因素，可以分析删失数据资料。传统的 Cox 比例风险回归模型需要满足比例风险假设，即某因素对生存结局的影响不随时间而改变，而在环境流行病学中，很多环境因素会随着时间的推移而改变，此时通常需要使用时间依赖 Cox 回归模型(time-dependent Cox regression model)进行分析。

3.6.6　优势与局限性

1. 优势

(1)前瞻性队列研究中研究对象暴露资料的收集在结局发生之前,并且研究者一般都会采取相对严格的质量控制措施,所以资料可靠,回忆偏倚相对较小。

(2)可以直接获得暴露组和非暴露组(或高暴露组和低暴露组)人群的发病率或死亡率,直接计算出 RR 和 AR 等反映暴露与疾病关联强度的指标,可以充分而直接地分析暴露的病因作用。

(3)由于环境因素暴露收集在前,疾病发生在后,因果时间顺序明确,加之偏倚较少,并且可直接计算各项反映疾病危险强度的指标(如发病率、RR 值等),故其检验病因假说的能力较强,一般可证实病因联系。

(4)有助于了解人群疾病的自然史。

(5)有时还可能获得多种预期以外的疾病的结局资料,分析一种原因与多种疾病的关系,也可以分析多种原因与一种或多种疾病之间的关系。

2. 局限性

(1)不适于发病率很低的疾病的病因研究,需要的样本量较大,一般难以达到。

(2)由于随访时间较长,对象不易保持依从性,容易产生失访偏倚。

(3)研究耗费的人力、物力、财力和时间较多,其组织与后勤工作亦相当艰巨。

(4)由于消耗太大,故对研究设计的要求更严密,资料收集的难度较大,不易实施。

(5)在随访过程中,未知变量引入人群,或人群中已知环境的变化等,都可使结局受到影响,使分析复杂化。

3.7　定 组 研 究

定组研究(panel study)属于前瞻性研究,在环境流行病学中,常应用于调查环境因素短期暴露的亚临床效应。该类型研究通常选择一定数量的研究对象(一般在数十人或上百人),在纵向的不同时间点重复测量其环境因素的暴露水平和某些健康指标水平,可以对环境因素暴露的健康影响进行重要的探索性研究,明确环境因素暴露对人群健康产生的亚临床不良效应,为以较大规模人群为基础的大气污染与人群疾病的流行病学研究提供证据支持。近年来国内已开展了较多此类研究,且多关注大气污染短期暴露对心肺系统的健康影响。

3.7.1　暴露评估

通常利用环境因素个体暴露监测仪器对研究对象进行不间断的个体暴露监测，这些仪器易于携带，能够很好地评价个体的暴露水平，但是由于仪器昂贵且工作组织费时费力，只适用于小样本人群。此外，也可以充分利用固定环境监测站点的数据或常规工作中收集的监测数据。在研究过程中，可以根据研究对象的时间活动模式或使用全球定位系统(global positioning system，GPS)设备来确定研究对象的活动和位置，并结合距离研究对象室外活动地点最近的固定监测站的环境因素暴露监测数据及时间-活动日志，用来评估研究对象的个体暴露水平。

3.7.2　人群选择

在定组研究中，因为需要对每个研究对象进行连续的追踪观察，对其进行环境因素暴露监测和健康指标的检查等工作，较难开展相对大规模、大样本的研究。因此，通常选择敏感人群如老年人、儿童或患有慢性心肺疾病的患者等开展研究。所以将基于敏感人群研究获得的结果外推至一般人群时需要谨慎。定组研究需要对研究对象进行多次随访，在选择人群时需要考虑研究对象的依从性，以保证能收集到完整的环境因素暴露和健康效应指标资料。

3.7.3　混杂因素

定组研究和时间序列研究相似，也存在一些气象因素等随时间变化的混杂因素。同时，由于定组研究是基于研究对象个体水平的研究，在研究过程中，个体的相关因素如年龄、性别、BMI及用药情况等均可能成为研究的混杂因素。因此在研究设计过程中要充分考虑到随时间变化的气象因素以及个体行为特征等混杂因素对于评估环境因素暴露与健康效应指标之间关联的影响。

3.7.4　健康效应指标

定组研究需要在短期内连续评价健康效应指标，主要关注的是亚临床效应指标，如呼吸道症状、血压、心率变异以及反映生理功能的生物标志物等。亚临床改变发生较早，可以预测未来疾病的发生发展，同时可以为环境有害物质暴露引起疾病的机制研究提供一定的线索，对于疾病的环境病因预防具有重要的意义。

定组研究中经常关注的亚临床健康效应指标主要包括以下类别：

1. 呼吸系统指标

评价环境因素暴露对呼吸系统的健康效应时可以使用呼出气一氧化氮(fractional

exhaled nitric oxide，FeNO)、呼出气冷凝液相关指标、气道高反应性测试、用力肺活量(forced vital capacity，FVC)、第 1 秒用力呼气容积(forced expiratory volume in one second，FEV_1)和呼气峰值流量(peak expiratory flow，PEF)等亚临床效应指标。

2. 心血管系统指标

评价环境因素暴露对心血管系统的健康效应时可以选取血压、心率、心率变异性以及凝血标志物(纤维蛋白原、纤溶酶原激活物抑制物-1、组织型纤溶酶原激活物、可溶性 P 选择素等)、炎症标志物(C 反应蛋白、白介素 6、肿瘤坏死因子 α 等)、氧化应激标志物(胞外超氧化物歧化酶、谷胱甘肽过氧化物酶 1 等)、内皮功能标志物(内皮素-1、E 选择素、细胞间黏附分子、血管内皮生长因子等)和血脂代谢标志物(载脂蛋白 B、甘油三酯、低密度脂蛋白和高密度脂蛋白等)等亚临床效应指标。

3. 表观遗传标志物

表观遗传修饰是指不涉及 DNA 序列改变，但可遗传的基因表达的改变，主要包括 DNA 甲基化、组蛋白修饰、非编码 RNA 等。

3.7.5 统计模型

定组研究通常需要对某一特定人群的环境因素暴露和健康指标水平进行重复测量，同一个体的不同次测量值之间存在高度相关性，不满足测量值之间相互独立的要求，常采用混合效应模型(mixed effects model)来评估环境因素暴露的健康效应。定组研究分析中，因变量是多次测量的健康效应指标，既可以是二分类变量，也可以是连续型变量。当因变量为连续型变量，可以考虑线性混合效应模型(linear mixed effects model，LMM)。相对于一般线性模型，线性混合效应模型在考虑固定效应(如性别、年龄等)和随机误差的基础上，可进一步控制研究对象个体间差异带来的随机效应(random effect)。使用该模型时，同样需要满足线性、正态、方差齐性等要求。分析时需要控制时间趋势、气象因素等变量的影响。线性混合效应模型的一般形式为：

$$Y_{ij} = a_0 + a_1 \times X_{ij} + b_i + e_{ij}$$

式中，Y_{ij} 为第 i 个研究对象第 j 次随访的健康指标水平；a_0 为固定截距；a_1 为固定斜率；b 为个体特异性的随机效应；X 为自变量，如环境因素等；e 为随机误差。当因变量为分类变量时,可考虑广义线性混合模型(generalized linear mixed model，GLMM)。GLMM 是线性混合效应模型和广义线性模型的结合，适用条件更广，在线性混合效应模型的基础上，因变量不需要满足正态分布；在广义线性模型的基础上，又可以同时包含固定效应和随机效应。

3.7.6 优势与局限性

1. 优势

(1)基于研究对象个体水平的研究，每个研究对象都可作为自身前后对照，无须再另设立对照组。

(2)通过纵向的多个不同时间点对研究对象的环境因素暴露与健康效应指标进行重复测量，可以较为准确地获得研究对象环境因素暴露与健康效应指标之间的时间效应关系，从而一定程度上揭示环境因素暴露对人群健康影响的可能作用机制。

2. 局限性

(1)定组研究因对研究人员和仪器设备等的要求较高，因此增加了对研究所需人力、物力的要求和研究对象的负担，限制了研究的规模。

(2)随着随访次数的增多，研究对象失访的可能性增大，同时随着随访时间的延长，有可能因为研究对象改变行为模式而影响结果。

3.8　实验性研究

实验性研究(experimental study)是实验流行病学的重要内容之一，与观察性研究有着本质区别。实验性研究将研究对象分为实验组和对照组，实验组人群接受干预措施或环境因素暴露的处理，对照组人群不接受上述措施或处理。对研究对象进行随访，比较两组研究人群健康结局或效应指标的差异，从而评价干预措施的有效性或环境因素暴露的作用。由于多数环境因素对人体具有潜在的危害性，以环境因素暴露为处理措施的实验性研究较少应用于环境流行病学研究中。近年来实验性研究方法常用于评价室内空气污染控制措施(如使用空气净化器)、佩戴口罩、服用膳食补充剂等对减少或降低空气污染引起的不良健康效应的作用。

实验性研究必须具备的四个基本特征分别为干预、随机、对照和前瞻性，有时需要使用盲法排除主观因素对研究结果产生的偏倚。采用随机化分组可以使得每个研究对象都有同等的机会被分配到实验组和对照组，以平衡两组间已知或未知的混杂因素，提高组间可比性，保证研究结果的可靠性。常用的随机分组方法有随机数字表法、计算机辅助的中心随机化等方法。

实验性研究主要分为随机对照试验和整群随机对照试验，前者以个体为单位进行干预，如评价膳食补充剂是否可以减轻交通污染对人体心血管系统的危害；而整群随机对照试验是以较大范围的人群(如社区人群)为单位进行干预，如评价供水系统中添加氟化钠对于社区儿童龋齿发生的预防效果。经常采用的对照设计类型有安慰剂对照、自身对照以及交叉对照等多种方式，在环境流行病学研究中，随机交叉对照试验应用较为广泛。

控制性暴露研究（controlled exposure study）是环境流行病学研究中经常采用的一种实验性研究设计，用来评价特定空气污染物暴露的人体健康效应，该研究类型属于个体随机对照试验，常采用随机对照或随机交叉对照设计来进行人体暴露研究。在采用随机交叉对照设计时，控制性暴露研究将研究对象随机分为实验组和对照组，在第一阶段，实验组研究对象给予特定条件的环境因素暴露（如暴露仓或交通环境下的空气污染），对照组安慰剂处理（如暴露仓中清洁空气或公园环境下的空气污染）；第一阶段处理结束后，经过洗脱期，第二阶段两组对换试验，对照组给予特定条件环境因素暴露，实验组安慰剂处理；最终每个研究对象均作为实验组和对照组成员，形成前后自身对照，有助于控制研究对象的个体变异对结果的影响。通过比较两个阶段健康指标的差异及其与环境因素暴露的关系来研究环境因素暴露的健康效应。也可采用同一组研究对象自身前后对照或不交叉的两个或更多的平行研究组进行个体环境因素暴露研究，比较同一组或不同组接受环境因素暴露前、后健康指标的差异来研究环境因素暴露的健康效应。这种研究设计常用于研究环境因素短期变化对健康状态的影响，环境因素暴露与健康效应之间有明确的时间关系且作用可逆。

3.8.1　暴露评估

实验性研究中的暴露因素主要是实验的处理因素，如干预措施及重点关注的环境因素；同时需要通过问卷收集研究对象的人口学特征、膳食因素等可能产生混杂效应的变量。如在评价不同用途的口罩对交通污染暴露的防护作用以及室内空气净化器的健康保护作用时，需要使用专业监测仪器监测空气污染物的浓度、气温、相对湿度以及噪声等环境因素的暴露水平。在控制暴露研究中，可随机选择两组研究对象置于暴露仓中，通过人为控制的方法来调节研究对象的空气污染物等环境因素的暴露水平，利用相应的监测仪器记录暴露仓中的污染物浓度等环境因素的变化；也可让研究对象行走于交通干道旁等方法暴露于特定污染物，并使用污染物个体暴露监测仪器监测污染物个体暴露水平。

3.8.2　人群选择

实验性研究需要根据研究目的选择合适的研究人群，并按照事先制定的纳入和排除标准来确定研究对象，以避免选择偏倚对结果的影响。在选择研究人群时需要注意研究人群应具有良好的代表性并避免某些混杂因素的影响，以保证结果的外推性;同时最好选择依从性较好的人群,避免因不依从或失访带来的偏倚;在控制暴露研究中,由于特定条件的环境因素暴露对人体存在潜在的健康危害,而在暴露仓实验中,污染物的浓度又通常远高于实际人群的暴露浓度。为避免环境因素暴露对研究对象造成严重的不良健康后果,通常选择健康成年人作为控制暴露研究的研究对象。

3.8.3　混杂因素

实验性研究中的混杂因素常来源于那些造成实验组和对照组研究对象不可比的自身特征,如年龄、性别等一般人口学特征、遗传因素、机体的免疫状况以及精神心理压力等。在研究设计时需要严格按照事先确定的纳入、排除标准选择研究对象,避免选择偏倚,使用随机、对照、交叉的方法控制除干预措施以外的其他因素对结果的影响。数据分析阶段,可以采取分层分析、多因素分析的方法控制混杂因素的影响。对于自身前后对照试验,需要注意时间效应偏倚。

3.8.4　健康效应指标

需要根据研究目的确定健康效应指标,这些指标应该能够客观地反映干预措施的效果或环境因素暴露的健康效应,是可观察、可测量、易获得的。实验性研究的健康效应指标可以分为临床结局指标和亚临床结局指标。对于干预时间较长的实验性研究可以观察到疾病的发生、死亡等临床结局事件指标;对于干预时间较短的试验研究通常采用血压、肺功能、反映生理功能的生物标志物等亚临床健康效应指标来反映干预措施的效果或环境因素暴露的健康效应。

3.8.5　统计模型

实验性研究中需要根据研究设计的差异及数据特点选择相应的统计分析方法,如针对连续型变量的简单组间差异比较可以使用 t 检验、秩和检验或方差分析;针对分类结局事件发生风险的组间差异比较常使用 Cox 比例风险模型或卡方检验;如果分析中涉及重复测量资料,常使用混合效应模型,与定组研究类似。

3.8.6　优势与局限性

1. 优势

(1)实验性研究为前瞻性设计,可以评价剂量反应关系或剂量效应关系,探讨环境因素、干预措施与健康状态变化的时间先后关系，论证因果关系的能力强。

(2)控制暴露研究可以较准确地控制环境因素暴露的水平，且整个研究设计可以进行人为控制，有助于探究特定浓度或水平的污染物或其他环境因素暴露对于人群特定健康指标的影响。

(3)采用随机化的方法将研究对象分为实验组和对照组，提高了组间可比性，能较好地控制研究中的混杂和偏倚。

(4)可以获得一种环境因素或干预措施和多种健康效应之间的关系。

2. 局限性

(1)实验性研究的设计和实施难度较大、要求高、花费高，应用的范围较为局限。

(2)受干预措施适用范围的限制，选择的研究对象有可能代表性不足，结果推论到一般人群需谨慎。

(3)研究对象的依从性有时难以保证，容易中途退出或失访，影响对环境因素暴露健康效应或干预措施效果的评价。

(4)实验性研究容易涉及伦理学问题。

3.9　类实验研究

类实验研究(quasi-experiment study)是相对于实验性研究来说，缺少对照组或非随机化分组的一种研究类型。常用于研究人群数量大、范围广，在实际情况中无法做到随机化分组的情况，常用来评价环境因素暴露的健康效应以及针对环境因素采取的干预措施的效果。主要包括以下几种形式：

(1)无对照组：指的是在研究设计中，无平行对照组，常以干预前后的自身状态作为对照；如通过比较使用空气净化器前后研究对象呼吸道症状、肺功能以及炎症指标的变化情况来评价空气净化器对人体的健康保护作用；实施环境因素干预措施前后人群环境因素暴露水平变化和人群健康结局或效应指标改变之间的关系。

(2)非随机化分组：在研究中设置了对照组，但是研究对象的分组是非随机的。如对整个社区研究对象采取干预措施时，无法做到随机分组，通常以另一具有可比性的社区作为对照组。在评价空气污染控制措施的效果时，以采取空气污染控制措施的城市或社区为实验组，另一具有可比性的、未采取空气污染控制措施的城市或社区作为对照组，属于上述情况。

(3)自然实验(natural experiment)：在评价空气污染事件、自然灾害事件或某种群体行为的健康效应时，将研究对象随机化分组是不实际也不符合伦理学要求的。这种情况下常采用自然实验的方法来评价，其本质上是一种观察性研究。如在空气污染事件来临前、中、后三个阶段通过对同一人群进行重复的健康体检，评价空气污染事件对研究对象健康状态的影响；或追踪研究人群搬家前后对某些特定环境因素暴露情况的变化来评估其对相应人群的健康影响。

3.9.1　暴露评估

　　类实验研究中暴露评估根据研究对象的不同可分为基于个体的暴露评估和基于人群整体的暴露评估。基于个体的暴露评估一般通过个体污染物监测仪器、生物标志物测量、问卷调查等方法，适用于样本量较小的研究；也可以通过土地利用模型、大气化学传输模型以及基于 AOD 数据建立时空反演模型等模型估计得到高时空分辨率的环境污染物浓度；而人群整体暴露水平评估通常是基于固定环境监测站点的测量结果。

3.9.2　人群选择

　　基于个体的类实验研究人群选择方法与实验性研究基本一致。基于群体评价环境因素暴露干预措施的效果时，选择的人群应具有良好的代表性和可比性。同时需要考虑以下因素：研究人群相对稳定、流动性小，有足够的数量；当地有较好的医疗条件、完善的疾病登记报告制度、健全的各级医疗保健机构，便于收集健康结局或效应指标资料；实验地区相关部门重视、群众积极性高，便于实施干预措施、开展现场调查以及数据收集工作。

3.9.3　混杂因素

　　基于个体的类实验研究的混杂因素主要来源于研究对象的人口学特征、遗传因素、机体的免疫状况以及精神心理压力等，需要采取相应的控制措施来降低混杂因素对研究结果带来的偏倚。基于群体的类实验研究常见的混杂因素包括实验组和对照组研究人群的群体特征差异，如人群年龄结构、社会经济学特征、医疗卫生条件等因素。同时需要考虑控制具有时间效应的变量，如气温、相对湿度、长期趋势变化等因素。由于研究实施现场情况的复杂性以及研究对象行为的多样性，基于群体的类实验研究容易出现沾染的情况。

3.9.4　健康效应指标

　　健康效应指标应该根据研究目的确定，必须能够全面反映环境因素暴露的健康效应或干预措施的效果。包括临床结局指标，如门急诊、入院、疾病的发生、死亡等结局；也包括亚临床健康效应指标，如血压、肺功能以及疾病生物标志物等。临床疾病结局需要根据严格的诊断标准确定，亚临床健康效应指标应该是简便易行、无创、可接受度高的指标。这些健康指标可以通过问卷调查、体格检查、生理测量、实验室检测等方式收集，也可以从现有的疾病或健康监测系统中获取相关数据。

3.9.5　统计模型

由于不同的类实验研究设计有所差异，在分析数据时需要根据研究设计来选择不同的分析方法。对于非随机化分组的类实验研究设计，常使用双重差分（difference-in-differences，DID）来分析数据。该方法通过比较实验组和对照组人群在采取干预措施前后健康效应的不同来推断干预措施的有效性。在使用 DID 模型之前，需要满足平行趋势检验，即实验组采取干预措施前其健康指标的变化趋势应与对照组一致。该模型的一般形式为：

$$Y_{it} = \alpha + \delta \text{treat}_i \times \text{post}_i + \mu_i + \lambda_t + \eta X_{it} + \varepsilon_{it}$$

式中，Y_{it} 为在采取干预措施 i 的 t 时刻的健康指标水平；α 为截距，δ 为所研究的环境因素或干预措施的效应；treat_i 为干预组的初始效应；post_i 为干预期的时间效应；μ_i 为个体固定效应；λ_t 为时间固定效应；η 为其他需要控制的变量的效应；X_{it} 为在采取干预措施 i 的 t 时刻其他需要控制的混杂因素；ε_{it} 为误差项。以上为经典 DID 模型，适用于有处理组和对照组的类实验研究。对于无严格对照组的类实验研究可以使用广义双重差分法（generalized difference-in-differences）分析。其他常用于类实验研究包括自然实验的统计分析方法有普通的多变量回归方法、倾向性评分（propensity scores）、中断时间序列分析（interrupted time series）、合成控制法（synthetic controls）、断点回归分析（regression discontinuity）等。在实际分析中应基于样本量、干预措施、对照组的类型以及结局资料类型等选择合适的统计分析模型。

3.9.6　优势与局限性

1. 优势

（1）相对于实验性研究，类实验研究设计、实施较为简单。

（2）类实验研究的外部效度及结果的外推性优于实验性研究。

（3）可以很好地评价真实世界环境因素暴露的健康效应或干预措施的作用及效果。

2. 局限性

（1）虽然同样是前瞻性研究，但是因果论证强度弱于实验性研究。

(2)无法做到随机化分组，不能有效地控制某些混杂因素对研究结果的影响。

(3)环境因素暴露评估或干预措施的实施是基于群体水平的，无法确定对群体水平的影响能否准确反映对个体水平的影响。

(4)某些环境因素暴露或干预措施需要考虑伦理问题。

3.10　空间流行病学在环境流行病学中的应用

疾病与健康的空间分布是流行病学研究的重要内容。近年来，随着地理信息系统(Geographic Information System，GIS)、遥感以及 GPS 等现代空间信息技术的不断发展与成熟，空间数据的获取、处理以及分析越来越便利，这些方法已经和传统流行病学研究结合起来探究疾病与健康的时空分布，促进了空间流行病学的发展。

张志杰等将空间流行病学定义为：以经典流行病学的研究设计与学科思想为核心，融入地理学的现代空间信息技术与思维方式，基于空间统计学的方法消除或利用数据的空间自相关性，从地理学的空间角度研究人群中公共卫生事件发生风险的空间分布变异与变化规律，分析主导公共卫生事件空间异质性分布的影响因素，预测公共卫生事件的发生风险，最终从空间角度提出防治疾病、促进健康、优化卫生服务的策略和措施的一门流行病学分支学科。空间流行病学在环境流行病学中常用于探究环境因素暴露导致的疾病时空分布特征、识别疾病的环境危险因素以及分析环境因素的空间分布和动态变化等方面。

3.10.1　暴露评估

空间流行病学中可以通过问卷调查、实验室检测、个体环境因素暴露监测、时间-活动日志或基于 GPS 的方法，建立研究对象的时间-活动模式，然后构建个体对环境因素的空间暴露参数，准确地估计个体环境因素暴露的时间和空间的动态变化。如可以通过固定环境监测站点对空气污染物浓度的测量，并结合个体的时间-活动模式及其行为来评估其大气污染暴露水平。

经典的环境因素暴露评估方法，如基于 GIS 的土地利用回归模型可以较好地评估研究对象空气污染物暴露水平，该方法使用 GIS 获取土地利用、交通等地面数据以及静态人群分布，然后结合地面固定环境空气质量监测站点获得的空气污染物浓度，使用土地利用回归模型来估计空气污染物的空间分布。一些更精准的环境因素暴露空间评估方法，如分散模型、化学传输模型、混合模型(大气扩散化学传输模型)以及基于遥感卫星 AOD 数据的时空反演模型近年来已在环境流行病学领域得到广泛应用。近年来，随着环境因素暴露个体监测设备和 GPS 技术的发展，虽然在灵敏度和准确性方面仍有欠缺，但可以直接评估个体在不同时间和空间的环境因素暴露水平。

3.10.2 人群选择

空间流行病学通常是以包含因环境因素暴露而发生疾病人群的特定区域为研究现场，需要收集发病时间、地点以及性别、年龄等一般人口学资料。在选择研究人群、现场、时段以及确定健康结局时，应该有明确的纳入、排除标准和选择依据，以降低选择偏倚对结果的影响。

3.10.3 混杂因素

空间流行病学研究中的混杂因素包括个体水平的混杂因素和群体水平的混杂因素。个体水平的混杂因素主要包括性别、年龄等人口学特征，吸烟、饮酒、膳食等生活行为方式以及精神心理压力等，在研究设计、分析时，需采用适宜的方法尽可能地控制这些混杂因素的影响；群体水平的混杂因素主要是地区间的环境因素的差异，如气温、相对湿度等气象因素，地表温度、植被指数、海拔、地形等地理因素，人口密度、住房条件、人均收入等社会经济因素。在分析时需要尽可能地收集并控制以上混杂因素，以减少其对研究结果的影响。

3.10.4 健康效应指标

空间流行病学研究中的健康结局主要是疾病的发生或死亡，可以从疾病监测与登记系统中获取；也可包括血清学阳性指标等中间结局变量。收集健康效应指标时，需要收集健康结局发生的时间、地点等信息，便于后续描述疾病的时间与空间的分布，并进行聚集性分析。

3.10.5 统计模型

针对不同的空间流行病学数据有不同的统计分析方法，如针对点模式数据的基于泊松过程的对数高斯 Cox 过程 (log Gaussian Cox process，LGCP) 模型等，针对面数据的空间自回归、地理加权回归模型，以及针对点参考数据的广义线性混合效应模型等。

地理加权回归模型是一种处理空间异质性的局部空间自回归模型，该模型在考虑空间自相关的前提下，分析自变量与因变量间空间依赖性的空间变化关系，展示自变量与因变量之间的空间依赖性在空间范围内的变化趋势及其空间分布模式，能够揭示环境因素对健康结局贡献大小的空间变化。

3.10.6 优势与局限性

1. 优势

(1)可将环境流行病学数据的时空可视化,更加直观地呈现结果,为进一步病因学研究和其他研究提供线索。

(2)可以收集气象、气候、自然地理、社会经济和人口数据等多种与疾病相关的环境因素信息,并评估疾病发生、死亡与这些因素之间的关联,探索疾病的环境危险因素间的关联关系。

(3)空间流行病学是一门新兴交叉学科,可以整合多种学科的技术优势解决环境流行病学问题。

(4)随着 GIS、遥感以及 GPS 等地理信息技术的不断发展,可以更加有效地利用相关数据建立疾病监测、预警系统,提高公共卫生系统的应急监测能力。

2. 局限性

(1)空间流行病学往往以地区为研究单位,从群体水平上探索环境因素暴露与疾病的关系,与生态研究学研究类似,也会产生生态学偏倚,导致生态学谬误。

(2)邻近地区的因变量(如疾病的发生、死亡等)不是互相独立的,存在空间自相关性,即一个地区的变量依赖于其邻近地区的变量值。

(3)在研究人群、空间尺度以及疾病分类的选择中,容易出现选择偏倚。

(4)环境流行病学研究中,常采取间接方法对环境因素暴露水平进行评估以代替个体水平的暴露测量,此外对个体以及群体水平的混杂因素的测量,也不可避免地出现测量误差,以上这些均会造成研究结果的偏倚。

3.11　小结与展望

随着空气污染、水污染、土壤污染等环境污染问题越来越受到人们的重视,环境流行病学在探索这些环境有害因素的健康效应中起着重要作用,近年来得到快速发展,出现了一些新的研究设计类型并得到良好应用。本章对目前环境流行病学研究中常用的研究设计类型、分析方法及适用条件等进行了介绍与总结。在开展环境流行病学研究时,需要根据具体研究目的、研究内容选择合适的研究设计类型及其分析方法,从而最大限度地阐明环境因素暴露对人群健康的影响,建立环境因素与人群健康效应指标之间的暴露-效应关系或暴露-反应关系。鼓励未来的研究提出新的研究设计类型或将其他学科已有的研究设计类型创新性地运用于环境流行病学研究，有助于更好地探索环境因素暴露的人群健康影响，从而为制定环境危险因素的控制措施，降低其疾病健康风险提供理论依据。

（吴少伟　陈仁杰）

参 考 文 献

贝克，纽伊文亨森. 2012. 环境流行病学研究方法与应用[M]. 张金良，等译. 北京: 中国环境出版社.

段小丽. 2016. 中国人群暴露参数手册(儿童卷)概要[M]. 北京: 中国环境出版社.

段小丽. 2020. 暴露参数的研究方法及其在环境健康风险评价中应用[M]. 北京: 科学出版社.

张彩霞，刘志东，张斐斐，等. 2016. 时间分层病例交叉研究的 R 软件实现[J]. 中国卫生统计, 33: 507-509.

张政，詹思延. 2001. 病例交叉设计[J]. 中华流行病学杂志, 22: 304-306.

张志杰，姜庆五，等. 2020. 空间流行病学[M]. 北京: 高等教育出版社.

周宜开，叶临湘. 2013. 环境流行病学基础与实践[M]. 北京: 人民卫生出版社.

Bhaskaran K, Gasparrini A, Hajat S, et al. 2013. Time series regression studies in environmental epidemiology[J]. Int J Epidemiol, 42: 1187-1195.

Bollati V, Baccarelli A. 2010. Environmental epigenetics[J]. Heredity (Edinb), 105: 105-112.

Chang H H, Pan A, Lary D J, et al. 2019. Time-series analysis of satellite-derived fine particulate matter pollution and asthma morbidity in Jackson, MS[J]. Environ Monit Assess, 191(Suppl 2): 280.

Craig P, Katikireddi S V, Leyland A, et al. 2017. Natural experiments: An overview of methods, approaches, and contributions to public health intervention research[J]. Annu Rev Public Health 38: 39-56.

Guo Y, Barnett A G, Tong S. 2013. Spatiotemporal model or time series model for assessing city-wide temperature effects on mortality? [J]. Environ Res, 120: 55-62.

Holloway J W, Savarimuthu Francis S, Fong K M, et al. 2012. Genomics and the respiratory effects of air pollution exposure [J]. Respirology, 17: 590-600.

Jia P, Lakerveld J, Wu J, et al. 2019. Top 10 research priorities in spatial lifecourse epidemiology[J]. Environ Health Perspect, 127(7):74501.

Just A C, Wright R O, Schwartz J, et al. 2015. Using high-resolution satellite aerosol optical depth to estimate daily PM$_{2.5}$ geographical distribution in Mexico City[J]. Environ Sci Technol, 49: 8576-8584.

Kim H, Kim H, Lee J T. 2019. Effect of air pollutant emission reduction policies on hospital visits for asthma in Seoul, Korea, quasi-experimental study[J]. Environ Int, 132: 104954.

Li G, Huang J, Wang J, et al. 2021. Long-term exposure to ambient PM$_{2.5}$ and increased risk of CKD prevalence in China [J]. J Am Soc Nephrol, 32: 448-458.

Li H, Liu Q, Zou Z, et al. 2021. L-arginine supplementation to mitigate cardiovascular effects of walking outside in the context of traffic-related air pollution in participants with elevated blood pressure: A randomized, double-blind, placebo-controlled trial[J]. Environ Int, 156: 106631.

Lin W W, Chen Z X, Kong M L, et al. 2017. Air pollution and children's health in Chinese[J]. Adv Exp Med Biol, 1017: 153-180.

Maclure M. 1991. The case-crossover design: A method for studying transient effects on the risk of acute events[J]. American Journal of Epidemiology, 133: 144-153.

Peng R D, Dominici F. 2012. Statistical Method for Environmental Epidemiology with R: A Case Study in Air Pollution and Health[M]. New York: Springer.

Rothman Kenneth J, Lash Timothy L, Greenland Sander. 2012. Modern Epidemiology[M]. Philadelphia: LWW Press.

Saracci Rodolfo, Savitz David A, Lebowitz Michael D, et al. 2020. Environmental Epidemiology: Exposure and Disease[M]. Florida: CRC Press.

Wang Z Y, Chen S H, Zhao X Y, et al. 2020. Application of Cox and extended regression models on modeling the effect of time-updated exposures in cohort studies[J]. Zhonghua Liu xing bing xue Zazhi, 41: 957-961.

Xie X, Wang Y, Yang Y, et al. 2018. Long-term effects of ambient particulate matter（with an aerodynamic diameter ≤2.5 μm）on hypertension and blood pressure and attributable risk among reproductive-age adults in China[J]. J Am Heart Assoc, 7: e008553.

Yorifuji T, Kashima S, Doi H. 2016. Fine-particulate air pollution from diesel emission control and mortality rates in Tokyo: A quasi-experimental Study[J]. Epidemiology, 27: 769-778.

Zheng Y, Sanchez-Guerra M, Zhang Z, et al. 2017. Traffic-derived particulate matter exposure and histone H3 modification: A repeated measures study[J]. Environ Res, 153: 112-119.

第 4 章　现代环境流行病学的统计学软件及应用

随着数理统计的发展，以及环境流行病学研究的环境因素和疾病越来越丰富、越来越深入，现代环境流行病学逐渐引入更复杂的数理统计模型来评估环境污染物与各种健康结局的关系，如广义相加模型、分布滞后模型、机器学习等。这些模型的拟合过程复杂，计算量大，面对大样本量时往往要借助统计软件。为了应对复杂的计算，现代环境流行病学常用 R 软件、SAS、Python 等软件分析数据，这些软件可提供丰富的程序包以拟合各种复杂模型。此外，在面对样本量大的数据以及重复工作较多的分析过程，使用统计软件则更加便利省时。在物联网时代，环境因素和人群等每天交换、产生大量数据，涉及的数据形式从结构化的表格数据、异构的文本数据到图像和自然语言数据等，数据分析过程中用到的统计模型也越来越复杂。传统统计软件受限于单机内存和处理速度等，处理多源异构大数据面临挑战。随着深度学习兴起及大数据技术的迅速发展，探索和处理各种形式的大数据成为可能。本章我们将首先简要介绍 R、SAS 的基本用法，然后转到实例应用，介绍使用 R 和 SAS 分析环境暴露的短期及长期效应。之后，我们将简要介绍其他数据统计分析中常用的软件、库和大数据处理平台。

4.1　R 的介绍与基本运用

4.1.1　什么是 R

R 是一种面向对象的编程语言和操作环境，主要用于统计计算和绘制图形。它起源于贝尔实验室开发的 S 语言，是 S 语言的一个分支。R 提供了各种各样的统计方法(如假设检验、线性和非线性建模、时间序列分析、机器学习)和图形技术，且提供了一套开放源代码路径，由一个庞大活跃的全球性研究型社区维护，在医疗卫生、金融、地理等领域均有应用。与其他统计软件相比，R 具有免费、跨平台、拓展性强、更新快、制图功能强大等特点以及优势。

R 可以在 CRAN(Comprehensive R Archive Network, http://www.r-project.org/)上免费下载。由于 R 本身的运行界面对用户不是很友好，因此，推荐使用 RStudio，它是 R 改装后的编译器，拥有比 R 本身更强大的功能，方便用户编写程序以及数据查询。RStudio 与 R 本身一样,都是开源且免费的,可以在官网 (https://www.rstudio.com/) 上自行下载安装。图 4-1 是 RStudio 的运行界面,主要分为程序编辑窗口、程序运行与输出窗口、工作空间与历史信息窗口以及画图和函数包帮助窗口。

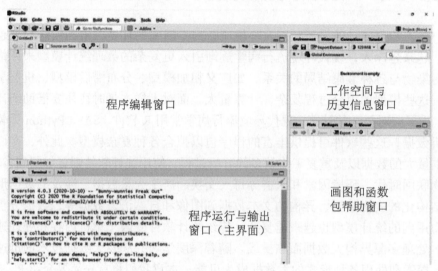

图 4-1　RStudio 运行界面

4.1.2　R 的使用

1. 程序包的安装和加载

包是 R 函数、数据、预编译代码以一种定义完善的格式组成的集合,可以实现各种统计分析方法和图形的绘制。R 自带了一系列基础包(包括 base、datasets、utils、grDevices、graphics、stats 以及 methods),它们不需要用户手动下载安装。其他包则需要用户通过 install.packages () 函数下载安装,比如绘图程序包 ggplot2,用户需要在程序编辑窗口编写并运行 install.packages ("ggplot2") 来安装此包。包是不能立即使用的,需用 library () 函数加载程序包才能使用包中的各种功能, 如 library("ggplot2")。一般查看包中函数的功能可以通过 help ("ggplot") 或?ggplot 来查看函数功能,比如该代码表示查看 ggplot2 中的 ggplot 函数功能。

2. 数据结构的建立

用 R 分析数据时,首先需要将数据存储在 R 中,R 拥有许多用于存储数据的数据结构类型,包括标量、向量、矩阵、数组、数据框和列表,它们在 R 中的创建方式和结构特征都有所不同。接下来我们将对每种数据结构进行讲解。

1）向量

向量是用于存储数值型、字符型、因子型逻辑型数据的一维数组，可以把它认为表格数据中的一列或者一行数据。我们可通过函数 c() 来创建向量。

a<- c (1, 2 ,3 ,4); b <- c ("human", "mouse", "cell")

c<-c (TRUE, FALSE, TRUE, FALSE, TRUE, FALSE)

以上三行代码，a 是数值型向量，b 是字符型向量，而 c 是逻辑型向量。对于向量 a，我们要访问其第 3 和第 4 个变量，则用如下代码：a [c (3, 4)]。运行结果如下：

[1] 3 4

2）矩阵

矩阵是将数据用行和列排列的数据表，它是二维的数组，其元素必须是相同的数据类型，其生成函数为 matrix ()，如 matrix (c (1, 2, 3, 4, 5, 6), nrow=2, ncol=3, byrow=TRUE)，其中 nrow 表示矩阵的行数；ncol 表示矩阵的列数；byrow 默认为 FALSE，表示矩阵按列排布，如设置为 TRUE 表示按行排布。

3）数组

数组与矩阵类似，但是维度可以大于 2。数组可通过 array () 函数创建，语句为：array(vector, dimensions, dimnames)，其中 vector 包含了数组中的数据，dimensions 是一个数值型向量，给出了各个维度下的最大值，而 dimnames 可对各维度进行命名，如下列语句：

array(1:30, c (2,3,5), dimnames=list(dim1, dim2, dim3))

以上构建了一个 $2 \times 3 \times 5$ 的数组，相当于构建了 5 个 2 行 3 列的矩阵。

4）数据框

数据框是一种矩阵形式的数据，但数据框中各列可以是不同类型的数据，它的每列是一个变量，每行是一个观测值，它可以看成是矩阵的推广。数据框的生成函数为：data.frame ()，如构建一个数据框 mydata，包含了观测对象的编号（ID）、性别（gender）、年龄（age）以及两次测量臭氧暴露（O3.1 和 O3.2）和肺活量（VC），其代码和运行结果如下：

ID<- c (1 : 10); gender <- c (1, 0, 0, 1, 1, 1, 0, 1, 0, 1)

age<- c (50, 70, 80, 90, 100, 40 ,60, 55, 65, 85)

O3.1<- c (95.9, 95.6, 96.4, 98.2, 97.1, 97.4, 96.4, 97.5, 97.0, 96.5)

O3.2<-c(93.4, 96.2, 95.9, 95.3, 96.6, 98.3, 94.4, 97.3, 95.0, 95.2)

VC<- c(3780, 3635, 3672, 3353, 3675, 3472, 3787, 3474, 3107, 3534)

mydata<- data.frame(ID, gender, age, O3.1, O3.2, VC); head (mydata)

	ID	gender	age	O3.1	O3.2	VC
1	1	1	50	95.9	93.4	3780
2	2	0	70	95.6	96.2	3635
3	3	0	80	96.4	95.9	3672
4	4	1	90	98.2	95.3	3353
5	5	1	100	97.1	96.6	3675

有时我们需要大致了解数据框的基本情况，比如数据框的变量个数、每个变量的数据类型等，我们可以通过 str (mydata) 函数和 summary (mydata) 函数返回数据框的特征。

R 中，分类变量通常会保存为因子形式，因子表示分类数据的不同水平或因子的向量(同时包含数字 value、文字 level 两个部分)，比如 mydata 中的性别变量，但实际上，以上代码中的性别变量仍然是以数值型存储的，因此需要对其进行数据类型的转换，转换为因子的函数为 factor ()，如 gender<- factor (gender, levels= 0 : 1, levels = c ("男", "女"))。

5）列表

列表是 R 的数据类型中最为复杂的一种，它的每个对象可以是标量、向量、数据框、矩阵甚至是列表本身。可以使用函数 list () 创建列表：mylist<- list (object1, object2, …)。

3. 数据的输入

在数据输入之前，我们需要设置 R 的工作路径，规定 R 只在该文件路径下读取文件和输出文件。在 R 中我们可以 getwd() 查看当前工作路径，若要更改工作路径可利用 setwd()，如 setwd("C:/Users/Mycomputer/Desktop/mydata")，值得注意的是，如果从 Windows 系统中复制出的路径用的是 "\"，由于 R 不识别 "\"，需要将其改为 "/" 或 "\\"。

1）导入文本文件

导入文本文件或者 txt 格式的文件，我们可以使用 read.table () 函数，如从当前工作目录中读入了一个名为 pollution 的 txt 文件：mydata<- read.table ("pollution.txt")。

输出文本文件，可以使用 write.table () 函数，如将数据库 mydata 写入到

mydata.txt 上：write.table（mydata, "C:/Users/Mycomputer/Desktop/mydata.txt"）。

2）导入 EXCEL 文件

对于 csv 格式的文件，可以用 read.csv（）函数导入。如读入了一个名为 pollution 的 csv 文件：mydata＜- read.csv（"C:/Users/Mycomputer/Desktop/pollution.csv"）。

一般对于其他格式的 EXCEL 文件，推荐文件转化为 csv 格式后再导入 R 中，若想直接导入其他格式的文件，比如 xlsx 格式文件，需安装 openxlsx 包，如读取 pollution.xlsx 文件中的 Sheet1：

```
install.packages("openxlsx"); library("openxlsx")
mydata<- read.xlsx("C:/Users/Mycomputer/Desktop/pollution.xlsx", 1)
```

输出 EXCEL 文件可以使用 write.csv（）函数，如：write.csv（mydata, "C:/Users/Mycomputer/Desktop/mydata.csv"）。

3）导入 SPSS 文件

导入 SPSS 文件需要下载并加载 foreign 包。一般安装 R 时已经下载好了，但需要自行加载，具体代码如下所示：

```
library("foreign"); mydayta<- read.spss ("C:/Users/Mycomputer/Desktop/polluti
on.sav ")
```

4）导入 SAS 文件

导入 SAS 文件需要用到 sas7bdat 包中的 read.sas7bdat，如：

```
mydayta<- read.sas7bdat("C:/Users/Mycomputer/Desktop/pollution. sas7bdat")
```

5）导入 STATA 文件

导入 STATA 文件同样需要用到 foreign 包，代码与上文类似：

```
library("foreign"); mydayta<- read.dta ("C:/Users/Mycomputer/Desktop/polluteon.
dta")
```

4.1.3　数据的整理

1. 变量的创建

在一个数据框中新建一个变量，一般的语句为：数据框$变量名<-表达式。

这里的表达式指的是变量之间的运算，比如 x1+x2，表 4-1 列出了 R 中的算术运算符。

表 4-1　R 中的算术运算符

运算符	描述
+	加
-	减
*	乘
/	除
^或**	求幂
x%%y	求余
x%/%y	整数除法。如 3%/%2 的结果为 1

我们可以在上文创建的数据框 mydata 中创建一个新的变量 O3.mean，表示 mydata 中两次暴露 O3.1 和 O3.2 的平均值，代码如下：

mydata$O3.mean＜- (mydata$O3.1 + mydata$O3.2)/2; head (mydata)

	ID	gender	age	O3.1	O3.2	VC	O3.mean
1	1	1	50	95.9	93.4	3780	94.65
2	2	0	70	95.6	96.2	3635	95.90
3	3	0	80	96.4	95.9	3672	96.15
4	4	1	90	98.2	95.3	3353	96.75
5	5	0	100	97.1	96.6	3675	96.85

2. 变量的重编码

在处理数据的过程中，有时我们需要对某一变量进行分类，或者将错误的值替换为正确值，比如将 age 向量中年龄大于或等于 65 岁的设置为老年人，小于 65 岁的设置为一般人。这些都是变量的重编码过程。

现在我们对在 4.1 节建立的 mydata 数据框中的 age 向量进行重编码，规定大于或等于 65 岁的为老年人"Elderly"，小于 65 岁的为"Non-elderly"，代码如下：

mydata$agegroup［mydata$age>=65］＜- "Elderly"
mydata$agegroup［mydata$age＜65］＜- " Non-elderly "

3. 变量的重命名

有时数据框的变量名并不简洁明了，需要重新赋予新的名字，这就需要对变量进行重命名，可以使用基础包中的 names () 函数实现，如：

names(mydata)＜- c("newname1", "newname2", …)

4. 处理缺失值

缺失值以符号 NA (Not Available) 表示，函数 is.na () 可检测缺失值是否存在，如 is.na (mydata$age)，这会返回一列逻辑值。

有些缺失值需要用其他值替代，比如0或者均值，这和变量重编码的原理一样，如 mydata$agegroup[is.na (mydata$agegroup)] <- mean (mydata$age, na.rm = TRUE)

删除缺失值，可以通过 na.omit() 删除所有含有缺失数据的行。

在计算含有缺失值的变量时，如果计算过程中有缺失值，结果也可能会有缺失，因此需要通过 na.rm = TRUE 选项排除缺失值进行计算。例如以下语句：

O3 <- c(95.9, NA, 96.4, 98.2, NA, 97.4, 96.4, 97.5, 97.0, 96.5)

meanx <- mean(O3, na.rm = TRUE)

以上语句绕过了O3的缺失，计算了O3的均值。

5. 日期数据

日期值通常以字符串的形式输入到R中，需要转化为以数值形式存储的日期变量。as.Date() 用于执行这种转化，基本语句为：

as.Date(x, "input format")

其中x是字符型数据，input format 则指定了日期的显示格式，如表4-2所示。比如将文本"2021/12/30"转换成日期变量，可以用代码：as.Date("2021/12/30", "%Y/%m/%d")，运行结果为"2021-12-30"。虽然转化前和转化后文字形式相似，但转化后的变量已经转化为日期变量，可进行时间上的运算。

表 4-2　日期格式

输入格式	含义	示例
%d	数字表示的日期(0~31)	01~31
%a	缩写的星期名	Mon
%A	非缩写星期名	Monday
%m	月份(00~12)	00~12
%b	缩写的月份	Jan
%B	非缩写月份	January
%y	两位数的年份	07
%Y	四位数的年份	2007
%Y/%m/%d	四位数的年份加上两位数月份加上两位数日期	2021-12-30

6. 类型转换

数据输入到R中的数据框后，数据框中变量的类型可能和预期不一致，需要对变量的类型进行转换。比如，数值型转为因子型，数值型转化为字符串型，字符串型转化为数值型。表4-3列出了数据转换时的常用函数：

表 4-3　数据类型转化函数

转化后类型	判断	转换函数
数值型	is.numeric()	as.numeric()
字符串型	is.character()	as.character()

转化后类型	判断	转换函数
矩阵型	is.matrix()	as.matrix()
数据框型	is.data.frame()	as.data.frame()
因子型	is.factor()	as.factor()
逻辑型	is.logical()	as.logical()

7. 数据排序

函数 order()可对一个数据框进行排序。默认的排序顺序是升序，在排序变量的前边加一个减号即可得到降序的排序结果。如 newdata < - mydata[order(mydata$age),]是对 mydata 根据年龄变量升序排序，newdata < - mydata[order(gender, -mydata$age),]是对性别升序年龄降序排序。

8. 数据合并

数据框的合并包括按列合并和按行合并。按列合并可以用 merge()函数，它可合并多个数据框，并可通过一个或多个共有变量进行合并的，如：

total < - merge(mydata1, mydata2, by = "ID")，即通过每个人的 ID 合并数据框。

cbind()也可以按列合并，但只能合并两个数据框，且每个对象必须拥有相同的行数，且以相同顺序排序。

rbind()可以按行合并两个数据框，两个数据框必须拥有相同的变量，即相同的列名，并以相同的顺序排列，如 total < - rbind(mydata1, mydata2)。注意，合并前应处理多余的变量，比如删除，或者在缺少变量的数据中增加变量，并赋予缺失值。

9. 数据集取子集

数据取子集包括删除数据和选取特定观测值。

删除数据可以有以下语句：

newdata < - mydata [!c ("O3.1", "O3.2")]，该语句删除了 mydata 中的 O3.1 和 O3.2 变量。

newdata < - mydata [, c (-3, -4)]，该语句删除了 mydata 中的第三列和第四列。

对于选取特定观测值，R 中也有多种方式：

newdata < - mydata [1 : 3,]，该语句选取了 mydata 中的第 1 ~ 3 行。

newdata < - mydata [which (gender == 0 & age > = 65),]，该语句选取了 mydata 中 gender 为 0 且 age 大于或等于 65 的所有行。

newdate < - subset (mydata, age > = 80 | age < 60)，该语句利用了 subset()函数，选取了 mydata 中 age 大于或等于 80 或者小于 60 的观测值。

4.1.4 数据的基本特征描述

常用的数据描述包括计数、百分比、平均数、标准差、中位数、四分位间距等。可能用到的函数如表 4-4 所示。

表 4-4 统计描述常用函数

函数	功能
length(x)	求 x 中变量的个数
mean(x)	求 x 的平均数
sd(x)	求 x 的标准差
median(x)	求 x 的中位数
IQR(x)	求 x 的四分位间距
quantile(x, probs = a)	求 x 的第 a 百分位数
max(x)/min(x)	求 x 的最大/最小值
cor(x, y)	求 x 和 y 的 Pearson 相关系数
round(x, n)	对 x 中的数值进行四舍五入，n 为保留的小数位数
unique(x)	对 x 中重复的值之取一个
table(x)	统计 x 中完全相同数据的个数
prop.table(x)	返回 x 中各值的百分比

在很多情况下我们需要对数据进行分组描述，aggregate () 函数可以实现这一功能，如：

aggregate (mydata [, c ("O3.1","O3.2")], by = list (mydata\$gender), mean)

以上语句表示分性别描述 O3.1 和 O3.2 的均值。

此外，数据中经常同时含有分类变量、有序变量和连续变量，借助 table1 包中的 table1 () 函数，可以分组或者不分组描述所有变量的一般基本特征，语句如下：

table1 (~agegroup + O3.1 + O3.2|gender, data = mydata)

以上代码表示根据性别分组，分别描述 agegroup、O3.1 和 O3.2 变量的特征，并输出在同一张表格中，O3.1 和 O3.2 为连续型变量，结果输出这两个变量在不同性别当中的均数、标准差、中位数、最大值和最小值；agegroup 为分类变量，结果输出该变量不同性别中各类别的人数以及对应的比例。

4.2 SAS 软件介绍与基本运用

4.2.1 SAS 软件简介与安装

SAS (Statistical Analysis System) 是一款由美国北卡罗来纳州立大学于 1966 年开发的统计分析软件，被广泛应用于金融、医疗、通信、生产和教育科研等多个领域，在国际上被誉为"统计分析的标准软件"。SAS 包括 SAS/BASE（基础模块）、SAS/STAT（统计模块）、SAS/GRAPH（图形模块）等数十个功能模块，可用于数据管理、统计描述、数理统计分析和数据可视化等。

用户可从 SAS 官方网站购买授权版，也可通过访问 https://welcome.oda.sas.com 网站使用 SAS 在线版（SAS OnDemand for Academics）中的 SAS Studio 编写程序。SAS 本地版安装完毕后，其工作界面视窗管理系统（display management system，DMS）如图 4-2 所示，最顶部的为菜单栏，主界面可划分为 3 个部分，最左侧的为资源管理器和结果窗口；右侧上半部分为日志窗口，用于展示程序运行过程中可能出现的错误和警告，是编写程序时查找错误的主要工具；右侧下半部分为编辑器窗口，也就是输入代码的窗格。此外，使用者还可通过右侧底部选项卡切换成输出窗口，查看程序运行的结果。SAS 在线版的界面与 DMS 界面相似，不再详述。

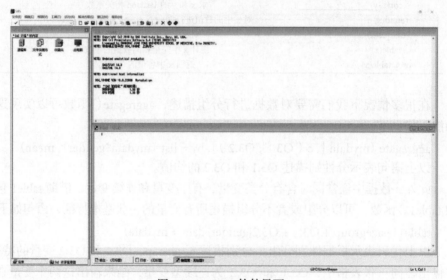

图 4-2　SAS 9.4 软件界面

4.2.2　SAS 编程基础

1. 基本概念

1）逻辑库

逻辑库是用来存放和管理 SAS 数据集和 SAS 程序等的空间，分为两种类型：临时逻辑库和永久逻辑库，其中永久逻辑库常用于存放最终需要的数据集。新建永久逻辑库的方式有两种。一种是通过工具按钮创建（图4-3），第二种方式为采用 LIBNAME 语句创建逻辑库，语法规则如下：LIBNAME 逻辑库名称＜逻辑库引擎＞'逻辑库的物理路径'。

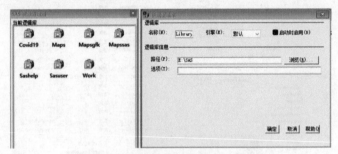

图 4-3　通过工具按钮新建永久逻辑库

2）数据集

SAS 数据集是 SAS 存储数据的主要形式，由行（观测）和列（变量）组成（图4-4）。SAS 数据集需遵循特定命名规则：名称不可超过 32 个字符，可由字母、下划线和数字组成，但只能由前两者开头（与 R 不同，SAS 数据集的名称中字母不区分大小写）。

如果要了解数据集概况，则可采用 proc contents 来查看数据集的详细信息：

proc contents data = Sashelp.Cars;

run;

proc print data = Sashelp.Cars;

run;

	Make	Model	Type	Origin	DriveTrain	MSRP	Invoice	Engine Size (L)	Cylinders
1	Acura	MDX	SUV	Asia	All	$36,945	$33,337	3.5	6
2	Acura	RSX Type S 2dr	Sedan	Asia	Front	$23,820	$21,761	2	4
3	Acura	TSX 4dr	Sedan	Asia	Front	$26,990	$24,647	2.4	4
4	Acura	TL 4dr	Sedan	Asia	Front	$33,195	$30,299	3.2	6
5	Acura	3.5 RL 4dr	Sedan	Asia	Front	$43,755	$39,014	3.5	6
6	Acura	3.5 RL w/Navigation 4dr	Sedan	Asia	Front	$46,100	$41,100	3.5	6
7	Acura	NSX coupe 2dr manual S	Sports	Asia	Rear	$89,765	$79,978	3.2	6
8	Audi	A4 1.8T 4dr	Sedan	Europe	Front	$25,940	$23,508	1.8	4
9	Audi	A41.8T convertible 2dr	Sedan	Europe	Front	$35,940	$32,506	1.8	4
10	Audi	A4 3.0 4dr	Sedan	Europe	Front	$31,840	$28,846	3	6
11	Audi	A4 3.0 Quattro 4dr manual	Sedan	Europe	All	$33,430	$30,366	3	6
12	Audi	A4 3.0 Quattro 4dr auto	Sedan	Europe	All	$34,480	$31,388	3	6
13	Audi	A6 3.0 4dr	Sedan	Europe	Front	$36,640	$33,129	3	6
14	Audi	A6 3.0 Quattro 4dr	Sedan	Europe	All	$39,640	$35,992	3	6
15	Audi	A4 3.0 convertible 2dr	Sedan	Europe	Front	$42,490	$38,325	3	6
16	Audi	A4 3.0 Quattro convertible 2dr	Sedan	Europe	All	$44,240	$40,075	3	6
17	Audi	A6 2.7 Turbo Quattro 4dr	Sedan	Europe	All	$42,840	$38,840	2.7	6
18	Audi	A6 4.2 Quattro 4dr	Sedan	Europe	All	$49,690	$44,936	4.2	8
19	Audi	A8 L Quattro 4dr	Sedan	Europe	All	$69,190	$64,740	4.2	8
20	Audi	S4 Quattro 4dr	Sedan	Europe	All	$48,040	$43,556	4.2	8
21	Audi	RS 6 4dr	Sports	Europe	Front	$84,600	$76,417	4.2	8
22	Audi	TT 1.8 convertible 2dr (coupe)	Sports	Europe	Front	$35,940	$32,512	1.8	4
23	Audi	TT 1.8 Quattro 2dr (convertible)	Sports	Europe	All	$37,390	$33,891	1.8	4
24	Audi	TT 3.2 coupe 2dr (convertible)	Sports	Europe	All	$40,590	$36,739	3.2	6
25	Audi	A6 3.0 Avant Quattro	Wagon	Europe	All	$40,840	$37,060	3	6

图 4-4　Sashelp 库中的 cars 数据集结构

如图 4-5 所示，proc contents 运行结果展示了数据集的观测数，变量数，变量属性等基本信息。

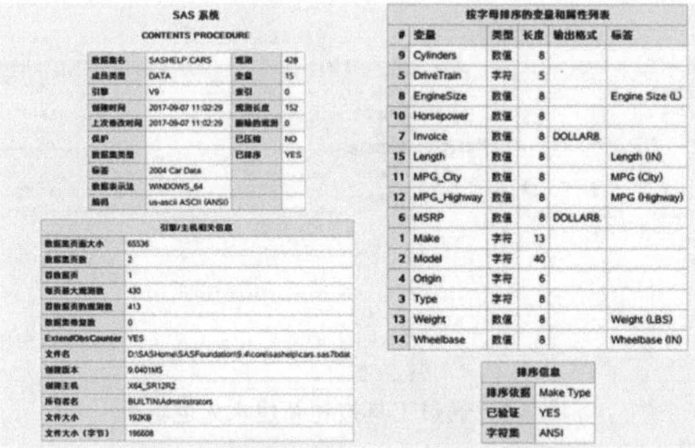

SAS 系统

CONTENTS PROCEDURE

数据集名	SASHELP.CARS	观测	428
成员类型	DATA	变量	15
引擎	V9	索引	0
创建时间	2017-09-07 11:02:29	观测长度	152
上次修改时间	2017-09-07 11:02:29	删除的观测	0
保护		已压缩	NO
数据集类型		已排序	YES
标签	2004 Car Data		
数据表示法	WINDOWS_64		
编码	us-ascii ASCII (ANSI)		

引擎/主机相关信息	
数据集页面大小	65536
数据集页数	2
首数据页	1
每页最大观测数	430
首数据页的观测数	413
数据集修复数	0
ExtendObsCounter	YES
文件名	D:\SASHome\SASFoundation\9.4\core\sashelp\cars.sas7bdat
创建版本	9.0401M5
创建主机	X64_SR12R2
所有者名	BUILTIN\Administrators
文件大小	192KB
文件大小（字节）	196608

按字母排序的变量和属性列表

#	变量	类型	长度	输出格式	标签
9	Cylinders	数值	8		
5	DriveTrain	字符	5		
8	EngineSize	数值	8		Engine Size (L)
10	Horsepower	数值	8		
7	Invoice	数值	8	DOLLAR8.	
15	Length	数值	8		Length (IN)
11	MPG_City	数值	8		MPG (City)
12	MPG_Highway	数值	8		MPG (Highway)
6	MSRP	数值	8	DOLLAR8.	
1	Make	字符	13		
2	Model	字符	40		
4	Origin	字符	6		
3	Type	字符	8		
13	Weight	数值	8		Weight (LBS)
14	Wheelbase	数值	8		Wheelbase (IN)

排序信息	
排序依据	Make Type
已验证	YES
字符集	ANSI

图 4-5　proc contents 语句的输出结果

3）变量

SAS 中的变量类型只有两种：数值型和字符型变量，其中数值型变量包括日期型变量(表示距离 1960 年 1 月 1 日的天数)，默认变量长度为 8 个字节(SAS 中用 8.表示)，字符型变量的默认长度为第一次赋值时的长度，两种变量的长度都可在定义变量时进行指定。变量还具有输入格式和输出格式(分别通过 informat 和 format 语句指定)，前者表示将其输入到数据集中的格式，后者则表示在数据集中显示的格式，如 10000 和 10000.00 是两种格式，NOV212021 和 2021-11-21 也是两种格式。此外，我们还可通过 label 语句为变量分配标签，标签内容可表示变量的含义。下面我们通过一个示例来了解这方面的基本操作：

```
data sas.height;
   input ID $ Gender $ Height Date;
   informat Height 8.2 Date DATE9.;
   format Height 8.1 Date YYMMDD10.;
   label ID = '学生 ID' Gender = '性别' Height = '身高' Date = '测量日期';
DATALINES;
001 F 164.45 09Sep2021
002 M 173.71 10Sep2021
003 M 169.89 10Sep2021
004 F 157.33 11Sep2021
;
RUN;
```

本例采用 data 步创建了一个 sas.height 数据集(图 4-6),input 语句用于创建变量,变量名称后的$符号表示该变量为字符型。此处可以看到,我们将 Height 变量的输入格式指定为 8.2(对应数值型变量格式 w.d,w 表示数据宽度,2 表示小数点位数),而输出格式则指定为 8.1,日期型变量 Date 的输入格式指定为 DATE9.,输出格式指定为 YYMMDD10.,同时通过 label 语句添加标签。Datalines 语句用于输入数据。通过观察建立的数据集可发现,变量显示的格式与输入时相比发生了变化。变量格式的指定在我们需要用特定形式展示数据时尤为重要。

	学生ID	性别	身高	测量日期
1	001	F	164.5	2021-09-09
2	002	M	173.7	2021-09-10
3	003	M	169.9	2021-09-10
4	004	F	157.3	2021-09-11

图 4-6　创建的 sas.height 数据集

2. 编程语法规则

在 SAS 软件中,最常用的是 data 步(数据步)和 proc 步(过程步),下面我们将对其通用语法规则进行解释:

data xxx/proc yyy data=xxx; *xxx 表示数据集名称,yyy 表示过程步名称

　　　　<statement>;

run;

基本语法如上所示,由三部分组成:第一行表示语句的开头,第二行表示操作语句,第三行则表示运行。

<statement>语句是 SAS 编程中的重要组成部分,使用时可通过查询 SAS 帮助文档来了解每一个语句的语法规则。这里我们通过 MODIFY 语句来学习如何理解 SAS 帮助中的语法(syntax):

MODIFYmaster-data-set<(data-set-options)>transaction-data-set<(data-set-options)>

<CUROBS=variable><NOBS=variable><END=variable>

<UPDATEMODE=MISSINGCHECK|NOMISSINGCHECK>;

BY by-variable;

MODIFY 语句用于在不产生新数据集的情况下替换、删除或更改观测,MODIFY 关键字表示该语句的名称,master-data-set 用于指定需要修改的数据集,transaction-data-set 指定包含更新值的数据集。这些选项外部没有任何标识,属于语句中必须包含的内容,而<>中的选项则是可选用的,竖线符号"|"表示互斥,

即"|"前后的选项只能选择其一使用。BY 语句同样也是使用 MODIFY 语句时的必填项，用于指定匹配观测的变量。通过该示例，我们可以总结出如下的 SAS 语句基本语法规则：

(1)无<>的关键字为必需，<>内的关键字则为非必需；

(2)非斜体关键字（如 MODIFY, CUROBS=, NOBS=等）如要使用须原样照抄；

(3)斜体关键字表示需要手动输入的数据集或变量；

(4)|表示前后的选项互斥。

4.2.3　data 步常用操作

1. 创建数据集

从外部导入数据集时，infile 语句用于指定需要读取的外部目录和文件，input 语句指定导入的变量和读入方式。以下示例展示导入 csv 文件的语句：

```
data sas.Age;
    infile "E:\SAS\SAS 学习\Age.csv" dlm=','; *导入逗号分隔值文件，dlm 选项指
    定分隔符
    input ID Gender $ Age; *读入 3 个变量，$表示读入字符型变量;
run;
```

使用 data 步导入数据时，input 语句还可采用较灵活的 formatted 模式读入数据，如下所示：

```
data sas.Height;
    input Name $6. +1 Gender $1. +1 Age comma2.
        +2 Height comma3.;
    datalines;
Zhangy M 17    171
Heq     M 19    166
Fangc   F 18    158
Yangl   F 17    155
run;
```

该方法通过控制指针停留的位置逐个进行变量导入，input 语句开始时指针位于第一列，Name 后的$6.表示读入指针位置起的 6 列，也就是变量 Name，此时指针位于第 7 列，+1 表示指针位置朝右挪动一列（即跳过没有任何字符或数值的空格）到达第 8 列，读入 1 列字符即 Gender 变量，此时指针位于第 9 列。以此类推，接下去分别读取 10~12 列的数值型变量 Age（comma2.表示占据 2 列）和 15~18 列的 Height 变量（comma3.表示占据 3 列）。

2. 数据集的合并

数据集合并的方式主要分为两种，横向合并和纵向合并。

1）横向合并

横向合并可用 merge 语句实现，在此之前应先用 by 语句指定一个变量作为匹配项并用 proc sort 语句按照匹配变量进行排序。

下面分别是三种横向合并的程序：

```
data sas.merge1; *全合并;
    merge sas.Basic sas.WH; *不添加 in 选项表示保留合并后的所有观测;
    by ID;
run;
data sas.merge2; *仅保留 Basic 中的观测;
    merge sas.Basic(in=a) sas.WH(in=b);
    by ID;
    if a; *指定保留 a 中的观测;
run;
data sas.merge3; *保留 Basic 和 WH 都有的观测;
    merge sas.Basic(in=a) sas.WH(in=b);
    by ID;
    if a and b; *指定保留 a 和 b 中都有的观测;
run;
```

此外，proc 步中的 proc sql 语句也可用于进行数据集横向合并，此处以左连接（保留左边数据集所有观测）为例简单展示，读者如感兴趣可进一步查阅帮助文档：

```
proc sql; *指定匹配变量为 ID,a 中 ID 在新数据集中命名为 Basic_ID;
*create 语句创建新数据集;
create table newdata as
select a.ID as Basic_ID,
       b.ID as WH_ID,
       gender,
       age,
       height
from Basic as a left join
     WH as b
```

on a.ID=b.ID; *left join 表示左连接，on 用于匹配变量;

quit;

2）纵向合并

纵向合并通过 set 语句实现（set data1 data2;），无须事先对数据集进行排序。

3. 筛选观测与变量

1）筛选观测

SAS 中可用 if 语句和 where 语句进行观测筛选。如下程序实现身高 160 cm 及以上观测的筛选：

```
data sas.Height_;
  set sas.Height;
  if Height>= 170 then Height_ = "High"; *将身高按照 160 cm 和 170 cm 进行
    分段;
    else if Height>= 160 then Height_ = "Medium";
      else Height_ = "Low";
  if Height_ = "High" or Height_ = "Medium" then output;
run;
```

第一套 if 语句用于对身高进行分段，第二套 if 语句则表示只将满足条件的观测输出到最终的数据集中 Height_（图 4-7）。

	Name	Gender	Age	Height	Height_
1	Zhangy	M	17	171	High
2	Heq	M	19	166	Medium

图 4-7　data 步的 if 语句筛选后的数据集

如果要在 then 后面执行多个语句，可采用复合语句形式，将这些语句用 do 和 end 包裹起来，形式如下：

```
data sas.Height2;
  set sas.Height;
  if Height>= 170 then do;
    Height_ = "High";
    output;
      end;
    else if Height>= 160 then do;
```

```
        Height_ = "Medium";
        output;
            end;
        else Height_ = "Low";
    run;
```

Where 语句的语法结构和 if 语句类似,由 where 这一个关键字即可执行。下面的几个 data 步程序都是利用 where 语句筛选观测,其得到的结果一致,但写法略有不同:

```
data sas.Height3;
    set sas.Height;
    where Height>= 160; *单独使用;
run;
data sas.Height3;
    set sas.Height(where=(Height>=160)); *放在 set 语句后作为选项,;
run;
data sas.Height3(where=(Height>=160)); *放在 data 语句后作为选项;
    set sas.Height; *条件变量为新变量时,只可用该形式;
run;
```

此外,where 语句和 if 语句有一个区别,if 语句可以对内部变量(如 _N_ 即 data 步执行的次数,一般可理解为观测的序号)进行判断,但 where 语句不行。

2) 筛选变量

SAS 中用于筛选变量的主要是 keep 和 drop 语句,keep 用于保留变量,drop 用于删除变量。下面的例子为分别使用这两个语句建立只包含姓名和身高的数据集。

```
data Height1;
    set sas.Height;
    keep Name Height;
run;
data Height1;
    set sas.Height;
    drop Gender Age;
run;
```

4. 常规变量操作

表 4-5 总结了这些其他常用变量操作语句的用途和基本语法,读者可参照帮

助文档详细了解。

表 4-5　SAS 中的常规变量操作语句

语句名称	用途		基本用法	示例
X=a	赋值		等号左边为变量名,右边为赋值内容,可以是数值/字符/表达式	Age1=Age+1;
Put		数值型→字符型	**put**(*expression, format*)	Age1=put(Age,\$8.);
Input	类型转换	字符型→数值型	**input**(*source, <?|??> informat.*)	Age=input(Age,best8.);
Rename	重命名		**rename** *old-name=new-name* [... *old-name=new-name*];	Rename Age=Age1 Name=Name1
Length	定义长度(只能定义新变量)		**length** *variable-specification(s)*< DEFAULT=n>;	Length Name1 \$4.;
Label	定义标签		**label** *variable-1=label-1*;	Label Age=" 年龄";
Format	定义格式		**format** *variable-1* <...*variable-n*> < *format*><default=*default-format*>;	Format Age 8.2; Format _all_; *移除所有格式
Sum	累加		**sum**(*argument-1*<,*argument-2, ...*>)	Height=sum(Height1, Height2);

5. 字符串基本操作

下面的程序对图 4-8 中展示的数据集进行字符串的基本操作,来介绍一些常用的函数。

	ID	Gender	Age	Weight	Height	Date
1	1	男	33	65	170	2021-09- 09
2	2	女	41	55	155	2021-09- 10
3	3	女	24	52	152	2021-09- 11
4	4	女	15	47	153	2021-09- 12
5	5	男	66	72	168	2021-09- 13
6	6	男	70	76	179	2021-09- 14
7	7	女	48	62	166	2021-09- 15
8	8	男	32	66	172	2021-09- 16
9	9	男	35	61	165	2021-09- 17
10	10	女	49	48	151	2021-09- 18
11	11	女	22	54	160	2021-09- 19
12	12	男	19	70	173	2021-09- 20
13	13	女	20	58	167	2021-09- 21
14	14	女	55	62	163	2021-09- 22
15	15	男	57	71	177	2021-09- 23

图 4-8　身高体重数据集概览

```
data sas.Test1; set sas.Test;
    Date1 = compress(Date); *去除空格;
    Date2 = compress(Date1, "-"); *去除"-"字符;
    Date3 = tranwrd(Date1, "-", "/"); *将"-"字符替换为"/";
```

num = find(Date, "-"); *返回"-"字符在 Date 字符串中的第一个位置;

GD = Gender||Date1; *||用于连接字符串;

GD1 = catx(Gender, Date1); *连接字符串;

day = substr(Date2, 7, 2); *返回 Date2 中第 7 个位置开始的 2 个字符;

run;

最终得到的数据集如图 4-9 所示。

	Gender	Age	Weight	Height	Date	Date1	Date2	Date3	num	GD	GD1	day
1	男	33	65	170	2021-09-09	2021-09-09	20210909	2021/09/09	5	男 2021-09-09	2021-09-09	09
2	女	41	55	155	2021-09-10	2021-09-10	20210910	2021/09/10	5	女 2021-09-10	2021-09-10	10
3	女	24	52	152	2021-09-11	2021-09-11	20210911	2021/09/11	5	女 2021-09-11	2021-09-11	11
4	女	15	47	153	2021-09-12	2021-09-12	20210912	2021/09/12	5	女 2021-09-12	2021-09-12	12
5	男	66	72	168	2021-09-13	2021-09-13	20210913	2021/09/13	5	男 2021-09-13	2021-09-13	13
6	男	70	76	179	2021-09-14	2021-09-14	20210914	2021/09/14	5	男 2021-09-14	2021-09-14	14
7	男	48	62	166	2021-09-15	2021-09-15	20210915	2021/09/15	5	男 2021-09-15	2021-09-15	15
8	男	32	66	172	2021-09-16	2021-09-16	20210916	2021/09/16	5	男 2021-09-16	2021-09-16	16
9	男	35	61	165	2021-09-17	2021-09-17	20210917	2021/09/17	5	男 2021-09-17	2021-09-17	17
10	女	49	48	151	2021-09-18	2021-09-18	20210918	2021/09/18	5	女 2021-09-18	2021-09-18	18
11	女	22	54	160	2021-09-19	2021-09-19	20210919	2021/09/19	5	女 2021-09-19	2021-09-19	19
12	男	19	70	173	2021-09-20	2021-09-20	20210920	2021/09/20	5	男 2021-09-20	2021-09-20	20
13	男	20	58	167	2021-09-21	2021-09-21	20210921	2021/09/21	5	男 2021-09-21	2021-09-21	21
14	女	55	62	163	2021-09-22	2021-09-22	20210922	2021/09/22	5	女 2021-09-22	2021-09-22	22
15	男	57	71	177	2021-09-23	2021-09-23	20210923	2021/09/23	5	男 2021-09-23	2021-09-23	23

图 4-9　字符串处理后的身高体重数据集概览

表 4-6 列举了其他字符串处理函数，以供读者在学习过程中加以运用。

表 4-6　SAS 中的常用字符串处理函数

语句名称	用途	基本用法
Scan	查找并返回第 n 个字符串	**scan**(*string, count* <, *character-list* <, *modifier*>>)
Left	将字符串开头的空格移到右侧	**left**(*argument*)
Right	将字符串末尾的空格移到左侧	**right**(*argument*)
Trim	去除字符串内的空格	**trim**([BOTH | LEADING | TRAILING] [*trim-character*] FROM *column*)
Index	查找并返回子串第一次出现的位置，如果未出现，则返回 0	**index**(*source, excerpt*)
Upcase	字符转换为大写	**upcase**(*expression*)
Lowcase	字符转换为小写	**lowcase**(*expression*)
Propcase	字符均为小写，唯有首字母大写	**propcass**(*argument* <, *delimiters*>)
Compbl	两个及以上的空格压缩为一个	**compbl**(*character-expression*)

6. 循环语句

SAS 中的循环语句由 do 和 end 分别作为开头和结尾，基本用法如下：

data a;

　do i = 1 to 10 by 2;

　x = 2*i;

　output;

　end;

run;

该循环语句的作用是计算不超过 20 的 2 的奇数倍的值，此外也可以用 do while

语句和 do until 语句作为条件来进行循环:

data a; *do while 语句属于先判断条件后执行循环,执行次数可能为 0 次;

　i = 1;

　do while (i<= 10);

　x = 2*i;

　output;

　i = i+2;

　end;

run;

data a; *do until 语句属于先执行循环后判断条件,执行次数至少 1 次;

　i = 1;

　do until (i>10);

　x = 2*i;

　output;

　i = i+2;

　end;

run;

4.2.4　proc 步常用操作

1. 数据导入与导出

1) 数据导入

proc 步中的 proc import 步则可直接导入 excel 文件和 spss 文件等,可通过如下语句实现:

proc import datafile = "E:\SAS\SAS 学习\Age.xlsx"

　　　　　out = sas.Age

　　　　　dbms = xlsx

　　　　　replace; * datafile=指定所要导入的文件, out=表示数据集名称,

　　　　　dbms 指定文件类型;

sheet = "sheetname"; *仅有一个 sheet 时可忽略;

getnames = YES; *将原始文件中的首行定义为变量名称;

run;

如果要导入其余格式的文件,则需要对选项作相应的修改。

2）数据导出

proc export 过程可将 SAS 数据集导出为其他格式，语法和 proc import 基本相同，以下程序可以将我们刚才导入 SAS 的 Age 数据集导出为 txt 文件：

```
proc export data = sas.Age
              outfile = "E:\SAS\SAS 学习\Age.txt"
              dbms = TAB
              replace; *添加 delimiter='&'选项可指定分隔符;
          putnames = YES;
run;
```

2. 数据集排序

proc sort 过程步可实现数据集排序，如下所示的程序即为将 Basic 数据集按照 ID 作升序排列，如果要改为降序排列，则在 by 后加 descending 选项即可：

```
proc sort data=sas.Basic out=sas.Basic1;
  by (descending) ID;
run;
```

3. 数据探索

proc means 和 proc univariate 过程用于对定量资料进行基本统计描述，示例程序如下：

```
proc means data = sas.explore;
  var Age; *var 语句指定计算统计量的变量;
  class Gender; * class 语句指定分组;
run;
proc univariate data = sas.explore normal plot;
  var Age;
  class Gender;
run;
```

proc univariate 相较 proc means 用途更为广泛，可添加 normal 和 plot 选项进行正态性检验和绘制正态概率图，或添加 histogram 语句绘制直方图。

对于定性资料，主要采用 proc freq 过程步进行分析来查看各个组别的频数，示例程序如下：

```
proc freq data = sas.explore;
  tables Age_Gender; *指定进行分析的变量;
```

run;

proc freq data = sas.explore;

　　tables Age_*Gender / chisq norow nopercent; *进行卡方检验，norow 和 nopercent 分别表示不输出行百分比和总体百分比;

run;

4. 统计分析与建模

对数据进行统计分析或模型建立主要通过 proc 步完成，表 4-7 对其进行了整理汇总。

表 4-7　SAS 中的常用统计分析与建模的 proc 步

Proc 步名称	用途	常用语句和选项示例
Proc ttest	t 检验	Var 语句指定变量；class 语句指定组别
Proc Anova	单因素方差分析	Class 指定分组；model 指定组别变量和分析变量；
Proc GLM	多因素方差分析	Class 指定分组；model 指定组别变量和分析变量；
Proc corr	相关分析	Pearson/Spearman 选项计算相应相关系数； var 指定分析变量；plots 绘制散点图矩阵
Proc reg	回归分析	Var 指定自变量； model 指定自变量、因变量和变量筛选方式； print cli/clm 输出个体预测区间和置信区间； plot 绘制散点图
Proc logistic	Logistic 回归分析	Model 指定自变量、因变量、变量筛选方式等； output 语句输出预测 p 值和相应的置信区间等；
Proc princomp	主成分分析	Out 选项输出原始数据和主成分得分； n=选项设置主成分个数；outstat 选项输出统计量； var 语句指定分析变量；
Proc cluster	聚类分析	Outtree 选项产生数据集储存聚类过程； method 选项指定聚类方法；rsq 选项输出 R^2 统计量； id 语句指定观测变量；var 语句指定变量；
Proc phreq	Cox 回归	Strata 语句指定分层变量；model 语句指定生存时间变量、结局变量和回归自变量；

4.2.5　SAS 绘图语句

本节中将介绍以 proc sgplot 过程步为主体的绘图语句，基本可以覆盖常用的统计图。

1. 直方图

proc sgplot data = sas.explore;

　　title "年龄分布情况"; *为统计图添加标题;

　　histogram age / datalabel=count fillattrs=(color=blue); *datalabel 指定数据标签, fillattrs 指定颜色;

```
density age; *绘制正态密度分布图;
xaxis valueattrs=(size=12) label="年龄" labelattrs=(size=12);
*valueattrs 指定 x 轴刻度的字体大小, label 指定标签,labelattrs 指定标签的字
体大小;
run;
```

2. 线图

```
proc sgplot data = sas.incidence;
  vline year / response = p1 legendlabel="肺癌发病率" lineattrs=(color=red thickness
  =3 pattern=1);
  vline year / response = p2 legendlabel="肝癌发病率" lineattrs=(color=blue thickness
  =3 pattern=2);
  * response 选项指定 y 轴变量, legendlabel 表示图例标签, lineattrs 设置折
  线的外观;
  * vline 指定 x 轴变量;
  xaxis label="年份";
  yaxis label="肝癌发病率"; *因绘制了两个变量的折线, 需要两个设置 y 轴
  的语句;
  y2axis label="肝癌发病率";
  keylegend / location=inside position=bottom; *设置图例的位置(图内底部);
run;
```

3. 散点图

```
proc sgplot data = sas.test1;
  scatter x=height y=weight;
  reg x=height y=weight; *拟合 x 和 y 变量之间的线性直线;
  xaxis label="身高" grid;
  yaxis label="体重" grid; *grid 表示添加网格;
run;
```

4. 直条图

```
proc sgplot data = sas.incidence;
  vbar year / response=p1 legendlabel="肺癌发病率";
  xaxis label="年份";
  yaxis label="肺癌发病率" values=(0.00 to 0.10 by 0.02); *values 选项用于指
```

定 y 轴的刻度;

run;

4.3　应用实例

根据环境因素暴露持续时间长短，可将环境流行病学的研究设计分为短期效应研究和长期效应研究。本节中，我们将通过两个环境流行病学的例子，一个为短期效应研究，另一个为长期效应研究，直观地呈现数据分析的一般步骤，每个实例分别展示用 R 和 SAS 进行数据分析的程序代码。两个实例中所用数据为模拟数据，并非真实研究数据。

4.3.1　大气 $PM_{2.5}$ 对新生儿早产短期效应的病例交叉研究

据报道，当孕妇急性暴露于空气污染物时(如污染当天和滞后数天的暴露)，吸入体内的污染物会使细胞因子触发氧化应激，引起宫内炎症，进而诱发早产。本实例参考李珊珊教授等于 2016 年在 *Environmental Health Perspectives* 杂志上发表的题为"Acute Impact of Hourly Ambient Air Pollution on Preterm Birth"的研究设计和统计方法，基于模拟数据集，运用病例交叉设计探讨大气 $PM_{2.5}$ 暴露对早产的短期效应。模拟数据中共纳入了某地 2009～2011 年出生的 2500 例早产新生儿，并收集研究地区三年研究期间每小时 $PM_{2.5}$ 污染浓度作为暴露浓度。根据每名早产儿出生的日期和时间，确定出生时暴露于大气 $PM_{2.5}$ 的小时浓度，并收集其他相关信息包括新生儿性别和母亲吸烟状况等。本例以发生早产为急性健康效应终点，采用时间分层的病例交叉设计，其基本原理是通过比较某患者早产发生前一段时间内(病例期)$PM_{2.5}$ 的暴露情况与该患者同一月所有相同的星期几和小时(对照期)的 $PM_{2.5}$ 暴露情况，评估大气颗粒物对早产的影响，该匹配方法可有效控制时间趋势和星期几效应。如果暴露因子与事件有关，那病例期暴露频率应该高于对照期暴露频率。此研究设计中，一个病例期可以匹配 3～4 个对照期，并可利用条件 logistic 回归检验 $PM_{2.5}$ 和早产之间的线性关系或非线性关联。

1. 分析步骤

由于本研究为时间分层的病例交叉研究，本质为基于时间单位的匹配病例对照研究，运用条件 logistic 回归的方法分析 $PM_{2.5}$ 暴露与结局之间的关系。首先，针对每一例早产患者，我们将早产那天的日期作为病例期，并为其产生 3～4 个对照期，对照期需满足与病例期在同一个小时、同一个星期几、同一个月份及同一年，每一个病例期和符合条件的对照期对应的数据组成一个 strata，最后每位患者有4~5条记录，从而形成患者自身不同时期的病例和对照。针对匹配的病例对照研究，需要运用条件 logistic 回归分析数据，在 R 语言中有多种实现方式，其中 survival 包中的 coxph() 函数是其中一种。本例子使用该函数构建条件 logistic 回归，并进一步检验暴露与结局之间的线性和非线性关系。

2. R 语言代码及结果解释

首先载入数据，并生成新的时间变量 ymdowhour，便于匹配病例和对照

```
load (file = " ~ /data.preterm.Rdata")
data.preterm$ymdowhour<-format (as.POSIXct (data.preterm$DateTime, format
= "%Y-%m-%d-%H"), "%Y-%m-%w-%H")
```

data.PB<- subset (data.preterm, data.preterm$PB %in% 1) #将数据库中早产的数据提取出

data.con<- subset (data.preterm, data.preterm$PB %in% 0) #将数据库中非早产的数据提取出

构建循环，为每一个病例随机匹配符合条件的对照时间单位，即病例和对照时间单位在同一个小时，同一个星期几以及同一个月份。

```
for (i in 1 : nrow (data.PB)) {
```

ymdowh_cc<-data.PB$ymdowhour [i] #选取其中一个病例并记录其时、星期及月份信息

date_case<- data.PB$date [i] #记录该病例早产的日期

#从非早产数据中选取病例在同一个小时，同一个星期几以及同一个月份的对照期

data_c1<- subset (data.con, data.con$ymdowhour %in% ymdowh_cc)

data_cc<- rbind (data.PB [i,], data_c1) #将对照和该病例按行合并

#在 data_cc 中构建 case 变量表示是否为病例，并作为条件 logistic 模型中的参数

data_cc$case<- as.numeric (data_cc$date %in% date_case)

#在 data_cc 中构建 time 变量表示是否为对照，并作为条件 logistic 模型中的参数

data_cc$time<- as.numeric (!data_cc$date %in% date_case)

data_cc$strata<- i #在 data_cc 中构建 strata 变量表示该病例和对照为同一组

if (i == 1) {final.data = data_cc} else {final.data = rbind (final.data, data_cc)}

```
}
```

通过 table1 包分别对定量和定性变量进行基本统计描述

library (table1)

table1 (~　sex + smoking + PM + PB, data = data.preterm)
####结果如图 4-10 所示。

	总数 (*N*=10237)
变量(性别)	
女性	5016 (49.0%)
男性	5221 (51.0%)
变量(吸烟与否)	
不吸烟	5067 (49.5%)
吸烟	5170 (50.5%)
PM	
均值(SD)	20.0 (4.97)
中位数 [Min, Max]	20.0 [2.19, 40.7]
变量(PB)	
0	7737 (75.6%)
1	2500 (24.4%)

图 4-10　该病例交叉研究中研究对象统计学特征(R 结果)

####利用 ggplot2 包绘制 PM$_{2.5}$ 的频率分布直方图(图 4-11)。

```
library (ggplot2)
ggplot (final.data, aes (PM)) +
geom_histogram (aes (y = stat (count) / sum (count)), binwidth = 1, fill = "grey",
color = "black", alpha = 0.5) +
    labs (x = "PM2.5", y = "频率") +
    theme_bw () + scale_y_continuous (labels = scales::percent)
```

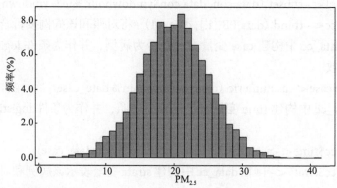

图 4-11　新生儿出生时暴露于大气 PM$_{2.5}$ 的小时暴露浓度(μg/m³)分布(R 结果)

```
library (survival)
library (dlnm)
```

###首先检验 PM$_{2.5}$ 与早产之间的线性关系，即利用 survival 包中的 coxph ()
函数拟合条件 logistic 回归，代码如下：

###此代码为 R 语言中拟合条件 logistic 回归的方法之一，也有其他方法

model1 <- coxph (Surv (time, case) ~ PM + strata (strata),
method = c ("breslow"), data = final.data)
summary (model1)

结果如图 4-12。

```
            exp(coef) exp(-coef) lower .95 upper .95
PM            1.013      0.9875     1.0035     1.022
```

图 4-12　新生儿出生时 PM$_{2.5}$ 小时浓度与早产的线性关联（R 结果）

结果显示随出生时暴露于大气 PM$_{2.5}$ 的浓度每增加一个单位，早产风险（OR
值）是原来的 1.013 倍，置信区间（95%CI）为 1.0035~1.022。

###利用 DLNM 包中 onebasis () 函数对 PM$_{2.5}$ 变量进行自然立方样条函数拟合，
设置自由度为 4

cb.PM <- onebasis (final.data$PM, fun = "ns", df=4)
model2 <- coxph (Surv (time, case) ~ cb.PM + strata (strata),
method = c ("breslow"), data = final.data)

利用 DLNM 包中 crosspred () 函数根据以上拟合模型和 PM$_{2.5}$ 的取值对
模型运行结果进行预测，并绘制暴露反应关系图（图 4-13），结果如下：

pred.PM <- crosspred (cb.PM, model2, cen = 11) #cen = 11 表示将图中最低
#点对应的 PM$_{2.5}$ 的浓度值设置为参考值

plot (pred.PM, xlab = "PM2.5", ylab = "OR of PB")

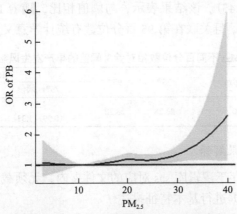

图 4-13　新生儿出生时 PM$_{2.5}$ 小时暴露浓度与早产的暴露反应关系（R 结果）

图 4-13 结果中可见，PM$_{2.5}$ 暴露与早产结局之间存在非线性暴露反应关系。该代码中绘制暴露反应关系时取参照点为 11，即在 crosspred 函数中设置 cen=11。运行过程中可先不设置此参数即选择默认值，绘图后再根据最低点设置参照点，再重新绘图。

####以 crosspred() 拟合模型，相比 PM$_{2.5}$ 阈值浓度 11 μg/m³，计算当 PM$_{2.5}$ 处于第 75 百分位数和第 95 百分位数时与早产的关联效应值 OR 及其置信区间，并适当整理结果，结果如下：

pred.cen< - crosspred(cb.PM, model2, at=quantile(final.data$PM, c (0.75,0.95)),
cen = 11)
res< - data.frame(cbind(pred.cen$matRRfit, pred.cen$matRRlow,
pred.cen$matRRhigh))
row1< - c("75th vs threshold","95th vs threshold")
concentrations< - c(paste0("75th=", quantile (final.data$PM,0.75)),
paste0("95th = ", quantile (final.data$PM,0.95)))
res< - cbind(row1, concentrations, res)
names(res)< - c("PM", "Concentrations", "OR", "lower", "upper")
res

结果如图 4-14。

```
                            PM       Concentrations        OR      lower    upper
23.2770160648888 75th vs threshold 75th=23.2770160648888 1.142904 0.9851331 1.325942
28.1960080362075 95th vs threshold 95th=28.1960080362075 1.235970 1.0500420 1.454819
```

图 4-14　PM$_{2.5}$ 不同百分位数相比阈值与早产的关联（R 结果）

该结果中可见，以 11 ppb 为阈值做参考标准，PM$_{2.5}$ 暴露浓度处于第 75 百分位和第 95 百分位与早产关联的效应值 OR 和置信区间 95%CI 分别为 1.14（0.99，1.33）和 1.24（1.05，1.45）。该结果表示，与阈值相比，随着 PM$_{2.5}$ 暴露浓度增加，发生早产的风险增加，且关联在第 95 百分位数有统计学意义。整理结果如表 4-8。

表 4-8　PM$_{2.5}$ 不同百分位数相对参考阈值的早产发生风险（R 结果）

污染物	阈值(μg/m³)	75th	95th	OR (95% CI)	
				75th vs.阈值	95th vs.阈值
PM$_{2.5}$	11.00	23.28	28.20	1.14 (0.99 ~ 1.33)	1.24 (1.05 ~ 1.45)

3. SAS 程序与结果解释

/*SAS 数据集保存于逻辑库 sas 对应的文件夹内，无须载入*/
/*第一步，对数据进行基本特征描述*/
proc freq data = sas.data_preterm; *早产和非早产的比例;

```
    tables PB / nocum; *nocum 表示不显示累计百分比;
run;
proc means data = sas.data_preterm mean median min max std;
*输出 5 个指标进行统计描述;
    var PM;
run;
proc freq data = sas.data_preterm; *人口学特征分布;
    tables sex smoking / nocum;
run;
```
运行后的输出结果如表 4-9 至表 4-12。

表 4-9　早产个体的比例

PB	频数	百分比
0	7737	75.6
1	2500	24.4

表 4-10　PM₂.₅ 的描述性统计量

均值	中位数	最小值	最大值	标准差
20.0	20.0	2.19	40.7	4.97

表 4-11　早产个体中不同性别婴儿的比例

性别	频数	百分比
女性	5016	49.0
男性	5221	51.0

表 4-12　早产个体中不同吸烟状态的比例

吸烟状态	频数	百分比
不吸烟	5067	49.5
吸烟	5170	50.5

最终汇总的结果见表 4-13。

表 4-13　早产病例的母婴人口学特征描述（SAS 结果）

变量	总数（N=10237）
婴儿性别	
女性	5016（49.0）
男性	5221（51.0）
母亲吸烟状况	
不吸烟	5067（49.5）
吸烟	5170（50.5）
PM	
Mean（SD）	20.0（4.97）
Median [Min,Max]	20.0 [2.19, 40.7]

续表

变量	总数（N=10237）
PB	
0	7737（75.6%）
1	2500（24.4%）

/*第二步，绘制 PM$_{2.5}$ 分布的频率直方图*/

proc univariate data = sas.data_preterm noprint; *noprint 表示此处不需要输出描述性统计量;

　　histogram PM / midpoints=0 to 42 by 1

　　cbarline=black cfill=white

　　vaxis=0 to 10 by 2 vscale=percent

　　vaxislabel='频率'; *midpoints 设置组距中值,cbarline 和 cfill 设置直条边框色和填充色,vscale 设置展示频率;

run;

生成如图 4-15 所示频率分布直方图。

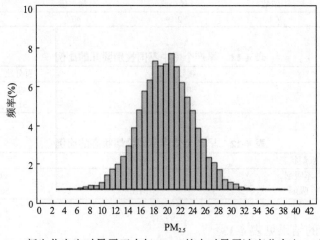

图 4-15　新生儿出生时暴露于大气 PM$_{2.5}$ 的小时暴露浓度分布（SAS 结果）

/*第三步，拟合条件 Logistic 回归检验线性关系*/

proc phreg data = sas.data_preterm;

　　model time*case（0）= PM / ties = discrete risklimits;

　　strata strata;

run;

SAS 中运行生成的表格很多，主要结果在最后一张，如图 4-16 所示。

最大似然估计分析								
参数	自由度	参数估计	标准误差	卡方	$Pr>$卡方	危险率	95% 危险率置信限	
PM	1	0.01255	0.00467	7.2369	0.0071	1.013	1.003	1.022

图 4-16　新生儿出生时 $PM_{2.5}$ 小时浓度与早产的线性关联（SAS 结果）

结果显示同 R 语言部分，即出生时暴露与大气 $PM_{2.5}$ 的浓度每增加 1 个单位，早产风险的 OR 值是原来的 1.013 倍，95% CI 为 1.003 ~ 1.022。

```
/*第四步，对 PM2.5 变量进行自然立方样条函数拟合*/
/*由于 SAS 中程序较为复杂，此处载入编写完毕的宏进行分析*/
/*宏来源文献：Desquilbet L. Dose-response analyses using restricted cubic spline
functions in public health research. Stat Med. 2010.*/
%include "E:\SYSU\教材编写\环境流行病教材-SAS\Code & data_final\RCS_reg\
RCS_Reg.sas"; *载入 SAS 宏;
data final_preterm;
    set sas.data_preterm;
run;
proc means data = final_preterm P75 P95;
    var PM;
run;
%RCS_Reg(infile=final_preterm,
Main_spline_var=PM,
knots_msv=5 25 50 75 95,
typ_reg=cox,surv_time_var=time,dep_var=case,
ref_val=11,
specif_val=23.2770161 28.2021061,
Y_ref_line=1,exp_beta=1,histogram=1,
min_xaxis=0,max_xaxis=39,
print_or_hr=1);
/*%开头+宏名称调用宏程序，括号内输入宏变量，
infile：分析的 SAS 数据集
Main_spline_var：需要刻画的自变量
knots_msv：设置节点水平
typ_reg：对应的模型
surv_time_var：指示病例=0、对照=1 的变量
dep_var：指示病例=1、对照=0 的变量
ref_val：设置参考水平
```

specif_val：设置估计 OR 和 95%CI 的水平

Y_ref_line：是否加入水平参考线（一般加入，y=1）

exp_beta：以 OR 或 ln(OR) 为纵坐标（1 表示以 OR 作为纵坐标）

historgram：是否加入直方图

min_xaxis：x 轴刻度最小值

max_xaxis：x 轴刻度最大值

print_or_hr=1：输出 OR 及其 95%置信区间*/

PM$_{2.5}$ 暴露与早产之间的非线性暴露反应关系如图 4-17 所示，参照点同样设置为 11。

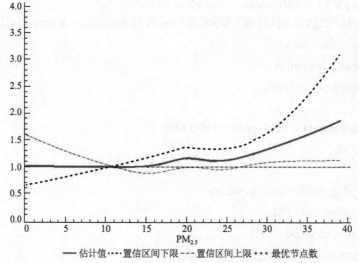

图 4-17　新生儿出生时 PM$_{2.5}$小时暴露浓度与早产的暴露反应关系（SAS 结果）

此外，结果还包括相比 PM$_{2.5}$ 阈值浓度 11 μg/m³，当 PM$_{2.5}$ 处于第 75 百分位数和第 95 百分位数时与早产的关联效应值 OR 及其置信区间，如图 4-18 所示（需注意此处的 HRs 实际意义应为 ORs）：

PM$_{2.5}$不同百分位数（75%和95%）相对参考阈值的早产发生风险

PM	HRs	Lower_CL	Upper_CL
23.2770	1.11215	0.94919	1.30308
28.2021	1.24269	1.04549	1.47709

图 4-18　PM$_{2.5}$不同百分位数相比阈值与早产的关联（SAS 结果）

将最终结果整理为表 4-14 形式。

表 4-14 PM$_{2.5}$不同百分位数相对参考阈值的早产发生风险（SAS 结果）

污染物	阈值（μg/m³）	75th	95th	OR（95% CI）	
				75thvs.阈值	95thvs.阈值
PM$_{2.5}$	11	23.28	28.20	1.11（0.95 ~ 1.30）	1.24（1.05 ~ 1.48）

PM$_{2.5}$暴露浓度处于第 75 百分位和第 95 百分位与早产关联的效应值 OR 和置信区间 95%CI 分别为 1.11（0.95，1.30）和 1.24（1.05，1.48）。该结果表示，与阈值相比，随着 PM$_{2.5}$暴露浓度增加，发生早产的风险增加，且关联在第 95 百分位数有统计学意义。

4.3.2 大气 PM$_{2.5}$对肺癌发病的长期效益研究

本实例参考 Gerard Hoek 等于 2013 年在 *The Lancet Oncology* 杂志上发表的题为 "Air pollution and lung cancer incidence in 17 European cohorts: prospective analyses from the European Study of Cohorts for Air Pollution Effects（ESCAPE）" 的研究设计和统计方法，基于模拟数据集，运用队列研究设计，探讨大气 PM$_{2.5}$暴露对肺癌发病的长期效应。模拟数据集中共纳入了 113880 位队列成员，随访过程中累计确诊 200 例肺癌患者，占研究人群的 0.18%。收集了研究期间研究对象随访期间暴露于大气 PM$_{2.5}$的平均浓度以及研究对象年龄、性别和吸烟状况等。采用 Cox 比例风险模型评估 PM$_{2.5}$长期暴露与肺癌的关联，关联强度以风险比（hazard ratio，HR）表示。

1. 分析步骤

与 4.3.1 小节相同，首先对队列的基本特征进行描述，分为对定量和定性变量分别进行描述。由于分析的结局变量除去是否发生癌症以外，还有发生癌症的时间，因此属于生存资料，研究自变量对结局变量的影响，拟建立 Cox 比例风险模型，并加入不同的协变量进行模型调整，这里我们假定数据满足 PH 假设。以下分析中所用数据为模拟数据，并非真实研究数据。

2. R 语言代码及结果解释

```
#### 载入数据，并生成每个研究对象的随访时间
load（file = " ~ /data.cancer.Rdata"）
data.cancer$date_fol<- as.Date（"2021-06-30", format="%Y-%m-%d"）#随访日期
data.cancer$date_base <- as.Date（data.cancer$DateTime,format="%Y-%m-%d"） #
基线日期
data.cancer$time_fol<- （data.cancer$date_fol-data.cancer$date_base）/365.25#
随访时间
```

####利用 table1 包中的 table1（）函数定量和定性变量进行基本统计描述

library（table1）

table1（ ~ age + sex + smoking + PM + as.factor（out），data = data.cancer）

描述性统计结果如图 4-19 所示，可以看到该队列的平均年龄（age）为 55.0 岁，
PM$_{2.5}$ 的平均浓度为 49.9 ppb，肺癌患者（as.factor（out）=1）的比例 0.2%。

变量	总数 （N=113880）
年龄	
均值(SD)	55.0 (10.0)
中位数 [Min, Max]	55.0 [8.00, 101]
性别	
女性	56796 (49.9%)
男性	57084 (50.1%)
吸烟状态	
不吸烟	56955 (50.0%)
吸烟	56925 (50.0%)
PM	
均值(SD)	49.9 (20.0)
中位数 [Min, Max]	49.9 [−29.0, 138]
as.factor(out)	
0	113680 (99.8%)
1	200 (0.2%)

图 4-19　R 语言基本特征分析结果

####利用 survival 包中的 coxph（）函数拟合 Cox 比例风险模型

library（survival）

#模型 0 中自变量只添加 PM$_{2.5}$ 浓度

model0<- coxph（Surv（time_fol, out）~ PM, method= c（"breslow"），data =
data.cancer）

summary（model0）

模型 0 的结运行结果如图 4-20 所示。

```
     exp(coef) exp(-coef) lower .95 upper .95
PM     1.002     0.9985     0.9946     1.008
```

图 4-20　模型 0 运行结果（R 结果）

#模型1自变量在模型0的基础上添加年龄和性别变量

model1<-coxph（Surv（time_fol, out）~ PM + age + sex, method = c（"breslow"），

data = data.cancer）

summary（model1）

模型1的结运行结果如图4-21所示。

```
        exp(coef) exp(-coef) lower .95 upper .95
PM        1.0015     0.9985    0.9946     1.008
age       1.0009     0.9991    0.9872     1.015
sexmale   0.9425     1.0610    0.7142     1.244
```

图 4-21　模型1运行结果（R 结果）

#对吸烟变量重编码

data.cancer$smoking[which（data.cancer$smoking == "nosmoke"）]<- 0

data.cancer$smoking[which（data.cancer$smoking == "smoke"）]<- 1

#模型2自变量在模型1的基础上添加吸烟变量

model2<-coxph（Surv（time_fol, out）~ PM + age + sex + smoking,

method = c（"breslow"），data = data.cancer）

summary（model2）

模型2的结运行结果如图4-22所示。

```
             coef exp(coef)   se(coef)      z Pr(>|z|)
PM       0.0015067 1.0015078 0.0035454  0.425    0.671
age      0.0009852 1.0009857 0.0070650  0.139    0.889
sexmale -0.0591526 0.9425629 0.1414975 -0.418    0.676
smoking1 0.1368332 1.1466369 0.1417752  0.965    0.334
```

图 4-22　模型2运行结果（R 结果）

将以上三个模型的结果整合得到表 4-15，如表所示，$PM_{2.5}$ 对肺癌的风险比（HR）约为 1.002，三个模型没有明显差异。

表 4-15　R 语言 Cox 回归结果（R 结果）

污染物	HR (95% CI)		
	模型0	模型1	模型2
$PM_{2.5}$	1.002（0.995 ~ 1.008）	1.002（0.995 ~ 1.008）	1.002（0.999 ~ 1.008）

3. SAS 程序与结果解释

/*第一步，基本特征描述*/

proc freq data = sas.data_cancer;

```
tables out sex smoking / nocum;
```
run;
```
proc means data = sas.data_cancer mean median min max std MAXDEC=1;
    var PM Age;
```
run;

通过对 SAS 输出结果的汇总，可形成表 4-16。可以看到该队列的平均年龄为 55.0 岁，$PM_{2.5}$ 的平均浓度为 49.9 ppb，肺癌患者的比例为 0.2%。

表 4-16　队列的基本特征描述（SAS 结果）

变量	总数（N=113880）
年龄	
均值（SD）	55.0（10.0）
中位数[Min, Max]	55.0[8.0, 101.0]
$PM_{2.5}$	
均值（SD）	49.9（20.0）
中位数[Min, Max]	49.9[-29.0, 137.7]
肺癌	
0	113680（99.8%）
1	200（0.2%）
性别	
女性	56796（49.9%）
男性	57084（50.1%）
吸烟状态	
不吸烟	56955（50.0%）
吸烟	56925（50.0%）

/*第二步，建立 Cox 比例风险模型*/
```
data sas.data_cancer; *对分类变量进行编码;
    set sas.data_cancer;
    if smoking = 'nosmoke' then smoking_ = 0;
        else smoking_ = 1;
    if sex = 'female' then sex_ = 0;
        else sex_ = 1;
```
run;
/*模型 0 中自变量只添加 $PM_{2.5}$ 浓度*/
```
proc phreg data = sas.data_cancer; *Cox 比例风险模型;
    model time_fol*out(0) = PM / risklimits; *model 语句等号左边为生存时间*
    生存结局，等号右边为自变量;
```
run;
/*模型 1 在模型 0 基础上添加年龄和性别变量作为自变量*/

```
proc phreg data = sas.data_cancer;
    model time_fol*out(0) = PM age sex_ / risklimits; *加入调整变量;
run;
/*模型 2 在模型 1 基础上添加吸烟变量作为自变量*/
proc phreg data = sas.data_cancer;
    model time_fol*out(0) = PM age sex_ smoking_ / risklimits;
run;
```

模型 0、模型 1 和模型 2 的运行结果如图 4-23 所示。

模型0:

最大似然估计分析								
参数	自由度	参数估计	标准误差	卡方	$Pr>$卡方	危险率	95% 危险率置信限	
PM	1	0.00151	0.00354	0.1819	0.6697	1.002	0.995	1.008

模型1:

最大似然估计分析								
参数	自由度	参数估计	标准误差	卡方	$Pr>$卡方	危险率	95% 危险率置信限	
PM	1	0.00150	0.00354	0.1785	0.6727	1.001	0.995	1.008
age	1	0.0009492	0.00706	0.0181	0.8931	1.001	0.987	1.015
sex_	1	−0.05922	0.14150	0.1752	0.6756	0.942	0.714	1.244

模型2:

最大似然估计分析								
参数	自由度	参数估计	标准误差	卡方	$Pr>$卡方	危险率	95% 危险率置信限	
PM	1	0.00151	0.00355	0.1803	0.6711	1.002	0.995	1.008
age	1	0.0009864	0.00707	0.0195	0.8890	1.001	0.987	1.015
sex_	1	−0.05914	0.14150	0.1747	0.6760	0.943	0.714	1.244
smoking_	1	0.13660	0.14177	0.9283	0.3353	1.146	0.868	1.514

图 4-23　模型 0、模型 1 和模型 2 的运行结果（SAS 结果）

对 3 个模型的结果进行汇总比较，结果见表 4-17。在模型 0、模型 1 和模型 2 中，$PM_{2.5}$ 对肺癌发生的风险比（hazard ratio，HR）水平相近，可见加入调整因素后 $PM_{2.5}$ 的效应值并未发生改变，三个模型无明显差异。

表 4-17　$PM_{2.5}$ 对肺癌发生的风险（SAS 结果）

污染物	事件数量	HR（95%CI）		
		模型 0	模型 1	模型 2
$PM_{2.5}$	200	1.002(0.995~1.008)	1.001(0.995~1.008)	1.002(0.995~1.008)

4.4　其他统计软件介绍

除了上面介绍的 R 和 SAS，本节将简单介绍其他数据统计分析常用的软件、库和大数据处理平台等。具体包括 Anaconda Python 及其中数据分析、机器学习等常用的库（Numpy、Pandas、Matplotlib 和 Scikit-Learn 等），深度学习库（Tensorflow 和 Keras 等），数据库管理系统中常用的 SQL，大数据处理平台（Hadoop 和 Spark 等）和支持多人远程协作的数据分析工具 RStudio Server。

4.4.1　Anaconda Python 及数据科学相关的库

近年来，Python 社区加快了对数据分析、科学计算库的开发和发展，使 Python 成为数据分析和数据科学领域标准语言和平台之一。Python 官网（https://www.python.org/）提供支持各种操作系统的 Python 版本，但其并未包含众多数据分析、科学计算常用的库，需要用户自行配置安装，对初学者并不友好。Anaconda Python（https:// www. anaconda.com/）是开源的 Python 发行版之一，它集合了数据挖掘、机器学习和科学计算等常用的库，包括 Numpy、Pandas、Matplotlib 和 Scikit-Learn 等，用户无须逐个安装和配置环境即可进行数据处理和科学计算，尤其适合初学者使用。其提供了多个 Python 版本发行包，并支持多种操作系统。下面将简单介绍 Python 中数据分析、数据可视化、机器学习等常用的库，包括 Numpy、Pandas、Matplotlib 和 Scikit-Learn。

1. Numpy

Numpy（http://numpy.org）是使用 Python 进行科学计算的基础库之一，其大部分代码由 C 语言编写，底层算法库拥有优异的性能。Numpy 主要包含高效的多维数组对象 ndarray 及对其进行操作的函数等。作为 Numpy 核心的 ndarray 是 Python 中一个快速、灵活的大数据集容器。为了满足科学计算的需求，ndarray 提供了对多种数值及字符等数据类型的支持。相比 Python 内建数据结构，ndarray 能更高效地存储和操作数据，因此 Python 中许多数值计算的库将 Numpy 数组作为基础数据结构，实现与 Numpy 的无缝链接。此外，Numpy 提供了诸多对数组对象进行操作的函数和方法，基于此可实现随机数生成、数组的线性代数运算、数组读写等操作。Numpy 库功能较多，这里只做简单介绍，可以阅读相关书籍 *Python for Data Analysis: Data Wrangling with Pandas, Numpy and IPython* 或访问 http://numpy.org 获取更多 numpy 的知识。

2. Pandas

Pandas（http://pandas.pydata.org/）是 Python 中进行数据分析和挖掘最常用的

库，其出现使 Python 成为强大、高效的数据处理环境，它将关系型数据库的灵活数据处理能力和 Numpy 的高性能数组计算功能相结合，提供类似 R 中数据框的二维表数据结构——DataFrame（不同于 Numpy 中的 ndarray 常用于处理同质型数值类型数据，Pandas 中的 DataFrame 主要用于处理表格或异质型数据）及对该数据结构进行操作的函数和灵活的索引，继而支持数据切片、重组、筛选和聚合等操作，使得处理结构化、表格化的数据变得便捷、高效。Pandas 功能强大，使用灵活，限于篇幅不能详细介绍。读者可以阅读《深入浅出 Pandas：利用 Python 进行数据处理与分析》，或访问 http://pandas.pydata.org/获取更多关于 pandas 的专业知识。

3. Matplotlib

Matplotlib（http://matplotlib.org/）是 Python 中一个热门的数据可视化库，它提供了与 Matlab 相似的作图命令。利用 Matplotlib 可方便地进行交互式绘图，也可较轻松地作出高质量、用于出版的图像。Matplotlib 绘图一般包含准备数据、导入 matplotlib.pyplot 库、准备画布、设置图形参数、绘制图形、添加图例、保存图像及显示图像等步骤。读者可以访问 http://matplotlib.org/获取更多 Matplotlib 相关知识。

4. Scikit-Learn

Scikit-Learn（http://scikit-learn.org）建立在 Numpy、Scipy 及 Matplotlib 之上，是 Python 中首选的机器学习开源工具包，其实现了绝大多数经典机器学习算法，涵盖分类、回归和聚类等，具体如 Logistic 回归、朴素贝叶斯、支持向量机、k-means、随机森林、XGBoost 等。Scikit-Learn 的 datasets 自带一些数据集，如鸢尾花、波士顿房价、乳腺癌等数据集，用户可方便地利用这些的数据集进行练习。用户也可使用 datasets.make_xxx() 系列函数（如 datasets.make_blobs() 生成聚类的样本数据集，datasets.make_classification() 生成分类样本数据集，datasets.make_regression() 生成回归问题的数据集）生成模拟数据集，方便进行机器学习方法的学习。Scikit-Learn 提供了丰富的在线帮助文档，读者可以访问 https://scikit-learn.org/stable/或 https://scikit-learn.org.cn/获取更多关于 Scikit-Learn 的知识。

Anaconda Python 集成了 Numpy、Pandas、Matplotlib 及 Scikit-Learn 等数据科学相关的库，可用于数据可视化、机器学习等多个方面，极大地简化了数据分析的工作流程。目前亦被广泛应用于新发疫情、流行病等相关数据的处理和分析。如 Imtyaz 等使用 Python、Pandas、Scikit-Learn 和 Matplotlib 对新冠疫情数据进行清洗、整合、可视化和分析，发现新冠病毒感染人数前 30 个国家的死亡率或病死率与老年人（65 岁以上）占比成正比。Schneider 等使用 Python 及机器学习算法，并结合卫星遥感技术建立了城市高温预测模型，用于高温预防。

4.4.2　深度学习相关的库

深度学习（deep learning）通常被认为是机器学习的分支领域，其数据模型由多个分"层"逐层堆叠而成，模型的层数也被称为深度（depth），它强调从连续的分"层"中学习每层的权重（weight）或参数（parameter），每个"分层表示"一般是通过神经网络（neural network）模型学习寻找合适的权重值，使得模型的损失值最小。神经网络的损失函数（loss function），也叫目标函数（objective function），它定义了网络的预测值与实际值之间的距离值。深度学习算法基于此距离值的反馈，通过优化器（optimizer）对权重进行调节，以减少损失值。当预测值与实际值尽可能地接近时，网络具有最小损失值，即完成了网络训练。深度学习算法模型训练的一般过程示意图如图 4-24 所示。

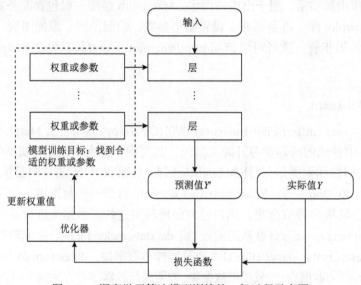

图 4-24　深度学习算法模型训练的一般过程示意图

一般来说，传统的机器学习算法技术（浅层学习）仅将输入数据通过简单的变换（如支持向量机的高维非线性映射）映射到一两个连续的表示空间，这些技术通常无法得到复杂问题的精确表示，同时传统的机器学习算法为了模型达到更好的预测效果，通常需要手动进行特征构建等特征工程的工作。而深度学习可自动构建特征，并通过渐进、逐层的方式学习复杂的模型表示，在极大简化建模流程的同时，也改善和解决了传统机器学习算法技术的不足，并可获得比机器学习算法更优的预测性能。

深度学习已在图像分类、视频处理、自然语言处理、序列数据建模等方面取得了引人注目的成功。目前较常用的深度学习基础算法包括可用于时间序列处理的循环神经网络(recurrent neural network，RNN)、长短期记忆(long short-term memory，LSTM)神经网络及主要用于图像数据建模的卷积神经网络(convolutional neural network，CNN)等。

在深度学习发展的早期，从事深度学习研究需要精通 C++和 CUDA，学习难度较大，只有少数人才能掌握。Tensorflow 等库的开发及 Keras 等用户友好型库的兴起，极大简化了深度学习算法模型的实现过程，使用户只需具备基本的 Python 脚本功能，就能从事深度学习研究。下面就 Python 中深度学习常用的工具 Tensorflow 及 Keras 进行简单介绍。

1. TensorFlow

TensorFlow(https://github.com/tensorflow/tensorflow)是谷歌开源的深度学习框架，也是目前深度学习领域应用最广泛的框架之一，它包含了大量高效可用的算法和搭建神经网络的函数，用户可在此基础上进行深度学习的开发与研究。由 C++语言开发的 TensorFlow 支持多平台及多语言(C、Java、Python 及 R 等)调用，相比 C++和 CUDA 虽学习难度下降不少，但其仍属于低级深度学习链接库，有较高的学习门槛。

2. Keras

Keras(https://keras.io/)是一个能运行在 TensorFlow 之上的开源高级深度学习库。相对来说，TensorFlow 作为低级学习库可完全控制深度学习模型的细节，但使用难度较大，开发效率较低，若使用 Keras，用户只需专注于模型建立，至于底层实施的细节，Keras 会自动转为相应的 TensorFlow 执行指令，对初学者友好。使用 Keras 开发深度学习算法模型具有代码简洁、可读性强、易于维护、开发效率高等特点。

如需了解更多深度学习、TensorFlow 或 Keras 相关的相关知识，可以访问 https://github.com/tensorflow/tensorflow、https://keras.io/，或阅读 Ian Goodfellow, Yoshua Bengio 等编写的 *Deep Learning*。

随着深度学习库的不断开发与发展，其应用范围也越来越广，亦涉及环境污染、流行病相关的领域。Wang 等将滚动更新机制嵌入 LSTM 模型实现新冠疫情的长期预测。Mohimont 等在第一次法国疫情封锁期间开发了多个基于美国有线电视新闻网的卷积神经网络模型，该模型使用不同尺度(世界、国家、地区)的数据成功地预测多个 COVID-19 指标在国家层面的水平，并成为不同的地理尺度上预测短期 COVID-19 疫情的有力工具。

4.4.3　SQL 在数据分析中的应用

目前，大多数关系型数据库管理系统（Relational Database Management System, RDBMS），如 Oracle、MySQL、PostgreSQL 及 SQLite 等均使用结构化查询语言（structured query language, SQL）对数据表执行 CRUD（Create：增加；Retrieve：检索；Update：更新；Delete：删除）操作。尽管 SQL 首次公开于 20 世纪 70 年代末，但至今仍在数据库工程师、数据分析师中广泛使用。在实际工作中，掌握 R、Python 及 SQL 进行数据分析的混合技能可高效地处理各类表格数据。

大多数 SQL 语句与标准英语句子相似，易于理解和学习，即使首次接触，也很易理解其所要执行的操作。SQL 可执行数据筛选、聚合和排序等在数据清洗和分析中常用的操作。目前常用的 RDBMS 较多，它们对 SQL 支持也略有差异，限于篇幅，无法在本节中详细描述，此处仅以 SQLite 为例简单介绍 SQL 的用法。SQLite（https://www.sqlite.org/index.html）是目前使用最广泛的轻量级 RDBMS 之一。它的流行主要归功于配置简单且功能足够强大，无须复杂的配置即可连接到 Web 浏览器等应用成为数据库引擎或作为手机 APP 的嵌入式数据库。

R 和 Python 可方便地与 SQLite 建立连接，并将数据框（R 中的 data.frame 或 Python 中的 DataFrame 对象）视作数据库中的数据表，执行数据处理和分析操作。R 中加载 sqldf 包后，后台默认使用的 RDBMS 是 SQLite，此时可将 R 中的数据框当成数据库中的表，执行各种数据操作。Python 中 pandasql 库（https://github. com/yhat/pandasql）的 sqldf 函数提供了与 R 中 sqldf 包里同名函数类似的功能，其默认使用的 RDBMS 也是 SQLite，并能在数据框（pandas 中的 DataFrame 对象）上执行与数据库中的表一样的操作。

下面简单介绍如何在 R 或 Python 中执行 SQL 语句。在 R 中执行 library（sqldf）或者在 Python 中执行 from pandasql import sqldf 后，即可使用 sqldf 函数在数据框上运行 SQL 语句。以处理流行病学队列研究中的随访数据为例，现有某动态随访队列的数据表存储在名为 df 的数据框中，其包含被随访者唯一标识（id）、随访年份（year）、随访结局（event, 1: 出现某结局，0: 截尾）、是否吸烟（smoke, 1: yes, 0: no）、是否饮酒（drink, 1: yes, 0: no）5 个变量，每行数据为某个随访者的某次随访记录（图 4-25）。

现需要增加三列：first_year（首次随访年份）、last_year（末次随访年份）、follow_up_years（随访年数，末次随访年份-首次随访年份），并筛选出所有被随访者的基线数据（首次随访的记录）。在 Python 中，用简单的 SQL 语句即可完成上述操作：

```
sql1 = ''' select id, min (year) as first_year, max (year) as last_year from df group
by id;'''
```

df1 = sqldf(sql1, locals())#获取每个随访者的首次及末次随访年份。

sql2 = '''select df.*, df1.first_year, df1.last_year, df1.last_year - df1.first_year as follow_up_years from df left join df1 on df.id = df1.id order by id, year;'''

rst = sqldf(sql2, locals())#df 与 df1 通过 id 左关联，并生成随访年份变量 follow_up_years，结果按照 id、year 升序排列。

id	year	event	drink	smoke
278	2006	1	0	1
834	2003	0	0	1
799	2006	0	1	1
25	2002	0	0	0
252	2007	0	1	1
548	2008	0	0	1
577	2002	0	1	1
774	2004	0	0	1
936	2002	0	1	1
7	2003	0	1	1
958	2003	1	1	1
594	2007	0	1	1
831	2000	0	0	1
191	2002	0	0	0
27	2010	1	1	0
89	2007	1	0	0
301	2000	0	1	1
584	2007	0	1	1
...	...	...	...	...

图 4-25　队列随访数据

sql_base = '''select * from rst where year = first_year;'''#获取所有被随访者的基线数据。

rst_base = sqldf(sql_base, locals())

R 中也可通过 sqldf 包提供的 sqldf 函数实现相同的数据操作：

df1 <- sqldf('select id, min(year) as first_year, max(year) as last_year from df group by id;')

rst <- sqldf('select df.*, df1.first_year, df1.last_year, df1.last_year - df1.first_year as follow_up_years from df left join df1 on df.id = df1.id order by id, year;')

df_base <- sqldf('select * from rst where year = first_year')

最后得到按 id、year 升序排列的随访数据如图 4-26 所示，被随访者基线数据如图 4-27 所示。

	id	year	event	drink	smoke	first_year	last_year	follow_up_years
0	1	2000	0	0	1	2000	2010	10
1	1	2001	0	0	1	2000	2010	10
2	1	2002	0	0	1	2000	2010	10
3	1	2003	0	0	1	2000	2010	10
4	1	2004	0	0	1	2000	2010	10
...	...	...	...	...	...	...	...	...
6653	1000	2001	0	0	1	2001	2009	8
6654	1000	2003	1	0	1	2001	2009	8
6655	1000	2004	1	0	1	2001	2009	8
6656	1000	2007	1	0	1	2001	2009	8
6657	1000	2009	1	0	1	2001	2009	8

图 4-26　按 id，year 升序排列后的随访数据

	id	year	event	drink	smoke	first_year	last_year	follow_up_years
0	1	2000	0	0	1	2000	2010	10
1	2	2000	0	1	1	2000	2010	10
2	3	2000	0	1	0	2000	2010	10
3	4	2002	0	1	0	2002	2009	7
4	5	2000	0	1	1	2000	2004	4
..	...	...	...	...	...	...	...	...
995	996	2000	0	0	0	2000	2010	10
996	997	2000	0	0	1	2000	2009	9
997	998	2000	0	1	0	2000	2010	10
998	999	2000	0	1	0	2000	2010	10
999	1000	2001	0	0	1	2001	2009	8

图 4-27　被随访者基线数据

4.4.4　大数据处理平台简介

1. Apache Hadoop 简介

Apache Hadoop（下文简称 Hadoop）是 Apache 软件基金会旗下一套用于大数据存储与处理的免费、开放源代码的框架，其核心组件包括 Hadoop 分布式文件系统（hadoop distributed file system，HDFS）和 MapReduce，通过二者支持分布式存储和计算，可实现大数据的存储和处理。

HDFS 的思想源于 Ghemawat 等 2003 年发表的学术论文 "The Google File System"，其作为目前大数据平台的基石，具有如下特点：

高可扩展性。HDFS 是一种高可扩展的分布式文件系统，通过增加新的节点服务器即可扩展集群（集群节点可达数千个），使得 HDFS 支持 TB、PB 级别数据的存储。

高容错性和稳健性。HDFS 将文件分块存储，并将分块文件复制到多个存储节点，当一个节点宕机后，可从其他节点找到副本。

高可访问性。HDFS 支持 Python、Java、R、Scala 等多种编程语言接口，方便对 HDFS 进行操作和管理。

Hadoop 中采用 HDFS 对数据进行分布式存储和管理，而数据的分布式计算及计算资源协调管理则需要 MapReduce 来完成。MapReduce（Hadoop 中新一代的 MapReduce 架构称为 YARN，即 Yet Another Resource Negotiator）将数据处理过程分为 Map 和 Reduce 两个阶段。在 Map 阶段，将大数据集分成多个小数据集，并分发至多个机器，多个 Map 任务在多台机器上并行，Map 结束后，以键值对的形式返回中间结果。在 Reduce 阶段，接受 Map 阶段返回的中间结果后执行 Reduce 任务，Reduce 汇总中间结果并得到最终结果。通过 MapReduce 方式，可在集群上并行处理海量数据，MapReduce 示意图如图 4-28 所示。

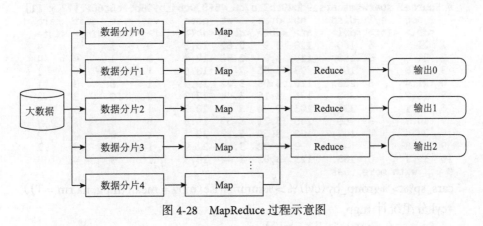

图 4-28　MapReduce 过程示意图

2. Spark 简介

Spark 最初诞生于加州大学伯克利分校 AMP 实验室，如今是 Apache 基金会下的开源项目之一，它是一个通用大数据处理引擎，弥补了 MapReduce 计算效率较低、不适合低延时计算等不足。Spark 支持多种运行模式，若运行在 Hadoop 之上，即采用 Spark on YARN 模式，其速度可达 MapReduce 的 10 倍；若采用 Spark Stand Alone 模式，从内存中读取数据，其速度可提升至 MapReduce 的 100 倍。围绕 Spark，推出了 Spark SQL（Spark 中使用 SQL 执行数据分析的模块）、MLib（Spark 中的机器学习库）和 GraphX（Spark 中的分布式图计算框架）等模块，逐渐丰富并完善了大数据处理生态。读者可访问 https://spark.apache.org/ 获取更多关于 Spark 的介绍。

Sparklyr 将 Spark 的计算能力和 R 的易用性结合起来，并提供对建模工具 MLib

及数据清洗、分析等常用 R 包(如 dplyr、tibble、magrittr 及 DBI 等)的支持,让用户能更自如地使用 Spark。下面简单介绍 sparklyr 的配置和使用。

library(sparklyr)

library(dplyr)

spark_install('2.3') #Spark 集群配置较为烦琐,这里简单地通过 spark_install() 来安装本地 Spark。集群,指定安装 Spark 版本为 2.3。

sp <- spark_connect(master = 'local', version = 2.3) #与本地 Spark 集群建立连接。

cars_sp <- copy_to(sc, mtcars, overwrite = T) #将 R 中的 mtcars 数据集复制到 Spark。

#cars_sp <- spark_read_csv(sp, 'mtcars.csv') #也可以使用此方式往 Spark 中读入数据。

```
cars_sp
# Source: spark<mtcars_9db49eb3_b7c8_45f8_9c54_b908b62e5c66> [?? x 11]
    mpg   cyl  disp    hp  drat    wt  qsec    vs    am  gear  carb
   <dbl> <int> <dbl> <int> <dbl> <dbl> <dbl> <int> <int> <int> <int>
 1  21      6  160    110  3.9   2.62  16.5    0     1     4     4
 2  21      6  160    110  3.9   2.88  17.0    0     1     4     4
 3  22.8    4  108     93  3.85  2.32  18.6    1     1     4     1
 4  21.4    6  258    110  3.08  3.22  19.4    1     0     3     1
 5  18.7    8  360    175  3.15  3.44  17.0    0     0     3     2
 6  18.1    6  225    105  2.76  3.46  20.2    1     0     3     1
 7  14.3    8  360    245  3.21  3.57  15.8    0     0     3     4
 8  24.4    4  147.    62  3.69  3.19  20      1     0     4     2
 9  22.8    4  141.    95  3.92  3.15  22.9    1     0     4     2
10  19.2    6  168.   123  3.92  3.44  18.3    1     0     4     4
# ... with more rows
```

cars_sp %>% group_by(cyl) %>% summarise(mpg = mean(mpg, na.rm = T))

#cyl 分组统计 mgp

```
# Source: spark<?> [?? x 2]
    cyl   mpg
   <int> <dbl>
 1   6   19.7
 2   8   15.1
 3   4   26.7
```

cars_sp %>% ml_linear_regression(mpg ~ cyl + hp + wt) %>% summary() #spark 中构建线性回归模型。

```
Deviance Residuals:
    Min     1Q  Median     3Q     Max
 -3.9290 -1.5598 -0.5311  1.1850  5.8986

Coefficients:
(Intercept)        cyl         hp          wt
 38.7517874  -0.9416168  -0.0180381  -3.1669731

R-Squared: 0.8431
Root Mean Squared Error: 2.349
```

spark_disconnect（sp）#工作完成后断开与 Spark 的连接。

随着大数据存储、管理与分析技术的不断发展，尤其是 Hadoop 生态的不断完善，使处理和利用大数据成为可能。目前，大数据已经在金融、交通、医疗等领域得到广泛应用，也被应用于空气质量等环境数据以及流行病相关的公共卫生数据的处理与分析。Asgari 等将 Hadoop 作为底层框架与 Spark 结合搭建处理集群，能够有效预测未来 24 小时伊朗首都德黑兰监测站的空气质量等级，并采用逆距离加权方法生成全市空气质量等级预测图。Yang 等基于 Hadoop、Spark 等的搭建集群环境系统，用于分析并研究空气质量与 ILI 的关系，该系统实现了对台湾台中地区收集的空气质量和 ILI 数据的可视化，并对空气质量与 ILI 的相关性进行了分析和讨论。Yang 等将 Struts 2 框架与 Hadoop 平台相结合，在 MapReduce 的基础上采用并改进数据挖掘关联算法，解决了健康大数据的存储、处理和挖掘问题。该系统有效地完成了大学生体质健康大数据的处理和分析。

4.4.5　RStudio Server 简介

使用 R 语言工作时，一般选择单机的 RStudio 作为其集成开发环境（Integrated Development Environment，IDE）。单机上的项目代码若要在其他机器上运行，通常需重新安装 R 和 RStudio 软件，并安装相应的 R 包。此时若选择 RStudio Server，则无须频繁安装配置环境。RStudio Server（https://www.rstudio.com/products/rstudio/#rstudio-server）是 R 的 IDE 之一，为网页版本的 RStuido，支持 Linux 等操作系统，相比普通单机版本的 RStudio，其灵活性更强，在服务器上完成环境部署后，可随时随地在其他客户端通过 Web 浏览器远程登录 RStudio Server 完成 R 语言的工作，还支持多用户远程协作编写代码等。

RStudio Server 一般部署在服务器上，默认访问端口为 8787，可通过 http://<服务器 IP 地址>:8787 访问其登录页面，登录的 Username 和 Password 为服务器的登录账户名和密码，登录后的工作界面（如图 4-29 所示）及使用与单机版本 RStudio 几乎无差别。

未来的环境流行病领域，数据产生的速度会越来越快，数据存储形式也会越来越多，传统统计软件大多运行在单机上，内存资源和处理速度的限制成为其处理日益增长的大数据最常遇到的障碍。为用户提供友好、快速、智能的数据处理功能，尤其是高效的大数据分析处理能力是未来统计软件发展的重要方向之一。此外，因常用统计软件支持的模型算法略有不同，开发功能完善、文档维护良好的统计软件算法调用接口，使不同统计软件可以灵活地互相调用，显得尤为重要。环境流行病学在不断发展，为了处理各种相关数据，需要具备的知识和技术也越来越多，不仅包含流行病学专业知识，还包括更多的统计学方法、统计软件、编程语言和数据处理平台等。我们需要通过学习，在这个动态发展的领域不断更新自己的技术技能和专业知识。

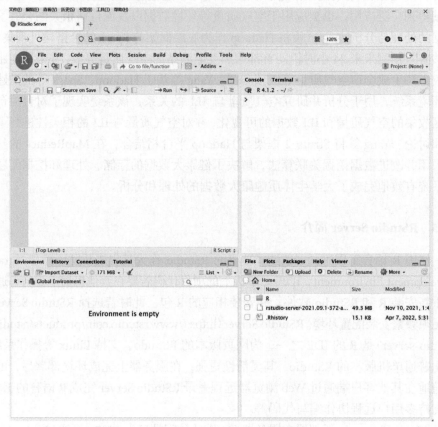

图 4-29　RStudio Server 工作界面

（赖颖斯　陈功博）

参 考 文 献

Asgari M, Farnaghi M, Ghaemi Z. 2017. Predictive mapping of urban air pollution using Apache Spark on a Hadoop cluster [A]. Proceedings of the 2017 International Conference on Cloud and Big Data Computing[C].

Dean J. 2004. MapReduce: Simplified data processing on large clusters[A]. Symposium on Operating System Design & Implementation[C].

Ghemawat S, Gobioff H, Leung S T. 2003. The Google file system[J]. ACM SIGOPS Operating Systems Review, 37(5): 29-43.

Grothendieck G. 2017. sqldf: Manipulate R data frames using SQL. R package version 0.4-11[EB/OL]. https://CRAN. R-project. org/package=sqldf.

Imtyaz A, Haleem A, Javaid M. 2020. Analysing governmental response to the COVID-19 pandemic[J]. Journal of Oral Biology and Craniofacial Research, 10 (4) : 504-513.

Luraschi J, Kuo K, Ushey K, et al. 2021. Sparklyr: R interface to Apache Spark. R package version 1.7.3[EB/OL]. https://CRAN.R-project.org/package=sparklyr.

Mohimont L, Chemchem A, Alin F , et al. 2021. Convolutional neural networks and temporal CNNs for COVID-19 forecasting in France[J]. Applied Intelligence (Dordrecht, Netherlands) , 1-26.

Schneider R. 2020. Estimating spatio-temporal air temperature in London (UK) using machine learning and earth observation satellite data[J]. International Journal of Applied Earth Observation and Geoinformation, 88.

Wang P P, Zheng X Q, Gang A, et al. 2020. Time series prediction for the epidemic trends of COVID-19 using the improved LSTM deep learning method: Case studies in Russia, Peru and Iran[J]. Chaos, Solitons, and Fractals, 140: 110214.

Yang B, Wang C. 2020. Health data analysis based on multi-calculation of big data during COVID-19 pandemic[J]. Journal of Intelligent and Fuzzy Systems, 39 (6) : 8775-8782.

Yang C T, Chen C J, Tsan Y T, et al. 2019. An implementation of real-time air quality and influenza-like illness data storage and processing platform[J]. Computers in Human Behavior, 100: 266-274.

第 5 章　室外空气污染的健康效应

大气是地球上一切生命赖以生存的重要物质条件之一。人体通过呼吸作用与外界进行气体交换,吸入氧气,呼出二氧化碳,以维持正常的生命活动。成年人每天呼吸约 2 万多次,吸入空气量达 10 ~ 15 m³。因此,空气清洁程度、理化特征均与人体健康关系密切。室外空气污染物种类繁多、来源广泛,对人体健康造成的危害十分复杂,可累及呼吸、心血管、神经和免疫等多个系统。

本章 5.1 节概括介绍我国室外空气污染特征和空气质量标准,重点对我国主要大气污染物如颗粒物、臭氧、氮氧化物以及二氧化硫等的污染水平及变化趋势进行描述。关于如何对空气污染物的暴露进行评估这一科研问题,本章 5.2 节将群体暴露和个体暴露两个层面的评估方法进行汇总,并对地理信息系统方法学在暴露评估中常用的模型进行了介绍。室外空气污染物的健康效应是本章内容的重点,5.3 节基于国内外最新的研究成果,针对上述我国常见主要空气污染物的健康危害进行了分析和阐述。通过学习本章能帮助读者深入了解室外空气污染与人群健康效应的关系,以期增强我国国民对于室外空气污染的环境保护意识、促进社会经济与人类健康发展。

5.1　室外空气污染的特征和空气质量标准

5.1.1　我国室外空气污染的特征与水平

改革开放以来,我国经济社会迅速发展,工业化、城市化水平日益提升,城市人口密度增大,能源消耗量不断增加,机动车保有量快速增长。我国现阶段仍处于工业化和城市化快速发展阶段,以资源消耗型为主的粗放式经济增长方式仍占据主导地位,煤烟型和机动车尾气型共存的复合型污染致使我国现阶段室外空气污染形势依旧严峻。2018 年世界卫生组织(World Health Organization,WHO)的数据显示,空气污染已成为全球位列第四的致死因子,短期或长期暴露于一定浓度的各类空气污染物会对人体产生健康危害。

1. 空气污染物的种类

根据空气污染物在大气中的存在状态,可将其分为大气颗粒物和气态污染物两大类:①大气颗粒物(particulate matter,PM):按空气动力学等效直径可分为空气动力学直径≤100 μm 的总悬浮颗粒物(total suspended particulates，TSP)、空气动力学直径≤10 μm 的可吸入颗粒物(inhalable particle，IP，PM_{10})、空气动力学直径≤2.5 μm 的细颗粒物(fine particle，$PM_{2.5}$)、空气动力学直径≤0.1 μm 的超细颗粒物(ultrafine particle，$PM_{0.1}$)；②气态污染物：包括含硫化合物如二氧化硫(sulfur dioxide，SO_2)，含氮化合物如氮氧化物(nitrogen oxide，NO_x)、二氧化氮(nitrogen dioxide，NO_2)和一氧化氮(nitric oxide，NO)等，碳氧化合物如一氧化碳(carbon monoxide，CO)、二氧化碳(carbon dioxide，CO_2)，碳氢化合物如烃类、醇类、酮类，以及卤素化合物如含氯和含氟化合物等。

根据大气污染物的形成过程，可将其分为一次污染物和二次污染物。一次污染物是指由污染源直接排入大气环境中，理化性质未发生变化的污染物。典型的一次污染物包括 NO_2 和 SO_2 等，主要来源于人类生产生活中燃料(如煤炭等固体燃料、石油等液体燃料、煤气和天然气等气体燃料)的燃烧排放。二次污染物是由一次污染物在适当的条件下转化而来形成的理化性质不同于前者的新型污染物。典型的二次污染物包括臭氧(ozone，O_3)、硫酸盐、硝酸盐、有机颗粒物等。如 O_3 可由 NO_x 和挥发性有机物(volatile organic compounds，VOCs)通过光化学氧化作用生成。

2. 空气污染物的特征

目前全球各城市环境监测中心气象监测站每日监测项目主要包括 $PM_{2.5}$、PM_{10}、SO_2、NO_2、O_3 和 CO。本节将主要介绍室外典型空气污染物 PM、O_3、NO_x 和 SO_2 的特征。

1) PM

不同的 PM 理化特征不同。在物理性质上，PM 形态、比表面积以及空气动力学直径均有所差异。在化学组成上，大气 PM 是由多种化学组分组成的混合物，主要分为有机物和无机物两大类。有机物包括 VOCs、多环芳烃(polycyclic aromatic hydrocarbons，PAHs)等，主要来源于矿物燃料燃烧、垃圾焚烧、机动车尾气、油脂类食物烹制以及吸烟等高温燃烧过程；无机物包括元素碳、二次污染成分、地壳尘、微量元素和未知组分，主要来源于所属地区的土壤粒子、人为燃烧排放烟尘等。在生物性质上，PM 表面也会附着微生物以及花粉、孢子、菌丝等活性成分，是各类微生物的载体，在春季容易引发易感人群的呼吸道疾病。大量研究显示，PM 尤其是 $PM_{2.5}$ 可对人体呼吸系统、心血管系统、神经系统、免疫系统、生殖发育系统等多方面产生不良影响，并具有致癌性。

2) O_3

O_3，一种带有鱼腥味的淡蓝色气体，是地球大气重要的组成部分，90%集中在平流层，仅有 10%左右的 O_3 分布在对流层中。平流层 O_3 对太阳紫外线辐射具有吸收作用，可以保护地球生物圈免受过量紫外线辐射危害；对流层 O_3 是一种温室气体，也是一种污染气体。地面 O_3 是指距地面 1~2 km 的近地层 O_3，除少量由平流层 O_3 向近地面传输外，绝大部分来源于人为源排放的 NO_x 和 VOCs 在太阳光照射下经一系列光化学反应生成的二次污染物，是光化学烟雾的代表性物质，氧化性极强。O_3 靠近地球表面浓度为 0.001~0.03 ppm。地面 O_3 污染是典型的跨国界污染，主要来源于前体污染物的光化学反应生产和风力因素的区域外远距离传输，具有明显的地域和季节差异性，可对人体呼吸系统、心血管系统、神经系统等方面产生不良影响。

3）NO_x

NO_x 与 CO，SO_2 和 O_3 等同属大气中的痕量气体。尽管这些气体在大气中的含量十分低，却有着十分活泼的化学或者辐射性质，对于地球的大气化学循环有着重要作用，在很大程度上决定着大气对人体健康、生态系统的平衡以及全球气候变化的影响。NO_x 是一类主要的室外空气污染物，主要包括 NO 和 NO_2，尤其是 NO_2，是评价空气质量的重要指标之一，且对人体健康风险较高，美国环境保护署(U.S. Environmental Protection Agency，EPA)将其列为众多 NO_x 的指示物。NO_x 约 90%来源于自然界的氮循环，如闪电、森林或草原火灾、大气中氨的氧化、土壤中微生物的硝化作用以及海洋中有机物的分解；约 10%来源于人为活动，包括机动车尾气、工业过程、生活采暖等。NO_x 是二次污染物 O_3 生成的重要前体物质，同时 NO_2 还可以与大气中的部分 VOCs 生成过氧乙酰硝酸酯(peroxyacetyl nitrate，PAN)，上述污染物均为光化学烟雾的重要成分。

4）SO_2

SO_2 是无色透明有刺激性臭味的气体，在火山爆发、煤和石油燃烧以及火力发电、有色金属冶炼等工业过程中都会产生 SO_2。当 SO_2 溶于水中，会形成亚硫酸，亚硫酸进一步在 $PM_{2.5}$ 存在的条件下氧化，迅速高效生成硫酸，形成酸雨。SO_2 及其衍生物具有多种化学特性，不仅具有强还原性，还具有强氧化性，能与生物大分子发生多种生物化学反应，其毒性作用对人类生存环境和健康均产生一定影响，如英国伦敦烟雾事件、比利时马斯河谷烟雾事件、美国多诺拉烟雾事件和日本四日市哮喘事件等，均与大气环境中 SO_2 污染相关。

3. 我国室外空气污染状况及其变化趋势

目前我国城市室外空气污染总体水平较高。《中国环境状况公报》数据显示，2021 年，全国 339 个地级及以上城市中有 121 个城市环境空气质量超标，占比为 35.7%，平均超标天数比例为 12.5%，$PM_{2.5}$、PM_{10}、O_3、SO_2、NO_2 和 CO 年均浓度分别为 30 μg/m³，54 μg/m³、137 μg/m³、9 μg/m³、23 μg/m³、1.1 mg/m³。

近年来我国室外空气污染情况显著改善，室外六种主要空气污染物中 $PM_{2.5}$、PM_{10}、NO_x、SO_2 浓度呈下降趋势，O_3 浓度呈先上升后下降趋势。以 $PM_{2.5}$ 为例，全国 $PM_{2.5}$ 年加权平均浓度从 1990 年的 39 μg/m³ 增加到 2013 年的 54 μg/m³，"大气污染防治行动计划"实施后，我国 74 个重点城市大气 $PM_{2.5}$ 年均浓度从 2013 年的 72.2 μg/m³ 降低至 2017 年的 47.0 μg/m³，平均降幅 34.9%。168 个地级以上城市 $PM_{2.5}$ 年均浓度从 2018 年的 47.0 μg/m³ 降低至 2021 年的 35.0 μg/m³，平均降幅 25.5%，但仍有 51.8% 的城市超过国家《环境空气质量标准》(GB 3095—2012) 中二级标准 35 μg/m³。2021 年，汾渭平原、京津冀及周边地区和长三角地区以 $PM_{2.5}$ 为首要污染物的超标天数分别占总超标天数的 38.0%、38.9% 和 30.7%。PM_{10} 与 $PM_{2.5}$ 变化趋势类似，年均浓度呈先上升后下降趋势。自 "大气污染防治行动计划" 实施后，我国 74 个重点城市大气 PM_{10} 年均浓度从 2013 年的 118 μg/m³ 降低至 2017 年的 80 μg/m³，平均降幅 32.2%。168 个城市 PM_{10} 年均浓度从 2018 年的 71 μg/m³ 降低至 2021 年的 61 μg/m³。2021 年汾渭平原、京津冀及周边地区和长三角地区以 PM_{10} 为首要污染物的超标天数分别占总超标天数的 22.7%、19.3% 和 12.3%。

SO_2 的总体污染水平变化情况与 $PM_{2.5}$ 变化趋势类似，近年来污染控制较为良好。从 1990 年开始，SO_2 排放总量随经济发展而急剧增加，1995 年达到最高水平，排放总量 (2370 万吨) 超过欧洲与美国，居世界第一位，2000 年我国 SO_2 排放总量 1995 万吨，酸雨控制区内 90% 以上的城市出现酸雨。2001～2021 年间，我国 SO_2 排放总量呈先增加后减少的趋势，以 2013 年为拐点。自 2013 年我国实施 "大气污染防治行动计划" 以来，SO_2 浓度降幅明显，2013 年 74 个重点城市的 SO_2 年均浓度范围为 7.0～114.0 μg/m³，平均浓度为 39.9 μg/m³；2017 年 SO_2 年均浓度范围为 6.0～54.0 μg/m³，平均为 17.0 μg/m³，较 2013 年降低 54.1%。2021 年 168 个地级以上城市的 SO_2 年均浓度为 9.0 μg/m³，较 2018 年的 15.0 μg/m³ 降低 33.3%。2021 年《中国生态环境状况公报》报道，我国 465 个监测降水城市中有 143 个城市出现酸雨，占比超过 30%，酸雨类型总体仍为硫酸型。

据统计，自 20 世纪 90 年代中期起，我国排放 SO_2 与 NO_x 总和一直位列世界第一，近年来，随着环境保护政策的实施，我国大气 SO_2 和 NO_2 排放量在 2013 年首次出现下降，大气 NO_x 污染有所改善。截至 2020 年，我国 NO_x 排放量 (1019.7 万吨) 自 2013 年 (2227.4 万吨) 以来下降 1207.7 万吨。2021 年全国 339 个地级及以上城市 NO_2 年均浓度 (23.0 μg/m³) 相较于 2013 年 (44.0 μg/m³) 以来下降 47.7%。2013 年我国 74 个新标准第一阶段检测实施城市中，NO_2 年均浓度范围 17.0～69.0 μg/m³，平均浓度为 44.0 μg/m³，达标城市比例 39.2%。在环境保护措施下 NO_x 污染改善的大趋势下，2020 年新冠疫情期间，我国 NO_x 排放量较 2019 年同期减少 53.4%。春节假期期间，NO_x 排放强度较春节假期前三周下降 44.7%；春节假期后 5～8 周期间，随着能源使用和经济活动的恢复，NO_x 排放强度开始反弹，3 月底恢复到 2019 年水平，提示 NO_x 的防控仍然值得重点关注。

　　数据显示，近年来我国室外大气 O_3 浓度呈先上升后下降的趋势。2013 年之前，地表 O_3 数据非常有限。有研究根据 O_3 平均超标天数和日最大 8 小时滑动平均（the maximum daily 8-h average，MDA8）的第 90 百分位平均浓度获得 2005～2017 年全国 O_3 估计值，结果提示京津冀、长三角、珠三角、江汉平原、四川盆地和东北平原为 O_3 污染热点地区。从 2013 年开始，我国地面大气污染监测网络逐步扩展，根据 2013～2017 年我国各地 1000 个站点的地表 O_3 观测结果，O_3 夏季污染严重且存在区域变化趋势，京津冀地区 O_3 浓度呈显著增加趋势，为 1.37 μg/m³/年（95%CI：0.46，2.29）。2013～2017 年，我国 74 个重点城市平均 O_3 浓度从 2013 年的 139.2 μg/m³ 上升至 2017 年的 163.0 μg/m³。2017 年，珠三角、长三角和京津冀地区 O_3 未达标天数占比分别为 70.6%、50.4% 和 41.0%，全国 26.24% 的人口居住在 O_3 超过国家二级空气质量标准的地区。2018～2021 年，我国 168 个城市平均 O_3 浓度从 2018 年的 169.0 μg/m³ 下降至 2021 年的 150.0 μg/m³。目前，大气 O_3 污染已逐步成为我国大多数城市夏季的主要空气污染物。

　　据统计，2010～2017 年我国主要空气污染物 $PM_{2.5}$、PM_{10}、NO_x、SO_2、CO 的人为排放量均呈现下降趋势，其中 SO_2 降幅最为显著（表 5-1）。且实际减排幅度高于 2012 年计划要求（规划 2011～2015 年全国 NO_x 和 SO_2 总排放量分别减少 10% 和 8%）。

表 5-1　2010～2017 年我国空气污染物的人为排放量

年份	行业	NO_x	SO_2	CO	PM_{10}	$PM_{2.5}$
	火力发电	8.6	7.8	3.8	1.3	0.8
	工业	9.1	16.4	79.7	9.6	6.1
2010	生活	1.0	3.4	70.9	4.8	4.3
	交通	7.7	0.2	32.0	0.5	0.5
	合计	26.5	27.8	186.4	16.3	11.8
	火力发电	9.5	7.9	4.4	1.4	0.9
	工业	10.2	17.3	76.3	9.8	6.2
2011	生活	1.1	3.6	71.6	4.9	4.3
	交通	8.0	0.3	30.2	0.5	0.5
	合计	28.7	29.1	182.7	16.6	11.9
	火力发电	9.1	6.9	4.5	1.3	0.9
	工业	10.5	17.6	74.0	9.7	6.1
2012	生活	1.1	3.7	72.4	4.9	4.4
	交通	8.5	0.3	29.4	0.5	0.5
	合计	29.2	28.5	180.2	16.5	11.9
	火力发电	7.9	6.0	4.7	1.3	0.8
	工业	10.3	15.8	72.9	9.3	5.8
2013	生活	1.0	3.4	69.3	4.7	4.2
	交通	8.5	0.3	29.8	0.5	0.5
	合计	27.7	25.4	176.6	15.8	11.4

续表

年份	行业	NO$_x$	SO$_2$	CO	PM$_{10}$	PM$_{2.5}$
	火力发电	6.2	4.9	4.5	1.1	0.7
	工业	10.0	12.1	65.4	8.1	5.2
2014	生活	0.9	3.1	66.7	4.4	3.9
	交通	8.1	0.3	27.2	0.5	0.5
	合计	25.3	20.4	163.8	14.1	10.3
	火力发电	5.1	3.9	4.5	1.0	0.6
	工业	9.7	9.8	56.2	6.7	4.4
2015	生活	0.9	2.9	64.0	4.1	3.6
	交通	8.0	0.3	28.9	0.5	0.5
	合计	23.7	16.9	153.6	12.3	9.1
	火力发电	4.6	2.7	4.6	1.0	0.6
	工业	9.3	7.7	50.8	5.6	3.7
2016	生活	0.9	2.7	60.4	3.7	3.3
	交通	7.7	0.3	26.2	0.5	0.5
	合计	22.5	13.4	141.9	10.8	8.1
	火力发电	4.2	1.8	4.8	1.0	0.6
	工业	9.2	6.4	49.2	5.2	3.5
2017	生活	0.8	2.4	57.0	3.4	3.0
	交通	7.7	0.3	25.2	0.6	0.5
	合计	22.0	10.5	136.2	10.2	7.6
(2013−2010)/2010		5%	−9%	−5%	−3%	−4%
(2017−2013)/2013		−21%	−59%	−23%	−36%	−33%
(2017−2010)/2010		−17%	−62%	−27%	−38%	−36%

注：排放单位为 Tg（百万吨）

4. 我国室外空气污染的区域分布特征

我国室外空气污染水平的区域分布与社会经济发展程度、人口密集程度有关，也受自然环境因素如季节变化、地形差异及气象因素等影响。

就颗粒物而言，从区域水平上看，京津冀地区的 PM$_{2.5}$ 污染水平最高，珠三角的 PM$_{2.5}$ 污染水平相对较低。大多数省会城市如广州、南京、成都和武汉的 PM$_{2.5}$ 暴露水平相比于该省其他地区较高。京津冀、东南部地区 PM$_{2.5}$ 暴露情况比西北部地区严重。总体来看，我国的重霾事件主要发生在四个源区：华北的华北平原、华东的长江三角洲、华南的珠江三角洲和西南的四川盆地。大气环流使得这些源区排放的 PM$_{2.5}$ 输送至顺风接收区域致使空气质量恶化，从而使我国中东部地区在冬季稳定天气条件下空气污染物积累之后，易于出现大面积的雾霾污染。

NO$_x$、SO$_2$ 浓度空间分布具有高度异质性，我国典型的工业和人口密集地区如京津冀、长三角、珠三角和四川盆地，空气污染物浓度高，空间覆盖范围大，这些区域 NO$_2$ 和 SO$_2$ 污染程度较其他地区最为严重。2014 年对我国 113 个城市 SO$_2$ 浓度的监测显示，我国北方地区 SO$_2$ 浓度水平明显高于南方地区。SO$_2$ 年浓度最高的地区是淄博（85 μg/m³），其次是阳泉（77 μg/m³）、石嘴山（70 μg/m³）、太原（66 μg/m³）、济宁($65\ \mu g/m^3$)、泰安($65\ \mu g/m^3$)和石家庄($65\ \mu g/m^3$)。SO_2年浓度较高的城市主要集中在山东(淄博、济宁、济南、枣庄、泰安)、山西(阳泉、太原)、河北(唐山、石家庄)和宁夏(银川、石嘴山)4个省(自治区),均位于北方。SO_2浓度最低的城市为海口($6\ \mu g/m^3$),其次是克拉玛依($9\ \mu g/m^3$)、福州($10\ \mu g/m^3$)、拉萨($11\ \mu g/m^3$)、泉州($11\ \mu g/m^3$)、湛江($12\ \mu g/m^3$)、深圳($13\ \mu g/m^3$)和北海($13\ \mu g/m^3$),80%位于东南沿海地区。

O_3污染也具有明显的空间异质性,2013~2019年间,我国范围内O_3浓度持续增加。O_3年度8 h最高浓度以华东地区为首,浓度可达$78\ \mu g/m^3$,其次是华南、西北、华北、华中、东北和西南($59\ \mu g/m^3$)。2013~2017年,来自我国各地1000个地点的地表O_3观测结果显示我国东部大部分地区夏季MDA8-O_3浓度平均值超过60 ppb。2017年京津冀、长三角、珠三角等重点城市群$PM_{2.5}$年均浓度相比2013年分别下降了39.6%、34.3%、27.7%,但MDA8-O_3浓度的90%分位值相比2013年反而分别上升了19.1%、10.4%、5.8%。上述结果预示着O_3正逐渐取代$PM_{2.5}$成为我国多个地区和城市夏季首要空气污染物。

5. 我国室外空气污染的季节变化特征

我国室外空气污染水平季节均值整体呈"冬高夏低"的变化特点,北方城市室外空气污染水平及年内变幅均大于南方城市。对于PM_{10}和$PM_{2.5}$而言,在华北地区冬春季浓度较高,夏季最低;华南大部分省份秋季出现高值,东南沿海城市$PM_{2.5}$浓度较高,而华南中部地区PM_{10}浓度较高。对于SO_2而言,有研究显示2013~2016年我国SO_2浓度显示出明显的季节性,冬季最高($41.6\ \mu g/m^3 \pm 26.4\ \mu g/m^3$),其次是春季($25.9\ \mu g/m^3 \pm 12.2\ \mu g/m^3$)、秋季($25.7\ \mu g/m^3 \pm 12.2\ \mu g/m^3$)和夏季($19.6\ \mu g/m^3 \pm 8.3\ \mu g/m^3$),冬季全国$SO_2$排放总量比夏季高约25%,冬季和夏季大气$SO_2$浓度相对差异约为110%。对于$O_3$而言,春季和夏季北方污染较为严重,秋季污染向南转移,冬季污染问题在全国范围内相对较轻。在2014年4月至2015年3月期间对我国31个省会城市的监测数据发现PM_{10}和$PM_{2.5}$浓度在冬季明显高于夏季,而O_3则相反,夏季浓度明显高于冬季。

6. 小结

本节简要介绍我国室外主要空气污染物PM、SO_2、NO_x、O_3的理化特征,描述其污染现状及变化趋势,包括区域与季节分布特征等。总而言之,近年来我国室外空气质量显著改善,但从污染物排放总量来看,我国大气环境污染形势依然严峻。室外空气质量的显著改善是国家实施一系列清洁空气政策的综合成果。例如2013~2020年间,我国推行的两个阶段的清洁空气计划:2013~2017年,"大气污染防治行动计划"目标任务全面实现,第一阶段清洁空气计划取得了阶段性的成果；2018～2020 年第二阶段清洁空气计划制定针对降低 O_3 前体物——NO_x 的措施，成效显著。然而目前我国大气污染物排放量仍然大大超过了环境自净能力，对国民经济发展和人类健康的影响不容忽视，未来对于室外空气污染的综合防治任重道远。

5.1.2　各国室外空气环境质量标准

不同国家或地区的空气质量标准内容存在差异，通常空气质量标准包括以下部分或全部内容：监测污染物名称、浓度限值（一个或多个）、平均时长（一个或多个），监测方法、数据分析方法、数据统计的有效性规定、实施及监督，允许超标次数、环境功能区划分（或标准等级）等。虽然绝大多数国家或地区基于保护公共健康的目的制定其适用的空气质量标准。但在制定空气质量标准的同时，需要考虑其他重要因素，如达到或维持空气质量标准所需要技术能力或经济成本，以及采用标准可保护公众健康的成本——效应平衡（WHO，2005）。空气质量标准是控制空气污染的重要手段之一，各国空气质量标准的制订均随着经济发展、城市化进程推进、污染类型转变等变化而不断修订完善，空气质量标准的修订有效提升各国环境大气管理能力，推动完善大气环境保护标准，及时应对实时的大气污染与健康问题，从而发挥有效保护公共健康的作用。

2021 年 9 月 22 日为进一步降低全球公共健康风险，WHO 向全球发布了最新大气质量基准《全球空气质量指导值（2021）》（WHO global air quality guidelines，AQG 2021）。该次修订基于 500 余篇学术论文提供的科学证据，经全世界相关领域专家讨论后提出，文件涵盖了 6 种主要室外空气污染物 $PM_{2.5}$、PM_{10}、O_3、NO_2、SO_2、CO 的指导值水平（AQG）和过渡阶段目标值（interim targets，IT），前者为基于科学研究结果判断的人群暴露于空气污染引起健康风险的空气污染物最低浓度值，后者为基于不同空气污染浓度下健康影响的风险水平，为各国制定空气质量管理阶段性目标提供参考。AQG 适用于室内和室外环境，而不适用于特定职业环境。大部分国家或地区并未给出详细的空气质量标准制定依据，部分国家或地区在其相关网站或报告中指出其空气质量标准是以 WHO 的 AQG 为基准，或者简要表述其制定空气质量标准的依据。

表 5-2 将我国目前现行的《环境空气质量标准》（GB 3095－2012）中二级浓度限值与其他国家和组织的大气环境质量标准和指南进行了比较。

表 5-2　不同组织或国家的大气环境质量标准或指南数值的比较

污染物名称	世界卫生组织		欧盟	中国	美国	日本
	AQG 2005	AQG 2021				
$PM_{2.5}$($\mu g/m^3$)						
年平均	10	5 ↓	25	35	15	15
24 h 平均	25	15 ↓	50	75	35	35

续表

污染物名称	世界卫生组织		欧盟	中国	美国	日本
	AQG 2005	AQG 2021				
PM$_{10}$(μg/m³)						
年平均	20	15↓	30	70	—	—
24 h 平均	50	45↓	50	150	150	100
O$_3$(μg/m³)						
暖季峰值(6 个月)	—	60(新增)				
日最大 8 h 均值	100	100	120	160	140*	—
1 h 平均				200	235	
NO$_2$(μg/m³)						
年平均	40	10↓	40	40	100	
24 h 平均	—	25(新增)		80		
1 h 平均	200	200	200	200		
SO$_2$(μg/m³)						
年平均				60	80	
24 h 平均	20	40↑	125	150	365	105
1 h 平均				350	500	263
SO$_2$(μg/m³)						
10min 平均	500	500	—	—	—	—
CO(mg/m³)						
24 h 平均	—	4(新增)	—	4	—	11.5
8 h 平均	10	10	—	—	10	—
1 h 平均	30	35		10	40	
15 min 平均	—	100(新增)				

注：箭头表示 AQG 2021 版与 AQG 2005 版相比浓度限值升高或降低

*美国的 O$_3$ 日最大 8 h 均值限值为 70 ppb 换算后约为 140 μg/m³

1. 我国大气质量标准制定的历史

1950 年，我国学者翻译出版了《苏联工厂设计卫生标准》(FOCTI324-47)，并将此标准引入国内。在此基础上 1956 年原国家建设委员会和原卫生部联合颁布了《工业企业设计暂行卫生标准》(标准-101—1956)，该标准是我国第一部涉及大气环境质量的国家标准，其中对居住区大气中 19 种有害物质最高容许浓度作出规定。标准-101—1956 经试用后，1962 年正式颁布国家标准《工业企业设计卫生标准》(GBJ 1—1962)，对当时国家重点工程建设项目和城市预防性卫生监督起到了重要的保障作用。

进入 20 世纪 70 年代，我国政府对工业生产所致大气污染更加重视。1973 年，我国颁布了第一个国家环境保护标准《工业"三废"排放标准》，对一些工业源大气污染物的容许排放量和排放浓度作出规定。1979 年，我国修订了《工业企业设计卫生标准》(GBJ 1—1962)，将居住区大气中有害物质从 19 项增至 34 项，并规定了有害物质的单次和日均最高容许浓度。这个标准是当时制定我国环境保护规划，落实工业"三废"治理项目和指导"三同时"设计的依据，同时也是各级环保部门评价环境质量和检查环境工程设施效果的依据。同年，我国加入全球环境监测系统并根据 WHO 的统一要求，在北京、上海、广州、沈阳和西安 5 个城市率先设立环境卫生监测站，对大气中悬浮颗粒物和 SO_2 两项指标进行监测。

1980 年，原卫生部颁发了《全国环境卫生监测站暂行工作条例》，在全国 19 个省、市卫生防疫站和职业病防治院(所)的基础上，建立起环境卫生监测站，专门从事对环境因素的卫生监测，这为我国大气质量监测的基础设施和专业技术人才队伍建设奠定了坚实的基础。

1982 年，我国首次发布《大气环境质量标准》(GB 3095－1982)，标准中对总悬浮颗粒物(TSP)、飘尘、SO_2、NO_x、CO、光化学氧化剂(O_3)浓度限值做出规定，每种污染物的标准均分为三级。

1987 年，我国颁布了主要针对工业和燃煤污染的《大气污染防治法》，对大气质量标准工作起到了重要的推动作用。1987 年和 1989 年，我国又分别修订了《工业企业设计卫生标准》(TJ 36－1979)中大气中 Pb 和飘尘的卫生标准，并将飘尘改为可吸入颗粒物(PM_{10})。

1996 年，我国对《大气环境质量标准》(GB 3095－1982)进行了第一次修订，标准更名为《环境空气质量标准》(GB 3095－1996)，将原有的 6 种污染物中飘尘改为 PM_{10}，光化学氧化剂改为 O_3，并新增 NO_2、Pb、苯并[a]芘(BaP)、氟化物浓度限值。2000 年，我国对《环境空气质量标准》(GB 3095－1996)进行再次修订，取消了 NO_x 指标，同时放宽了 NO_2 和 O_3 的二级浓度限值。

2002 年，为了配合《职业病防治法》的正式实施，原卫生部修订了《工业企业设计卫生标准》(TJ 36－1979)，修订后 TJ 36－1979 分为两个标准，分别是 GBZ 1－2002《工业企业设计卫生标准》和 GBZ 2－2002《工作场所有害因素职业接触限值》，且 GBZ 1－2002 中不再保留原标准中环境卫生部分。

进入 21 世纪后，我国大气污染的区域性复合污染特征初步凸显。2008 年和 2010 年，在北京奥运会、上海世博会和广州亚运会期间，国家和地方实施了一系列的大气污染区域联防联控机制，不仅极大地改善了当时的空气质量，也推动了我国大批大气污染健康影响的相关研究，这些研究成果为我国大气质量标准的修订提供了宝贵的科学依据。

2012 年，为推进我国大气质量的持续改善，更好地保障人群健康，我国对《环境空气质量标准》(GB 3095－2000)再次修订。《环境空气质量标准》(GB 3095－2012)中，调整了环境空气功能区分类，将三类区纳入二类区；增设了 $PM_{2.5}$ 浓度限值和 O_3 8 h 平均浓度限值，收紧了 PM_{10}、NO_2、Pb 和 BaP 等污染物的浓度限值，并更加严格数据统计的有效性规定，其中几种主要污染物二级浓度限值的制定直接参考 AQG 2005 版的 IT-1 目标值。为使大气质量标准更加反映我国的实际情况，满足我国大气污染控制的需求，生态环境部于 2018 年发布了《环境空气质量标准》（GB 3095—2012）修改单，调整了标准中不同污染物的监测状态。

2. 我国环境空气质量功能分区和空气质量标准分级

我国现行的《环境空气质量标准》（GB 3095—2012）将环境空气质量功能区划分为两类：一类区为自然保护区、风景名胜区和其他需要特殊保护的地区；二类区为居住区、商业交通居民混合区、文化区、工业区和农村地区。该标准将原标准（GB 3095—2000）中一般工业区和特殊工业区合并列入二类区，是为了在工业发展不断加快的条件下，有效控制重要污染物排放，保证完成污染物排放总量控制的目标。

现行标准中，每种污染物的浓度限值分为两级：

一级标准：为保护自然生态和人群健康，在长期接触情况下，不发生任何危害影响的空气质量要求。一类区执行一级标准。

二级标准：为保护人群健康和城市、乡村的动植物，在长期和短期接触情况下，不发生伤害的空气质量要求。二类区执行二级标准。

大气污染物浓度受到生产周期、排放方式、气象条件等因素的影响而经常变动。各种污染物对机体产生的有害作用类型也各不相同。因此，我国《环境空气质量标准》（GB 3095—2012）规定了不同形式的浓度限值，如 1 h 平均浓度限值、24 h 平均浓度限值、年平均浓度限值等。

（1）1 h 平均浓度限值是指任何 1 h 污染物浓度的算术平均值，其限值是指任何 1 h 内平均浓度的最高容许值。部分空气污染物会使人或动植物在短期内出现急性危害（刺激、过敏或中毒等），对该污染物应制定 1 h 平均浓度限值，是确保接触者在短期内吸入该物质而不产生上述任何一种急性症状的上限值。

（2）24 h 平均浓度限值是指一个自然日（前日 0 点至当日 0 点）24 h 平均浓度的算术平均值，也称日平均浓度，其限值是指任何一个自然日平均浓度的最高容许值。

（3）年平均浓度限值是指一个日历年内每日平均浓度的算术平均值，其限值是指任何一个日历年内每日平均浓度的算术均值的最高容许值。

对具有慢性效应的空气污染物应制定 24 h 平均浓度限值和年平均浓度限值，即该污染物长期暴露不会引起易感人群发生慢性中毒症状或蓄积现象抑或远期危害，从而达到防控污染物慢性和潜在性危害的目的。而对于既能产生急性危害，又能产生慢性危害的污染物，则应同时制定上述 3 种浓度限值。

表 5-3 将我国《环境空气质量标准》（GB 3095—2012）污染物两级浓度限值与世界卫生组织 AQG 2005 版、AQG 2021 版不同阶段污染物浓度指导值进行了比较。

表 5-3 我国空气污染物两级浓度限值与 WHO 不同阶段污染物浓度指导值的比较

污染物名称	GB 3095—2012		AQG 2005				AQG 2021				
	一级	二级	IT-1	IT-2	IT-3	AQG	IT-1	IT-2	IT-3	IT-4	AQG
$PM_{2.5}(\mu g/m^3)$											
年平均	15	35	35	25	15	10	35	25	15	10	5↓
24 h 平均	35	75	75	50	37.5	25	75	50	37.5	25	15↓
$PM_{10}(\mu g/m^3)$											
年平均	40	70	70	50	30	20	70	50	30	20	15↓
24 h 平均	50	150	150	100	75	50	150	100	75	50	45↓
$O_3(\mu g/m^3)$											
暖季峰值 (6 个月)	—	—			—		100	70			60*
日最大 8 h 均值	100	160	160			100	160	120			100
1 h 平均	160	200									
$NO_2(\mu g/m^3)$											
年平均		40				40	40	30	20		10↓
24 h 平均		80					120	50			25*
1 h 平均		200				200					200
$SO_2(\mu g/m^3)$											
年平均	20	60									
24 h 平均	50	150	125	50		20	125	50			40↑
1 h 平均	150	500									
10min 平均	—					500					500
$CO(mg/m^3)$											
24 h 平均	4						7				4*
8 h 平均											10*
1 h 平均	10										35*
15 min 平均											100*

注：箭头表示 AQG 2021 版与 AQG 2005 版相比浓度限值升高或降低

*为 AQG 2021 新增浓度限值

5.2 室外空气污染物暴露的评估方法

大气污染对人体健康的影响始于人与空气的接触，即暴露(exposure)。特定污染物对健康的影响可能完全不同，具体取决于暴露是急性的还是慢性的、持续的还是间歇性的，因此，精确描述暴露，定量评估大气污染暴露剂量，对于确定空气污染与健康影响之间的关联至关重要。科学的暴露评估是评价大气污染健康风险评估的基本组成部分，也是设定环境空气质量基准、识别大气污染优先控制次序的重要依据，更是国家采取有针对性的大气污染控制措施、公众采取正确健康风险防范措施的必要依据和重要参考。

人们可能通过多种途径暴露于空气污染物，通常可以定义三种来源和途径：室外空气污染、室内空气污染和工作场所空气污染。大气污染的暴露评估(exposure assessment)是指对特定大气污染物暴露特征(包括暴露的浓度、时间、频率等)和暴露人群特征(包括人群的年龄、性别、易感性等)的综合评估。本节我们将主要描述室外空气污染物暴露的评估方法。

5.2.1 群体暴露的评估

1. 固定点监测法

假定在某一环境监测站/点周围的各种空气污染物浓度均一、周围人群暴露方式相同,应用环境监测站/点所得到的数据,可评价周围地区的人群空气污染物的暴露水平,称之为固定点监测法。这是一般应用于较大范围内的人群暴露的早期经典方法。

固定点监测法已被广泛应用于空气 PM_{10}、$PM_{2.5}$、SO_2、NO_2、O_3 和 CO 等污染物群体暴露水平的评估。例如董光辉研究团队在东北 33 社区研究和东北七城市研究中使用地面监测站/点的监测数据,来代表以监测点为中心半径 1 km 区域内 PM_{10}、SO_2、NO_2 和 O_3 污染的人群暴露水平,评估了污染物对人群肥胖、高血压、呼吸系统疾病等多系统健康的影响。

由于地面监测站/点不能覆盖完整的地理区域,更多时候人群的暴露评估需要依赖模型进行估算,因此,目前,固定监测站/点监测获得的各种空气污染物浓度更多的是作为基础数据,应用于多种预测模型的建立和评估,如空间插值模型、土地利用回归模型等,这也是目前应用最为广泛的室外空气污染物暴露的评估方法,具体方法请详见本章"5.2.3 地理信息系统方法学在暴露评估中的应用"。

一般来说,固定点监测在时间、人力和物力等方面成本低,长期可操作性强,适合大规模人群长期研究的需要,但使用这种方法的缺点也很明显:①单纯的固定点监测法,由于可用监测站/点数量有限,污染物监测数据不能覆盖完整的地理区域,因此,只有在监测站点附近的人群才能纳入研究,大大限制了研究样本的选择;②在固定点周围的污染物浓度水平会有空间变化,可能随着与固定点距离的增加而迅速下降,因此,同一监测站点一定半径范围内的研究人群的实际暴露仍存在一定差异;③即使地面监测能够全面覆盖,或者由空气污染物预测模型细化了研究区域,如 1 km × 1 km 范围甚至更小尺度的污染物暴露水平,但人群暴露水平的估计仍是以特定地点进行的测量或特定区域的平均环境暴露水平来代表目标人群的实际暴露,而并非目标人群的真实暴露水平。通常空气污染与人群健康相关研究的目标人群由不同年龄、性别、种族、社会经济地位等特征人群组成,他们的呼吸特征、行为活动模式存在显著差异,仅仅以特定区域空气污染物平均环境暴露水平统一代表该区域全体人群的暴露水平,可能导致暴露评估偏倚。

2. 暴露剂量评估方法

人体健康受空气污染物影响的主要暴露途径是呼吸。因此评估人体通过呼吸道吸入的暴露剂量的大小是评估空气污染物对人体健康产生危害的关键。由于固定监测点及各类污染物预测模型得到的污染物暴露水平均为环境中污染物的暴露浓度，反映了污染物的暴露强度，无法反映人群在污染物中的暴露时间和频率。因此，采用暴露剂量评估人群污染物暴露，同时考虑了污染物的浓度分布、接触人群的特征和行为活动模式差异，兼顾了暴露浓度、暴露时间和呼吸速率三方面因素，可以更好地估计污染物进入特定人群的实际暴露量。

人群空气污染物暴露剂量评估所需要的三类参数及其来源如下：

暴露浓度参数：现场监测的污染物暴露浓度，也可以是通过污染物预测模型模拟得到污染物的暴露浓度估计，如空间插值模型、土地利用回归模型等。

暴露时间参数：目前，我国已经出版了《中国人群暴露参数手册》，按照成人卷和儿童卷对不同地区、城乡人群在不同性别、不同年龄下的室内外活动时间、不同交通工具，如步行、自行车、电动自行车、摩托车、轿车、公交车、地铁、火车等的使用时间进行了详细表征。此外，利用时间-活动模式问卷进行调查也是获得人群在不同行为模型下暴露时间的常用方法，除了评估群体暴露特征，其更多地可以用于个体暴露水平的评估。

呼吸速率参数：在《中国人群暴露参数手册》中，按照成人卷和儿童卷对不同地区、城乡人群在不同性别、不同年龄下的呼吸量暴露参数进行了详细表征。同样，当采用肺功能仪等仪器测量得到的个体呼吸速率参数时，本方法也可用于个体暴露剂量的评估。

将上述三类参数带入如下暴露剂量评估公式：

$$D = \sum_{t}^{24h} C_t \cdot R_t \cdot dt$$

式中，D 为调查人群或个体空气污染物的 24 h 累积暴露剂量；C_t 为 t 时间段内污染物的暴露浓度；R_t 为 t 时间段内的呼吸速率；t 为污染物的暴露时间。

根据不同区域、性别、年龄组人群的呼吸量大小、不同行为模式下的暴露时间，可以较为科学地测算特定群体对环境污染物的暴露剂量，进而提高空气污染与人群健康相关研究的准确性。同样，当可以获得单个个体的暴露参数时，也可以用此方法测算个体的暴露剂量。

此外，该方法还可以有效应用于探究区域人口的空气污染物暴露特征，建立人口暴露剂量评估模型，结合人口空间分布数据用于评估区域大范围人群环境暴露，以及不同区域人群暴露风险预警，为高暴露风险人群和区域污染物的合理控制提供一定策略和方法。具体如下公式所示：

$$E = C_t \times R_t \times P$$

式中，E 为空气污染物的人口暴露剂量；C_t 为空气污染物暴露浓度；R_t 为不同性别、不同年龄段人群日均呼吸速率；P 为暴露在空气污染物中的人口数量，即规定栅格尺度下的人口数量；人口数据可以来自美国能源部橡树岭国家实验室开发的全球人口格网数据(https://landscan.ornl.gov)、美国国家航空航天局地球观测系统数据中心的世界人口网格数据(Gridded Population of the World，GPW)、南安普顿大学发起开发的人口空间分布数据(https://www.worldpop.org/)等基于地理位置的人口数据库。

5.2.2　个体暴露的评估

个体对室外空气污染的暴露可以通过直接或间接的方法进行评估。直接评估方法可以是对个体进行主动或被动采样来测量个体暴露，即"个体监测法"，也可以对个体生物样本(血液、尿液、毛发和指甲等)中污染物或代谢产物的含量以及在污染物刺激下经体内生化作用产生的自体产物，即生物标志物进行检测，称为"生物标志物法"。间接评估方法是通过结合不同地点的空气污染物浓度和人们在每个特定环境(例如交通、运动等)中花费的时间来计算个体暴露，即"微小环境法"。根据个体暴露评估目的，可以选择上述一种或几种方法来评估室外空气污染物的暴露水平。

1. 个体监测法

个体监测法是通过便携式个体监测仪监测个体在特定时间、地点、呼吸区域内的污染物浓度，是目前公认的较为准确的暴露评价方式。个体监测法可以监测到短期时间在特定地区个人详细的暴露特征，而且具有低成本、可穿戴或便携等优点，但由于其需要大量的人力、物力和财力支持，限制了其广泛的应用。

个体监测常见的监测方法分为：①对某段时间平均暴露的监测，是通过监测该时间段污染物的总暴露量，除以总监测时长，得到该采样个体该段时间内的平均暴露水平；②在某段时间内开展连续的实时监测，得到个体在不同微环境的瞬时暴露量，所得结果可以用作时间序列研究。

个体监测常用的监测仪器包括：①直接读数型，可以直接计算读取不同平均时间的浓度，通常具有数据记录功能，可以 $1s^{-1}$ 的速率存储数天的数据。目前更多高分辨率和实时污染物监测装置已经广泛应用，例如光学粒子计数器(OPC)、扫描迁移率粒度仪(SMPS)、锥形元件振荡微量天平(TEOM)、超细粒子计数器(UPC)和便携式气相色谱仪(GC)等，用于颗粒物、VOCs 和其他主要气态污染物的监测，并可提供有关其浓度的实时信息；②主动和被动采样装置，通常需要采集空气样本并随后在实验室进行分析。以大气颗粒物监测为例，主动采样通常可以使用电池供电的个体采样泵以 2~4 L/min 的流速在 24 h 或 12 h 内，收集在石英膜或 Teflon 膜上带回实验室进行称重和组分的测量。采用被动采样装置，可避免使用泵，主要是以分子在空气中的扩散作为采样过程的驱动力。

在个体监测取样过程中，应注意遵循适当的采样规范和具体要求，必须了解取样仪器的使用限制以及化学分析技术的不足。例如，如果在潮湿环境而不是干燥环境进行采样，则可能造成颗粒物测量的不准确，如果在非常热的条件下（$T>35$℃）进行采样，则半挥发物的损失可能过多等等。表 5-4 总结了我国部分地区不同行为方式或微环境下的个体监测法得到空气污染物暴露水平的研究。

表 5-4　我国部分地区不同暴露模式或微环境下个体空气污染物的暴露水平

研究地区	年份	个体	模式	PM$_{2.5}$浓度（μg/m³）	其他污染物	来源
北京市（城市）	2008	出租车司机	出租车	奥运会 前，105.5±44.1 中，45.2±27.0 后，80.4±72.5	CO、NO、NO$_2$	吴少伟等
北京市（城市）	2010~2011	通勤者	出租车、公交车、自行车	出租车，31.64±20.77 公交车，42.40±23.36 自行车，49.10±26.60	CO	黄婧等
北京市（城市）	2008	儿童	居室、教室、室外	居室，28.27~142.76 教室，46.07~78.96 室外，81.54~144.17	—	邓芙蓉等
北京市（城市）	2015~2016	居民	交通	步行，219.34 公交，209.61 地铁，167.56	—	李嘉琛等
北京市（城市）	2016	高校大学生	戴口罩	23±6.39	—	韩冰峰等
北京市（城市）	2014	办公室职员	家、办公室、交通	家，7~150 办公室，2~122 交通，0~42	—	杜艳君等
北京市（城市）	2012~2013	学生、职员、家庭主妇	住宅、办公室、街道、公交、地铁等	住宅，18±11 办公室，20±10 街道，42±56 公交，48±35 地铁，92±59	—	闫伟奇等
北京市（城市）	2016	志愿者	室外、个体暴露	—	PAHs	王春梅等
北京市（城市）	2011	采样个体	道路边、公共汽车、地铁	—	PAHs	郑玫等
广州市（城市）	2015	居民	交通	步行，46.1 自行车，46.0 公交，29.3 地铁，27.7	—	吕晓娟

续表

研究地区	年份	个体	模式	PM$_{2.5}$浓度(μg/m³)	其他污染物	来源
上海市 (郊区)	2017~ 2018	家庭 妇女	—	40.61	重金属 组分	罗燃燃等
上海市 (城市)	2016~ 2017	老年人	建筑特征	房屋面积 ≤90 m², 36.5±22.3 >90 m², 34.7±19.6 房屋年份 2000 年以前, 37.7±19.6 2000~2005 年, 35.9±23.0 2005 年以后, 29.4±15.8 住宅层数 低层(≤3 层), 39.0±23.0 高层(>3 层), 32.7±20.0 玻璃窗层数 单层, 36.7±22.0 双层, 33.1±19.6	—	陈天一等
上海市 (城市道路)	2015	男性 乘客	地铁	—	黑碳、 碳组分	雷晓宁等
上海市 (城市道路)	2012	地铁巡检 员	新风井、 车辆控制室	—	黑碳	蔡婧等
上海市 (城市道路)	2014	通勤者	出租车、 公交、 地铁、 自行车、 步行	—	黑碳	Li 等
西安市 (城市道路)	2018	成年 女性	地铁	—	黑碳	刘璐等

2. 生物标志物法

空气污染物大多通过呼吸道进入人体后，可能在血液、尿液等生物样本中以污染物原型或其代谢产物的形式检测到，也可能在其进入机体后刺激机体产生复杂的生化反应生成各种自体产物，成为可供筛选的生物标志物。测量生物样本中污染物或代谢产物，则得到污染物内暴露剂量的定量评估，测量生物样本中作为生物标志的自体产物，则可以分析生物标志水平与污染物外暴露水平和内暴露水平三者之间的关联性，属于定性评价。表 5-5 简要总结了目前已有报道的一些可能潜在的空气污染物暴露生物标志物。

当前生物标志物技术多用于个体空气污染急性暴露评价，反映短期大气颗粒物暴露情况，对于长期慢性健康效应则无法表征，另外生物标志物监测技术的实验条件复杂、成本高，不适用于大范围空气污染暴露评估研究。一般情况下，空气污染物如 PM$_{2.5}$ 及其组分与人体之间的相互作用及其暴露方式是复杂的，一个生物标志物很难将其暴露与健康结局联系起来，因此多需要一组生物标志进行暴露评价。

表 5-5　与空气污染相关的一些暴露生物标志物研究

目标暴露标志物	相关污染物	来源
尿反-反粘康酸(trans, trans-muconic acid, t,t-MA)	苯，汽车尾气	Kicinski et al.，2016
尿镉(cadmium, Cd)	镉，汽车尾气	Huang et al.，2013
尿 1,2- 氨基-萘(1-and 2-aminonaphthalene，1 & 2-AN)	汽车废气中 PM$_{2.5}$	Neophytou et al.，2014
尿 1-羟基芘(1-Pyrenol)	PAHs	Pavanello et al.，2016
尿 PAHs 羟基代谢产物(OH-PAHs)，包括羟基萘(OHNAP)、羟基芴(OHFLU)、羟基菲(OHPHE)	PAHs	McClean et al.，2012
尿甲基叔丁基醚(methyl tert-butyl ether，MTBE)	交通相关空气污染	Campo et al.，2011
呼出气一氧化氮(fractional exhaled nitric oxide，FeNO)	甲醛，多种化学污染物	Suzuki et al.，2017
呼出气一氧化碳(fractional exhaled carbon monoxide，FeCO)	烟草烟雾及室内空气污染	Yoshida et al.，2018；Lee et al.，2015

3. 微小环境法

1982 年 Duan 首先提出微环境概念，1985 年 Mage 将微小环境定义为某时间段内一定的体积空间，在此时空内污染物的浓度与周围环境相比较为均匀。因此，个体空气污染物暴露可由个体活动的各个微小环境污染物暴露的总和计算得来，公式如下所示：

$$E = \sum_i C_i T_i$$

式中，E 为个体污染物的总暴露量；C_i 为在微环境 i(包括室内、室外、交通环境以及交通工具内等)的污染物浓度；T_i 为在微环境 i 中停留时间。通常在所有微环境中一天的停留时间总和为 24 h。

因此，在微小环境法评估个体空气污染物暴露中，个体污染物的总暴露量是由各个微小环境下的暴露浓度以及在该微小环境下暴露时间所决定的。随着个体暴露测量技术的发展与高时空分辨率监测网络的完善，很多研究已经得到受试者佩戴个体暴露采样器在日常活动中所经历各种微环境下的日暴露量，如表 5-4 中所示我国部分地区不同微环境下个体空气污染物的暴露水平。

除了微环境污染物监测，暴露浓度参数也可以通过污染物预测模型模拟得到，例如根据已知的不同微环境下污染物暴露浓度的室内外 I/O 比值、分散系数 F_{in} 或者渗透系数 P，则可根据环境污染物的实测或预测值进一步模拟不同微环境下的污染物暴露浓度。但目前为止，不同微环境下的比值数据仍较为有限，限制了本方法的实用。

暴露时间参数的获得，最常用且有效的方法是利用时间-活动模式问卷进行调查得到。不同个体由于生活、学习和工作习惯不同，其时间-活动模式也不一样。问卷内容一般包括被调查者的年龄、性别、职业等背景资料，用于睡眠、工作、通勤、锻炼、购物等活动的时间（或频次），进行锻炼的场所与主要通勤工具，以及采暖、做饭等信息。随着 GIS 技术的高速发展，当前也有学者将 GPS 数据、手机信号数据等应用到 $PM_{2.5}$ 等空气污染的暴露评估当中，并取得较好的评估效果。

微小环境法虽然同时考虑了个体污染物暴露的环境差异，以及个体行为模式的不同，较好地表征了个体暴露水平，但仍不能全面反映个体暴露的真实水平。这主要是因为，不同微环境中可能存在着不同的点源污染，即便是处在相同的微环境中，由于个体与室内点源的相对远近（邻近效应），以及微小环境内部空气的对流，个体暴露水平也并不相同。此外，人体活动导致身体周边污染物的变化，如颗粒物的"彼得潘效应"，也会影响呼吸范围的污染物分布。

5.2.3　地理信息系统方法学在暴露评估中的应用

伴随地理信息系统（GIS）技术、遥感技术、全球化学扩散模型及表面覆盖测量技术的快速发展，其已经可以实现全球范围的空气污染物暴露浓度的估算，广泛地应用于群体乃至个体暴露评估当中。目前，高时空分辨率的大气污染暴露模型主要有大气扩散模型（dispersion models）、土地利用回归模型（land use regression model，LUR），以及基于卫星遥感数据的反演模型等。

1. 大气扩散模型

大气扩散模型（dispersion models）是基于高斯方程及其变形模式，利用污染物排放源数据、气象数据和地形数据，模拟大气污染物浓度的时空分布，并通过研究地点附近设置的固定监测站数据，校正模型有效性的方法。

扩散模型的建立主要需要：①排放源数据，如污染源数据类型（点源、线源、面源、体源、火炬源）、每种污染物的排放系数，年均排放量、烟囱高度、直径、温度、垂直排放速度、排放类型和位置等；②气象数据，如风向、风速、气压、气温、气湿、太阳辐照度和大气稳定度等；③地形数据，如地表粗糙度、反照率、波恩比等地表参数、土地利用类型，如贫瘠地（海滩、干盐地，海滩外的沙地，岩石、过渡区域），田地，落叶林，混合林，常绿林，草地，药草地，冰川，牧场，灌木，水域（包括湖、河流、水和海湾），湿地，高、中、低发展区域，开放发展区域、海拔等；④污染物监测数据，即背景数据，通常来源于固定监测站点的常规监测，用于模型的开发和验证。

扩散模型包括很多种类，比较著名的如挪威空气研究所开发的 EPISODE 扩散模型、加州运输部研发的 CALINE 模型、瑞典气象和水文研究所开发的 AIRVIRO 扩散模型，以及美国气象协会和美国环境保护署联合开发的 AERMOD 扩散模型等。大多数模型都是开源程序，模型源程序代码、技术指南、用户操作手册公开，可以获取数据计算中间文件和最终结果文件，方便对数据进行后续处理和深入分析，也容易嵌入到各种 GIS 系统中开展应用。

目前，大量研究将扩散模型结合 GIS 一起运用，对城市 NO_x、$PM_{2.5}$、SO_2 等空气污染物进行了评估和预测。Kollanus 等分析了欧洲 27 个城市 2005 年和 2008 年植被燃烧 $PM_{2.5}$ 排放情况，模拟了污染物迁移和每日 $PM_{2.5}$ 浓度时空分布，结果显示，在 2005 年位于北部的葡萄牙和西班牙的 $PM_{2.5}$ 浓度最高，而在 2008 年位于黑海边境的一些国家 $PM_{2.5}$ 浓度最高。国内黄道建等利用 AERMOD 模型模拟了生活垃圾焚烧发电厂大气污染的扩散特性，预测了发电厂周边环境中 PM_{10}、$PM_{2.5}$、HCl、NO_x、SO_2、Pb、Cd、Cr 和 PCDD/Fs 等污染物的全时段平均质量浓度范围为 $5.00 \times 10^{-14} \sim 1.49 \times 10^{-3}\,mg/m^3$。

目前，郑博等基于约 10 万个企业的点源数据库建立了 2013 年 1 km × 1 km 分辨率中国人为源排放清单（MEIC-HR），显著提升了排放源表征精度，将大幅改善对 SO_2、NO_2 和 $PM_{2.5}$ 浓度模拟的高估，以及对 $MDA8-O_3$ 浓度模拟的低估，对降低精细网格空气质量模拟偏差、准确评估空气污染健康效应具有重要意义。

扩散模型具有一些潜在的优点，它不需要密集的监测网络，且在分析健康结局与污染物关系时可以提供高分辨率的分析模式，因此可用于监测不同研究地区相对轻微的变化。但扩散模型也有一些不足：第一，需要相对复杂的数据输入和相对昂贵的硬软件设备和专业的操作人员；第二，需要对监测数据进行广泛的交叉验证；第三，数据暂时的不匹配或错误分类，如点和面的排放源一般没有小时数据，而是报道年均值，重油车辆也并不随小时交通量增加而增加，这些采样间隔差异均可能造成估计的偏倚。因此，扩散模型不适宜运用于大区域的污染物预测。

2. 土地利用回归模型

土地利用回归模型（land use regression model，LUR）是基于空气质量监测点的污染物浓度以及监测点周围的土地利用、交通特点和人群密度等地理变量所建立的预测污染物浓度的多变量回归模型。其基本流程如图 5-1 所示。

LUR 模型建立经常需要使用的预测数据包括：①地形地貌、土地利用（如水体、建设用地、植被等）、地表覆盖、扬尘地表等；②道路交通数据，如交通流量信息，道路长度及距离主要道路的距离；③人口密度数据；④气象信息，如风向等；⑤污染物监测数据，其中监测点的选择最好能最大化地反映污染物浓度的变化。一般根据研究城市的大小和人口密度来考虑监测点的数量，一般认为 40 ~ 80 个点较为合理。目前大多数研究其监测点的数量在 20 ~ 100 之间。

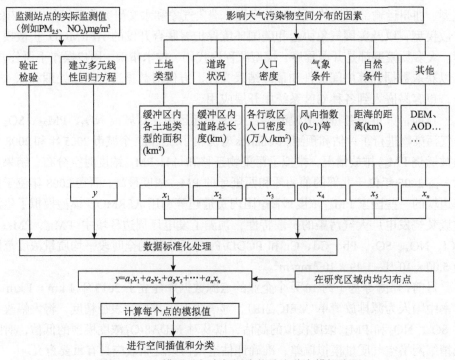

图 5-1　LUR 模型进行大气污染物浓度分布模拟流程

目前本模型已被用于 NO₂、NOₓ、PM₂.₅ 及其组分 EC、Soot 以及 VOCs 等各种污染物暴露情况的研究，模型的解释度一般均高于 60%。

LUR 模型的使用成本较低，并不特别依赖污染源的数据，且效力较高，能以较高的分辨率估计大气污染物的空间分布情况。但是本模型也存在一些不足：第一，土地利用模型一般仅在城市间采样建立模型，被限制在单个城市内或区域内，其迁移应用性受限，它的运用仅限于土地利用情况、气象、交通状况类似的地区，极少能够成功应用到其他土地利用和地形不同的地区；第二，模型只能对污染物的长期暴露提供一个较好的估计，对短期暴露则效力很低；第三，需要考虑道路等的空间分布情况，还需要对研究地区进行高分辨率的网格嵌套；第四，不能有效地分离出主要污染物的影响，有可能错误估计某种污染物对人体的影响，也不能代表污染物浓度局部的极端变化。

正是由于 LUR 模型很难应用于其他城市或地区的问题，更多的学者提出可以利用高质量遥感卫星数据来提高 LUR 在更大范围内的应用。例如将美国航空航天局卫星 MODIS 的气溶胶光学厚度(aerosol optical depth, AOD)数据纳入 LUR 模型可以提高模型性能，并在测试过程中提供更可靠的结果。而且，利用 AOD 数据，还可以减小 LUR 模型在土地利用特征变化很快的城乡过渡地区出现的预测值差异过大问题。

3. 其他模型

1）插值模型

插值模型（interpolation models）是利用已知监测点浓度推断未知监测点浓度，通常在一个网格的中心获得估计值，进而将整个网格分布在研究区域，因此可获得连续的污染物浓度。插值模型在应用的过程中需要结合一些地理信息统计技术，来得到污染物时间和空间的变化。插值模型的建立可以有很多方法，克里金插值是最具代表性的空气污染物插值模型。它的最佳线性无偏估计可估算任何一个点的污染物浓度。

普通克里金法是假设没有全球趋势的单一性变化数据，也叫作静止假设。根据这个假设，依据两点之间的距离和直线方向研究区域内每个点的污染物变化，基于 ArcGIS 软件的普通克里金工具进行插值。普通克里金插值法的计算公式为：

$$Z = \sum_{i=1}^{n} \lambda Z_i$$

式中，Z 为空气污染物浓度的模拟估算值；n 为监测站点的个数；i 为第 i 监测站点；λ 为普通克里金的权重；Z_i 为第 i 个监测站点处的空气污染物的实测日均浓度值。

插值模型的优点在于获得未知点预测值的同时，可以得到相应的标准误差（克里金差异），使得未知点预测的不确定性得到量化，因此能够有效评估插值的可信度。但模型的建立需要密集的监测站点数据支持，通常城市内的区域需要 10～100 个监测站点数据，且模型结果受到监测站点数据好坏的影响。

2）基于卫星遥感数据的反演模型

伴随着卫星遥感技术的发展，卫星衍生的产品信息经常被用来推算研究地区地表的大气污染物浓度，如美国航空航天局卫星 MODIS 的 AOD 数据，经常被用来推算地表的大气 PM 浓度，OMI 的 NO_2 数据被用来建立 O_3 的反演模型等。特别是目前利用 AOD 反演 PM 空间分布的方法已经非常成熟，精度及分辨率都很高。Van Donkelaar 等利用多颗卫星的 AOD 数据，结合传输模型和监测源的信息，通过地理加权回归对全球的 $PM_{2.5}$ 估计值进行估算，得到的 $PM_{2.5}$ 估计值结果与验证检测的 $PM_{2.5}$ 浓度高度一致，相关性达到 0.81。卫星遥感技术空间覆盖范围广泛，获取的成本低，观测时间连续，可用于大范围空气污染物的反演预测。

3）贝叶斯时空模型

贝叶斯时空模型原理是利用家庭住址等地理信息数据、气象数据和污染监测数据等信息，将区域污染物浓度细分成若干时空域，并允许每个时空域的污染物浓度随着时间和空间而变化，在充分考虑建筑物特征、个体活动等各种不确定性因素的情况下，利用贝叶斯函数算法模拟得到每个个体所在地的污染物浓度，室内浓度可以通过室内污染物监测数据，结合建筑物特征、渗透系数等模拟计算得到，最后基于室内外活动时间比，加权得到每个个体的暴露浓度值。例如在著名的动脉粥样硬化和空气污染的多种族研究(the multi-ethnic study of atherosclerosis and air pollution，MESA-Air)中，污染物的暴露估计就是采用的贝叶斯时空模型。贝叶斯时空模型能够预测污染物同时在时间和空间上的变化，适用于前瞻性队列进行长期暴露的研究。

5.3　室外典型空气污染物暴露的健康效应

室外空气污染物是包括 PM、NO_x、SO_2 以及 O_3 等多类污染物的复杂混合体系，也是造成全球疾病负担的主要环境风险因素之一。急、慢性的污染物暴露均会对人体呼吸、心血管、神经、免疫等诸多系统造成不良健康效应。根据污染物的来源、种类、污染水平、理化特征等因素的不同，其健康效应也存在差异。基于各国学者近年来的研究成果，本节对几种典型的室外空气污染物的特征、污染现状及其健康效应进行汇总和阐释。

5.3.1　颗粒物

大气颗粒污染物对人群健康的急慢性效应主要体现在对呼吸系统和心脑血管系统的影响，包括增加相应疾病的发病率、患病率、死亡率，以及导致亚临床指标的变化等。此外，大气颗粒物污染对神经系统、免疫系统、生殖发育系统等均能产生不良影响，也存在一定的致癌性和遗传毒性。

1. 颗粒物对呼吸系统的影响

颗粒物进入肺部对局部组织有堵塞作用，可使支气管的通气功能下降、细支气管和肺泡的换气功能丧失。吸附着有害物质的颗粒物可以刺激或腐蚀肺泡壁，长期作用可使呼吸道防御机能受到损害，发生支气管炎、肺气肿和支气管哮喘等。

1）颗粒物对呼吸系统疾病入院和患病的影响

颗粒物短期暴露可对呼吸系统疾病入院数产生影响。Gu 等对来自我国医院质量监测系统的 2013 年 1 月 1 日～2017 年 12 月 31 日期间我国 252 个城市(华北 107 个城市，华南 145 个城市)14 大类 188 小类病种初诊住院日均 $PM_{2.5}$ 数据进行分析以评估空气污染与每日住院人数之间的关系，研究结果显示短期 $PM_{2.5}$ 暴露与呼吸系疾病住院人数之间存在显著正相关关系；当日 $PM_{2.5}$ 浓度与 6 种呼吸系统疾病包括上呼吸道感染、肺炎、急性支气管炎、慢性阻塞性肺疾病(COPD)、支气管扩张和其他下呼吸道感染的住院率显著相关。

颗粒物暴露与呼吸系统疾病患病率升高存在显著关联。Neupane 等在加拿大安大略省汉密尔顿进行的一项基于人群的病例对照研究显示，老年人长期暴露于较高水平的 $PM_{2.5}$ 与社区获得性肺炎住院显著相关，其 OR 值为 2.26(95%CI:1.20～4.24)。

国内研究如对我国 7 个城市随机选择的 39782 名 3～6 岁儿童的研究显示，终生暴露于 PM_{10}、NO_2 和高环境温度是哮喘、气喘、鼻炎或湿疹的危险因素，但室外 PM_{10} 仅与终身湿疹相关，PM_{10} 浓度每增加 10 $\mu g/m^3$，患终身湿疹风险的 OR 值为 1.17(95%CI: 1.06～1.28)；抗生素的使用是儿童哮喘、气喘、鼻炎和湿疹的一个危险因素，室外 PM_{10} 可以加剧抗生素的不良影响。

2）颗粒物对呼吸系统疾病死亡率的短期和长期影响

关于颗粒物对呼吸系统疾病死亡率的研究，目前主要集中在 PM_{10} 与 $PM_{2.5}$ 的研究上，大多采用时间序列、病例交叉方法和 Meta 分析。

短期暴露于颗粒物会增加人群每日全因死亡率、心脑血管和呼吸系统疾病死亡率。如我国研究者近期收集了 24 个国家和地区的 652 个城市的每日死亡率和空气污染数据，采用广义相加模型和随机效应荟萃分析的方法分析 PM_{10} 和 $PM_{2.5}$ 短期暴露与每日全因、心脑血管和呼吸系统疾病死亡率的关系，研究结果显示，就呼吸系统疾病而言，PM_{10} 与 $PM_{2.5}$ 浓度的两天滑动平均值每增加 10 $\mu g/m^3$，其死亡率分别增加 0.47%(95%CI: 0.35%～0.58%)、0.74%(95%CI: 0.53%～0.95%)。

对于长期暴露颗粒物与呼吸系统疾病死亡率之间的关系，国外有多项起步早、规模大的队列研究，如哈佛六城市队列研究、美国癌症协会研究等，多项研究发现 $PM_{2.5}$ 平均浓度低于 30 $\mu g/m^3$ 时也可以增加研究对象的死亡风险，暴露-反应关系为线性，未找到阈值。基于暴露-反应模型的全球分析数据显示，空气污染和 COPD 死亡率之间存在剂量-反应关系，当 $PM_{2.5}$ 浓度较低(<100 $\mu g/m^3$)时，死亡风险迅速增加，当 $PM_{2.5}$ 浓度较高(>300 $\mu g/m^3$)时，死亡风险达到稳定水平。

国内目前有关颗粒物暴露对呼吸系统疾病死亡率的长期影响也有相关研究报道。一项在 2012 年 6 月～2015 年 5 月研究期间对来自中国肺健康研究的 10 个省 57779 名成人进行的全国性横断面研究显示，暴露于 $PM_{2.5}$ 与慢性呼吸道疾病死亡风险增加有关。

3）颗粒物对肺功能的影响

肺功能是反映呼吸系统疾病和肺部疾患的敏感指标，对呼吸系统疾病患者的愈后具有重要的预测价值。既往研究常用的肺功能指标包括用力肺活量(force vital capacity, FVC)、第一秒用力呼气量(forced expiratory volume within 1 second, $FEV_{1.0}$)和呼气峰流速(peak expiratory flow, PEF)等。

A. 对儿童肺功能的影响

很多研究显示颗粒物环境污染物短期暴露或长期暴露均可导致人群肺功能降低。儿童正处于生长发育关键期，对外界的不利因素抵抗能力较差，其作为易感人群所受的不良影响更为明显。

在颗粒物短期暴露的研究中，Chen 等选取 2014 ~ 2016 年我国 4 个城市(成都、广州、武汉、西安)的 334 例 7 ~ 11 岁健康儿童进行纵向研究，重复测量其肺功能，并获得 $PM_{2.5}$、PM_{10}、NO_2、SO_2、平均温度和相对湿度的日环境浓度数据，结果显示，颗粒物短期暴露与儿童肺功能的下降显著关联。PM_{10} 浓度的两天滑动平均值每增加一个四分位间距(144 μg/m³)，滞后 1 天时 FVC、$FEV_{1.0}$、PEF 和 $FEF_{25\%}$ 分别下降 2.56%、5.46%、4.23%和 7.35%。

PM_{10}、$PM_{2.5}$、$PM_{1.0}$ 颗粒物长期暴露均可对儿童肺功能产生不良影响。Yang 等于 2012 ~ 2013 年在东北 7 个城市的中小学校中随机招募 6740 名 7 ~ 14 岁的儿童，使用便携式电子肺活量计测量肺功能，包括 FVC、$FEV_{1.0}$、PEF 和最大呼气中段流量(maximal mid-expiratory flow curve, MMEF)，并利用机器学习法估算 $PM_{1.0}$ 和 $PM_{2.5}$ 的空间分辨率，采用多层次回归模型估计 $PM_{1.0}$、$PM_{2.5}$ 暴露和肺功能测量的相关性，校正混杂因素后研究结果显示，$PM_{1.0}$ 浓度每升高一个四分位间距，MMEF 和 $FEV_{1.0}$ 的调整 OR 值分别为 1.53(95%CI：1.20 ~ 1.96)和 2.14(95%CI：1.66 ~ 2.76)；$PM_{2.5}$ 浓度每升高一个四分位间距，MMEF 和 $FEV_{1.0}$ 的调整 OR 值分别为 1.36(95%CI：1.12 ~ 1.66)和 1.82(95%CI：1.49 ~ 2.22)，说明长期 $PM_{1.0}$ 和 $PM_{2.5}$ 暴露可导致儿童肺功能降低，且 $PM_{1.0}$ 与肺功能降低的相关性强于 $PM_{2.5}$。

B. 对成人肺功能的影响

一项来自中国肺部健康研究的 50991 名研究参与者的全国性横断面分析显示，长期暴露于环境 $PM_{2.5}$ 和某些成分与大、小气道功能降低有关。Yang 等在该研究中发现居民年 $PM_{2.5}$ 浓度从 26 μg/m³ 到 92 μg/m³(平均 53 μg/m³)，其四分位间距增加与 $FEV_{1.0}$、FVC、PEF、$FEF_{25\%~75\%}$ 降低 19.82 mL(95%CI：11.30 ~ 28.33)、17.45 mL(95%CI：7.16 ~ 27.74)、86.64 mL/s(95%CI：59.77 ~ 113.52)和 31.93 mL/s(95%CI：16.64 ~ 47.22)显著相关。

2. 颗粒物对心脑血管疾病的影响

大量研究表明，颗粒物是导致不良心脑血管健康效应的重要空气污染物之一，颗粒物的长期或短期暴露可引起人群心脑血管疾病发病率和死亡率的升高，相应的心脑血管疾病主要包括脑卒中、心肌缺血、心肌梗死、心律失常和动脉粥样硬化等。

1）颗粒物对心脑血管疾病发病率和入院率的影响

目前我国学者开展了大量的空气污染对心脑血管疾病死亡率的研究，但对心脑血管疾病发病率的研究较少，研究主要集中在颗粒物暴露与心脑血管疾病人群的门诊和急诊数量的关联性。颗粒物暴露可增加心脑血管疾病的发病率，Li 等基于 China-PAR（中国动脉粥样硬化心脑血管疾病风险预测）前瞻性队列，对 2000 ~ 2015 年随访数据对 117575 名我国居民进行研究，研究结果显示，居民居住地年均 $PM_{2.5}$ 浓度为 64.9 μg/m³，$PM_{2.5}$ 平均浓度每升高 10 μg/m³，脑卒中、缺血性脑卒中和出血性脑卒中发病率分别增加 13%（95%CI：9% ~ 17%）、20%（95%CI：15% ~ 25%）和 12%（95%CI：5% ~ 20%）。颗粒物暴露也可导致心脑血管疾病的入院率增加，Zhang 等在北京市开展了空气 $PM_{2.5}$ 重度污染事件与每日医院心脑血管疾病住院情况关联性的调查，收集了 2013 年 1 月 1 日 ~ 2017 年 12 月 31 日北京市卫生局信息中心心脑血管疾病入院记录和来自北京市 16 个区 35 个环境监测站的空气污染数据，采用条件 logistic 回归模型分析，结果显示与持续 3 天及以上极重度 $PM_{2.5}$ 污染事件相关的心脑血管疾病、心绞痛、心肌梗死、缺血性脑卒中和心力衰竭的 OR 值分别为 1.085（95%CI：1.077 ~ 1.093）、1.112（95%CI：1.095 ~ 1.130）、1.068（95%CI：1.037 ~ 1.100）、1.071（95%CI：1.053 ~ 1.090）和 1.060（95%CI：1.021 ~ 1.101）；与持续 1 天及以上的极重度 $PM_{2.5}$ 污染事件相关的心脑血管疾病住院天数分别为 3311（95%CI：2969 ~ 3655）和 37020（95%CI：33196 ~ 40866）。

2）颗粒物对心脑血管疾病亚临床效应的影响

高血压是目前最常见的慢性非传染性疾病，也是心脑血管疾病高危因素之一。Huang 等利用中国大规模前瞻性队列研究长期暴露于 $PM_{2.5}$ 与高血压发病风险的关系，研究结果表明 2004 ~ 2015 年间 $PM_{2.5}$ 平均浓度为 77.7 μg/m³（范围为 37.0 ~ 109.1 μg/m³），$PM_{2.5}$ 浓度每增加 10 μg/m³，高血压发病风险可增加 11%（95%CI：5% ~ 17%）。

3）颗粒物对心脑血管疾病死亡率的短期和长期影响

既往研究均显示颗粒物的短期暴露与人群心脑血管疾病死亡率之间存在显著正关联。如 Liu 等对 24 个国家和地区的 652 个城市的每日死亡率和空气污染数据进行的研究结果显示 PM_{10} 浓度的两天滑动平均值每增加 10 μg/m³，居民每日全因死亡率、心脑血管疾病死亡率分别增长 0.44%（95%CI：0.39% ~ 0.50%）、0.36%（95%CI：0.30% ~ 0.43%）；$PM_{2.5}$ 浓度的两天滑动平均值每增加 10 μg/m³，居民每日全因死亡率、心脑血管疾病死亡率分别增长 0.68%（95%CI：0.59% ~ 0.77%）、

0.55%（95% CI：0.45% ~ 0.66%）。Chen 等在 2013 ~ 2015 年研究期间对我国 272 个代表性城市进行时间序列分析以评估 $PM_{2.5}$ 短期暴露与每日特定死因死亡率之间的关联，研究结果显示各城市 $PM_{2.5}$ 年平均浓度为 56 μg/m³（范围为 18 ~ 127 μg/m³），$PM_{2.5}$ 浓度的两天滑动平均值每增加 10 μg/m³，居民非意外总病因、心脑血管疾病、高血压、冠心病、脑卒中、呼吸系统疾病和慢性阻塞性肺疾病死亡率分别增加 0.22%、0.27%、0.39%、0.30%、0.23%、0.29%、0.38%，该研究是我国现阶段覆盖面最广的全国尺度多中心研究。

此外，国内现有较多单个省份或城市研究证据显示颗粒物污染短期暴露会导致心脑血管疾病死亡率增加，典型的如 Liu 等采用时间分层病例交叉研究方法对 2013 ~ 2018 年湖北省 151608 例心肌梗死死亡病例进行调查，结果发现 $PM_{2.5}$（<33.3 μg/m³）、PM_{10}（<57.3 μg/m³）暴露浓度每增加 10 μg/m³，滞后 0 ~ 1 天时居民心肌梗死死亡率分别增加 4.14%（95%CI：1.25% ~ 7.12%）、2.67%（95%CI：0.80% ~ 4.57%）。

颗粒物的暴露除对心脑血管疾病死亡率有短期急性影响外，还存在长期慢性影响。短期暴露于 PM 可触发急性心脑血管事件，而多年长期暴露于 PM 可在更大程度上增加心脑血管风险，并可降低预期寿命数年。Liang 等基于 China-PAR 队列对长期暴露于 $PM_{2.5}$ 对心脑血管疾病（cardiovascular and cerebrovascular disease，CVD）的影响进行研究，研究纳入 116972 名在 2000 年无 CVD 的成年人并随访至 2015 年，$PM_{2.5}$ 暴露评估采用卫星的 1 km 空间分辨率，使用 Cox 比例风险模型进行分析，结果显示 $PM_{2.5}$ 年平均浓度为 25.5 ~ 114.0 μg/m³，$PM_{2.5}$ 暴露浓度每增加 10 μg/m³，居民 CVD 发病率、死亡率的多变量调整 HR 值分别为 1.251（95%CI：1.220 ~ 1.283）、1.164（95%CI：1.117 ~ 1.213）。与暴露于前 1/4 浓度 $PM_{2.5}$ 的人群相比，$PM_{2.5}$ 每增加一个四分位间距，即暴露于第 2 个至第 4 个浓度 $PM_{2.5}$ 的人群 CVD 发病率的 HR 值分别为 0.999（95%CI：0.859 ~ 1.161）、1.081（95%CI：0.925 ~ 1.263）和 1.913（95%CI：1.622 ~ 2.257）；相应的 CVD 死亡率的 HR 值分别为 1.168（95%CI：0.916 ~ 1.488）、1.225（95%CI：0.952 ~ 1.578）和 1.803（95%CI：1.379 ~ 2.358）。

3. 其他健康影响

1）颗粒物对神经系统的影响

大气颗粒物对神经系统的不良影响近年来受到研究者的广泛关注，颗粒物如 $PM_{2.5}$ 在脑卒中、认知水平、退行性疾病、心理和精神疾病、中枢神经系统肿瘤方面均可能产生不良影响。Fu 等近期采用 Meta 分析的方法分析了涵盖 26 个国家的 80 项研究，评估 $PM_{2.5}$ 暴露对脑卒中、痴呆、阿尔茨海默病（Alzheimer's disease，

AD）、自闭症谱系障碍（autism spectrum disorder，ASD）、帕金森病和轻度认知障碍（mild cognitive impairment，MCI）的影响，对上述研究综合评价的结果显示，$PM_{2.5}$ 短期暴露与长期暴露浓度每增加 10 $\mu g/m^3$，脑卒中风险 OR 值分别为 1.01（95%CI：1.01~1.02）和 1.14（95%CI：1.08~1.21），脑卒中死亡率 OR 值分别为 1.02（95%CI：1.01~1.04）和 1.15（95%CI：1.07~1.24）；长期接触 $PM_{2.5}$ 与痴呆（1.16，95%CI：1.07~1.26）、AD（3.26，95%CI：1.84~12.74）、ASD（1.68，95%CI：1.20~2.34）和帕金森病（1.34，95%CI：1.04~1.73）的风险增加相关。

2）颗粒物对免疫系统的影响

大气颗粒物暴露可对人体免疫系统产生不良影响。大气颗粒物暴露除可导致机体非特异性免疫功能受损外，还会使人体血液中的多种免疫指标产生影响，如 Zhao 等以 110 名年龄 25~55 岁的上海市交通警察为研究对象，冬季和夏季分别测量 24 h $PM_{2.5}$ 个体暴露水平，检测血液炎症标志物（高敏 C 反应蛋白，hs-CRP）、免疫指标（IgA、IgG、IgM 和 IgE）和淋巴细胞特征（CD4 T 细胞、CD8 T 细胞、CD4/CD8 T 细胞），研究结果显示冬季和夏季 24 h 个人 $PM_{2.5}$ 暴露平均浓度分别为 116.98 $\mu g/m^3$ 和 86.48 $\mu g/m^3$，$PM_{2.5}$ 暴露与 hs-CRP 增加 1.1%、IgG 增加 6.7%、IgM 增加 11.2%、IgE 增加 3.3%、IgA 减少 4.7%、CD8 T 细胞减少 0.7%有关，说明 $PM_{2.5}$ 浓度的增加与冬夏两季炎症标志物和免疫标志物的变化有关。

3）颗粒物对生殖发育的影响

颗粒物对生殖发育的影响主要表现为出现不良妊娠结果（早产、流产、死胎、低出生体重等）、导致妊娠期暴露滞后效应（胚胎和胎儿发育迟缓、发育异常等）、影响生育能力（生殖细胞数量减少、功能降低、不孕不育等）以及发生妊娠并发症。在全球范围上，Nancy 等基于 2004~2008 年世界卫生组织全球孕产妇和围产期健康调查，对来自非洲、亚洲和拉丁美洲 22 个国家的 19.29 万例单胎活产婴儿数据进行分析，以探讨 $PM_{2.5}$ 暴露与早产和其他不良围产期结局的关系。研究结果表明，对所有国家而言，室外 $PM_{2.5}$ 暴露浓度与低出生体重有关，与早产无关；对我国而言，我国 $PM_{2.5}$ 暴露水平范围最大，与最低四分之一暴露水平（<12.5 $\mu g/m^3$）的妇女相比，估计 $PM_{2.5}$ 暴露水平≥36.5 $\mu g/m^3$ 的妇女的早产和新生儿低出生体重率明显更高。此外，国内也有不少研究探讨早期颗粒物暴露与其他不良生殖发育结局之间的关系，在不同城市如北京、上海、江苏、河南、湖南等地均有研究。

4）颗粒物的致癌性和遗传毒性

大气颗粒物被国际癌症研究机构（International Agency for Research on Cancer，IARC）归类为"Ⅰ类致癌物"，颗粒物暴露与肺癌关系最为密切。

　　长期暴露于大气颗粒物与肺癌发病率和死亡率增加有关。Li 等为研究 $PM_{2.5}$ 暴露对肺癌的慢性影响，对我国 15 个省 118551 名参与者在 2000 ~ 2015 年的随访期数据进行研究，基于卫星模式的 1 km 空间分辨率估计 $PM_{2.5}$ 暴露水平，研究结果显示 2000 ~ 2015 年 $PM_{2.5}$ 时间加权平均浓度为 65.00 μg/m³（范围为 31.17 ~ 96.96 μg/m³），在调整年龄、性别、地理区域、城市化、教育水平、吸烟状况、饮酒量、与工作相关的体力活动和体重指数变量后，与暴露于前 1/5 低浓度 $PM_{2.5}$ 人群相比，$PM_{2.5}$ 浓度每增加五分之一间距，即暴露于第 2 至第 5 个较高浓度 $PM_{2.5}$ 的人群肺癌发病率的 HR 值分别为 1.44（95%CI：1.10 ~ 1.88）、1.49（95%CI：1.12 ~ 1.99）、2.08（95%CI：1.42 ~ 3.04）、2.45（95%CI：1.83 ~ 3.29）；相应的肺癌死亡率 HR 值为 1.83（95%CI：1.33 ~ 2.50）、1.80（95%CI：1.29 ~ 2.53）、2.50（95%CI：1.62 ~ 3.86）和 2.95（95%CI：2.09 ~ 4.17），进一步证明高 $PM_{2.5}$ 暴露会增加肺癌发病率和死亡率的风险。Chen 等开展的队列研究于 1998 年 1 月 ~ 2009 年 12 月在我国四个北方城市（天津、沈阳、太原和日照）对 39054 名参与者进行随访调查以探究长期暴露于城市空气污染和肺癌死亡率的关系，研究结果发现在时变暴露模型中，PM_{10} 浓度每增加 10 mg/m³，肺癌死亡率增加 4.7%（95%CI：3.4% ~ 6.0%）；在基线暴露模型中，肺癌死亡率增加 8.7%（95%CI：4.0% ~ 13.6%）；在双污染物模型中，PM_{10} 与 SO_2 是全因死亡率与肺癌具有统计学意义的预测因子。在短期暴露空气污染与肺癌发病率和死亡率关系方面，Wang 等对 2013 ~ 2015 年北京、重庆、广州三大城市空气污染与肺癌死亡率之间的关系进行生态学研究，研究结果显示在重庆和广州地区，$PM_{2.5}$、PM_{10} 浓度与肺癌死亡率呈正相关，而在北京其相关性不显著，男性和老年肺癌患者对空气污染的短期影响更为敏感。

　　颗粒物的致癌性与遗传毒性密切相关，燃烧来源的颗粒物中多含有致癌物和致突变物，可对染色体和 DNA 等不同水平的遗传物质产生毒性作用，包括染色体损伤、染色体畸形和数量变化、DNA 损伤和基因突变等。在人类和动物细胞的体外研究中，可观察到颗粒物污染引起的遗传毒性。

5.3.2　氮氧化物

　　NO_x 在"十二五"环境保护规划中被列为大气污染物约束性指标。NO 和 NO_2 均为有害气体，但二者的毒性效应不同，且 NO_2 的毒性较 NO 高 4 ~ 5 倍。先前的研究将 NO_2 作为交通污染的一个指标，因为它与移动尾气的其他成分有很强的相关性。目前，NO_2 水平已被用于表征环境其他空气污染物，如 NO_x 和 O_3，同时关于 NO_x 健康影响的评价也多源于对 NO_2 的研究结果。既往研究表明 NO_x 暴露会对人体呼吸系统、心血管系统以及其他系统造成急、慢性的健康损害效应。同时，NO_2 还可能与空气中其他污染物如 SO_2 和 O_3 产生相加或协同效应，进而引发更为严重的健康危害。

1. 氮氧化物对死亡的影响

尽管目前大气 PM（特别是粒径较小的 $PM_{2.5}$、$PM_{0.1}$）被广泛认为是大气污染物中毒性最强、健康危害最大的成分，但流行病学研究发现，室外空气 NO_2 浓度与人群死亡率间也存在着密切关联。

一项针对 NO_2 短期暴露与每日死亡率相关性的系统综述和 Meta 分析，通过 PubMed 和 Embase 检索 2021 年 6 月之前的相关研究，最终纳入 92 篇各国学者文章的研究数据定量分析得出环境 NO_2 暴露与全因死亡率和病因特异性死亡率呈显著正相关。具体结果为 NO_2 浓度每增加 10 ppb 全因死亡率增加 1.58%（95%CI：1.28% ~ 1.88%），同时呼吸系统和心血管系统死亡率分别增加 2.05%（95%CI：1.52% ~ 2.59%）和 1.72%（95%CI：1.41% ~ 2.04%），数据显示呼吸系统和心血管系统死亡风险高于全因死亡风险，特别是呼吸系统，究其原因可能与呼吸系统是主要暴露途径的直接靶点有关。此外，该研究提示，不同地区 NO_2 对病因特异性死亡率的不利影响存在差异。我国学者对国内 272 个主要城市开展了一项全国性的时间序列分析，结果同样显示 NO_2 短期暴露与全因死亡率和病因特异性死亡率呈正相关。NO_2 平均浓度每升高 10 $\mu g/m^3$ 全因死亡率增加 0.9%（95%PI：0.7% ~ 1.1%），同时心血管系统总死亡率、高血压、冠心病以及中风死亡率分别增加 0.9%（95%PI：0.7% ~ 1.2%）、1.4%（95%PI：0.8% ~ 2.0%）、0.9%（95%PI：0.6% ~ 1.2%）和 0.9%（95%PI：0.5% ~ 1.2%），呼吸系统总死亡率和 COPD 死亡率分别增加 1.2%（95%PI：0.9% ~ 1.5%）和 1.6%（95%PI：1.1% ~ 2.0%）。同样，证明 NO_2 暴露引起呼吸系统死亡风险高于全因及心血管系统疾病死亡风险。另一项由阚海东团队领衔的国际合作研究，对 22 个中低收入国家的 398 个城市短期 NO_2 暴露与死亡率数据进行两阶段分析，该研究发现滞后 1 天 NO_2 浓度每升高 10 $\mu g/m^3$ 与总死亡率、心血管和呼吸系统死亡率分别增加 0.46%（95%CI：0.36% ~ 0.57%）、0.37%（95%CI：0.22% ~ 0.51%）和 0.47%（95%CI：0.21% ~ 0.72%），且该相关性与其他空气污染物的伴随暴露无关。同时研究发现浓度-反应曲线呈近似线性关联，且无明显可识别阈值，研究结果提示即使暴露于较低浓度的 NO_2（即使是 WHO 现行的空气质量标准）也可能会引起人体不良的健康结局，有必要修订和收紧现行的 NO_2 质量标准阈值，以获得更大的公众健康效益。此外，长期的环境 NO_2 暴露与死亡率间的相关性与短期效应一致。一项对截止到 2020 年 2 月的 Meta 分析结果显示，NO_2 年均浓度每增加 10 ppb 全因死亡风险增加了 1.06%（95%CI：1.04% ~ 1.08%），呼吸系统死亡和心血管系统死亡风险分别增加了 1.05%（95%CI：1.02% ~ 1.08%）和 1.11%（95%CI：1.07% ~ 1.16%）。但是在长期研究中很难判断 NO_2 的独立影响，因为 NO_2 浓度与其他污染物之间的相关性往往较高。

目前，大部分流行病学研究空气污染物暴露对死亡的影响多集中在与死亡率相关性的分析，关注点在死亡人数，而没有完全反映年龄之间的差距，因此有学者提出可将寿命损失年(years of life lost，YLL)作为死亡率的补充指标，对年轻时发生的死亡给予更多的权重，从而更好地描述疾病负担。

2. 氮氧化物对呼吸系统的影响

NO_2 是一种具有刺激性气味的气态污染物，主要经呼吸道进入机体，由于其疏水性，对上呼吸道刺激较小，主要作用位点为呼吸道深部，能够对肺泡和细支气管造成损伤。急性 NO_2 暴露会引起呼吸道阻力增大，并伴随呼吸道黏膜和支气管炎症发生，同时增加气道感染的敏感性，浓度高时可引发急性死亡。低浓度 NO_2 持续暴露，也会引起较严重的毒性效应，如气道高反应，导致哮喘发生，同时还可能引发肺炎、肺水肿、呼吸困难以及紫绀等疾病，严重时会致人昏迷，甚至死亡。基于此，NO_2 对呼吸系统的健康危害备受学者和公众关注。

呼吸系统疾病发病率是反映大气污染危害的最明显指标之一。既往研究表明多种呼吸系统疾病，如哮喘、COPD、肺炎、支气管炎以及肺癌等的发病都与大气 NO_2 暴露相关。哮喘是一种常见的呼吸系统疾病，大气 NO_2 暴露会加剧儿童哮喘发病风险。在欧洲和美国所开展的多项研究中均发现，作为交通源主要污染物之一的 NO_2 会造成儿童哮喘的发病率显著升高，居住地距离交通主干道越近，儿童哮喘的发生率越高。一项我国香港地区的研究同样探讨了大气 NO_2 暴露对不同年龄人群哮喘入院率的影响，该研究收集了 2000～2005 年 5 年间的大气环境监测数据和 15 家医院急诊入院记录，共收集 69716 名哮喘患者入院信息，其中 0～14 岁人群哮喘入院率最高，其次为 65 岁以上人群，14～65 岁入院率相对较低。该研究表明，不同年龄段人群对大气 NO_2 的敏感度不同，其中儿童和老年人为易感人群，应当给予更多的关注。为验证流行病学的研究结果，国内外学者通过毒理学研究进一步明确大气 NO_2 对呼吸系统的健康风险及作用机制。一项加拿大的研究，对 182 个 9～14 岁的哮喘患儿进行 4 周的取样检测，结果发现环境 NO_2 会导致患儿呼出气冷凝液中氧化应激标志物——丙二醛含量增加，同时造成哮喘患儿肺活量下降。同时，动物实验结果表明，利用转基因小鼠进行 15 ppm NO_2 暴露，能够引起肺部 CD11c+细胞抗原摄入量增加，并向淋巴结迁移，通过组织相容性复合体和共刺激分子的表达，激活原始 T 淋巴细胞分泌极化因子，促进 Th2/Th17 分化，进而引发一系列哮喘症状。而另一种常见的呼吸系统疾病 COPD，在一项评估交通源空气污染物暴露 35 年以上对 COPD 发病率影响的前瞻性队列研究中，结果表明 NO_2 35 年的平均浓度每增加一个四分位间距($5.8\ \mu g/m^3$)，COPD 发病率升高 OR=1.08($95\%CI$: 1.04～1.14)，同时可能会增加糖尿病和哮喘患者的易感性。

肺功能变化是直接反映机体呼吸能力的敏感指标之一，儿童是环境 NO_2 暴露的易感人群，大量研究对环境 NO_2 暴露与儿童肺功能相关性进行了评价。一项在墨西哥对 3170 名 8 岁学龄儿童所开展的流行病学调查结果显示，大气 NO_2 浓度（四分位数）每升高 12 ppb，造成女孩 $FEV_{1.0}$ 下降 30 mL，男孩 $FEV_{1.0}$ 下降 25 mL。另一项在加利福尼亚所开展的研究，分别对 1994～1998 年、1997～2001 年和 2007～2011 年 3 个独立时间段内，环境 NO_2 浓度与儿童（2120 名）肺功能变化间的相关性进行分析，3 个阶段的结果均表明，NO_2 浓度的降低与儿童 $FEV_{1.0}$ 和 FVC 指标的改善存在显著的关联。我国的一项 Meta 分析，对国内 1985～2006 年间发表的关于空气污染与儿童（7～15 岁）肺功能变化关系的文献进行整理分析，结果显示大气 NO_x 平均浓度为 44～229 $\mu g/m^3$，NO_x 浓度与儿童最 MMEF 呈显著负相关，相关系数为 -0.973（$t=-5.993$，$P=0.027$），该研究表明 NO_x 主要影响儿童的小气道功能。

3. 氮氧化物对心脑血管系统的影响

近年来，越来越多的流行病学调查指出，室外空气污染与心血管疾病的发生、发展关系密切，其效应污染物主要包括空气质量监测的六大污染物，其中 PM 对心血管系统的影响研究最多。但随着城市交通污染问题的凸显，NO_x 对心血管系统影响也逐渐被各国学者所关注。NO_2 是一种具有腐蚀性和生理刺激性气体，因而不仅会引起呼吸系统损伤，同时对心脑血管也存在潜在危害。国内外学者认为，空气中 NO_2 可引起血压升高，加重缺血性中风症状并造成不良结局，同时可能降低心脏自律性导致心律失常、增加主动脉狭窄和法洛四联症等先天性疾病的发生，与心肌梗死患者的死亡率升高有关。需要注意的是，多项大型队列研究（以发达国家为主）均发现即使暴露于低浓度 NO_2（40 $\mu g/m^3$），也会对心脑血管系统造成威胁。

如前文"氮氧化物对死亡的影响"中介绍大量研究证实，急、慢性 NO_2 暴露均会引起心血管疾病死亡率升高这一严重健康结局。此外，大量流行病学证据显示大气 NO_2 暴露会造成心脑血管疾病的发生发展。一项涵盖我国 318 个城市 2239 家医院 1290000 例急性冠脉综合征（acute coronary syndrome，ACS）患者的病例交叉研究，探讨了空气污染物每小时监测浓度与 ACS 患者发病之间的关系，研究结果显示 NO_2、$PM_{2.5}$、SO_2 和 CO 的急性暴露均与患者 ACS 发病风险及其所有亚型存在高度相关性，其中 NO_2 的相关性最强，而且该研究指出这种关联性在暴露的前 1 h 最强，此后随着暴露时间的延长关联性逐渐减弱，至 15～29 小时后则不存在相关性。此外，随着空气污染物浓度的增加，ACS 发病风险也随之增加，而且该效应无明显阈值。这种影响在寒冷季节对老年人群（65 岁以上），以及无吸烟史或慢性心肺疾病史患者更加明显。在另一项病例对照研究中也得到了相似结果，居住在交通沿线或交通流动量较大区域，因空气污染物中 NO_2 的高暴露，可增加居民急性心肌梗死的发生风险。此外，基于 38 项病例交叉研究和 48 项时间序列研究数据，发现短期暴露于 NO_2 与缺血性心脏病发病率相关，病例交叉研究的合并 RR=1.074/10 ppb（95%CI：1.052～1.097），时间序列研究的合并 RR=1.022/10 ppb（95%CI：1.016～1.029）。以上研究均为证明 NO_2 急性暴露与心血管疾病的发病率间可能存在联系提供了数据支撑，但仍存在不确定性，特别是与其他空气污染物或伴随接触有关的影响，以及毒理学实验和控制暴露条件的研究证据不足。

同样，国内外学者在大气 NO_2 暴露与心脑血管疾病相关性的研究领域也开展了大量工作。研究结果显示，室外环境中高浓度的 NO_2 与中风和外周血管疾病的发生之间存在相关性，如出现血栓、血管炎症、跛行和动脉瘤等症状。一项在我国 14 个大城市对 200958 例缺血性中风和 41746 例出血性中风住院患者进行的时间分层病例交叉分析，结果显示 NO_2 浓度增加四分位间距导致 lag 05 时缺血性脑卒中住院的风险增加 2.6%（95%CI：1.8%～3.5%）。对于出血性脑卒中，仅在当天发现与 NO_2 的显著性相关（1.6%，95%CI：0.3%～2.9%）。另一项多中心研究也证明 NO_2 急性暴露与我国缺血性和出血性脑卒中 YLL 呈正相关，在当天和前一天环境 NO_2 浓度增加 10 μg/m³ 将导致缺血性卒中 YLL 百分比增加 0.82%（95%CI：0.46%～1.19%），高于出血性卒中 YLL 百分比的增量 0.46%（95%CI：0.09%～0.84%）。此外，当调整其他空气污染物后，缺血性卒中与 NO_2 暴露之间的关系比出血性卒中更稳定。

近年来，国内外关于大气 NO_2 暴露与心脑血管疾病相关性的流行病学研究开展较多，而相关毒理学证据仍十分有限。目前，该研究方向仍是环境卫生学和毒理学领域的热点，其分子机制有待深入探讨。

4. 氮氧化物的其他影响

1）对神经系统的影响

目前，关于 NO_x 健康风险的研究多集中在呼吸系统和心血管系统，对于神经系统的研究相对较少。而探讨 NO_x 对神经系统影响的研究又主要集中在疾病和神经损伤标志物层面。最新研究指出空气污染可能通过嗅觉通路（嗅觉上皮—嗅球—嗅皮质）、血脑屏障以及胃肠道/迷走神经到达大脑。现有流行病学证据显示，作为机动车尾气中的主要污染物，NO_2 与神经发育受损、认知功能下降、记忆力减退，以及与 AD、帕金森症的发生及加重具有相关性。国内外学者均发现，交通污染源暴露地区儿童的神经发育、认知及学习能力均受影响，表现为认知发育、记忆力、运动能力、手部敏捷度等方面均不及低污染区儿童。同样作为易感人群，NO_2 暴露也会引起老年人神经系统类似的损伤效应。美国的一项前瞻性队列研究发现，居住区域与交通主干道间的距离与老年人语言学习、记忆力、反应速度以及对语言的执行能力等方面表现具有相关性。另一项在韩国进行的为期 3 年的随访研究发现，环境大气中 NO_2 浓度的增加与老年人抑郁症状加重也存在关联，其机制可能与炎症和氧化应激介导的小胶质细胞活化和多巴胺神经元损伤有关。

除上述中枢神经系统受损的症状外，神经损伤生物标志物检测也是探讨大气 NO_2 暴露造成神经系统损伤的另一种主要研究方法，常用检测指标如：神经元特异性烯醇化酶（neuron-specific enolase，NSE）、脑源性神经营养因子（brain-derived neurotrophic factor，BDNF）、神经丝轻链（neurofilament light，NF-L）、蛋白基因产物 9.5（protein gene product 9.5，PGP9.5）和钙结合蛋白 S100B 等，通过其浓度变化侧面反映神经损伤。一项定组研究结果显示，急性 NO_2 暴露与 NSE 和 PGP9.5 浓度降低有关，OR 分别为 0.692（95%CI：0.549～0.873）和 0.866（95%CI：0.777～0.965），但未发现对 BDNF 的影响。而在动物实验中却发现，当雄性大鼠连续暴露于模拟汽车尾气（CO_2、NO_2 和 CO）2 周（5 h/d），大鼠海马和杏仁核中的 BDNF 水平均显著降低，表现出行为和认知缺陷，其原因与氧化应激和炎症反应有关。

综上，基于目前现有证据要明确 NO_2 与神经系统损伤间的相关性仍不够充分。此外，大气 NO_2 暴露所致呼吸系统疾病与心脑血管疾病间也存在潜在关联，那么心肺损伤与神经系统损伤间联系如何，其中的潜在机制仍需阐明，亟待深入研究。

2）对免疫系统的影响

流行病学研究发现，大气 NO_x 暴露可引起多种免疫系统疾病的发病风险升高。一项病例对照研究结果显示，儿童患川崎病的发病率与其在胎儿期和产后暴露于 NO_x 呈正相关，并且效应呈剂量依赖性。此外，也有研究报道 NO_2 暴露与系统性红斑狼疮、类风湿性关节炎、多发性硬化症等免疫性疾病的发病风险存在相关性。免疫球蛋白是人体免疫系统的重要组成部分，目前已有研究表明 NO_x 能够通过扰乱机体免疫球蛋白的含量而引发疾病。有研究报道，与远离交通污染源的地区相比，长期居住在交通枢纽区的儿童血液中总 IgE 水平较高，患哮喘的风险较大。此外，长期暴露于大气 NO_2，不仅会抑制机体血清中和抗体的形成，同时会影响肺泡巨噬细胞和白细胞的吞噬功能，因而造成机体免疫功能下降，增加罹患感染性疾病的风险。此外，有动物实验指出，变化的 NO_2 浓度对机体的免疫功能影响更大，当小鼠持续 10 个月暴露于恒定浓度的 NO_2，未检测到血清中抗体和免疫球蛋白浓度的变化。但是，将小鼠先后暴露于不同浓度的 NO_2 后，小鼠血清中和抗体的能力降低，同时 IgM、IgG 和 IgG2 的浓度也发生明显改变。

3）氮氧化物的致癌性和遗传毒性

目前，有流行病学证据显示大气 NO_2 暴露与癌症发生存在相关性。一项纳入了 1985～2005 年间 6 个欧洲成人队列以探讨低水平空气污染影响的研究（Effects of Low-Level Air Pollution: A Study in Europe，ELAPSE），共有 33064 名非患癌成年人参与，在平均 18.1 年的随访中 512 人发展为肝癌。研究结果显示大气 NO_2 浓度每升高 10 μg/m³，肝癌的发病率风险 HR = 1.17（95%CI：1.02～1.35）。该研究结果提示

即使 NO_2 浓度低于欧盟标准，也可能增加肝癌的发生风险。另一项关于 NO_x 同肺癌发生相关性的 Meta 分析结果显示，NO_2 浓度每升高 10 μg/m³，肺癌发病率增加 4%（95%CI：1% ~ 8%），NO_x 浓度每升高 10 μg/m³，肺癌发病率增加 3%（95%CI：1% ~ 5%）。NO_x 与肺癌发生存在相关性的结论，在多个队列研究中被证实。同时关于大气 NO_2 暴露与白血病、乳腺癌等相关性的研究也陆续被报道。动物实验结果也表明 NO_2 具有促癌作用，且能够加速动物体内的肿瘤细胞的迁移和扩散。此外，应当注意大气污染是复合型污染，多种污染物同时存在时毒性更加明显，如在紫外线照射下，NO_x 能够与多种物质发生反应生成诱变活性物质，进而对人体产生遗传毒性效应。目前流行病学和毒理学实验均有证据显示，NO_2 暴露会引起 DNA 损伤，染色体畸变以及表观遗传学改变等。

综上所述，NO_x 会对遗传物质产生影响从而产生一定的遗传毒性和遗传性损伤，同时可以看出环境 NO_x 浓度升高与部分癌症的发病率及死亡率增加有关。但相应的分子机制研究仍相对欠缺，需要更多的数据支持。

5.3.3　二氧化硫

二氧化硫（SO_2）是全球性的、常见且严重的大气污染物。20 世纪最著名的高污染事件如 1930 年马斯河谷事件、1948 年多诺拉事件、1952 年伦敦烟雾事件、1961 年日本四日市哮喘事件等，均与 SO_2 对大气环境的污染有关。大量流行病学研究表明，SO_2 空气污染与暴露人群某些疾病的发病率与死亡率相关，同时，大气中 SO_2 水平也是大气环境质量的重要指标之一，在空气质量评价中起重要作用。

1. 二氧化硫对呼吸系统的影响

1）对呼吸系统疾病死亡率的影响

近年来，我国开展许多对不同城市大气 SO_2 污染与呼吸系统疾病死亡率的大样本研究，多数研究发现 SO_2 污染可引起暴露居民呼吸系统疾病死亡率的增加。

SO_2 主要损害呼吸系统，严重时会导致呼吸衰竭，也可引起过早死亡。Zhang 等以我国淮河沿岸 5 个人口密集、污染严重的省份（河南、山东、江苏、安徽、湖北）为研究区域，以相关的遥感数据为基础，利用地理加权回归（GWR）模型估算 NO_2、SO_2、PM_{10}、$PM_{2.5}$ 的地面浓度，探究室外空气污染物对人类健康的影响。就 SO_2 而言，研究结果显示 2016 年 SO_2 年平均浓度为 26 μg/m³，SO_2 导致 1788 人因呼吸系统疾病死亡，9666 人因心血管系统疾病死亡，河南北部、山东中西部、江苏南部和湖北武汉市地区居民的健康风险较大。

自 1990 年香港发电厂及道路车辆被限制使用含硫量按重量计不超过 0.5%的

燃油这一干预措施改善空气质量后，香港 SO_2 水平平均下降 45%，污染最严重地区空气中 SO_2 含量下降高达 80%，有研究发现干预后 2 年内幼儿的慢性支气管炎症状的减少和支气管高反应性的改善，也有研究利用该政策干预前 5 年与干预后 5 年死亡率数据探究其对未来 5 年死亡率的影响，结果发现干预措施与全死因、呼吸系统疾病、心血管疾病死亡率年平均趋势分别下降 2.1%、3.9%、2.0% 呈显著相关。针对环境治理后空气污染物减少而伴随的健康效应可以从侧面印证 SO_2 污染物对健康的影响，尤其是对呼吸系统疾病和心血管系统疾病死亡率的作用。

2）对呼吸系统疾病患病率的影响

SO_2 浓度超过 7.5 mg/m^3 就可引起暴露人群产生不良反应。短时间内吸入 SO_2 可引起轻度的气管收缩，但长时间接触 SO_2 可削弱或破坏呼吸系统的免疫功能和防御能力，诱发各种呼吸道炎症反应。呼吸系统疾病一般分为感染性疾病（上、下呼吸道感染）和非感染性疾病（如哮喘、慢阻肺、肺癌等）。为便于叙述，本文将从呼吸道炎症类疾病（如慢性鼻炎、慢性气管炎、支气管炎、肺炎等）和哮喘两类进行论述。

A. 对呼吸道炎症类疾病发生的影响

近 5 年来，我国开展了许多对不同城市大气 SO_2 污染与多种呼吸系统疾病的研究，以呼吸系统疾病的不同种类、不同症状、就诊人数、住院人数等为切入点，多数研究发现大气中 SO_2 浓度的增加可引起多种呼吸系统疾病发生率的上升。此外，SO_2 浓度下降也会改善呼吸功能、减少呼吸系统疾病的发生。一项在中国北京大学人民医院开展的空气污染物与急性呼吸系统疾病门诊就诊人次关系的病例交叉设计研究结果显示，SO_2 的暴露与上呼吸道感染、急性支气管炎、社区获得性肺炎和支气管扩张急性发作、慢性阻塞性肺疾病急性加重期的门诊就诊人次呈正相关。

也有研究表明 SO_2 与某些呼吸系统疾病无显著关联，如 Neupane 等在加拿大安大略省汉密尔顿进行的一项基于人群的病例对照研究显示，老年人长期暴露于较高水平的 SO_2 与社区获得性肺炎住院无显著相关，其 OR 值为 0.97（95%CI：0.59 ~ 1.61）。

B. 对哮喘发生的影响

支气管哮喘（简称哮喘）是一种以呼吸道高反应性和慢性气道炎症及黏液分泌过度为特征的变态反应性疾病，是呼吸系统常见疾病之一。有研究显示近年来哮喘患病率正在上升，尤其是在低收入与中等收入国家，SO_2 污染对哮喘发生具有一定的促进作用。

Peng 等对我国 17 个城市在 2013 年 1 月 1 日 ~ 2015 年 12 月 31 日短期空气污

染暴露与哮喘住院人次之间的相关关系研究中，采用时间分层的病例交叉设计与条件 logistic 回归模型进行分析，结果发现，仅就 SO_2 而言，在滞后 5 天的累积效应模型中，SO_2 浓度每增加 10 μg/m³，哮喘门诊就诊次数的 OR 值为 1.015（95%CI：1.008 ~ 1.021），归因于 SO_2 的哮喘门诊占比 3.70%（2.01% ~ 5.32%）。Liu 等对 2013 ~ 2018 年湖北省因哮喘死亡的 4454 例患者进行调查，采用病例交叉设计和条件 logistic 回归模型进行数据分析，研究结果并未发现 SO_2 暴露与哮喘死亡率之间有显著关联。

由此可见，SO_2 单独暴露或与其他污染物共同暴露均不同程度地引起哮喘发病率的上升，尤其是儿童、老人、哮喘患者等易感人群。

3）对肺功能的影响

SO_2 在一定浓度下可对人呼吸道产生刺激作用，引起气管收缩、通气阻力增加，从而影响呼吸道功能，导致肺功能降低。He 等对广州市 3 个区 1983 位儿童进行了 6 个月的随访研究，研究结果显示近 5 年重度污染区、中度污染区、轻度污染区的 SO_2 年平均浓度分别为 65.7 μg/m³、54.5 μg/m³、52.2 μg/m³。调整混杂因素后，与轻度污染区相比，中度污染区中男童的 $FEF_{25\%}$ 与 $FEF_{25\%~75\%}$ 年增长率分别下降 0.136 L/s、0.176 L/s，高度污染区中男童的 $FEF_{25\%}$ 与 $FEF_{25\%~75\%}$ 年增长率分别下降 0.153 L/s、0.153 L/s，高度污染区中女童的 $FEF_{25\%}$ 年增长率下降 0.123 L/s；高度污染区中男童的 $FEV_{1.0}$ 年增长率下降与空气污染呈正相关。

2. 二氧化硫对心脑血管疾病的影响

SO_2 与心脑血管的健康密切相关，大量流行病学研究表明，SO_2 空气污染与暴露人群心脑血管疾病的发病率和死亡率上升有关。

1）对心脑血管疾病死亡率的影响

近年来，我国大量空气污染流行病学研究表明，SO_2 短期暴露与心脑血管疾病死亡风险增加有关，且老年人群更为明显。

在国内多城市关于 SO_2 短期暴露与心脑血管疾病死亡率联系的研究中，Zeng 等在中国六城市研究队列中，收集了 2007 年 1 月 1 日 ~ 2009 年 12 月 31 日研究期间北京、天津、西安、上海、广州和武汉的日空气质量、气象及死因监测数据，采用广义相加模型研究 SO_2 日平均浓度与日死亡率的关联，研究结果显示这六个城市 SO_2 日均浓度范围为 39.8 ~ 59.5 μg/m³，非意外日死亡率分别为 174.5‰、101.4‰、27.7‰、108.4‰、50.6‰、17.8‰，心血管疾病日死亡率分别为 86.9‰、53.3‰、12.8‰、34.8‰、16.3‰、8.1‰，呼吸系统疾病日死亡率分别为 18.3‰、8.6‰、2.6‰、18.6‰、9.0‰、1.8‰；当 SO_2 浓度每增加 10 μg/m³ 时，天津和武汉的非意外死亡率分别提高 0.44%（95%CI：0.11% ~ 0.78%）和 0.96%（95%CI：0.22% ~ 1.72%），滞后 1 日时上海、广州和武汉的非意外死亡率分别提高 0.28%（95%CI：0.02% ~ 0.54%）、0.41%（95%CI：0.04% ~ 0.79%）和 1.14%（95%CI：0.44% ~ 1.84%），滞后 0~1 日时六个城市的非意外死亡率和心血管死亡率分别提高 0.40%（95%CI：0.13% ~ 0.67%）和 0.48%（95%CI：0.11% ~ 0.85%）。

国外研究中，一项在泰国曼谷进行的环境空气污染对心血管和呼吸系统疾病住院影响研究显示 SO_2 浓度每增加 10 $\mu g/m^3$，滞后 0 ~ 1 日时居民因心血管系统疾病、呼吸系统疾病入院分别增加 8.42%（95%CI：6.16% ~ 10.74%）、4.49%（95%CI：2.22% ~ 6.80%），65 岁以上老年人群尤其易感。

2）对心脑血管疾病患病的影响

对 SO_2 污染的长期暴露，也会对心脑血管产生不良影响，如高血压、冠心病、心力衰竭、脑血管疾病等发生风险。Yang 等于 2009 年 4 月 1 日 ~ 12 月 31 日基于东北三城市 33 个社区的中国健康研究（33CCHS）的数据进行的横断面研究评估了长期暴露于空气污染物与心脑血管疾病患病率之间的关系。就 SO_2 而言，研究期间其平均浓度为 54.4 $\mu g/m^3$，长期暴露于空气污染物与心脏代谢危险因素高发相关，SO_2 每增加 10 $\mu g/m^3$，成年人 CVD 患病率的 OR 值为 1.08（95%CI：1.02 ~ 1.14）。

3. 二氧化硫的其他影响

SO_2 及其衍生物是可引起多种气管损伤的化学物，除呼吸系统与心脑血管之外，SO_2 污染对免疫、消化、生殖、神经等系统也有一定的健康效应，如儿童体格智力发育问题、中老年人神经系统退变性疾病等，其相关性有待进一步开展流行病学研究探讨。

1）酸雾或酸雨的危害

酸雨为酸性沉降中的湿沉降，是指所有气状污染物或粒状污染物随着雨、雪、雾或雹等降水形态而落到地面者，分硝酸型和硫酸型。它们能够酸化水和土壤环境，破坏树木和种植园，甚至破坏建筑物和室外雕塑、建筑和雕像。对人群而言，SO_2 及其衍生物如硫酸、亚硫酸盐等均具有多种毒性作用，特别是空气中 SO_2 和烟雾达到 1500 mg/m^3，导致 1952 年 12 月伦敦死亡人数增加 4000 人，1963 年纽约死亡人数增加 400 人。冰岛拉基火山于 1783 年 6 月至 1784 年 1 月爆发，产生了122 兆吨的 SO_2、PM 和酸雨。Casey 等利用人类死亡率数据库，用时间序列模型探究 Laki 事件与 1751 ~ 1800 年间婴儿死亡率、出生人数的关系，研究结果发现 1785 年女婴与男婴死亡率均超出预期，分别超出了 54%（95%CI：25% ~ 83%）和37%（95%CI：−1% ~ 74%）。

2）对出生结局及儿童发育的影响

对于 SO_2 污染对出生结果及儿童发育的影响，国内外现有研究已证实其对引起流产、早产、新生儿死亡率、儿童及青春期发育等均有一定效应。

Kotecha 等调查了 2001 年 1 月 1 日 ~ 2012 年 12 月 31 日英格兰和威尔士 7984366 名活产婴儿以探究 SO_2 与婴儿、新生儿（产后 28 天内）和新生儿后期（产后 28 天至 1 岁期间）全因死亡率的关联，研究结果表明在调整混杂因素后，与低 1/5 浓度 SO_2 相比，暴露在高 1/5 浓度 SO_2 污染物环境下婴儿死亡率、新生儿死亡率、新生儿后期死亡率的调整 OR 值分别为 1.190（95%CI：1.146 ~ 1.235；$P < 0.001$）、1.207（95%CI：1.154 ~ 1.262；$P < 0.001$）、1.147（95%CI：1.076 ~ 1.224；$P < 0.001$）。其中具体死因下，最高 1/5 浓度 SO_2 污染物暴露环境与围产期和内分泌疾病所致婴儿死亡的相关性最强，调整 OR 值分别为 1.214（95%CI：1.156 ~ 1.275；$P < 0.001$）、1.558（95%CI：1.147 ~ 2.116；$P < 0.001$）；与围产期心肺问题以及心血管系统的先天畸形所致婴儿死亡的调整 OR 值分别为 1.351（95%CI：1.240 ~ 1.471；$P < 0.001$）、1.172（95%CI：1.011 ~ 1.358；$P = 0.035$）。

国内研究中，来自香港的"九七儿女"出生队列一系列研究显示，在子宫内和生命早期空气污染与儿童晚期和青少年早期体重指数（body mass index，BMI）关系上，研究发现较高的子宫内 SO_2 暴露与男孩在 13 岁和 15 岁时 BMI 较低有关，较高的童年期 SO_2 暴露与其在 15 岁时有 BMI 较低有关；在其与青春期发育的关系上，研究发现在 2136 名男孩中，SO_2 在子宫内、婴儿期和儿童期暴露与青春期和乳房发育呈负相关。

3）致癌或促癌作用

有关 SO_2 暴露与人群健康关系的流行病学调查发现，SO_2 污染与人群肺癌发生、增加有明显的相关关系，SO_2 单独或与其他污染物共同暴露也可促进或导致某些癌症的发生风险。SO_2 的致癌与促癌作用一直是环境与健康研究领域极为关注的话题，但由于这些问题研究难度大，研究会受多种因素的干扰，至今尚缺乏明确的结论。

在致癌作用方面，有研究表明长期接触 SO_2 蒸气的人更容易感染鼻咽癌，在 2015 年，我国 338 个城市 SO_2 年平均浓度在 3 ~ 87 $\mu g/m^3$ 之间，是世界 SO_2 一级排放国。Guo 等则利用 2014 ~ 2015 年我国 345 个癌症登记（县/区）的数据，研究 $PM_{1.0}$ 和 SO_2 对不同社会经济地位人群男性肺癌发病率的影响是否存在差异，研究发现年平均 SO_2 浓度为 27.40 $\mu g/m^3$，高于世界卫生组织空气质量指南规定的 24 h 平均值 20 $\mu g/m^3$。在分层数据集中，在城市组中观察到 SO_2 与男性肺癌发病率之间的显著关联，而在农村组中则未发现。在促癌作用方面，Ji 等研究发现联合暴露于

As 和 SO_2 促进整合素依赖细胞迁移，可能与激活肝癌进展机制有关，而两者单独暴露则无显著影响。

5.3.4　臭氧

随着大气 O_3 污染问题的日益凸显，其健康效应备受关注。各国学者针对 O_3 的健康危害开展了大量研究。目前研究表明地表 O_3 污染能引起人群一系列的不良健康效应，如早逝、肺功能下降、气道反应性增强、心血管发病风险增加等。

1. 臭氧污染对死亡的影响

早期研究报道了 1993～2006 年间，英国 5 个城市和 5 个乡村地区，每日 O_3 暴露浓度与死亡率之间的浓度-反应关系。研究数据显示，城市和乡村 O_3 浓度每增加 10 μg/m³，全因死亡率分别增加 0.48%（95%CI：0.35%～0.60%）和 0.58%（95%CI：0.36%～0.81%）。该研究结果表明，短期 O_3 暴露与每日死亡率增加相关。关于 O_3 浓度的增加与死亡率之间的关系研究发现，每日 O_3 浓度增加 10 μg/L，对欧洲 4 个城市来说，每日死亡率增加 2.84%（95%CI：0.95%～4.77%）、西班牙 7 个城市增加为 0.61%（95%CI：−0.38%～1.60%）、法国 6 个城市为 1.40%（95%CI：0.68%～2.12%）。阚海东团队关于 O_3 污染的健康影响评价结果显示，2008 年上海市地表 O_3 MDA8 为 88 μg/m³，其中市区 O_3 浓度为 78 μg/m³，这种地表 O_3 污染导致上海市居民 1892（95%CI：589～3540）例早逝和 26049（95%CI：13371～38499）例住院。最新的一项评估全球 O_3 暴露与短期死亡率和超额死亡率关系的研究也证实，对 1985～2015 年间 20 个国家 406 个城市 45165171 死亡人数进行分析，发现当天和前一天 O_3 浓度增加 10 μg/m³，人群的死亡风险相应升高 0.18%（95%CI：0.12%～0.24%），不同国家之间存在异质性。O_3 暴露浓度超过最大背景值（70 μg/m³）时，短期超额死亡率为 0.26%，相当于 406 个城市中每年有 8203 人超额死亡。同时该研究指出制定更加严格的空气质量标准，可能会降低因 O_3 暴露引起的人群死亡率，但是即便 O_3 浓度低于 WHO AQG 2005 参考值，对人群死亡的影响相对减小，O_3 污染问题仍然值得关注，这也支持了 WHO 鼓励各国重新审视当前空气质量的准则并收紧排放限制从而更好地保护人群健康的建议。

2. 臭氧污染对呼吸系统的影响

O_3 具有强氧化性，根据其理化特性一方面它能够促进大气中 SO_2、NO_2、VOCs 等气体的氧化，增强大气污染物对呼吸系统的刺激性，另一方面进入呼吸道的 O_3 会直接诱导氧化应激，引发气道炎症、气道上皮细胞损伤以及肺功能下降，最终造成呼吸系统疾病发病率和死亡率升高。流行病学研究表明，短期 O_3 暴露与呼吸系统功能障碍和医院入院率增加及呼吸系统疾病死亡有显著关联。多个城市有关

O_3 水平和呼吸系统疾病入院率的大样本研究表明，随着 O_3 浓度的增加，呼吸系统疾病引发死亡的危险也明显增加。

一项 2009 年由美国加利福尼亚大学开展的研究揭示了长期暴露于 O_3 能够增加心肺疾病死亡风险，特别是呼吸系统疾病引发的死亡。研究对象选自 1982 年 9 月至 1983 年 2 月美国癌症协会（American Cancer Society, ACS）开展的癌症预防研究 II 队列（ACS CPS-II），涵盖全美 96 个城市共计 448850 万人。该调查结果显示，18 年随访期间共有 118777 人死亡，其中 9891 人死于呼吸系统疾病。O_3 浓度每增加 10 ppb，由呼吸系统疾病引发死亡的相对危险度增加 1.040（95%CI：1.010 ~ 1.067）。随后，Turner 等学者更新了 ACS CPS-II 分析，并评估了与 O_3 长期暴露相关的特异性死亡率。与 2009 年研究相比，更新后的 CPS-II 队列涉及更多的参与者（近 67 万人）和更多的死亡人数（超过 237000 人），时间跨度更长。这项大规模的前瞻性研究重申了环境 O_3 与呼吸系统死亡率之间的联系。

我国学者利用高分辨率空气质量模型，基于测量的偏差校正、多次暴露-反应关系和省级疾病发病率数据，评估了 2013 ~ 2017 年间中国长期暴露于环境 O_3 导致的过早死亡情况，探讨了早死率在全国和省份间的差异，以及城市和农村地区的差别。该研究结果显示在 5 年的平均基础上，O_3 暴露造成呼吸系统疾病过早死亡人数 186000 人（95%CI：129000 ~ 237000），其中农村地区高于城市地区。2013 ~ 2017 年，全国年平均 MDA8-O_3 浓度和呼吸系统过早死亡人数分别增加了 14% 和 31%。其中前体污染物排放量增加是造成死亡人数增加的重要原因，气象学差异分别占比 21% 和 16%。O_3 暴露浓度和呼吸系统过早死亡人口年际变化省级高于全国，尤其在我国北部、中部和东部地区。

既往研究已证实，无论长期或是短期暴露于环境 O_3 均会引起人群呼吸系统疾病发病率和死亡率的升高。此外，O_3 暴露也是哮喘的促发因素，在比较 O_3 暴露对哮喘患者和非哮喘患者影响的研究中发现，哮喘患者肺功能下降，支气管高反应频率，上呼吸道炎症，对过敏原的反应性等均较非哮喘患者有所增加，表明哮喘患者是 O_3 暴露的易感人群。另一项流行病学调查也表明，短期 O_3 暴露是加重成年和儿童哮喘发作的重要危险因素。在美国 AHSMOG 前瞻性队列研究中，对 3091 名非吸烟成年人群进行长达 15 年随访及 20 年的 O_3 暴露史观察发现，男性哮喘发作与 O_3 长期暴露具有关联，其中吸烟史是一个重要影响因素，而在女性中并未发现相关性。我国学者研究发现，在控制其他污染物的混杂后，O_3 浓度每增加 10 $\mu g/m^3$，儿童因哮喘住院风险增加 1.63%（95%CI：0.20% ~ 2.72%）。哮喘发病过程有多种炎症介质和细胞因子参与，O_3 暴露人群中 CD4+CD25+Foxp3+调节性 T 细胞占 CD4+细胞的比例下降。低浓度 O_3 暴露可能在哮喘的发病过程中通过下调 CD4+CD25+Foxp3+调节性 T 细胞数量来抑制其功能，进一步加重哮喘患者体内 Th1/Th2 比例失衡，促进哮喘发展。2015 年 Kasahara 等发现 Rho 肌酶（Rho associated kinases，ROCK）在过敏性哮喘的介导作用。Rho 肌酶的亚型 ROCK1 或 ROCK2 的不足可降低气道高反应性，进而不发生炎症反应。该结果表明，O_3 诱导的气道高反应性与该激酶活性或者部分与激酶活性有关。

3. 臭氧污染对心血管系统的影响

O_3 暴露不仅会造成肺功能下降、呼吸系统症状（咳嗽、哮喘和肺部炎症等）增加，同时也是心血管系统疾病发生的重要危险因素之一。越来越多的流行病学研究表明，O_3 暴露与心血管风险升高有关，如栓塞和血栓形成、心力衰竭、缺血性心脏病以及中风等。

既往流行病学调查结果显示，短期吸入 O_3 与急性心梗、冠状动脉粥样硬化、肺心病等心血管疾病的发生有关。Nuvolone 等 2002 年 1 月至 2005 年 12 月对意大利托斯卡纳区的 5 个城市研究结果显示，短期接触低浓度 O_3（接近当地现行空气质量标准）可致冠心病的死亡率升高。O_3 的短期暴露还与未患心血管疾病的中年人患急性冠状动脉疾病、医院外心脏停搏、降低心率和平均动脉压相关，并且环境 O_3 浓度的短期增加，患心血管疾病（急性心肌梗死、冠状动脉疾病等）的死亡率也随之提高。一项覆盖我国 272 座代表性城市，关于 O_3 暴露与日死亡率关系的研究发现，较高的非意外死亡率和心血管疾病死亡率跟短期 O_3 暴露有关，MDA8-O_3 浓度每升高 10 $\mu g/m^3$，非意外死亡率和心血管疾病死亡率分别升高 0.24%（95%PI：0.13% ~ 0.35%），0.27%（95%PI：0.10% ~ 0.44%）。

长期暴露 O_3 可增加心血管系统疾病的发病率、入院率和死亡率。Buadong 等利用泰国曼谷 2002 年 4 月 ~ 2006 年 12 月的环境 O_3 监测数据和 3 家主要公立医院的入院记录，分析发现在年龄 ≥65 岁的调查对象中，前一天 O_3 暴露与心血管入院率呈正相关。Burnett 等的研究发现 O_3 浓度每升高 23 $\mu g/m^3$ 就会导致心脏疾病的入院率增加 8%。另一项评估 23 个欧洲城市 O_3 暴露与每日总死因和分死因死亡率的关系，发现 1 h O_3 浓度增加 10 $\mu g/m^3$，心血管的死亡数增加 0.45%（95%CI：0.17% ~ 0.52%），与相对应 8 h 的 O_3 结果相似。我国南京地区的一项研究结果显示，在控制多种影响因素后，南京 O_3 暴露与人群非意外死亡风险增加、心血管系统疾病死亡风险增加均密切相关，O_3 短期暴露对心血管系统疾病死亡风险的影响大于对全人群非意外死亡风险的影响，O_3 浓度每升高 10 $\mu g/m^3$，可使心血管疾病死亡风险增加 1.25%（95%CI：0.78% ~ 1.72%），该研究结果与广州、上海等地一致。

此外，机体对 O_3 的易感程度还受遗传因素的影响，研究发现如谷胱甘肽转移酶 mu 1（glutathione S-transferase mu 1，GSTM1）、GSTT1 和 GSTP1 及醌氧化还原酶 1（quinone oxidoreductase-1，NQO1）等基因的差异表达与个体对 O_3 致心血管疾病的易感程度具有相关性。

根据既往流行病学研究结果可以明确 O_3 暴露与心血管系统疾病的死亡和发

病相关，但其背后的生物学机制尚未阐明。既往研究通常采用靶向检测方法，根据以往经验选择几个生物标志物进行分析，往往不能全面地、客观地揭示 O_3 相关的分子改变，从而可能造成报告偏倚。最新一项利用非靶向蛋白组检测技术探讨 O_3 短期暴露对血清蛋白组的影响发现，O_3 短期暴露导致促凝蛋白升高、抗凝蛋白降低、促纤溶蛋白降低，从而导致凝血-纤溶系统紊乱，进而可能引发机体的高凝状态，促进凝血斑块的形成，该研究结果为阐释 O_3 诱发血栓形成提供了合理的分子生物学解释。

4. 臭氧的其他影响

1）对神经系统的影响

O_3 除了对呼吸系统、心血管系统等产生不良影响外，还会诱发和（或）加重中枢神经系统损伤，影响人类健康。阚海东团队最新研究结果显示，短期 O_3 暴露可能触发自主神经系统(autonomic nervous system，ANS)失衡，并激活下丘脑-垂体-肾上腺(hypothalamic-pituitary-adrenal，HPA)以及交感神经(sympatho-adrenomedullary，SAM)轴，进而引起不良的心脏代谢效应。相关流行病学调查发现，空气污染包括 O_3 污染可诱发或促进神经退行性病变，但其生物学机制尚不清楚。Lilian Calderón-Garcidueñas 研究团队一项针对墨西哥 O_3 污染较为严重地区的犬类尸检研究中发现，幼犬的脑皮质中炎性生物标志物核因子 κB(nuclear factor kappa-B，NF-κB)以及氧化指标诱导型一氧化氮合酶(inducible nitric oxide synthase，iNOS)的表达明显增高。此外，在老年犬中还发现血脑屏障改变，皮质神经元退化，白质神经胶质细胞凋亡，平滑肌细胞 ApoE 阳性脂滴沉积，以及淀粉样斑块、神经原纤维缠结等 AD 相关性病变。该团队的另一项关于 O_3 高污染地区人类的尸检结果进一步验证了在家犬脑部发现的炎性表型变化。该研究结果显示重污染城市居民在额叶皮层、海马和嗅球中炎性蛋白 COX2 表达显著升高，神经元和星形细胞 Aβ42 的蓄积增加，上述改变均是神经斑块和神经原纤维缠结(AD 的标志)出现的先兆。此外，我国台湾省一项长达 10 年的关于环境 O_3 及 PM 暴露和新发 AD 之间关系的研究发现，O_3 浓度每增加 10.91 ppb，人群患 AD 的风险就会增加211%。目前，针对地表 O_3 对中枢神经系统损伤作用的研究多集中于流行病学，而流行病学研究很难确认造成的神经损伤是 O_3 的单独作用还是与其他空气污染物的协同效应，且其损伤机制尚不明确，甚至存在争议。

2）对免疫系统的影响

越来越多的研究表明大气 O_3 暴露除对机体呼吸系统和心血管系统具有较强的损伤效应外，对免疫系统也具有潜在的毒效应，即使在较低的浓度下，也可能造成机体免疫功能受损。目前，O_3 对免疫系统影响的研究主要集中在动物实验和体外研究，人群研究主要关注哮喘患者和变应性鼻炎患者等易感群体。既往研究结果显示 O_3 暴露引起的先天性和获得性免疫反应包括了无效应、损伤效应和免疫增强效应等不同结果，造成这种不确定效应的因素可能包括免疫参数的选择差别，研究对象的种属差异以及 O_3 暴露浓度的不同。O_3 对免疫系统的影响主要包括免疫器官变化、免疫功能改变等方面。

淋巴组织作为机体重要免疫器官，在维持机体正常免疫功能中发挥关键作用。动物实验结果显示，$0.3 \sim 0.8$ μg/L 的 O_3 每天暴露 $20 \sim 24$ h，连续暴露 3 d，会引起小鼠脾脏、胸腺和纵隔淋巴结(mediastinal lymph node，MLN)重量减轻。MLN 重量变化与 O_3 浓度($0.3 \sim 0.7$ μg/L)呈剂量依赖关系。而随着 O_3 暴露时间的延长($7 \sim 14$ d)，小鼠脾脏、胸腺和 MLN 重量可逐渐恢复至与对照组相同。此外需要注意的是，上述免疫器官在质量恢复的同时伴有 T 细胞数量增多。该研究提示一定时间的($1 \sim 7$ d)O_3 暴露会引起免疫器官重量的暂时性减轻，持续暴露各器官重量能够逐渐恢复至正常水平，该现象可能与 T 细胞的增殖有关。然而目前相关研究结果并不一致，也有学者发现 0.8 μg/L O_3 持续暴露 56 d，小鼠胸腺重量会持续下降。此外，另一项研究发现 0.7 μg/L O_3 暴露 1 个月，小鼠肺 MLN 皮质出现增殖现象，而胸腺发生萎缩。综上所述，O_3 对免疫器官影响的结果虽不一致，但提示胸腺和肺淋巴结在 O_3 暴露中是敏感且易变的器官。

关于 O_3 暴露对免疫功能影响的研究结果显示，O_3 暴露对淋巴数量有影响，但关于 O_3 对淋巴细胞功能影响的研究仍较少。有研究发现 MLN 细胞持续 28 d(20 h/d)暴露于 0.7 μg/L O_3，同时给予刀豆蛋白 A(concanavalin，Con A)刺激，O_3 暴露前期 MLN 细胞反应性未发生明显改变，从 14 d 起能够明显观察到 MLN 细胞反应性增强。一项短期 O_3 暴露的动物实验也发现，大鼠暴露于 1 μg/L 的 O_3 7 d(8 h/d)能够明显增强脾细胞对 T 细胞有丝分裂原植物凝集素(phytohemagglutinin，PHA)和 Con A，以及 B 细胞有丝分裂原 E.coli 脂多糖的反应性。但另一项长期 O_3 暴露的动物实验结论与此并不一致，当小鼠持续 103 d(5 h/d，5 d/周)暴露于 0.1 μg/L 的 O_3 后，脾细胞对 T 细胞有丝分裂原 PHA 和 Con A 反应性显著下降，同时未观察到对 B 细胞有丝分裂原反应性变化。此外，巨噬细胞是机体固有免疫细胞，在机体呼吸系统抵抗外源物的非特异性免疫过程中发挥重要功能。一项人群研究发现，志愿者暴露于 O_3 导致肺灌洗液中 COX 的含量增加，其中以 PGE2 为主，而后者未降低肺巨噬细胞包括吞噬功能在内的多种功能，肺泡中 PGE2 含量增加，可能与肺巨噬细胞吞噬活性降低有关。

O_3 暴露对特异性免疫功能影响的研究结果多数认为，臭氧暴露主要作用于 T 淋巴细胞亚群。Fujimaki 等学者评估了短期 O_3 暴露对体液和细胞免疫反应的系统性影响。小鼠持续 14 d 暴露于 0.8 μg/L 的 O_3 后，对绵羊红细胞抗原的抗体反应被抑制。研究结果表明，O_3会优先影响 T 细胞免疫系统，而非 B 细胞免疫系统。人群研究发现，暴露于 0.4 μg/L 的 O_3 4 h，外周血 T 细胞对 PHA 的反应性受抑制，且暴露当时抑制效应最明显，2 周后转为正常。以上结果提示，O_3 可能通过影响 T 细胞免疫功能，进而造成机体免疫受到抑制，这可能是促进了疾病加重和呼吸道系统感染疾病增加的原因之一。

在探讨和评价 O_3 的免疫毒理效应时须注意实验体系，受试动物种属、O_3 暴露浓度和时间等影响因素。关于 O_3 对免疫系统的影响仍有待深入的研究。

3）对生殖系统的影响

目前，O_3 污染引起的生殖系统损伤研究较少且研究结果存有争议。通过动物实验，有学者报道怀孕 7 d 的 CD-1 小鼠暴露于不同浓度（0.8 ~ 2.4 μg/L）O_3 条件下，暴露组孕鼠子代在体型、性别比例、死胎数、新生小鼠死亡率等方面均与对照组并无显著差异。另一项研究将昆明小鼠孕前暴露于 0.09 ~ 0.18 μg/L O_3 环境后，雌性小鼠的动情周率、卵巢组织切片、血清雌二醇水平均未发现明显变化。雄性小鼠暴露于 O_3 环境的研究中，睾丸组织切片、精子畸形率、早期精细胞微核率和血清睾酮水平也无显著变化。但有学者通过体外实验探讨了 O_3 对精液的毒性效应，研究者将人体外精液和经上游法处理后的上游液暴露于 O_3 环境，观察了精液和上游液活动率的变化，结果显示精液组精子的活动率随 O_3 暴露时间的延长而明显下降，对上游液中精子活动率的毒性作用表现出不同特点。

在 O_3 对男性精液质量影响的研究中，Sokol 等利用线性混合效应模型对 1996 年 1 月 ~ 1998 年 12 月从美国加州洛杉矶精子库中筛选出 48 名捐赠者的 5134 份精液样本质量与大气 O_3 污染水平进行相关性分析，结果显示在捐献前 ~ 9 d、10 ~ 14 d 和 70 ~ 90 d 暴露窗口的 O_3 水平与平均精子浓度之间存在显著负相关（$P<0.01$），O_3 浓度每升高 1 个四分位数间距（30.643 μg/m³），精子数量（0 ~ 9 d、10 ~ 14 d 和 70 ~ 90 d 暴露窗口）分别下降 2.80%、2.36% 和 2.61%，该研究显示暴露于环境 O_3 对精子生成不同阶段均有不利影响。我国学者田晓佳等在武汉市开展的队列研究也得到了类似结果，通过广义线性模型评价 0 ~ 90 d 不同窗口期的 O_3 暴露与精子浓度和精子总数间的相关性，且该结果显示在检测前 0 ~ 9 d 和 10 ~ 14 d 时 O_3 浓度与精子质量影响较明显，提示精子生成后期可能更易受到 O_3 暴露的影响。最近一项关于空气污染物暴露窗口期和中国男性精液质量关系的研究发现，在精子生成的全周期中 O_3 暴露的关键时间点是精子发育的第 10 ~ 11 周，该研究结果显示不同空气污染物对精液质量影响的时期不同，综合作用导致精液质量下降。

而在探讨妊娠期女性暴露环境 O_3 的潜在生殖风险方面，一项基于安全分娩联盟的队列研究（Consortium on Safe Labor, CSL），在 2002 ~ 2008 年间收集了 223375 例单胎分娩记录，以探讨空气污染物暴露与胎膜早破（premature rupture of membranes,

PROM)之间的关系。该研究发现整个孕期环境 O_3 暴露与 PROM 间无明显关联，但分娩前一天和分娩当天 O_3 浓度升高与 PROM 风险增加有关，分别增加 1.04(95%CI：1.01 ~ 1.07)和 1.06(95%CI：1.02 ~ 1.09)，产前 5 h O_3 暴露与 PROM 的发生也存在相关性。Lisa C. Vinikoor-Imler 等研究了美国 Texas 州孕妇孕早期 O_3 暴露与出生缺陷的关系，结果发现 O_3 与新生儿心脏室间隔缺损呈负相关，但与新生儿颅缝早闭呈正相关。日本西部开展的空气污染出生队列研究结果发现，孕早期 O_3 暴露会增加子代小于胎龄的发生风险。美国北卡莱罗纳州的人群研究也发现，妊娠晚期 O_3 暴露造成子代小于胎龄和低出生体重的风险升高。

尽管由于暴露浓度、不同群体、动物实验体系等因素不同，相关研究较少且结论不一，尚不能确定 O_3 对生殖系统的影响，但大部分的研究解释了环境 O_3 暴露与不良生殖结局间存在生物学合理性。

4）对皮肤的影响

皮肤是人体抵御外界环境有害因素的第一道屏障，O_3 是皮肤暴露于外界环境中最活跃的氧化型污染物之一，也是对皮肤损伤最大的污染物之一。目前普遍认为，O_3 的毒性作用是通过自由基反应来调节的，尽管 O_3 本身并不是一种自由基，也不能渗透到深层皮肤，但它很容易与皮肤表层(角质层)中的脂质和蛋白质相互作用，从而产生活性氧和次级介质，如醛类。上述介质能够触发并持续引起整个皮肤的氧化损伤，同时引发细胞压力和炎症反应，从而导致皮肤病理表现。O_3 能够与皮肤中的抗氧化物质反应，因此，局部使用抗氧化剂能够在一定程度上缓解 O_3 污染引起的皮肤损伤。由于皮肤独特的组织结构和成分，皮肤对大气 O_3 具有一定的抵抗力。已有研究表明长时间高浓度的 O_3 暴露容易引起皮肤损伤，但在精确控制 O_3 浓度和暴露时间的情况下，O_3 也可被用于治疗多种皮肤疾病，如感染性皮肤病、皮炎湿疹类皮肤病及皮肤慢性溃疡等。

5. 臭氧与其他环境因素的联合作用

1）臭氧与气象因素的联合作用

环境 O_3 污染是空间与时间综合累积的后果，大气 O_3 产生的主要原因是人为前驱物的排放，其来源既包括本地排放源，也包括远程输送，即上游区域污染源排放对本地 O_3 污染的贡献，传输过程对温度和风等气象条件十分敏感，可以显著改变 O_3 的时空变化。此外，气象条件是驱动 O_3 的生消及浓度变化的重要影响因素，如与大气环流变化有关的温度(air temperature，TE)、相对湿度(relative humidity，RH)、日照时长(sunshine duration，SD)以及气团来源均对 O_3 形成的光化学反应有影响。其中：①TE 可以通过影响大气扩散能力对 O_3 浓度产生影响，也会直接

影响 O_3 生成的光化学反应速率,同时也是反映光照条件的重要指标,在一定程度上可以作为高浓度 O_3 的指示因子。基于目前全球气候变暖的大背景,光化学反应速率升高,同时植物源 VOCs 排放量有所增加,PAN 分解升高等因素均有利于环境 O_3 的生成。②RH 是绝对湿度和最高湿度之比,反映大气中水汽含量,水汽与 O_3 的反应是影响对流层 O_3 浓度的重要因素。在 RH 较高的情况下,空气中水汽所含的自由基会将 O_3 分解为氧分子,降低 O_3 浓度,因而 RH 与 O_3 浓度往往呈负相关,如一天当中 O_3 浓度最高的午后,呈现 TE 高,RH 低的特点。③风向和风速能够影响 O_3 迁移和扩散的方向和速度。一方面能够将 O_3 从上游区域带向下游区域,但风速较低时在迁移过程中 O_3 会分解消耗,因而不一定对下游区域产生影响。另一方面对本地 O_3 来源,风速既能影响 O_3 扩散,同时带动上层 O_3 向下输送,因此风对 O_3 浓度变化的影响,需综合评价。④太阳辐射是 O_3 生成的关键条件,特别是短波紫外辐射能够促进氧分子分解成氧原子,进而与氧分子结合生成 O_3。此外,降水、大气环流等变化均会影响环境 O_3 浓度,最终在气象条件的综合作用下引起 O_3 的健康效应改变。

然而目前,较少研究关注大气 O_3 变化与其不同健康效应间的联系,而更多关注的是前驱物排放或气象变化的单一影响。最近一项研究结果表明,气象和人为因素对我国地表 O_3 浓度的影响及其相互作用存在较大的区域和季节变化。在国家和区域尺度上,气象条件是 O_3 产生的主要驱动因素。在季节时间尺度上,南方 O_3 浓度的主要驱动因子为 SD 和 RH,北方 O_3 浓度的主要驱动因子为 TE。而在夏季东北地区,人为前驱物的排放是主导因素。所有影响因素之间的相互作用会引起 O_3 浓度升高。气象因素与人为前体物排放之间的相互作用在夏季比其他三个季节的影响更显著。

2)臭氧与其他空气污染物的联合作用

室外大气环境为复合型污染,因此研究多种大气污染物的整体健康效应对于评价人类的健康风险更具现实意义。各种空气污染物如 O_3、PM($PM_{2.5}$ 和 PM_{10})、SO_2、NO_2、CO 等可能对人体产生相加、协同或拮抗等联合作用。O_3 的降解和转化产物以及各种大气污染物在外界条件下,相互反应形成的转化产物所引起的健康效应值得关注。

O_3 与 PM 作为空气中最普遍的两种主要污染物,越来越多流行病学证据和实验研究发现,O_3 和 PM 均会对呼吸系统产生不良的健康效应,如引起肺功能降低、高气道反应、加重哮喘和 COPD,同时增加呼吸系统疾病的住院率。调查研究表明,高浓度的 PM_{10} 能够增强 O_3 对总死亡率的影响,O_3 也具有相同效应,但不具有统计学意义。汽油尾气颗粒物可引起健康人群呼吸道炎症反应,但当同时暴露于汽油尾气颗粒物和 O_3 时,健康人唾液中的中性粒细胞和髓过氧化物酶均明显增加。此外，一些研究主要关注 O_3 与 PM 之间的交互作用，通过体内、体外实验发现，具有高氧化活性的 O_3 可能与 PM 中的某些成分发生反应，较 PM 本身具有更强的三致效应。

流行病学证据表明 PM 和气态空气污染物暴露与心血管疾病的高发病率和死亡率有关。在增加环境 O_3 或者 PM 暴露的几小时内，心血管系统将会受到影响，表现为心率变异性(heart rate variability，HRV)降低和心肌梗死的增加。学者对 20 位健康老人分别在冬季和夏季监测 HRV 的一项研究表明，O_3 浓度每增加 10 ppb，老人心电图高频成分显著下降 4.87%。空气污染会引起慢性动脉疾病和充血性心力衰竭患者的死亡风险升高。究其原因空气污染物暴露可能通过扰乱血管的动态平衡而产生不良的健康结局。一项研究表明，环境 $PM_{2.5}$ 和 O_3 暴露 2 h 内，通过引起血浆内皮素-1(endothelin，ET-1)升高进而造成健康成年人动脉血管收缩。在另一项关于长期暴露大气 PM 对患致死性冠心病风险评价的流行病学研究中发现，在单污染物模型中 $PM_{2.5}$ 浓度每增加 10 $\mu g/m^3$，女性患致死性冠心病的相对风险是 1.42(95%CI：1.06～1.90)，而在与 O_3 的双污染物模型中，相对风险为 2.00(95%CI：1.51～2.64)，男性中无相关性。一些体内实验也有类似的发现，联合暴露于两种污染物引起的健康效应较单一污染物更强。需要注意的是，PM 和 O_3 的理化性质、暴露浓度、顺序等实验条件均对结果有影响。

5.3.5　小结

本节对 PM、NO_x、SO_2、O_3 等四类室外典型空气污染物暴露的健康效应进行总结，分别阐述了室外典型空气污染物对于呼吸系统、心血管系统以及其他系统的健康影响，包括短期急性效应与长期慢性影响以及联合效应。近年来我国在该方面的研究已取得较大进展，为室外空气污染防控和人群健康防护提供了重要的科学依据。然而在全国范围室外空气污染物对健康影响的队列研究亟待开展，室外典型空气污染物的毒性作用机制有待明确，室外空气污染物与其他环境因素之间的联合作用有待进一步研究，以期为更深入探索室外空气污染的健康效应和相关政策制定提供理论基础。

(安 珍 黄 婧 胡立文)

参 考 文 献

蔡婧, 修光利, 张大年, 等. 2012. 上海某地铁站黑碳浓度水平及个体暴露特征[J]. 环境科学研究, 25(12): 1328-1335.

陈天一, 陈非儿, 王侃, 等. 2021. 上海市区老年人群细颗粒物个体暴露评估及其影响因素[J]. 环境与职业医学, 38(1): 1-9.

邓芙蓉, 王欣, 苏会娟, 等. 2009. 北京市某城区儿童大气 $PM_{2.5}$ 个体暴露水平及影响因素研究[J]. 环境与健康杂志, 9: 762-765.

杜艳君, 孙庆华, 李湉湉. 2016. 不同微环境 $PM_{2.5}$ 个体暴露量的初步研究[J]. 环境与健康杂志, 33(3): 189-192.

郭新彪. 2019. 我国空气质量标准修订的历史及大气污染与健康问题的变迁[J]. 环境卫生学杂志, 9: 309-311.

韩冰峰, 郭苏影, 魏雪涛, 等. 2018.高校大学生 $PM_{2.5}$ 个体暴露水平与监测站点浓度的关系初探[J]. 环境与健康杂志, 35(11): 984-987.

胡泓达, 李勇, 杨骥, 等. 2021. $PM_{2.5}$ 遥感监测与时空建模[M]. 北京: 中国环境出版集团.

环境保护部. 2013. 中国人群暴露参数手册(成人卷)[M]. 北京: 中国环境科学出版社.

环境保护部. 2016. 中国人群暴露参数手册(儿童卷: 0-5 岁)[M]. 北京: 中国环境科学出版社.

环境保护部. 2016. 中国人群暴露参数手册(儿童卷: 6-17 岁)[M]. 北京: 中国环境科学出版社.

雷晓宁, 修光利, 王鹏伟, 等. 2016. 地铁环境中黑碳和 $PM_{2.5}$ 的个体暴露特征[J]. 环境化学, 35(5): 843-849.

李嘉琛, 王裕, 王童, 等. 2016. 不同出行方式 $PM_{2.5}$ 个体暴露水平的比较研究[J]. 环境与健康杂志, 33(8): 659-662.

刘璐, 谭志海, 苏冠儒, 等. 2018. 西安某地铁站黑碳浓度水平及相关个体暴露特征[J]. 西安工程大学学报, 32(6): 652-657.

罗燃燃, 戴海夏, 张蕴晖, 等. 2019. 上海郊区家庭妇女 $PM_{2.5}$ 重金属组分暴露水平、来源与健康风险[J]. 环境科学, 40(12): 5224-5233.

吕晓娟. 2016. 广州市不同通勤方式 $PM_{2.5}$ 暴露水平及影响因素研究[D]. 广州: 南方医科大学.

王春梅, 陶晶, 李婷, 等. 2021. 北京城市居民冬季个体暴露 $PM_{2.5}$ 中多环芳烃特征与室外的差异研究[J]. 环境与健康杂志. 38(3): 215-219.

闫伟奇, 张潇尹, 郎凤玲, 等. 2014. 北京地区大气细颗粒物的个体暴露水平[J]. 中国环境科学, 34(3): 774-779.

郑玫, 闫才青, 杨巧云, 等. 2014. 北京市公共交通环境多环芳烃的个体暴露特征[J]. 环境科学研究, 27(9): 965-974.

中华人民共和国生态环境部. 中国生态环境状况公报[EB/OL]. https://www.mee.gov.cn/hjzl/sthjzk/.

Campo L, Cattaneo A, Consonni D, et al. 2011. Urinary methyl tert-butyl ether and benzene as biomarkers of exposure to urban traffic[J]. Environment international, 37(2): 404-411.

Chen R, Yin P, Meng X, et al. 2017. Fine particulate air pollution and daily mortality. A nationwide analysis in 272 Chinese cities[J]. Am J Respir Crit Care Med, 196: 73-81.

Duan N. 1982. Models for human exposure to air pollution[J]. Environ Int, 8: 305-309.

Hedley A J, Wong C M, Thach T Q, et al. 2002. Cardiorespiratory and all-cause mortality after restrictions on sulphur content of fuel in Hong Kong: An intervention study[J]. Lancet, 360: 1646-1652.

Huang H B, Chen G W, Wang C J, et al. 2013. Exposure to heavy metals and polycyclic aromatic hydrocarbons and DNA damage in taiwanese traffic conductors[J]. Cancer Epidemiology, Biomarkers & Prevention, 22(1): 102-108.

Huang J, Deng F R, Wu S W, et al. 2012. Comparisons of personal exposure to $PM_{2.5}$ and CO by different commuting modes in Beijing, China[J]. Science of the Total Environment, 425: 52-59.

Huang K, Liang F, Yang X, et al. Long term exposure to ambient fine particulate matter and incidence of stroke: prospective cohort study from the China-PAR project[J]. BMJ, 2019, 367: l6720.

Kicinski M, Saenen N D, Viaene M K, et al. 2016. Urinary t,t-muconic acid as a proxy-biomarker of car exhaust and neurobehavioral performance in 15-year olds[J]. Environmental Research, 151: 521-527.

Lee A, Sanchez T R, Shahriar M H, et al. 2015. A cross-sectional study of exhaled carbon monoxide as a biomarker of recent household air pollution exposure[J]. Environmental Research, 143(Pt A): 107-111.

Li B, Lei X N, Xiu G L, et al. 2015. Personal exposure to black carbon during commuting in peak and off-peak hours in Shanghai[J]. Science of the Total Environment, 524-525: 237-245.

Liang F, Liu F, Huang K, et al. 2020. Long-term exposure to fine particulate matter and cardiovascular disease in China[J]. J Am Coll Cardiol, 75: 707-717.

Liu C, Chen R, Sera F, et al. 2019. Ambient particulate air pollution and daily mortality in 652 cities[J]. N Engl J Med, 381: 705-715.

Liu Y, Pan J, Fan C, et al. 2021. Short-term exposure to ambient air pollution and mortality from myocardial infarction[J]. J Am Coll Cardiol, 77: 271-281.

Mage D T. 1985. Concepts of human exposure for assessment for airborne particulate matter[J]. Environ Int, 11: 407-412.

McClean M D, Osborn L V, Snawder J E, et al. 2012. Using urinary biomarkers of polycyclic aromatic compound exposure to guide exposure-reduction strategies among asphalt paving workers[J]. The Annals of occupational hygiene, 56(9): 1013-1024.

Meng X, Liu C, Chen R, et al. 2021. Short term associations of ambient nitrogen dioxide with daily total, cardiovascular, and respiratory mortality: multilocation analysis in 398 cities[J]. BMJ, 372(165): n534.

Neophytou A M, Hart J E, Chang Y, et al. 2014. Short-term traffic related exposures and biomarkers of nitro-PAH exposure and oxidative DNA damage[J]. Toxics, 2(3): 377-390.

Pavanello S, Bonzini M, Angelici L, et al. 2016. Extracellular vesicle-driven information mediates the long-term effects of particulate matter exposure on coagulation and inflammation pathways[J]. Toxicology Letters, 259: 143-150.

Suzuki RA, Irokawa T, Ogawa H, et al. 2017. Fractional exhaled nitric oxide (FeNO) and spirometry as indicators of inhalation exposure to chemical agents in pathology workers[J]. Journal of Occupational and Environmental Medicine, 59(5): 467-473.

Vicedo-Cabrera A M, Armstrong B, Lavigne E, et al. 2020. Short term association between ozone and mortality: global two stage time series study in 406 locations in 20 countries[J]. BMJ, 368: m108.

Wu S W, Deng F R, Niu J, et al. 2010. Association of heart rate variability in taxi drivers with marked changes in particulate air pollution in Beijing in 2008[J]. Environmental health perspectives, 118(1): 87-91.

Xiao D, Chen Z, Wu S, et al. 2020. Prevalence and risk factors of small airway dysfunction, and association with smoking, in China: findings from a national cross-sectional study[J]. Lancet Respir Med, 8: 1081-1093.

Yin P, Chen R, Wang L, et al. 2017. Ambient ozone pollution and daily mortality: A nationwide study in 272 Chinese cities[J]. Environ Health Perspect, 125: 117006.

Yoshida N, Baba Y, Kuroda D, et al. 2018. Clinical utility of exhaled carbon monoxide in assessing preoperative smoking status and risks of postoperative morbidity after esophagectomy[J]. Diseases of the Esophagus, 31(9): 1-7.

Zhang Y, Ma R, Ban J, et al. 2021. Risk of cardiovascular hospital admission after exposure to fine particulate pollution[J]. J Am Coll Cardiol, 78: 1015-1024.

Zheng B, Tong D, Li M, et al. 2018. Trends in China's anthropogenic emissions since 2010 as the consequence of clean air actions[J]. Atmos Chem Phys, 18: 14095-14111.

第6章　室内空气污染的健康效应

空气污染包括大气污染和室内空气污染。虽然研究起步比较晚，受到的关注远不如大气污染，但室内空气污染及其对人类健康和生态环境可能造成的不良影响正逐渐受到全球各国政府、学界和公众等多维度、全方位的关注。室内环境是指采用天然或人工材料围隔而成的有限空间，包括住宅、教室、会议室、办公室、候车(船、机)大厅、医院、旅馆、影剧院、商店、图书馆、各类地下建筑等非生产性室内场所，以及各类围蔽式交通工具。这些场所是人类生存和活动的重要场所，有研究表明，人们每天在室内停留的时间约 50% ~ 90%，老人、儿童、孕妇、慢性病患者等敏感人群在室内度过的时间更长。室内空气质量直接影响人体健康，室内空气污染已对室内人员的健康造成了巨大威胁。

近几十年来的研究显示，与大气污染相比，室内空气污染与健康的关系更为直接和密切。据世界卫生组织报道，全球每年约 380 万人死于室内空气污染，在一系列导致疾病的危险因素中，室内空气污染被列为第八位最重要的危险因素，占全球疾病负担的 2.7%。现有研究表明，室内空气污染可显著增加人群心血管疾病、慢性呼吸系统疾病和恶性肿瘤等患病风险。室内空气污染与大气污染相互影响但又各具特色。除了与室外大气进行气流交换外，人类在室内的各种活动使得室内空气污染的来源更广，种类更多，对人体健康的影响更复杂，尤其是来自烹调油烟、建筑装修装饰、家用或办公电器的使用、二手烟等污染物的污染及其对人体的交互效应，已经引起各界高度关注。同时，室内环境的相对封闭增加了室内空气污染物的自净难度，更容易导致局部污染物的蓄积，对暴露人群尤其是儿童、老人、孕妇等易感人群产生不良健康影响。研究表明，前室内空气污染的程度已经高出室外污染 5 ~ 10 倍。了解我国室内空气污染的特征及其健康效应对相关政策的制定和提升人群健康都具有重大意义。本章将结合国内外相关研究，对室内空气污染物的种类、性质、来源、防护及其可能引发的不良健康效应进行系统的阐述。

6.1　室内空气污染的特征

室内空气污染，是指室内污染源释放的有害物质或随室外空气进入室内的有害物质，其浓度达到一定水平，而且停留足够的时间，造成室内空气质量下降，继而引起人的一系列不适症状，影响人的生活、工作或健康的现象。随着人们经济生活水平的提高，建筑装修要求和水平不断升级，各种新型家用和办公电器设备不断普及，宠物饲养等生活方式成为潮流，影响室内空气质量的因素不断增多，进入室内空气中的污染物种类不断增加。目前在室内空气中检测到的污染物种类已高达 900 多种，按其性质主要分为三大类：化学类污染、物理类污染和生物类污染。

6.1.1　化学类污染的特性、来源和防控策略

研究表明，室内化学类空气污染不仅可来自室外工业废气、汽车尾气等污染物的渗透，特别是冬季受雾霾扩散的影响，还可来自多种室内污染源的释放。例如，建筑装修装饰材料如板材、油漆、黏合剂等；室内燃料的燃烧和烹调油烟；喷雾型家用化学品如洗涤用品、清洁用品、化妆品、家用气溶胶、杀虫剂等；这些污染源含有多种无机和有机化合物，可在一定条件下释放大量的有害化学物质于室内空气中，从而危害人体健康。

室内常见的有害化学物质多达数千种，其中最受关注的，目前认为对人体健康危害比较大的主要污染物是醛系物、苯系物、氡、氨、SO_2、$PM_{2.5}$ 以及新型半挥发性有机化合物(semi-volatile organic compounds，SVOCs)等。本节将主要介绍室内来源的空气污染物氨、一氧化碳、二氧化碳、甲醛、苯系物、总挥发性有机物的特性、来源和防控策略，SO_2 和 PM 等污染物的信息详见第 5 章。

1. 氨(NH_3)

氨气是一种无色、有强烈刺激性气味的气体，化学分子式为 NH_3，分子量为 17.01，密度为 0.771 g/L，相对空气密度为 0.5971。在常温下 NH_3 易被液化成无色液体，沸点为-33.3℃，也易被固化成雪花状的固体。NH_3 在高温时会分解为氮气和氢气，具有还原作用。

室内空气中的 NH_3 主要有以下几个来源：①建筑施工过程。在建筑施工中为了提高混凝土的凝固速度或冬季施工防冻，在混凝土中加入高碱混凝土膨胀剂和含有尿素与氨水的混凝土防冻剂等外加剂。房屋建成后，这类含氨外加剂在墙体中随着温湿度等环境因素的变化而还原成 NH_3 从墙体中被释放出来，造成室内空气中氨浓度增加。尤其是夏季气温较高，氨从墙体中释放速度较快，容易造成室内空气中氨浓度超标。②装修板材和装饰材料。制造家具时使用的加工木制板材在加压成型的过程中使用了大量黏合剂，而装修用黏合剂主要由尿素和甲醛聚合而成，在室温下，易释放出气态的氨和甲醛，造成室内空气中的氨污染。此外，家具在涂饰时还会采用氨水作为增白剂，从而成为室内空气氨污染的来源之一。由此可见，氨水已经成为建筑装修装饰过程中必不可少的成分，成为室内空气氨污染的主要来源。但这种污染释放期比较短，一般不会在空气中长期蓄积，对环境

和人体的危害相对较小。③在农场附近的建筑物中,动物排泄的粪便中含有的 NH_3 也会随空气进入室内而造成污染。

控制室内氨污染的关键是最大限度地选用含氨量低的建筑装修装饰材料和外加剂,从源头控制氨污染。若污染已经存在,消除室内 NH_3 污染的方法主要有换气法、污染源封闭法、光催化技术、吸附净化法等。换气法是指当室外空气质量优于室内时,通过打开门窗利用室外空气稀释室内污染空气,这是最有效的办法。污染源封闭法是指在房间的墙面和楼面等外露的表面上涂刷气密性涂料,使其对墙体等散发的 NH_3 起隔离封闭作用而不影响室内空气。光催化技术是利用 TiO_2 在特定条件下能分解某些物质的原理,降低室内包括 NH_3 在内的多种有害气体成分。光催化法能有效分解空气中的有毒有害物质,安全无二次污染,但该技术具备较高的技术含量,需要正确选择试剂,在专业的治理机构的指导下使用。吸附净化法是利用活性炭等进行物理吸附,从而降低室内多种污染物的浓度。但利用活性炭进行净化需要注意因吸附饱和带来二次污染的问题。活性炭本身不具备分解能力,对污染物的吸附量是固定的,如果不及时更换,可导致吸附饱和。饱和后原来吸附的污染物可再次析出,造成二次污染。

2. 一氧化碳(CO)

一氧化碳是一种无色、无味、无刺激性的窒息性气体,化学分子式为 CO,分子量为 28,相对空气密度为 0.967,熔点为 $-199℃$,微溶于水,不易液化和固化,燃烧时呈蓝色火焰。CO 比较稳定,能在空气中长期积累,不易引起人们的注意。

室内空气中 CO 主要来源有:室外大气 CO 的渗入;煤、天然气等燃料的不完全燃烧,尤其是当室内使用煤炭取暖或做饭时,CO 的含量比室外高。另外,吸烟、烟熏、蚊香的燃烧等也会产生一定量的 CO,其中一支烟含 13 mg CO。尤其要注意的是,没有熄火的汽车密闭车厢内 CO 浓度往往比较高,容易引发 CO 中毒。

室内 CO 中毒防控的关键在于降低 CO 的产生和蓄积,具体措施包括:①在室内进行燃料燃烧,比如使用热水器、煤气、天然气等的时候,应有通风装置(如烟囱、排气扇、通气窗、抽油烟机等),炉灶设计安装合理,规范使用,厨卫设计布局有利于通风换气。②不要长时间待在没有熄火窗户紧闭的车厢内。我国《工业企业设计卫生标准》(GBZ1—2010)中规定,居住区大气中 CO 的最高一次容许浓度为 3 mg/m³,日平均最高容许浓度为 1 mg/m³;车间连续接触 8 h 的最高容许浓度为 30 mg/m³。我国现行规范《室内空气质量标准》(GB/T 18883—2022)中规定,室内 CO 的浓度限量值为 10 mg/m³。

3. 二氧化碳(CO_2)

二氧化碳俗称为碳酸气,是一种无色无味或无色无臭而其水溶液略有酸味的气体,化学式为 CO_2,分子量为 44,相对空气密度为 1.101,熔点为-56.6℃(527 kPa),沸点为-78.5℃,易溶于水,与水反应生成碳酸。化学性质比较稳定。植物可以利用 CO_2 进行光合作用。

室内空气 CO_2 主要来源于人员的呼吸作用、燃料的燃烧、吸烟、生物发酵和植物的呼吸。通常大气中的二氧化碳浓度一般不会超过 0.045%,而人呼出气的二氧化碳浓度大约为 3%,所以,通风不畅且空间狭小的场所容易堆积高浓度的二氧化碳。有研究发现,20 m^2 的单人卧室,紧闭门窗,只留有门缝等,一个成年人在房间内,不进行任何体力运动,CO_2 浓度可以在 2~3 小时内从 0.045%上升到超过 0.1%,在入睡后还会持续上升一段时间,最高达到 0.16%,到人体进入熟睡状态,才可能逐渐稳定或者略有下降;如果两个人在卧室内谈话,可以在 2 小时内达到 0.15%并持续升高。

室内的 CO_2 不容易被净化,加大新风量是降低室内 CO_2 最直接有效的方法。在上述的研究中,当卧室开启门窗后,CO_2 浓度很快就从峰值下降,并维持在 0.06%以下,即使是人员密集的办公室,打开门窗通风,也能维持在 0.06%左右;夜晚睡觉时,只要门窗留下一个 2~3 cm 的缝隙,就可以使室内 CO_2 的浓度下降 20%或者更多。因此,在条件允许的情况下尽可能多地打开门窗通风换气,对于室外污染严重或气候寒冷的地区可以选择空调新风系统。室内 CO_2 浓度也和气象条件有关,当室外风速较大时,有利于室内外空气交换,而雾霾和静风天天气,则不利于通风。尽管依靠植物的光合作用效果微弱,一些绿色植物如龟背竹、美人蕉等依然可以通过光合作用消耗室内的 CO_2,但应避免放置在卧室等人员夜间所处的房间。《室内空气质量标准》(GB/T 18883—2022)中规定,室内 CO_2 的浓度限量值为 ≤0.10 %(1 小时平均)。

4. 甲醛

甲醛又称蚁醛,是醛类中最简单的一种。它是一种无色、有强烈刺激性气味的气体,其 35%~40%的水溶液通称为福尔马林。甲醛是一种有机化合物,化学式为 HCHO,分子量为 30,气体相对密度为 1.067,沸点为-19.5℃,易溶于水、乙醇和乙醚。在室温下极易挥发,可通过呼吸道被人体吸收。可燃,其蒸气与空气形成爆炸性混合物,爆炸极限为 7%~73%(体积)分数,燃点约 300℃。化学性质活泼,为强还原剂,在微量碱性时还原性更强,在空气中能被缓慢氧化为甲酸。甲醛可以自身或与醛酮等其他物质进行缩合反应,很容易聚合成多聚甲醛,受热又极易发生解聚作用,并可在室温下缓慢释放出单体甲醛。甲醛在工业上应用广泛,主要用于生产各类人造板黏合剂、树脂(酚醛树脂、脲醛树脂)、塑料、皮革、造纸、人造纤维、玻璃纤维、橡胶、涂料、药品、油漆、肥皂等。

　　室内甲醛的主要来源为室内污染源的释放,主要包括建筑装修装饰材料、家具、黏合剂、油漆和涂料、合成织品、石油天然气和烟草烟气等的燃烧、常用的日用化学品(化妆品、消毒剂、清洁剂杀虫剂等)。其中室内装修装饰材料是室内甲醛污染最主要的来源。比如,各种人造板材(刨花板、纤维板和胶合板等)中使用了黏合剂,新式家具的制作,墙面、地面的装饰铺设,窗体顶端、窗体底端都要使用黏合剂,凡是大量使用黏合剂的地方,总会有甲醛释放。影响室内甲醛释放的因素主要包括装修装饰材料,尤其是人造板材、黏合剂等的质量;材料存放的时间;室内的温度和通风状况。在一项室内甲醛浓度影响因素的研究中,对板材进行封闭处理一天后,室内甲醛浓度从 0.16 mg/m³ 下降到 0.03 mg/m³;装修后 1 个月,室内甲醛浓度已经下降 65% ~ 70%;开窗通风也能显著降低室内甲醛的浓度 1/3 ~ 1/2。值得注意的是,随着室温的升高,多聚甲醛发生解聚作用,释放出游离甲醛进入室内空气。因此,冬天装修好的房间,到了夏天有可能会出现甲醛浓度增高的情况,要采取措施促进甲醛的排出,否则容易导致健康损害。

　　针对室内空气甲醛污染的来源及其影响因素,采取综合性的防控策略进行全方位全链条的防控。首先从政府宏观层面,应进一步加强室内空气污染相关法律法规和标准、规范的制定和执行。目前针对室内空气污染防控,已经出台多个国家或行业标准,对室内空气质量,包括甲醛等常见室内空气污染物进行规范化管理。尤其值得关注的是,时隔 20 年,我国新版《室内空气质量标准》(GB/T 18883—2022)于 2022 年 7 月 11 日经国家市场监督管理总局(国家标准化管理委员会)批准发布,代替 GB/T 18883—2002《室内空气质量标准》,自 2023 年 2 月 1 日起实施。新标准中的相关污染物的限值、指标、检测方法和采样方法等方面均有不同程度的更新完善,对室内空气质量提出了更高的要求,其中甲醛的限值从 0.1 mg/m³ 缩紧至 0.08 mg/m³。从生产企业方面,应该进行工艺改革,降低产品中甲醛的含量。从消费者层面,居室设计应符合卫生学要求,通风良好;在室内装修时,尽量简化装修和家具,选择符合国家相关质量标准的材料;室内装饰装修完成后需要进行长时间充分的通风;采取有效的净化措施。

　　除了通风换气这个最为经济有效的方法外,目前室内甲醛污染治理技术主要分为三种,包括物理吸附技术、化学反应技术和等离子体技术。物理吸附是利用颗粒型活性炭、活性炭纤维以及硅胶和多孔黏土矿石等具有吸附能力的物质来吸附甲醛。在其他应用条件相同的情况下,孔径合适、比表面积大的材料吸附效果比较好。和室内氨的防控一样,用活性炭进行物理吸附要注意吸附容量和吸附饱和的问题。近些年由活性炭为基础研发出了椰维炭。椰维炭在制作工艺上的活化温度更高,普通活性炭活化温度在 500 ~ 1000℃之间,而椰维炭的活化温度在 1000℃以上,从而使椰维炭比普通的活性炭拥有更多的空隙,因而吸附能力也更强。椰维炭不仅具备更强的吸附能力,因为其内部可以负载催化材料,从而使椰维炭具备分解甲醛的能力，也就是说椰维炭可以同时吸附和分解甲醛，这样一来，椰维炭就解决了饱和的问题，普通的活性炭有效期在一个月左右，而椰维炭使用寿命长达 3 年以上。化学反应技术能够快速高效地清除室内甲醛，使用的产品有各类光触媒产品、以强氧化剂产品为代表的氧化还原类产品、吸附封闭型产品，以及化学聚合型产品。朱新伟等综述了活性炭、二氧化钛和 TiO_2/AC 材料的研究进展，表明 TiO_2 经金属离子、非金属离子掺杂改性可显著提高光催化活性，而 TiO_2/AC 材料可实现高效清洁降解甲醛的技术目标。化学反应技术除甲醛具有安全、彻底、高效、持久的特点，不存在二次污染问题，但需要专业技术指导。等离子体技术主要是利用各种高能活性粒子与甲醛发生各种物理、化学反应将甲醛降解，但甲醛分解效率非常低且极易产生二次污染。另外，可通过养殖绿色植物如虎皮兰和吊兰来达到一定的清除甲醛和净化空气的效果，但植物的吸附效率往往比较低，单纯依赖植物吸附往往难以达到理想的改善效果。

5. 苯系物（苯、甲苯、乙苯和二甲苯）

苯系物（benzene，toluene，ethylbenzene，xylene，BTEX）是苯及其衍生物的总称，代表化合物包括苯、甲苯、乙苯和二甲苯等。苯系物均具有苯环结构，常温下均为具有芳香气味的无色、易挥发透明液体，均难溶于水，易溶于醇、氯仿、醚、二硫化碳和丙酮等有机溶剂。其中，苯是最简单的芳烃，分子式为 C_6H_6，分子量为 78.11，熔点为 5.5℃，沸点为 80.1℃，易燃，化学性质活泼，苯环上的氢原子在一定条件下可以被卤素、硝基、磺酸基和烃基等取代，生成相应的衍生物。由于取代基的不同以及氢原子位置的不同、数量不同，可以生成不同数量和结构的同分异构体。甲苯的化学式为 C_7H_8，分子量 92，熔点为 -94.9℃，沸点为 110.6℃，有强折光性，易燃，燃点低，其蒸气能与空气形成爆炸性混合物，混合物的体积浓度在较低范围时即可发生爆炸。甲苯化学性质活泼，与苯相像。可进行氧化、磺化、硝化和歧化反应，以及侧链氯化反应。甲苯能被氧化成苯甲酸。乙苯的分子式为 C_8H_{10}，分子量为 106，熔点为 -95℃，沸点为 136.2℃。由于乙苯的苯环上连有乙基，故使苯环活化，比苯更容易发生化学反应。乙苯可以被硝化，也能被磺化。乙苯可和高锰酸钾反应，产生苯甲酸。在铂、氧化硅-氧化铝催化作用下，发生异构化反应生成二甲苯。二甲苯的分子式为 C_8H_{10}，是苯环上两个氢被甲基取代的产物，存在邻、间、对三种异构体，在工业上的二甲苯主要是由 45% ～ 70% 的间二甲苯、15% ～ 25%的对二甲苯和 10% ～ 15%的邻二甲苯三种异构体所组成的混合物，易流动，沸点为 137 ～ 140℃，易燃。

与甲醛类似，室内空气中的苯系物主要来自装修装饰材料，如油漆、化学胶水及各种内墙涂料中。其中，苯主要存在于各种建筑材料的有机溶剂中，例如各种油漆的添加剂和稀释剂，防水材料的添加剂也含有苯。苯也可以用作装饰材料、人造板家具、黏合剂、空气消毒剂和杀虫剂的溶剂。甲苯和二甲苯通常用作建筑材料、装饰材料及人造板家具的溶剂和黏合剂。此外，家用燃料、电子设备和家用化学品等也是苯系物的来源，比如合成纤维、塑料、燃料、液体清洁剂、着色剂、电脑终端机、图文传真机和打印机的油墨中也含有一定量的苯系物。

　　因为污染来源相似，目前室内苯系物防控策略与措施和甲醛的防治措施类似，不再赘述。新版《室内空气质量标准》(GB/T 18883—2022)将苯的限值由原来的 0.11 mg/m³ 缩紧至 0.03 mg/m³。

　　6. 总挥发性有机物(total volatile organic compounds, TVOCs)和新型半挥发性有机化合物(semi-volatile organic compounds, SVOCs)

　　挥发性有机化合物(volatile organic compounds, VOCs)是一类低沸点有机化合物的统称，全球不同的组织机构对 VOCs 的定义并不一致。美国环境保护署(Environmental Protection Agency, EPA)将 VOCs 定义为，在常温常压下能自发挥发的一类有机化合物，包括除了 CO、CO_2、碳酸、金属碳化物、碳酸盐以及碳酸铵外，任何参与大气光化学反应的含碳化合物。世界卫生组织对 VOCs 的定义为，熔点低于室温而沸点在 50～260℃之间的挥发性有机化合物的总称。这些定义有相同之处，但又各有侧重，相同点是常温常压下可挥发，分歧点主要是是化学性质是否活泼，是否能参与大气光化学反应。从环境和健康安全的角度来看，挥发和参加大气光化学反应这两点是十分重要的，会对环境和人体健康存在潜在的危害。室内 VOCs 的主要成分为烃类、卤代烃、氧烃和氮烃。上述的甲醛和苯系物都属于 VOCs。此外，常见的室内 VOCs 还包括有机氯化物、氟利昂系列、有机酮、胺、醇、醚、酯、酸和石油烃化合物等。

　　随着经济生活水平和科技研发水平的不断发展，进入到生产和生活中的新型化学品种类越来越丰富，数量越来越庞大，对环境和人类健康的潜在风险日益显现，对其进行健康风险评估和控制对保障生态安全和公共卫生安全至关重要。据此，2022 年 5 月国务院办公厅印发《新污染物治理行动方案》。其中室内空气中存在的半挥发性有机物(semi-volatile organic compounds, SVOCs)的种类、来源、分布特征、健康效应等问题成为新的研究热点。对新型半挥发性有机污染物目前国内外尚无统一定义，因其和挥发性有机物并无明确界限，在具体采样和实验室分析过程中对其区分有所差异。1989 年 WHO 基于沸点将 SVOCs 定义为"沸点在 240～260℃到 380～400℃范围内，饱和蒸气压较小且其挥发性较低的一大类有机化合物质"，在室内空气中主要以气态和气溶胶两种形态存在。SVOCs 的分配行为表明，当辛醇/空气分配系数($\log K_{OA}$)的对数大于 8 或大于 11 时，家庭粉尘/气相空气分配系数($\log K_D$)和窗膜/气相空气分配系数($\log K_F$)的对数处于不平衡状态。SVOCs 吸附性很强，在环境中较为稳定，不易降解。室内空气中常见 SVOCs 有多氯二苯并二噁英、多氯二苯并呋喃、多环芳烃、多氯联苯、有机杀虫剂以及冷凝形成二次有机溶胶的化合物等。

室内常见的 VOCs 主要来自燃煤和天然气等的燃烧产物、吸烟、采暖和烹调等的烟雾，建筑和装饰材料、家具、家用电器、化妆品和某些喷雾剂、塑料制品、汽车内饰件、清洁剂、人体本身的排放以及从室外进入等。室内常见的 SVOCs 主要也是来源于室内装修装饰材料，如增塑剂(如邻苯二甲酸酯)、阻燃剂(十溴二苯醚)。此外，杀虫剂和燃烧产物也是室内 SVOCs 的主要来源。由于 SVOCs 的吸附性很强，很快就可以吸附在室内颗粒物、降尘和各种室内材料和物品表面，当吸附到一定量后，吸附的 SVOCs 又可以再散发到室内空气中，造成二次室内空气污染。室内 VOCs 和 SVOCs 污染的防控策略与措施和甲醛类似。由于乳胶漆、墙纸、地面、绝热材料、黏结剂等装修装饰材料是室内 VOCs 的主要来源，我国还在 2001 年颁布了《室内装饰装修材料 10 项有害物质限量》，对室内装饰装修材料人造板及其制品中甲醛释放限量、溶剂型木器涂料、内墙涂料、胶黏剂、木家具、壁纸、聚氯乙烯卷材地板、地毯、地毯衬垫级地毯黏胶剂中有害物质限量、混凝土外加剂中释放氨限量和建筑材料放射性核素限量进行了规定。比如，其中规定墙面漆中的 VOC 含量须 $\leqslant 200 \text{ g/L}$；环境标志认证标准也要求墙面漆除水后的 VOC 含量要 $\leqslant 80 \text{ g/L}$；发达国家的标准更严苛，如欧盟标准中墙面漆的 VOC 含量须 $\leqslant 75 \text{ g/L}$。目前我国尚无室内环境相关 SVOCs 的防控规范和标准。

6.1.2 物理类污染的特性、来源和防控策略

室内空气的物理类污染主要包括颗粒物、异常的微小气候(如高温、高湿、通风不良)、电离辐射和非电离辐射等。由于建筑装修装饰材料的不规范过度使用以及越来越多家用电器和办公电器的使用，使室内电磁辐射(包括电离辐射和非电离辐射)污染问题日受关注，本节主要就室内电磁辐射的特性、来源和防控策略进行论述。

1. 颗粒物

室内空气颗粒物按生成方式可以分为三大类：①有机性颗粒，如植物纤维、人和动物的毛发、皮屑、化学染料和塑料等。②无机性颗粒，如金属尘粒、矿物尘粒、建材尘粒等。③生物颗粒，如各种藻类、菌类、原生动物和病毒等。室内空气颗粒物的主要来源包括：①室外大气颗粒物污染，包括土壤扬尘、海盐、植物花粉、孢子、细菌、各种燃料燃烧源，如发电、冶金、石油、化学、纺织印染等各种工业过程、各类交通工具在运行过程中使用燃料时向大气中排放的尾气等，通过自然通风、围护结构渗风或机械通风进入室内。②室内人员自身产生的颗粒

物。室内人员自身代谢产生的皮屑、室内人员的咳嗽、打喷嚏等行为。③室内人员的活动。室内人员如吸烟、烹饪、清扫、养宠物等行为均会影响室内颗粒物的浓度，是室内重要的污染源。室内人员的活动强度如躺、静坐、走路和跑步等除了影响人员自身代谢产生的颗粒物外，还会导致颗粒物再悬浮，从而影响室内颗粒物浓度。④室内电器设备。室内打印机、复印机等家用电器设备也是重要的室内颗粒物释放源，可释放大量粒径较小的颗粒物。

一般来说，室内空气颗粒物的粒径较小，大多为 $PM_{2.5}$，而且常规室内活动条件下，室内颗粒物浓度大多较低，一般在 15 μg/m³ 以下。但是，若室内积尘较多而且有剧烈的人为活动形成室内扬尘，或者室内抽烟和烹饪等活动形成气溶胶，或者室外大气细颗粒物污染严重，则会导致室内颗粒浓度显著增加。尤其是，当大气环境存在严重雾霾污染时，若不能形成室内气压稍高于室外大气的条件，室内与室外 $PM_{2.5}$ 浓度通常呈正相关。新版《室内空气质量标准》(GB/T 18883—2022) 规定，室内空气中 PM_{10} 和 $PM_{2.5}$ 的浓度限值分别为 24 小时不超过 0.1 mg/m³ 和 0.05 mg/m³，均高于《环境空气质量标准》(GB 3095—2012) 的二级标准。

2. 电磁辐射

电磁辐射是电磁波以能量的形式在空间向四周辐射传播，它具有波的一切特性。按其能量是否能引起原子电离，可将电磁辐射分为电离辐射和非电离辐射两大类。

1）电离辐射

凡能使受作用物质发生电离现象的辐射，称为电离辐射。它可由不带电荷的光子组成，具有波的特性和穿透能力，如 γ 射线或者 X 射线；而中子、质子、α 或者 β 射线等属于能引起物质电离的粒子型电离辐射。原子的自发解体称为放射性，发射的过剩能量是电离辐射的一种形式。分解和发射电离辐射的不稳定核素称为放射性核素。所有的放射性核素均可通过所发射辐射的不同类型、辐射能量以及辐射的半衰期予以鉴别。电离辐射的特点是波长短、频率高、能量高。电离能力取决于射线(粒子或波)携带的能量，而不是射线的数量，波长越短，频率越高，能量越高，电离能力越强。上述的氡就属于放射性气体，具有 α 射线 β、γ 三种衰变形式，三种衰变的特性各不同。其中，α 射线具有最强的电离作用，穿透本领很小；β 射线电离作用较弱，穿透本领较强；γ 射线电离作用最弱，穿透本领最强。进一步研究表明，α 射线中放射的粒子是氦核 He，β 射线中放射的粒子是带负电的电子，γ 射线是波长很短的电磁波。不稳定的放射性核放射出射线后衰变为另一种核或衰变为能量较低的核，放射过程中遵从电荷守恒、质量数守恒和能量守恒。

人类接触的电离辐射来源于宇宙射线、自然环境中存在的天然放射性元素以及人类社会活动造成的人为辐射。地球上任何地区都有电离背景辐射，背景辐射主要来自宇宙、地表和体内，不同地区自然辐射的本底值差别很大，在某些地区低至 1.5 毫西弗 (mSv)/a，在有些地区则超过 100 mSv/a，我国某些高本底地区约为 3.70 mSv/a。人类接受的电离辐射 80% 来自于自然生成的地面和宇宙射线。在室内常常会遇到的电离辐射有医院放射科、车站安检仪器、飞机飞越云层后窗外射进来的大气辐射，这些是比较容易觉察的。还有一种容易被忽视的室内放射性污染源，是人为收藏的原石或陨石。来自大自然的石头，尤其是来源于宇宙外星的陨石往往辐射超标数十倍乃至上百倍。不包括医疗辐射剂量和天然本底剂量，国际标准《国际电离辐射防护和辐射源安全的基本安全标准 (IAEA No. 115)》及我国国家标准《电离辐射防护与辐射源安全基本标准》(GB 18871—2002) 规定对公众年平均有效剂量限值为 1 mSv/a；对辐射工作人员年平均有效剂量限值为 20 mSv/a，既往研究认为，一次性短时间接触限值为 100 mSv。全球平均的背景辐射剂量为每人 2.4 mSv/a。照一张肺部 X 射线的辐射剂量约为 0.01～0.04 mSv，一次头部电脑扫描约 1 mSv，一次心脏导管检查的辐射亦只有约 10 mSv，都远低于 100 mSv 的限值。

室内氡 (^{222}Rn) 污染的也是室内电离辐射的主要来源之一。氡是天然存在于土壤和岩石中的一种无色无味的惰性气体，具有放射性，是常温下密度最高的气体，分子量为 222，熔点为 -71℃，沸点为 -62℃，可溶于煤油、甲苯、血液和水，易被脂肪、橡胶、硅胶和活性炭吸附。

氡可以穿过建筑物地基中的裂缝和多孔基质在特定的区域中形成高浓度的氡气，危害居民健康。室内空气中的氡主要来自以下几个方面：①建筑物的地基土壤。地层深处岩石和土壤中的放射性氡可以通过地层断裂带和裂缝扩散入室内，成为低层建筑物室内空气氡污染的主要来源。北京地质断裂带检测发现，二层以下住宅室内氡含量比较高。②建筑装修材料。1982 年联合国原子辐射效应科学委员会的报告指出，建筑材料是室内氡的最主要来源，尤其是含有放射性元素的天然石材，如花岗岩、瓷砖等，容易释放出氡。③其他氡来源。家用燃气和也是我国室内氡的来源之一，主要是天然气、液化石油气、煤层气等化石燃料。此外生活用水中的氡，户外空气的氡都是室内空气的来源。

研究发现，室内空气中的氡浓度不仅取决于氡污染来源及其排放量，而且受环境条件 (如温度、湿度、大气压等)、时间因素 (如季节、昼夜) 和室内外空气的通风换气能力的影响。例如，冯雪霖的综合研究表明，室内氡浓度随楼层高度增加而降低，且与温、湿度分别成负、正相关。还有研究发现通过增加氡的干预措施 (如安装通风、铺放底板、密封污水处理泵等)，可以降低室内氡产生。据此，可采取以下措施防控室内氡污染：①在开展建筑物建设项目时进行预防性卫生监督，使项目符合卫生学要求，尽可能避免在高本底值的地基上开展住宅等建设项目。

②在高背景值地区的建筑物以及低层建筑物，尤其是地下室和一楼在装饰装修时要注意填平、密封地板和墙壁上的裂缝，以减少氡沿缝隙析出。③尽可能选用低放射性的建筑装修材料。④做好室内通风换气。有研究发现，房屋门窗关闭或全开，室内氡的浓度可相差 2 ~ 5 倍，一间氡浓度为 151 Bq/m³ 的房间，开窗通风 1 小时后，室内氡浓度则降为 48 Bq/m³。

上述室内空气中氡污染的防控策略亦适用于室内电离辐射污染。一旦污染源已经存在，则可通过以下措施减少外照射：①时间防护。缩短受照射时间减少照射剂量是简单有效的防护措施。②距离防护。增加人与放射源的距离来减少受照剂量。③屏蔽防护。在辐射源和人体之间放置一个实体屏障来有效降低辐射剂量，如防护服。

2）非电离辐射

非电离辐射的能量较电离辐射弱，不能引起物质电离，而会改变分子或原子的旋转，振动或价层电子轨态。非电离辐射又称为电磁辐射，如紫外线、可见光、红外线、微波、无线电波、极低频电磁场等。本节主要讨论室内环境无处不在的极低频电磁场和微波。

极低频电磁场主要指来自于输变线路、变电站、电器设备、常用家用电器，如电视机、电水壶、吹风机、洗衣机、电熨斗、电动剃须刀、搅拌器、吸尘器、电脑屏幕等产生的 0 ~ 300 Hz 的电磁场，以 50 Hz 或 60 Hz 的工频电磁场为主，其中电场源于电荷，可通过木头和金属等普通材料屏蔽，磁场源于电荷运动（即电流），难以屏蔽。在发电和通过电力线与电缆输电或配电时，或在用电设备使用电时，就存在电场和磁场。一般住宅工频磁场平均强度为 0.05 ~ 0.1 μT，电场平均值可高于 10 V/m。靠近某些运行的电器附近，磁场强度可达 100 μT 以上。射频电磁场指频率在 100 kHz ~ 300 GHz 的电磁辐射，称无线电波，包括高频电磁场和微波。非职业接触人群主要暴露于微波。微波广泛应用于导航、测距、探测雷达和卫星通信、微波加热、医学理疗等方面。室内环境微波暴露主要来源于微波炉、移动电话、WiFi、电视等。

目前大多数国家均遵循由国际非电离辐射防护委员会（ICNIRP），以及电气电子工程师协会（通过国际电磁安全委员会）（IEEE/ICES）制定的电磁场人体暴露导则，这些导则覆盖的频率范围最高为 300 GHz。ICNIRP 的《ICNIRP 限制电磁场暴露导则》用于保护暴露于 100 kHz ~ 300 GHz 射频电磁场范围内的人群。导则覆盖了多种应用，例如 5G 技术、WiFi、蓝牙、移动手机和基站。IEEE 的标准（IEEEC 95.1）规定了保护人员免受暴露于 0 ~ 300 GHz 频率范围的电场、磁场和电磁场造成已知不利健康影响的安全限值。这些暴露限值普遍适用于职业暴露人员和普通公众。但这些暴露限值并不适用于由医生和医疗专业人员实施或在其指导下的患者的暴露，也不适用于在医学或科学研究中对知情志愿者的暴露，并且对于医疗装置或植入物的使用可能不具有保护作用。如 ICNIRP 导则将 0.4 W/kg 作为职业人群的电磁辐射基本限值，0.08 W/kg 作为公众暴露的基本限值。为普通公众设定较低限值的理由是，这一群体包括了儿童、孕妇、老年人和其他不同健康状态或敏感人群。另外，公众暴露也可能是连续性的(一天 24 小时)，人们可能完全不知道存在暴露。上述减少电离辐射的措施亦适用于非电离辐射的防护。

6.1.3　生物类污染的特性、来源和防控策略

室内环境的生物类污染主要包括微生物、寄生虫、昆虫和其他动植物及其所产生的生物活性物质，比如猫狗等宠物及其皮毛屑、植物花粉、尘螨、细菌、真菌、病毒等。与大气污染相比，其相对适宜的温度、湿度和密闭空间等特定的环境条件以及宠物饲养、家用电器和人体活动等特定的人类生活行为方式，室内空气的生物性污染更显著，对环境和人体健康的风险更大。

1. 微生物

微生物包括细菌、真菌和病毒等一大类个体微小的生物群体，在室内空气中或者物品表面上，不同类型的微生物及其碎片、代谢组分等广泛存在。室内环境中微生物来源多样，室外空气、土壤、动物、人体(皮肤、肠道、生殖系统等)等不同类型的源可以通过人体行为、通风等不同传播途径，在建筑材料、温度、湿度、pH 值、季节、地理位置等不同因素的影响下，形成室内特有的不同于室外环境的微生物群落环境。

真菌是自然界分布最广的一类生物体，高温高湿的环境适合真菌的生长。室内最常见的真菌是霉菌和酵母菌。青霉菌、曲霉菌可在室内的草垫类物品、家具以及食品上面生长繁殖。交链孢霉菌常呈尘土状挂在室内的墙壁上，其孢子可在空气中飞散。支孢霉菌在浴室、厕所的墙、瓷砖接缝处等形成黑色斑点，增殖后其孢子可飞散到室内各处，从空调和加湿器中常常可检出支孢霉菌。天气阴暗、潮湿、闷热、室内通风不良等均是有助于真菌生长繁殖的条件。空调和加湿器的普遍使用增加了室内空气真菌污染的危险。在夏秋季节，室外空气中真菌孢子的数量较多，室外空气是室内空气真菌的主要来源。

一般来说，空气缺乏细菌和病毒生长所需的水分和养料，它不是细菌和病毒生长的适宜环境。细菌和病毒对室内空气的污染通常是人或动物的活动造成的，如清扫时飞扬的尘土、飞溅的小水滴、任何动物干燥脱落物、咳嗽打喷嚏等，所产生的各种粒子往往附着多种病原微生物。虽然空气中的致病微生物很容易死亡，但因为空气中带有微生物的气溶胶粒子传播很快，人在室内活动的时间较长，接触频繁，

可使病原微生物经空气传播，导致疾病。空气中常见的致病菌包括溶血性链球菌，金黄色葡萄球菌，脑膜炎双球菌，结核杆菌，百日咳杆菌，肺炎支原体等。Stephens等研究发现室内微生物通过人员呼吸、表面接触、摄食的方式影响着人员的室内微生物暴露情况；Lax 等研究发现当家庭搬入新房后，新房中微生物群落很快复现旧房的微生物群落，表明人员的微生物组能够在室内快速增殖。因此，在室内环境中，特别在通风不良、人员拥挤的情况下，致病微生物可以通过空气传播，使易感人群发生感染。据监测，通风不良、密封的房间空气中细菌含量一般较高。有研究报道，开窗通风的房间，每立方米含细菌约 5800 个，而密闭的房间每立方米含量可高达19000 个。室内使用的装置，如空调系统、加湿器等也可引起室内细菌和病毒的污染。1976 年美国老兵爆发的军团菌病使人们开始关注空调的不当使用带来的室内环境污染问题和健康风险。由于空调箱和风机盘管中的换热器多数是在湿工况下工作的，而换热器下面的集水盘往往由于排水坡度不够，或排水管堵塞而积满了凝结水。在这种高湿环境下，会使因初级过滤不良而进入空调箱和风机盘管的灰尘和微生物，紧紧地附在换热器表面和集水盘中。温度适宜时微生物迅速繁殖，当机组再次启动时，微生物繁殖时生成的大量气体以及细菌、霉菌，在空气中分散成气溶胶，随送风气流进入室内，导致室内空气恶化。

2. 尘螨

尘螨属于节肢动物门蛛形纲广腹亚纲的一类体型微小的动物，是最常见的室内空气微小生物之一，主要以人的皮屑为食。尘螨适合在空气不流通，温暖潮湿的密闭环境中生存，对环境的抵抗力弱。25℃的室温和 70%～80%的相对湿度是尘螨繁殖、生长的最佳环境。室内空气中尘螨的数量与室内的温度、湿度相关，其中湿度是主要的因素，潮湿是室内空气尘螨数量多的重要原因。铺地毯的房间尘螨密度远远高出水泥地面。室内空气中尘螨的浓度波动范围可从 10 个/g 尘到1000 个/g 尘。尘螨的排泄物很小、很轻，因此很容易飘浮在空气中被吸入。

随着人们生活水平的提高，家庭装饰装修中广泛使用地毯、壁纸和各类软垫家具，加上空调的普遍使用，为尘螨提供了适合繁殖的室内环境。在居室中，卧室中的枕头、被子、床垫是尘螨最主要的栖息地。因为这些区域不仅仅提供了尘螨的最佳生活环境，而且给它们提供了大量的食物来源——我们每天脱落的皮屑。此外地毯、填充式家具、厚重的床帘以及布艺家庭装饰品也可能有大量的尘螨存在。

3. 动物皮屑等生物活性物质

近年来，宠物饲养逐渐成为一种时尚的生活方式。但是，宠物皮屑及其产生的其他具有生物活性的物质，如毛、唾液和尿液等也会造成室内空气污染，导致空气中变应原增加。室内有宠物时，空气中变态反应原的含量增加，可以达到无宠物房屋内的 3~10 倍。此外，人体脱落的头发也是室内环境污染的源头。头发表面的皮脂容易沾染空气中的灰尘，并滋生细菌，污染室内空气；同时毛发也常会在地漏口聚集，造成堵塞，出现杂物腐烂、发酵，产生有害气体，污染室内空气环境。

通过不同的途径，采取综合性措施优化室内环境卫生，防控室内空气污染对保障人群健康至关重要。一方面，需要研发更为先进的实时监测技术，实现对室内微生物群落实时的定位、定性和定量的监测。另一方面，通过减少室内污染源、加强通风除湿、保持室内足够的新风量、培养绿色植物、合养成并保持良好的清洁习惯等手段，使得室内的微生物群落和人体能够"和谐共处"，减少生物类污染对人体健康的危害。首先要减少室内污染源。合理使用空调对室内空气质量的保障至关重要。提高新风过滤器效率，加强回风过滤，以减少尘埃和细菌等进入空调机和风机盘管的可能性，防止发生"送风污染"；定期检查和清理积水盘和排水管，以防集水盘积水，微生物滋生；办公场所和公共场所应建立严格的中央空调运行管理制度，定期清洗、检查空气过滤器，定期检测凝结水水质，及时采用紫外灯或杀菌剂进行消毒灭菌。卧具、地毯、窗帘等布艺装饰要常常晾晒，使螨虫和霉菌等无藏身之处。注意饲养宠物的卫生，经常进行清洁，及时处理它们的排泄物。通风除湿是降低室内空气中微生物浓度，防治微生物滋生的重要措施。在SARS 期间，公共卫生专家建议首先是保持房间良好通风，其次才是消毒。对室内生物类污染，通风可能比消毒更重要。此外居室适当绿化，可以在一定程度上保持空气清洁，因为有些绿色植物具有除尘、杀菌和吸收有害气体的空气净化功能，比如龙柏、蜡梅和银杏等。

6.2　室内典型空气污染物暴露的健康效应

室内空气污染来源多样，既包括室外大气来源，又有室内特有的污染源，因此种类繁多，有些污染物和大气相仿，比如氮氧化物、SO_2、CO 等；有些污染物虽然在大气和室内空气中均存在，但组成和特性不完全相同，如颗粒物、VOCs；有些是室内特有的污染物，如室内燃煤、甲醛等。因此，室内空气污染对健康的影响既有和大气污染类似的效应，又有其特色。本节主要对室内典型的空气污染物的健康效应进行了论述。

6.2.1　化学类污染的健康效应

室内空气中的化学性污染物种类最为丰富，达数百种之多，但对其健康效应和机制的研究尚不多。对一些同时存在于大气和室内空气中的污染物，如氮氧化物、二氧化硫等，目前的研究主要还是来自大气污染，但其对机体的影响及其机制应该是类似的，故不在本节中讨论，详细信息请见第 5 章室外空气污染的健康效应。本节将对通常情况下主要来自室内污染源的化学类污染物的健康效应进行论述。

1. 半挥发性有机物的健康效应

半挥发性有机物(SVOCs)的来源广泛且复杂，研究表明，SVOCs 可通过呼吸道吸入、经消化道摄入和经皮肤接触等方式进入人体，对人体的呼吸系统、内分泌系统、生殖系统、神经系统等产生多器官多系统的负面影响，从而引起各种疾病，有些 SVOCs 甚至有致癌效应。

Maud 等对法国居室内常见的 32 种 SVOCs 如邻苯二甲酸二丁酯(DBP)、多氯联苯(PCB)等对儿童、成人以及孕妇的潜在风险进行了评估。研究采用风险商(hazard quotient，HQ)或超额风险(excess risk，ER)对每一种 SVOC 进行风险评估，并辅以累积风险评估(cumulative risk assessment，CRA)。对于 CRA，采用危害指数(hazard index，HI)以及相对效力因子(relative potency factors，RPFs)或毒性当量因子(toxic equivalency factors，TEFs)评估污染物的神经毒性、生殖毒性、遗传毒性和免疫毒性。研究表明，CRA 方法提供了有关生殖毒性风险(HI>1)的额外信息，在 95%的儿童和 5%因孕妇接触的后代中可能发生。对这些风险贡献最大的 SVOCs 是 PCB 101 和 PCB 118、BDE 47 和 DBP。较高级的 CRA 方法表明，95%的儿童与接触住所的 SVOCs 混合物有关，其涉及神经毒性化合物，机制可能与神经元死亡有关。在较小程度上，由芳香烃受体(AhR)或睾酮水平下降介导的影响可能涉及 5%的儿童和成人。最后，5%的儿童也观察到暴露于 8 种室内多氯联苯相关的不可接受的免疫毒性风险。鉴于化合物对人类毒性相关的不确定性，这些结果证明了实施预防措施以及为某些化合物生成更标准化和更全面的毒理学数据的合理性。

由于婴儿特定的生活环境，包括塑料制品和泡沫地垫等，会增加接触这些化学物质的机会，故在发育过程中更易受到室内 SVOCs 的影响，如邻苯二甲酸盐(phthalate，PAEs)、多环芳烃(polycyclic aromatic hydrocarbon，PAHs)、多溴二苯醚(polybrominated diphenyl ethers，PBDEs)和有机磷酯(organophosphate OPEs)等。Li 等选择了 25 个 3~6 个月婴儿居住的家庭来收集家庭样本，包括 25 个空气样本、25 个灰尘样本和 18 个窗膜样本。所有样本均采自中国哈尔滨，采集时间为冬季，说明室内外没有空气交换。具体的检出率和浓度见表 6-1，结果显示，所有目标 SVOCs 均在婴儿家庭样本中发现，浓度比较依次为：PAEs＞PAHs＞OPEs＞PBDEs。在空气、灰尘和窗膜样本中发现了六种邻苯二甲酸盐，空气中邻苯二甲酸盐总浓度为 30.6~4120 ng/m³。邻苯二甲酸二丁酯(DBP)是空气中含量最高的邻苯二甲酸酯，浓度为 306 ng/m³，其次是邻苯二甲酸二异丁酯(DiBP)和邻苯二甲酸二甲酯

（DMP）为 172 ng/m³ 和 142 ng/m³。所有研究的多环芳烃都在空气、灰尘和窗膜样品中发现。空气中多环芳烃总浓度范围为 53.7～1280 ng/m³，中位数为 211 ng/m³。空气中多环芳烃含量最高的是菲（Phe）和萘（Nap），平均浓度分别为 64.5 ng/m³ 和 51.6 ng/m³，分别占多环芳烃总浓度的 30.4% ± 11.6% 和 27.4% ± 21.8%。13 种多溴二苯醚被检出，空气中总 PBDEs 浓度范围为 46.0～4170 pg/m³，中位水平为 92.5 pg/m³。在婴幼儿家庭的空气、灰尘和窗膜样本中共发现 9 种 OPE。空气中总 OPEs 浓度为 2.73～18.2 ng/m³，中位数为 6.86 ng/m³。其中，三异丁基磷酸盐（TiBP）是空气中含量最高的化合物（中位浓度为 1.82 ng/m³），占总 OPE 浓度的 26.5% ± 16.9%，其次是三丁基磷酸盐（TNBP）（1.27 ng/m³，20.4 ± 13.9%）。研究表明，这些 SVOCs 在婴儿环境中广泛存在，并与烹饪方法、吸烟习惯、装修后的时间和房间地板材料有关。从暴露途径来看，经消化道摄入和皮肤吸收已成为婴儿接触 PAEs 和 OPEs 的主要途径，而经消化道摄入和经呼吸道吸入已成为婴儿接触 PAHs 和 PBDEs 的主要途径。家庭中婴儿通过消化道摄入和皮肤吸收的具有致癌毒性的 SVOCs 的总致癌风险超过了可接受值，这表明目前家庭中这些 SVOCs 的暴露水平可能对婴儿健康构成威胁。

表 6-1　Li 等研究中婴幼儿家庭中 SVOCs 的浓度和检出率（DRs，%）

	空气		灰尘		窗膜	
	中位数（均值 ±SD）	DR	中位数（均值 ±SD）	DR	中位数（均值 ±SD）	DR
	Phthalates（ng/m³, μg/g, μg/m²）					
DMP	142（310 ± 580）	92.0	1.24（3.87 ± 7.61）	100	15.1（14.9 ± 6.61）	100
DEP	59.1（161 ± 339）	100	0.721（1.11 ± 1.09）	100	0.296（0.827 ± 2.07）	100
DiBP	172（247 ± 214）	100	39.5（49.5 ± 30.8）	100	27.0（33.2 ± 18.3）	100
DBP	306（293 ± 202）	96.0	73.6（97.7 ± 88.8）	100	85.3（87.8 ± 34.8）	100
BBP	0.0289（0.0447 ± 0.0387）	84.0	0.255（0.458 ± 0.451）	100	0.181（0.217 ± 0.128）	94.4
DEHP	25.0（29.2 ± 24.8）	96.0	306（440 ± 425）	100	48.2（55.6 ± 36.6）	100
Total	809（1040 ± 941）	100	440（592 ± 462）	100	168（193 ± 64.4）	100
	PAHs（ng/m³, μg/g, μg/m²）					
Nap	51.6（68.5 ± 57.5）	92.0	0.288（1.26 ± 3.93）	88.0	1.34（1.47 ± 0.946）	100
Acy	5.30（42.7 ± 79.7）	100	0.0413（0.152 ± 0.250）	96.0	0.0182（0.145 ± 0.416）	88.9
Ace	16.3（21.9 ± 17.9）	100	0.0613（0.0690 ± 0.0622）	92.0	0.204（0.200 ± 0.155）	94.4
Flo	34.6（53.3 ± 49.3）	100	0.191（0.329 ± 0.345）	96.0	0.572（0.647 ± 0.631）	94.4
Phe	64.5（90.3 ± 78.1）	100	1.76（3.13 ± 3.29）	100	0.514（1.75 ± 4.93）	100
Ant	3.37（10.6 ± 16.6）	100	0.202（0.300 ± 0.313）	88.0	0.0847（0.175 ± 0.296）	94.4
Flu	5.40（15.6 ± 24.8）	100	1.02（2.19 ± 2.95）	100	0.149（0.772 ± 1.67）	100
Pyr	3.36（11.0 ± 18.9）	100	0.693（1.84 ± 2.63）	100	0.169（0.766 ± 1.70）	100
BaA	0.345（1.20 ± 2.21）	100	0.188（0.592 ± 0.926）	100	0.115（0.157 ± 0.152）	100
Chr	0.395（1.03 ± 1.58）	100	0.510（0.976 ± 1.18）	100	0.227（0.530 ± 0.713）	100
BbF	0.150（0.490 ± 0.860）	96.0	0.252（0.637 ± 0.849）	100	0.308（0.408 ± 0.421）	100
BkF	0.105（0.284 ± 0.515）	96.0	0.165（0.316 ± 0.378）	100	0.121（0.171 ± 0.225）	100
BaP	0.0823（0.369 ± 0.765）	84.0	0.116（0.301 ± 0.564）	96.0	0.0566（0.0678 ± 0.0653）	83.3
IcdP	0.0447（0.247 ± 0.547）	72.0	0.137（0.325 ± 0.553）	100	0.123（0.182 ± 0.234）	77.8
DahA	nd（0.0492 ± 0.0933）	24.0	0.0413（0.0688 ± 0.0777）	88.0	0.0167（0.0227 ± 0.0181）	72.2
BghiP	0.0479（0.257 ± 0.557）	84.0	0.173（0.361 ± 0.645）	100	0.0893（0.139 ± 0.167）	88.9
Total	211（318 ± 314）	100	9.03（12.8 ± 14.0）	100	4.47（7.60 ± 11.2）	100

续表

	空气		灰尘		窗膜	
	中位数（均值 ±SD）	DR	中位数（均值 ±SD）	DR	中位数（均值 ±SD）	DR
	PBDEs（ng/m³, μg/g, μg/m²）					
BDE-17	2.50 (4.87 ± 6.54)	96.0	0.389 (1.40 ± 3.26)	96.0	0.0704 (0.215 ± 0.428)	66.7
BDE-28	4.79 (17.7 ± 49.3)	96.0	0.774 (2.65 ± 6.68)	100	0.127 (0.323 ± 0.685)	66.7
BDE-49	16.7 (16.8 ± 11.9)	100	0.738 (3.96 ± 10.9)	96.0	0.0717 (0.244 ± 0.577)	66.7
BDE-47	4.36 (5.59 ± 6.46)	96.0	1.29 (7.17 ± 24.2)	100	0.169 (0.723 ± 1.69)	94.4
BDE-66	nd (1.76 ± 3.71)	48.0	0.529 (3.16 ± 10.8)	92.0	0.0896 (0.263 ± 0.655)	61.1
BDE-100	nd (0.683 ± 0.601)	44.0	0.360 (0.636 ± 0.904)	88.0	0.102 (0.176 ± 0.278)	61.1
BDE-99	2.42 (4.47 ± 6.97)	100	1.20 (6.52 ± 20.1)	100	0.197 (0.330 ± 0.439)	66.7
BDE-85	nd (0.485 ± 0.339)	8.00	0.322 (0.731 ± 1.37)	84.0	nd (0.0818 ± 0.0604)	22.2
BDE-154	nd (0.718 ± 0.554)	24.0	0.715 (1.54 ± 2.25)	84.0	nd (0.111 ± 0.0975)	27.8
BDE-153	1.05 (1.47 ± 1.46)	60.0	1.39 (5.17 ± 13.5)	96.0	0.147 (0.229 ± 0.199)	66.7
BDE-138	1.42 (1.34 ± 0.825)	60.0	0.501 (1.48 ± 2.15)	72.0	nd (0.137 ± 0.0870)	44.4
BDE-183	1.23 (2.02 ± 2.41)	60.0	2.44 (5.26 ± 6.62)	96.0	0.293 (0.337 ± 0.306)	72.2
BDE-209	nd (393 ± 865)	36.0	217 (2290 ± 8750)	96.0	12.3 (29.4 ± 47.9)	61.1
Total	92.5 (451 ± 864)	100	226 (2330 ± 8750)	100	16.4 (32.6 ± 47.5)	100
	OPEs（ng/m³, μg/g, μg/m²）					
TiBP	1.82 (1.98 ± 1.47)	72.0	0.263 (0.492 ± 0.532)	100	0.108 (0.103 ± 0.0513)	88.9
TNBP	1.27 (1.55 ± 1.20)	68.0	0.115 (0.148 ± 0.188)	88.0	nd (0.0236 ± 0.0315)	44.4
TCEP	nd (0.919 ± 1.49)	48.0	0.754 (1.28 ± 2.11)	100	nd (0.0199 ± 0.00)	0.00
TCIPP	nd (1.04 ± 2.20)	20.0	1.78 (3.55 ± 4.00)	100	0.0418 (1.09 ± 3.13)	66.7
TDCIPP	nd (0.633 ± 0.483)	16.0	0.196 (1.01 ± 1.87)	52.0	0.0703 (0.0829 ± 0.0666)	72.2
TBOEP	0.401 (0.737 ± 0.828)	72.0	nd (0.268 ± 0.596)	40.0	2.40 (6.22 ± 9.54)	94.4
TPHP	0.284 (0.302 ± 0.150)	100	0.374 (0.705 ± 1.16)	100	0.0464 (0.0646 ± 0.0550)	100
EHDPP	0.125 (0.166 ± 0.114)	100	0.230 (0.413 ± 0.792)	100	0.194 (0.263 ± 0.264)	100
TEHP	0.0661 (0.096 ± 0.114)	64.0	0.352 (0.391 ± 0.346)	100	0.0560 (0.122 ± 0.196)	66.7
Total	6.86 (7.43 ± 3.58)	100	6.01 (8.25 ± 6.77)	100	4.37 (7.99 ± 9.79)	100

注：此表为婴幼儿家庭中空气、灰尘和窗膜样品的 SVOCs 的浓度和检出率

nd：没有检测到

资料来源：Li H L, Liu L Y, Zhang Z F, et al. 2019. Semi-volatile organic compounds in infant homes: Levels, influence factors, partitioning, and implications for human exposure [J]. Environ Pollut, 251: 609-618

　　有研究检测发现，室内 SVOCs 主要是以邻苯二甲酸酯类为代表的塑化剂类物质，且部分房间内该类物质的浓度较高，健康风险较大。其中，邻苯二甲酸二(2-乙基己基)酯(DEHP)是已知的使用最广泛的邻苯二甲酸酯之一，为了探究产前接触 DEHP 对健康的长期影响，确定产前接触 DEHP 是否会诱发后代代谢综合征并研究其潜在机制，Fan 等通过构建产前 DEHP 暴露[0.2 mg/(kg·d)、2 mg/(kg·d)和 20 mg/(kg·d)]的小鼠模型，对小鼠的肝脏代谢组、转录组和肠道菌群进行分析，以确定潜在的机制。研究结果显示，胎儿期暴露于低剂量的 DEHP[0.2 mg/(kg·d)]可导致雄性后代代谢综合征，包括异常的脂肪生成、能量消耗和葡萄糖代谢以及肠道微生物群落的失调。值得注意的是，由于硫胺素运输酶的失调，导致这些后代的肝脏硫胺素代谢紊乱，从而导致葡萄糖代谢异常。研究结果表明，生命早期低剂量的 DEHP 暴露是日后肥胖和代谢综合征的潜在风险因素。

　　除了对机体代谢系统具有一定的影响外，Zhang 等发现 DEHP 还能够显著抑

制小鼠 NE-4C 神经干细胞的活力,并引起乳酸脱氢酶(lactate dehydrogenase,LDH)从细胞中释放,从而影响神经系统的功能。在实验中观察到,DEHP 可显著增加细胞凋亡相关蛋白质的表达水平,如 caspase-8、aspase-3 和 Bax,降低 Bcl-2 蛋白水平,提示 DEHP 可诱导细胞凋亡。同时,DEHP 可显著提高丙二醛(malondialdehyde,MDA)水平,降低谷胱甘肽(glutathione,GSH)的含量,抑制超氧化物歧化酶(superoxide dismutase,SOD)和谷胱甘肽过氧化物酶(glutathione peroxidase,GSH-PX)的活性,提示 DEHP 可诱导 NE-4C 细胞的氧化应激。而氧化应激抑制剂 N-乙酰-L-半胱氨酸(N-acetyl-L-cysteine,NAC)可以挽救 DEHP 对细胞活力的抑制和细胞凋亡的诱导。由此推断,氧化应激参与 DEHP 诱导的小鼠 NE-4C 细胞凋亡。

2. 甲醛

由于室内甲醛来源的多样性和长期释放的特点,加上新装修、重装修过程中含甲醛材料以及烟草烟雾、食品包装等生活污染均会引起甲醛暴露。室内甲醛污染对人体健康的影响具有范围广、水平高、持续时间长、毒性大的特点。当室内空气中甲醛含量为 0.1 mg/m³ 时就有异味和不适感;0.5 mg/m³ 时可刺激眼睛引起流泪;0.6 mg/m³ 时引起咽喉不适或疼痛;浓度再高可引起恶心、呕吐、咳嗽、胸闷、气喘甚至肺气肿。长期低浓度接触甲醛,可出现头痛、头晕、乏力、两侧不对称感觉障碍和排汗过剩以及视力障碍,且能抑制汗腺分泌,导致皮肤干燥皲裂;浓度较高时,对黏膜、上呼吸道、眼睛和皮肤具有强烈刺激性,对神经系统、免疫系统、肝脏等产生毒害。甲醛还是常见的致敏原,具有致敏作用。

呼吸系统是甲醛暴露的主要靶器官,甲醛暴露可能会导致肺损伤,但其分子机制尚不清楚。为了阐明自噬在吸入甲醛致肺损伤中的作用,Liu 等采用肺重量系数、支气管肺泡液白细胞介素 8(IL-8)及组织病理学检查评估肺损伤。通过电镜观察,Western blotting 测定 LC3-Ⅱ/LC3-Ⅰ 比值,检测肺组织自噬水平。结果表明,吸入甲醛的肺毒性呈剂量依赖。与对照组相比,0.5 mg/m³ 甲醛暴露组的肺重量系数、炎症反应和组织病理学结构均无明显变化。然而,暴露于 5 mg/m³ 和 10 mg/m³ 的甲醛会导致肺损伤,包括肺水肿、组织学改变和炎症反应。电镜结果显示,与对照组相比,5 mg/m³ 和 10 mg/m³ FA 吸入组大鼠肺泡上皮细胞自噬小体明显增多,并且随着 FA 暴露剂量的增加,LC3-Ⅰ 蛋白表达水平略有升高,且 LC3-Ⅱ 水平显著升高。在对照组中,大鼠的肺组织 LC3-Ⅱ/LC3-Ⅰ 比值接近于零,吸入 0.5 mg/m³ FA 组也有类似结果。然而,与对照组相比,5 mg/m³ 和 10 mg/m³ FA 吸入组大鼠肺组织 LC3-Ⅱ/LC3-Ⅰ 的比值明显升高。LC3-Ⅰ 向 LC3-Ⅱ 的转化是自噬过程中至关重要的一步。因此,LC3-Ⅱ/LC3-Ⅰ 的比值升高揭示了自噬水平的上升。结果表明,自噬的改变与肺损伤相关,甲醛暴露引发的肺泡上皮细胞自噬,可能在甲醛致肺损伤中发挥关键作用。

近些年来，越来越多的证据表明，空气甲醛污染暴露不仅损害人体的呼吸系统，还可能影响大脑的结构和功能。一些流行病学研究表明，与工作相关的甲醛暴露会导致头痛、焦虑、疲劳、睡眠障碍，尤其是认知障碍，如阿尔茨海默病的发生。为了模拟职业甲醛暴露环境，Mei 等将健康成年雄性小鼠连续 7 天暴露于气态甲醛中。生化分析表明，甲醛暴露通过降低全身谷胱甘肽水平，特别是降低大脑金属硫蛋白浓度，引起强烈的氧化应激。并且发现小鼠腹腔注射褪黑素之后，能显著减轻甲醛诱导的海马神经元死亡，恢复了脑内甲基叔丁基醚水平，并逆转了记忆衰退。该研究揭示了甲醛致神经系统损害的可能机制，表明补充褪黑素有助于挽救甲醛导致的认知能力下降。

考虑到现实生活中室内的通风情况，Zhang 等对恒定的与波动的甲醛水平对小鼠呼吸系统和免疫系统的影响进行了研究。小鼠被分为三组，一组每天间歇暴露于一定浓度的甲醛(0.8 ppm 持续 12 小时，0 ppm 持续 12 小时)、一组每天持续暴露于恒定浓度的甲醛(0.4 ppm 持续 24 小时)、一组为零暴露对照组。分别在实验的第 7、14 和 28 天结束暴露，制备支气管肺泡灌洗液(bronchoalveolar lavage fluid，BALF)、肺组织和肺组织匀浆液，检测氧化应激水平(ROS、MDA、GSH)、组织病理学变化、炎症反应(EOS、NEU、LYM、IL-4、IL-5、IL-13、IL-6、IL-17A、NF-κB、IL-1β)和凋亡(caspase-3)的生物标志物。与持续暴露相比，间歇暴露导致 BALF 中炎症细胞数量显著增加，凋亡增多。研究结果表明，在相同时间内室内甲醛平均浓度相同的情况下，避免更高峰值浓度的通风策略可降低健康风险。

除了以上所谈到的毒性效应外，国际癌症研究机构(International Agency for Research on Cancer，IARC)根据甲醛对鼻咽癌的充分证据，将甲醛列为 I 类致癌物。然而，这种化合物引起鼻咽癌的机制尚不完全清楚。Roberto Bono 等检测了意大利西北部皮埃蒙特地区库尼奥市一家塑料薄片厂工人的鼻上皮中甲醛诱导的毒效应，从而确定了甲醛致鼻腔癌变的靶点。研究者通过一项横断面研究，使用 ^{32}P-DNA 后标记法，比较氧化应激和脂质过氧化的生物标志物 M1dG 加合物在 50 名男性甲醛暴露工人和 45 名男性对照组中的频率。研究者使用放射状对称的被动个人空气采样器在受试者呼吸区附近采集整个轮班(8 小时)的室内 FA 样本，之后采用气相色谱质谱法分析个人的甲醛暴露水平、尿液中可替宁浓度。空气监测结果显示，塑料层压车间工人甲醛外暴露水平为 $211.4 \ \mu g/m^3 \pm 14.8$(SE) $\mu g/m^3$，显著高于对照组 $35.2 \ \mu g/m^3 \pm 3.4$(SE) $\mu g/m^3$。暴露在甲醛环境下的塑料层压车间工人每 108 个正常核苷酸的 M1dG 加合频率为 111.6 ± 14.3，显著高于对照组的 49.6 ± 3.4。当使用个人剂量计测量室内甲醛暴露程度时，这种显著的关联也持续存在。研究结果表明，M1dG 加合物的生成可能是甲醛诱导毒效应的潜在机制。持久的 DNA 损伤会影响细胞内稳态的生理机制。

　　Barbosa 等为探讨甲醛暴露对 DNA 甲基化的影响,将 49 名沙龙工作人员按照工作场所的甲醛水平分为 A 组(甲醛<0.01 ppm; $n = 8$), B 组(0.03 ppm<甲醛<0.06 ppm; $n = 15$), C 组(0.08 ppm<甲醛<0.24 ppm; $n = 26$)。A、B 和 C 组的 DNA 甲基化水平分别为 3.12%、4.55% 和 4.29%, B 和 C 组的值高于 A 组($p = 0.002$)。此外,在个人被动采样中观察到甲醛和 DNA 甲基化之间有更强的相关性($r_s = 0.4$, $p = 0.006$)。这是在职业暴露于甲醛的受试者中,首次观察到 DNA 甲基化增加。结果表明,即使是低水平的甲醛暴露也可能导致 DNA 甲基化紊乱,导致与癌症发展相关的表观遗传变化。

3. 苯

　　室内环境中的苯主要经呼吸道进入人体。高浓度苯暴露对中枢神经系统产生麻痹作用,引起急性中毒。随着苯浓度由低到高,可使人逐渐产生睡意、头昏、心率加快、头痛、颤抖、意识混乱、神志不清等现象。重者会出现头痛、恶心、呕吐、神志模糊、知觉丧失、昏迷、抽搐等,严重者会因为中枢系统麻痹而死亡。摄入含苯过多的食物会导致呕吐、胃痛、头昏、失眠、抽搐、心率加快等症状,甚至死亡。吸入 20‰ 的苯蒸气 5~10 分钟会有致命危险。长期低浓度苯暴露会对血液系统、中枢神经系统、免疫系统、生殖系统等产生损害,引起慢性中毒,导致神经衰弱综合征、女性月经不调,卵巢缩小等。苯对皮肤、眼睛和上呼吸道黏膜还有刺激作用,经常接触苯,皮肤可因脱脂而变干燥,脱屑,有的出现过敏性湿疹。但苯对人体健康损害最严重、最受关注的是其血液毒性、致癌作用及其与白血病的关系。1982 年科学家们通过一系列队列研究确定了苯暴露与白血病之间显著的相关性以及苯的致癌特性。甚至在低浓度条件下,长期苯暴露也会造成慢性中毒现象,引起机体红细胞以及各类型白细胞的减少,但一直缺乏敏感的早期监测和预警标记,而近年来的一些相关研究似乎正在逐步解决这一问题。

　　苯与炎症相关,炎症主要由细胞因子网络介导。然而,到目前为止,很少有研究对多种细胞因子进行高通量检测,以获得细胞因子变化的全局视角,并筛选苯诱导毒效应的标志物。Wang 等假设细胞因子谱介导苯诱导的血液毒性效应,在北京大学第三医院职业医学研究中心招募 114 名接触低浓度苯的作业工人和 114 名健康对照者,共 228 名。采用细胞分裂组学法检测血清中 27 种细胞因子浓度,采用 UPLC-MS/MS 法检测尿苯系代谢物,采用基础血检法观察外周血细胞计数。结果显示,在 27 种细胞因子中,苯暴露组 IL-9、MIP1-α 显著低于对照组,而 IL-4、IL-10、IL-15、MCP-1、TNF-α、VEGF 显著高于对照组。尿中苯代谢物 S-苯硫醇酸(S-PMA)在苯暴露组显著升高,与 WBC 呈负线性关系。S-PMA 仅与 IL-9 显著相关,而 IL-9、IL-15、VEGF 与 WBC 呈线性正相关。模型显示,S-PMA 对 WBC 计数的影响部分由 IL-9 解释,占 10.11%。该研究提示,低浓度苯暴露与工人的血细胞计数和细胞因子变化有关,尤其是白细胞数量和 IL-9 的下降。研究还发现 IL-9 部分介导了低浓度苯暴露对白细胞计数的影响, 这可能是一个潜在的和有希望的苯血液毒性的早期监测和预警指标。

肠道菌群由多种微生物群落组成, 对维持健康至关重要。然而, 苯的暴露对肠道菌群和代谢的影响的研究才刚起步。Sun 等的研究中, C57BL/6 小鼠分别皮下注射 0、6 mg/kg、30 mg/kg 和 150 mg/kg 苯, 连续 30 天。结果观察到三个苯暴露组的白细胞水平显著下降, 而红细胞和血红蛋白水平只有在 30 mg/kg 和 150 mg/kg 苯暴露的小鼠有显著变化。16SrRNA 测序结果显示, 苯暴露改变了肠道微生物群落的整体结构。150 mg/kg 苯暴露的小鼠盲肠内容物和粪便中放线菌在门水平显著富集, 幽门杆菌在属水平显著富集。放线菌丰度与血液基本指标白细胞、红细胞、血红蛋白水平呈显著负相关。LC-MS 分析结果显示, 150 mg/kg 苯对 42 种盲肠代谢物均有显著影响。苯暴露显著影响多种代谢途径, 包括半胱氨酸和蛋氨酸代谢、卟啉和叶绿素代谢、类固醇生物合成、氨基酰基生物合成、精氨酸和脯氨酸代谢, 从而可能导致小鼠肠道菌群失调和代谢紊乱。

葡萄糖-6-磷酸脱氢酶(glucose-6-phosphate dehydrogenase, G6PD)缺乏症是人类最常见的酶缺乏症。之前的研究发现野生型(wild type, WT)小鼠接触苯后 G6PD 水平发生变化。Tong Wang 等用 G6PD 缺乏症小鼠模型研究了戊糖磷酸通路(pentose phosphate pathway, PPP)对苯诱导的血液毒性效应的调节作用, 并发现了其他可能的通路。将 WT 和 G6PD 突变(G6PDmut)小鼠分别皮下注射 0 和 160 mg/kg 玉米油稀释的苯, 每周连续 5 天, 持续 4 周。取外周血标本和骨髓细胞进行测定, 检测烟酰胺腺嘌呤二核苷酸磷酸(NADPH)、还原型谷胱甘肽(GSH)和丙二醛(MDA)水平, 并采用彗星实验分析骨髓细胞 DNA 损伤。最后对骨髓细胞进行 RNA 测序(RNA-seq)。结果表明, 苯暴露后 G6PDmut 小鼠的白细胞较 WT 小鼠明显减少。苯作用下 G6PDmut 小鼠造血干细胞/祖细胞比值显著降低。通过 NADPH 和 GSH 的降低, 揭示了 G6PD 缺乏对 PPP 的影响, 进而导致 MDA 增加和 DNA 损伤。最后, RNA-seq 结果提示 SHROOM4、CAMK2B 和 REN1 等潜在基因在 G6PD 缺乏对苯诱导的血液毒性效应中起潜在作用。肾素-血管紧张素系统和 cAMP 信号通路可能参与了该过程。该研究进一步揭示了 G6PD 缺乏对苯诱导的血液毒性效应的影响。

4. 氡

氡对人类的健康危害主要表现为肯定效应(deterministic effects)和随机效应。肯定效应是指当接受剂量超过一定水平(阈值)时, 损伤效应发生的概率将急剧增高, 且损伤的严重程度也随剂量的加大而增高, 比如长期暴露于氡及其子体, 可引起辐射性白内障、放射性皮肤损伤、不孕不育、造血机能下降。但氡对人体健康的危害更受关注的是其致癌作用，尤其是与肺癌的关系。由于氡子体极易吸附在微粒上，经呼吸道进入人体，并可沉积在支气管或者肺部，因此氡的暴露常会对人体的肺功能造成严重的影响。

氡作用于人体的同时会很快衰变成人体可以吸收的核素，从而进入人体的呼吸系统造成辐射损伤，进而诱发肺癌。WHO 认为，氡是继吸烟之后第二大引发肺癌的诱因，对于不吸烟者，氡是最主要的致肺癌因子。Mirjana 等研究发现高达14%的肺癌是由于接触低浓度和中等浓度的氡引起的。在欧洲，Seraphim 等利用一种结合空间编码调查新数据集，研究氡的暴露与肺癌患病率之间的关系。利用爱尔兰老龄化纵向队列(TILDA)的 5590 名 50 岁以上的人群数据和爱尔兰环境保护局(EPA)的数据，采用 logit 模型来测试室内氡高风险暴露与肺癌患病率之间的显著关联。结果表明，与居住在氡浓度低于1%地区的居民相比，居住在氡浓度高于国家参考水平 10% ~ 20%地区的居民患肺癌的可能性要高出 2.9 ~ 3.1 倍。

Alberto 等试图估算西班牙及其自治区居民氡暴露导致的肺癌死亡率，并对住宅高度和烟草使用差异进行校正。研究采用基于流行病学的方法估计归因死亡率，研究者考虑了不同自治区的氡暴露情况，并使用了国家统计研究所的住房普查数据和烟草使用流行率(从不吸烟者、吸烟者和戒烟者)。结果显示，肺癌死亡率的3.8%(838 人死亡)是由于氡接触超过 100 Bq/m³，如果不校正居住高度，这一数字将上升到 6.9%(1533 人死亡)。按自治区划分，加利西亚、埃斯特雷马杜拉和加那利群岛的人口归因分数最高，经住宅高度校正后，分别为 7.0%、6.9%和5.5%的肺癌死亡率归因于氡暴露。可归因死亡率的大部分发生在男子以及吸烟者中。居民氡暴露是导致肺癌死亡的一个主要原因，尽管这一原因在不同地区有很大差异，这表明不同地区需要从本地区实际情况出发制定有针对性的防控策略。

韩国的一项多中心匹配病例对照研究对氡暴露的综合效应进行了评估。研究共纳入 1038 名参与者，包括 519 例非小细胞肺癌病例和 519 例年龄和性别匹配的社区对照，测量了所有参与者的住宅氡水平。根据氡暴露、吸烟状况，以及调整年龄、性别、室内时间和其他住房信息后，采用多因素 logistic 回归计算肺癌的优势比(OR)。参与者的中位年龄为 64 岁，51.3%为女性。高氡和吸烟校正后的ORs(95%置信区间[CIs])分别为 1.56(1.03 ~ 2.37)和 2.53(1.60 ~ 3.99)。根据氡暴露和吸烟状态的组合进行分层，以低氡暴露非吸烟者为对照，高氡暴露非吸烟者、低氡暴露吸烟者和高氡吸烟者肺癌的校正 ORs(95% CIs)分别为 1.40(0.81 ~ 2.43)、2.42(1.49 ~ 3.92)和4.27(2.14 ~ 8.52)。结果表明，住宅氡暴露和吸烟都与肺癌的概率增加有关，而且两者有交互作用。

已有学者通过体外细胞实验和体内动物实验对氡暴露引起肺癌的潜在分子机制进行了探讨。由于上皮-间充质转化(epithelial-mesenchymal transition，EMT)在肿瘤发生中起重要作用，Chen 等使用呼吸道疾病细胞模型 16HBE 和 BEAS-2B 细胞，建立 EMT 细胞模型。用 20000 Bq/m³ 氡照射 EMT 细胞 20 分钟后发现，氡暴露促进了上皮细胞的迁移、增殖，通过降低上皮标记物和增加间充质标记物，降低了细胞黏附和发生 EMT 的能力。研究还发现，氡通过调控基质金属蛋白酶 2（matrix metalloproteinase 2，MMP2）和金属蛋白酶抑制剂（tissue inhibitors of metalloproteinase 2，TIMP2）的表达，破坏 MMP2/TIMP2 的平衡。在体内，BALB/c 小鼠暴露于 105 Bq/m³ 氡气中，累积剂量为 60 和 120 个工作水平月（working level month，WLM）。氡吸入引起小鼠肺损伤和纤维化，且随暴露剂量的增加而加重。氡暴露小鼠肺组织也发生 EMT 样转化。此外，氡辐射增加了细胞和小鼠体内 p-PI3K、p-AKT 和 p-mTOR 的蛋白水平。氡暴露使得 16HBE 细胞中 GSK-3β 水平降低，β-catenin 活性升高。m-TOR 和 AKT 抑制剂通过调控相关生物标志物减弱氡暴露诱导的 EMT。这些数据表明，氡暴露可通过 PI3K/AKT/mTOR 通路诱导上皮细胞和肺组织发生 EMT，这可能是氡致肺癌的潜在机制。

5. 室内燃煤

有研究表明，居民室内使用无烟囱火塘燃烧烟煤产生很高浓度的空气颗粒物和苯并[a]芘（benzo[a]pyrene，BaP）以及其他有机化合物，室内燃煤与肺癌之间存在较高的关联。毒理学研究也显示宣威的烟煤燃烧产物比无烟煤和木柴燃烧产物更具致癌致突变毒性。同时，研究还发现虽然居民生活同样使用烟煤，但由于煤源不同，不同地区（乡镇）肺癌死亡率相差数倍至数十倍之多；即便是同一地区不同家族、同家族中有血缘关系的一级亲属与配偶家系间肺癌风险差别也很大，肺癌流行具有明显的家族聚集性，在肺癌的发生过程中基因变异可能起到了重要作用。多环芳烃（polycyclic aromatic hydrocarbons，PAHs）进入人体后，大部分经混合功能氧化酶代谢生成多种中间产物或终产物，其中一些代谢产物与 DNA 共价形成 PAH-DNA 加合物，引起 DNA 损伤，诱导基因突变，甚至诱发肿瘤形成。多态性谷胱甘肽-S-转移酶（glutathione S-transferase，GST）基因超家族控制了内源性和外源物与谷胱甘肽的结合酶，这些基因在解毒和偶然性外源物激活过程中可能发挥重要作用。正常或增强的 GST 酶活性会通过这种结合限制亲电性致癌物，从而保护敏感组织不发生细胞 DNA 突变。

李继华等从分子流行病学角度探索宣威肺癌风险的危险因素及与发病机理有关的基因型和燃煤类型，所得结论为宣威不同煤种的肺癌风险有很大差异，但暴露于相同煤种的男性与女性肺癌风险相似。

烟煤的地质来源对肺癌死亡率也有显著的影响。Zhang 等在宣威传统火坑或通风炉中使用多种沉积物的煤炭进行了广泛的控制燃烧实验，同时对时间加权和实时粒度聚集的颗粒浓度进行了详细检查。根据地质来源观察到的变化，烟煤引起的各种粒径的颗粒浓度高于无烟煤。几乎所有的颗粒排放都集中在 PM₂.₅ 中，

PM_1 和 $PM_{0.3}$ 中分别占 75% 和 46%。实时浓度 PM_1 和 $PM_{0.1}$ 在加煤后达到峰值，之后逐渐下降。通风使颗粒浓度降低了 15 倍，煤的燃烧速度提高了 1.9 倍。这些发现可能为减少与家用煤炭燃烧有关的暴露和不利健康影响提供有价值的见解。

6. 室内烟草

虽然炉子的改进是从 20 世纪 70 年代到 80 年代实施的，但宣威目前肺癌死亡率几乎没有明显下降趋势。烟草的使用是肺癌的另一个公认的危险因素。宣威地区吸烟流行率和二手烟暴露率均较高。因此，Liu 等评估了 30 多年前的室内空气污染、烟草使用和肺癌风险之间的关系，以进一步探索这两个风险因素的竞争效应。研究者采用病例对照研究设计，构建了一个无条件逻辑回归模型来评估室内空气污染、烟草使用和肺癌风险之间的关系，调整协变量，并在两个关键变量之间添加一个交互项。通过敏感性分析，进一步定量评估了面临烟草使用竞争时室内空气污染影响的最大降幅。首先，在不考虑烟草使用的情况下，评估了室内空气污染对肺癌的影响。然后，计算了一个"偏差因子"，并将效应估计除以该因子。结果发现，30 多年前室内空气污染对不同烟草使用时的每个亚组都有较强的延迟效应。烟草使用的影响相对较小，但在 30 多年前没有燃烧烟煤和室内空气污染的地区，烟草使用导致的肺癌风险变得更强，并具有统计学意义。此外，研究者还评估了烟草使用对肺癌的影响最多可降低室内空气污染影响的 18%~30%。

Jain 等旨在通过美国儿童、青少年和成人血清可替宁和羟可替宁浓度来比较分析家庭和其他室内环境中暴露于环境烟草烟雾的影响。研究选择 NHANES 数据库中 2013~2018 年美国 3~11 岁儿童（$N=3834$）、不吸烟（$N=1963$）和吸烟（$N=247$）的 12~19 岁青少年，以及不吸烟（$N=10334$）和吸烟（$N=3264$）的 20 岁以上成人的数据，以血清可替宁和羟可替宁的 log10 转换值为因变量，通过拟合回归模型进行分析。按年龄和吸烟情况分层拟合模型。报告在过去 5 天内使用烟草产品的人被归类为吸烟者。对于可替宁，在儿童、青少年吸烟者和不吸烟者中，男性的可替宁浓度高于女性。非西班牙裔黑人在成年吸烟者中可替宁和羟可替宁的浓度均低于非西班牙裔白人（$p<0.01$）。在家暴露于羟可替宁的人群与未暴露于羟可替宁的人群的浓度之比，非吸烟者为 6.3，成年吸烟者为 1.39。

二手烟（secondhand smoking，SHS）是室内环境中导致疾病的一个关键原因，儿童易受二手烟影响。Wu 等研究旨在调查亲代吸烟或接触二手烟与 5 岁以下儿童死亡率之间的关系。数据来自 2000~2018 年低收入和中等收入国家具有全国代表性和以人口为基础的人口和健康调查。采用复杂调查设计的 Cox 比例风险回归模型，研究父母吸烟和 SHS 暴露与 5 岁以下儿童死亡率之间的调整相关性。在父母吸烟的汇总分析中，共纳入 437322 名儿童。与父母不吸烟的儿童相比，父亲或父母双方都吸烟的儿童死亡风险更高（风险比[HR]=1.08，95%可信区间[CI]=1.03~

1.13；HR=1.18，95% CI=1.06～1.32)。此外，父母使用无烟烟草、吸烟以及同时使用无烟烟草和吸烟与 5 岁以下儿童的死亡率显著相关(HR=1.07,95%CI=1.01～1.12；HR=1.12，95%CI=1.04～1.21；HR=1.17，95%CI=1.06～1.30)。在 SHS 暴露的汇总分析中，605442 名儿童被纳入，每周和每天 SHS 暴露与 5 岁以下儿童的死亡率显著相关(HR=1.11，95%CI=1.03～1.20，HR=1.10，95%CI=1.06～1.15)。大多数分层分析和敏感性分析的结果都是稳定的。在中低收入国家,亲代烟草使用和室内 SHS 暴露与 5 岁以下儿童死亡风险增加有关。中低收入国家的决策者应考虑制定全面的烟草控制规划，促进儿童无烟环境的形成。

7. 室内烹饪油烟

根据中国卫生部的说法，尽管中国经济在近几十年快速增长，但许多生活在农村地区的人仍然使用固体燃料(煤、木头)进行日常烹饪和取暖。此外，与西方文化中典型的单一烹饪方法不同，中国人倾向于在家里同时使用多种方法烹饪，如翻炒、煎锅等，这些方法会产生大量的油烟。而油烟含有大量有害物质，如颗粒物、一氧化碳、氮氧化物、多环芳烃、酸、醇和醛等。与未进行烹饪的室内相比，烹饪使厨房中的颗粒平均浓度增加了 20～40 倍，起居室增加了 10 倍。因此，在中国，烹饪是室内空气污染的一个重要潜在来源，尤其是对通常在家做饭的女性来说。研究发现，室内油烟暴露对人体的肺、肝脏以及大脑等多器官具有严重的健康影响。

为了调查暴露于食用油烟雾与脂肪肝病(FLD)风险之间的关系，Lin 等招募共 55959 名年龄在 40～75 岁之间的参与者参加了在中国宁波举行的社区调查。通过面对面访谈收集有关接触食用油烟雾和 FLD 的信息，进行分层分析。参与者根据性别分为 2 组。进行了多重 Logistic 回归分析，以调查暴露于食用油烟雾与 FLD 风险之间的关系。此外，通过有序 Logistic 回归分析，研究食用油烟暴露与 FLD 严重程度的关系。结果发现，无油烟暴露组 FLD 患病率为 8.79%，轻油烟暴露组为 10.52%，中度油烟暴露组为 23.47%，重油烟暴露组为 41.45%。在调整混杂因素后，轻、中和重度食用油烟暴露组的受试者与无油烟暴露组的受试者相比，均具有明显更高的比值比(OR)。此外，观察到食用油烟暴露和性别对 FLD 的患病率和严重程度的相互作用效应。暴露于重油烟雾的女性的 FLD 和疾病严重程度最高。在分层分析中，与无烟组的参与者相比，轻、中和重度食用油烟暴露组中的男性和女性都具有显著更高的 FLD 风险和更严重的疾病范围。该研究结果表明，暴露于食用油烟雾与 40～75 岁中国人 FLD 的发病率和严重程度有关。这些关联可能是呈剂量反应性。

根据一项小型出生队列研究发现，早期暴露于室内燃气器具的空气污染与认知功能呈负相关，并增加多动症症状的风险。同样，一项更大的对西班牙人口进

行的前瞻性出生队列研究也报告称,燃气灶的存在与幼儿智力发育较慢有关。Fang
等研究的目的是评估母亲在怀孕期间接触这种物质是否与母亲的孩子在 3 岁时患
多动症的风险增加有关。其研究对象为 2015 ~ 2017 年在深圳市龙华区新入园的
45518 个月的幼儿。结果表明,母亲在怀孕期间接触烹饪烟雾与其子女在 3 岁时
发生多动症的风险增加有关。与从不做饭的怀孕母亲相比,有时做饭、经常做饭
的怀孕母亲的孩子表现出明显更高的多动症风险。与使用电力做饭的家庭相比,在
母亲怀孕期间使用煤、天然气等烹饪燃料的家庭在幼儿中表现出更多的多动症行
为。此外,当母亲怀孕做饭时的通风不良,被发现是后代临床多动行为水平的一
个重要风险因素。

越来越多的流行病学证据表明,烹饪油烟(cooking of fumes,COFs)暴露与包
括肺癌在内的肺部健康风险增加显著相关,但毒理学研究非常有限。于是,Ma
等进行了一项系统研究,以提供 COFs 暴露在肺部的毒理学证据,探究潜在的毒
理学机制,并提出减轻这种毒性的干预措施。实验共将 96 只雌性大鼠随机分为对
照组、COFs 暴露组(0.2 mg/kg、2 mg/kg、20 mg/kg)和维生素 E 保护组,接受适
当治疗 30 天。首先,测量气道高反应性(AHR),然后进行肺部组织学分析,以研
究 COFs 的毒理学效应。接下来,分析了氧化应激、炎症和细胞凋亡的生物标志
物,以检查潜在的毒理学机制,最后研究了维生素 E 对 COFs 毒性的保护作用。
结果发现,AHR 测量表明,气道阻力随 COFs 剂量增加而增加,肺组织学测定显
示气道腔变窄,这为 COFs 的毒理学作用提供了证据。氧化应激(ROS 和 MDA),
促炎(TNF-α 和 IL-1β)和细胞凋亡(NF-κB 和 caspase-3)的生物标志物均随着 COFs
剂量的增加而显著增加。结果观察到,在给予 VE 后,COFs 诱导的上述毒理学效
应和生物标志物水平显著改善。食用油烟雾对肺部的毒性从证据和机制中可以明
显看出,可以通过维生素 E 来改善。氧化应激可能是观察到的食用油烟雾诱导的
毒性的主要原因。

8. 其他室内空气中常见的化学类污染物

1)氨

按毒理学分类,氨属于低毒类化合物。氨是无色气体,当环境空气中氨达到
一定浓度时,才有强烈的刺激气味。人对氨的嗅阈值为 0.5 ~ 1.0 mg/m³。氨吸入人
体后易溶于上呼吸道的水分中,对上呼吸道有强烈的刺激和腐蚀作用,但仅有很
少的一部分能到达肺组织。氨的浓度达到 67.2 mg/m³ 时,吸入 45 min,鼻咽喉部、
眼部就会产生刺激作用,若及时离开当下环境,则可适当缓解不适感。轻度中毒
时,会发生鼻炎、咽炎、气管炎、咽喉痛、咳嗽、咯血、胸闷和胸骨后疼痛等症
状,会刺激眼睛,导致结膜水肿、角膜溃疡、虹膜炎、晶状体浑浊甚至角膜穿孔。

严重中毒时，可出现喉头水肿、声门狭窄、窒息、肺水肿。氨对接触的皮肤组织亦有腐蚀和刺激作用。氨可以吸收皮肤组织中的水分，使组织蛋白质变性，并使组织脂肪皂化，破坏细胞膜结构。

2）CO

CO 是一种血液神经毒物，主要作用于人体的血液系统和神经系统。CO 主要通过和血液中的血红蛋白(hemoglobin, Hb)结合发挥作用。CO 与 Hb 的亲和力比 O_2 高 200 倍，所以即使 CO 在空气中的浓度远低于 O_2，吸入后还是可以优先与 Hb 结合。同时 CO 也可以使细胞内线粒体的细胞色素氧化，从而直接影响到细胞的呼吸作用。这两种作用导致组织细胞缺氧。CO 对人体的危害，主要取决于空气中 CO 的浓度和接触的时间，浓度越高，接触时间越长，血液中的碳氧血红蛋白(carbonyl haemoglobin, COHb)中毒越严重。当空气中 CO 浓度达到 0.06%时，人体内就会有一半的血红素无法携带氧气，并造成脑部、心脏等重要器官缺氧。在含 1%CO 的空气中持续暴露 10 分钟就可产生中毒症状。空气中的 CO 浓度与血液中的 HbCO 有明显的剂量-效应关系，CO 浓度越高，COHb 的饱和度就越高，中毒症状就越严重。COHb 含量不超过 3%时，一般不会产生不良作用。COHb 的饱和浓度达 5%时，视觉敏感性降低，行为和动作能力受影响；7%时发生轻度头痛；12%时中度头痛、眩晕；25%时，严重头痛、眩晕；45%～60%时除了上述症状外，还可发生恶心呕吐、意识模糊、昏迷；90%时导致死亡。长期低浓度接触 CO 对神经系统和心血管系统有一定损害，可能发生不可逆的脑神经病变并导致行为与个性的改变或精神错乱。CO 可经胎盘进入胎儿体内，正常胎儿血液中 CO 浓度比母亲高。胎儿对 CO 的毒性比母亲敏感，孕妇患急性 CO 中毒幸存者，其胎儿可以致死或出生后遗留神经障碍。

3）CO_2

空气中 CO_2 浓度低于 2%时，对人没有明显的危害，但 CO_2 浓度超过一定范围后，可对人体产生危害。空气中 CO_2 含量达 3%时，人体呼吸加深；长时间吸入浓度达 4%的 CO_2 时，会出现头晕、头痛、耳鸣、眼花等神经症状，同时血压升高；室内空气中 CO_2 浓度达 8%～10%时，会导致呼吸困难、脉搏加快、全身无力、肌肉由抽搐转为痉挛、神志由兴奋转向抑制。此外有报道，长期处于 CO_2 偏高的居住环境，工作效率降显著降低，判断力也会下降。研究人员将研究对象分为 3 组，分别处于 CO_2 浓度为 500 ppm，1000 ppm 和 2500 ppm 的环境中，第一组作为对照，当 CO_2 浓度为 1000 ppm 时，研究对象九项决策能力下降 11%～23%，当 CO_2 浓度达到 2500 ppm，九项决策能力下降幅度达到 44%～94%。同时，CO_2 常用作室内空气清洁度和通风速度的指示污染物，CO_2 浓度升高意味着室内通风不良，预示着其他污染物也更容易聚集，危害身体健康。

6.2.2　物理类污染的健康效应

室内空气的物理类污染虽然有相当一部分来自室外，比如大气中的颗粒物、交通噪声、户外辐射源等，但室内空气的物理类污染也有其独特的室内来源，即使是室内空气中的颗粒物粒径分布和主要内聚组分都与大气颗粒物不尽相同，再加上人在室内的活动方式和行为习惯也与户外不同，因此可能产生的健康效应也不尽相同。本节将对室内颗粒物、石棉、辐射、高温高湿的健康进行论述，侧重探讨室内环境下的影响。

1. 颗粒物

人体暴露于室内颗粒物的途径中最常见的方式是通过呼吸系统，沉积到肺部后可通过进入血液扩散到其他器官。颗粒物也可以沉积到皮肤经皮肤吸收。此外，颗粒物还可以经由消化系统吸收，直接食用被颗粒物污染的食物和水，或黏膜纤毛将肺部清除的颗粒物运输到肠道。短期暴露于 $PM_{2.5}$ 与多种系统疾病的住院风险增加有关，包括内分泌系统和代谢疾病、神经系统疾病、循环系统疾病、呼吸系统疾病、消化系统疾病、肌肉骨骼和结缔组织疾病以及泌尿生殖系统疾病等，揭露了颗粒物对人体的多器官多系统损害。

颗粒物的毒性与其粒径和形态有关，粒径不同，沉积部位也不同。同时，颗粒物可携带多种有毒化学组分甚至致癌物或促癌物，因此颗粒物对人体健康的危害是多方面的。颗粒物和细颗粒物的成分包括硫酸盐、硝酸银和黑炭等污染物，它们可以深入肺部和心血管系统，给人类健康带来极大风险。世界卫生组织最新颁布的《空气质量指南》中针对大气细颗粒物的年均指导值降低至 $5\ \mu g/m^3$，且同时表明，此标准同样适用于室内细颗粒物指南的制定。

全球每年有 380 万人因低效使用固体燃料和煤油烹饪产生的室内空气污染而过早死亡。其中，27%死于肺炎，18%死于中风，27%死于缺血性心脏病，20%死于慢性阻塞性肺病，8%死于肺癌，而颗粒物污染就是其中主要的室内空气污染物和各种混合物的富集载体，通过削弱免疫反应、降低血液携氧能力和引起系统性炎症和缺血，引发心脏和肺部疾病以及其他疾患。

人们对于颗粒物危害的敏感性并不相同，儿童、妇女、老年人比其他人更容易受到颗粒物的影响。WHO 负责家庭、妇女和儿童卫生部门的政策报告指出，在家里灶旁停留最久的妇女和幼儿特别容易受到伤害。全球 50%以上 5 岁以下儿童肺炎死亡与家庭空气污染有关。多项流行病学研究表明暴露于室内环境中的颗粒物与儿童呼吸系统疾病有关，如喘息、哮喘和鼻炎等，与老年人认知功能、心血管系统疾病有关。基于医院的病例对照研究发现孕妇孕期暴露于室内高水平的总挥发性有机化合物和颗粒物与后代先天性心脏病的发生风险增加相关，且两者暴露对于疾病风险增加具有协同作用。一项韩国家庭主妇的队列研究对室内颗粒物暴露(采用传感器测量法)与家庭主妇贫血相关血液指标之间的关系进行了探讨。研究者在韩国首尔和蔚山招募了 284 名家庭主妇，对其外周血相关指标如血红蛋白(Hb)、血细胞比容、平均红细胞体积(MCV)、平均红细胞 Hb(MCH)和平均红细胞 Hb 浓度(MCHC)等进行了检测。通过中介分析拟合的多元线性回归模型评估贫血相关指标和 PM 之间的关联，结果揭示了血清也算可能起到了介导 PM 降低贫血相关指标的中介效应。室内 PM 暴露与家庭主妇外周血 Hb，MCV 和 MCH 水平降低呈显著相关。

室内空气颗粒物暴露除了对易感人群造成不良影响外，对长期暴露于高颗粒物浓度的人同样存在危害。研究报道厨房工人长期暴露于厨房室内的超细颗粒物和 $PM_{2.5}$ 与肺功能下降有关。受试者包括 145 名对照受试者，来自印度北部的 233 名厨房工人和来自印度南部的 186 名厨房工人。使用定制的问卷收集了受试者的个人基本信息、职业史以及健康状况有关的信息。使用肺活量计测量工人肺功能。使用血压计监测血压。使用尿液分析仪测量尿微量白蛋白(microalbuminuria，MAU)。厨房室内空气颗粒物(PM)使用室内空气质量监测仪进行监测。使用扫描电子显微镜评估室内空气中 PM 的大小和形状。结果发现，颗粒物浓度($PM_{2.5}$ 和 PM_1)在厨房中明显高于非厨房地区，且厨房工人中观察到收缩压和肺功能显著下降。

因为无法在室内环境中通过增加污染浓度来开展不良健康效应的人群研究，所以采用空气净化的手段进行室内空气质量的干预研究是反向探索空气污染效应的有效手段，随机双盲的实验设计就更具有说服力。目前，大部分研究所采用的呼吸系统效应指标包括肺功能检查指标第一秒用力呼气容积(forced expiratory volume in 1 s，FEV_1)、用力肺活量(forced vital capacity，FVC)、FEV_1/FVC、最大呼气中段流量(maximal mid-expiratory flow，MMEF)、呼气流量峰值(peak expiratory flow，PEF)等。此外，呼出气一氧化氮(fractional exhaled nitric oxide，FeNO)因其高特异性、高敏感性和无创性而被广泛应用于各类室内空气污染与呼吸系统效应的研究中，以示呼吸道炎症情况。国内外多项基于空气净化设备对室内颗粒物的干预试验证实，采用空气净化设备能够有效控制室内颗粒物污染，显著降低室内颗粒物浓度，对人体外周血中炎症因子生物指示物，心血管系统的凝血、氧化损伤因子以及呼吸道和呼出气态凝结物等的肺部炎症指标，有较明显的降低和改善作用，在短期内产生了显著的有益影响，但干预研究在短期内对肺功能的改善，结果不一致。

一项在上海市开展的基于 35 名大学生的室内空气净化器随机双盲交叉干预性研究显示，研究期间 $PM_{2.5}$ 的平均室外浓度为 103 μg/m³，空气净化干预后室内 $PM_{2.5}$ 浓度从 96.2 μg/m³ 降至 41.3 μg/m³，对大学生进行血液采样、肺功能和血压检测后发现，48 小时的空气净化器短期干预措施可使心血管系统中炎症、凝血和血管收缩的生物标志物随着空气净化干预而减少，其中以 IL-1β、MPO 和 MCP-1 为代表的血液炎症因子分别下降了 68.1%、32.8%和 17.5%；使呼吸道炎症生物标志物的呼出气 FeNO 降低 17%，但肺功能指标（FEV1、FVC 及 FEV1/FVC）检测并未有实质变化。

在北京开展的一项由健康大学生参与的关于室内空气净化器的干预性研究，以真实环境条件下 $PM_{2.5}$ 污染波（particulate pollution waves/PPWs，指环境 $PM_{2.5}$ 浓度极高的严重空气污染事件）情景为依据，利用自然发生的 PPWs（包括 PPWs 之前较低的环境 $PM_{2.5}$ 水平，PPWs 期间的峰值 $PM_{2.5}$ 水平及 PPWs 之后的 $PM_{2.5}$ 回归低水平三个阶段）来评估环境 $PM_{2.5}$ 对心肺系统功能的影响。研究结果显示，在假空气净化器干预条件下，从 PPWs 前期到 PPWs 期，FeNO 增加了 17.6%，但在真实空气净化器干预条件下，FeNO 的值增高并不明显；肺功能指标 FVC 和 FEV_1 在假空气净化器干预下分别降低了 1.4%和 1.3%。有趣的是，Jiawei Wang 等在北京进行的另一项由健康成年大学生参与的室内空气净化器随机双盲交叉干预研究，主要研究室内污染物 PAEs（邻苯二甲酸酯类化合物）的暴露水平对心肺功能的影响。肺功能结果显示，由于真实空气净化器的应用使得相应指标发生改善，其中 FEV_1、PEF 和 $PEF_{25\%~75\%}$ 分别提升了 1.32%、3.33%和 2.42%；FeNO 的值下降了 14.37%。

Cui 等在上海市开展了一项夜间室内空气净化器的干预对于健康成年学生心肺功能影响的研究。该项研究结果显示，与假空气净化组比较，真实空气净化器的干预导致受试者在 5 Hz 时气道阻抗（Z5）的呼吸阻抗显著降低 7.1%，在总气道阻力（R5）（一项代表呼吸道总呼吸阻力的指标）的呼吸道阻力明显下降 7.4%；此外，真实空气净化器的干预与小气道力学指标的改善有关，包括小气道阻力（R5～R20）显著降低 20.3%，共振频率（F_{res}）显著降低 4.8%；然而，大气道阻力（R20）、总气道阻力（X5）、肺活量测定指标（FVC、FEV_1、$MMEF_{75-25}$）和呼吸道炎症（FeNO）的变化，真实空气净化组与假空气净化组并无显著性差异。同样的，由 Dorina Gabriela Karottki 等在丹麦和由 Yoshiko Yoda 等在日本开展的有关室内空气净化和呼吸系统功能的研究均未观察到在空气净化器的干预条件下，研究对象的肺功能有显著改善。

总的来说，室内真假空气净化器的使用对研究室内颗粒物污染的健康效应提供了一个良好的比对环境和实验场景，提供了不少（准）临床干预标准的研究结论和证据。但由于不同空气净化器使用的净化原理不同，在达到降低目标颗粒物浓度水平的同时，可能产生或释放其他二次污染物，且不一定被同时检测和记录，但不能忽视其仍对人群健康产生效应，可能导致不同甚至相反的健康效应。同时，空气净化器的干预研究，通常开展时间短，对急性健康效应（如心率变异性、血压等)的观察结果比较明显,对长期健康效应(如肺功能等)就不易观察,也是导致其对健康效应的研究有不一致或不显著的因素之一。

2. 高温/热湿

人体日常活动的代谢会产生热量,而人体与周围环境的热交换方式主要为传导、对流、辐射和蒸发。处在正常环境下人体会与周围环境的热交换达到一个相对稳定的热平衡,但处在高温/热湿环境下人体与周围环境的热平衡会被打破,人体可出现一系列生理功能改变,主要为体温调节、水盐代谢、循环系统、消化系统、神经系统、泌尿系统等方面的适应性变化。

机体的体温调节由体温调节中枢进行调控。当室内环境温度发生变化时,经外周和中枢温度感受器的温度信息在下丘脑体温调节中枢整合后,通过调节机体的产热和散热活动,来维持体温的相对平衡。高温环境本身和劳动所涉及的肌肉与精神活动均增加代谢产热,而皮肤是散热的主要部位,蒸发散热是最重要而有效的散热方式。

体温调节系统能够通过排汗来降低体内热量。当体内热量过多时,下丘脑对汗腺发出信号,使得皮肤散发大量汗液,汗液蒸发带走热量降低皮肤温度。但是当环境温度等于甚至高于皮肤表面温度时,皮肤毛细血管中的血液向外界散发热量的能力降低。环境的高湿度又会导致皮肤表面汗液难以蒸发,最终导致人体温度显著增加。呼吸散热亦属于蒸发散热的一种,当人体进入高温/热湿环境时呼吸系统会改变呼吸频率,增大肺部通气量,通过呼吸带走更多的体内热量。

但当温度湿度过高或者在高温/热湿环境下时间过长,超过机体调节适应能力时,将影响机体的生理机能,如心率加快、心输出量增加、血液重新分配、内脏血流减少和皮肤毛细血管扩张等,甚至引起中暑等疾病,严重的会对人体造成不可逆损伤甚至是死亡。同时高温/热湿的室内环境还会显著降低工作人员的工作效率和反应灵敏性(或避险能力),相较于正常的工作状态,在此状态下工作更容易引发安全事故,降低工作人员的安全系数,小事故发生概率增加,工作产量下降。

Wu 等人研究了热感觉 TSV(thermal sensation vote)对心率的影响。在研究的温降工况中,当温度从 20℃降低到 16℃的过程中,冷暴露经历和对照组的 TSV 值和心率同时产生了显著差异,但当温度在 16℃趋于稳定后,两组 TSV 和心率的差异性开始减小(即差异不显著)。周艳丽等对北京市东城区 2014～2018 年流感样病例与气象监测数据关系进行分析,结果显示,日平均气温每降低 1℃,日平均风速每增加 1 m/s,流感病例百分比分别增加 4.02%和 1.59%。

高温高湿的环境还会影响室内微生物的状态,继而影响健康。以新冠病毒(SARS-CoV-2)为例,该病毒为非脂膜病毒,在高湿度(70%～90%)的环境中高度稳定。温度对病毒蛋白(包括酶类)和基因组的稳定性有一定的影响。60℃ 30min

通常可使 SARS-CoV-2 灭活。环境温度和湿度还可以影响新冠病毒的传播力，高温高湿可以同时降低病毒的有效繁殖数量和传播速度，而低温干燥可以增加气溶胶中的 SARS-CoV-2 的活力[1,2]。

此外当室内湿度上升时，部分真菌孢子、细菌孢子或者休眠细胞的某些代谢物质也有相应的上升，包括醛类、醇类、胺类、酮类、芳烃、氯代烃、土腥素等化学物质，进而产生一定的健康影响。

3. 电离辐射

人们每天都会接触到天然来源或人为来源的电离辐射。来源于自然环境、工作或居住环境中的放射性物质可通过飘尘附着在衣物或人体表面，也可通过呼吸道等方式进入人体，造成机体损伤。室内电离辐射暴露对人体健康的危害最严重最受关注的是其致癌作用，尤其是对儿童、孕妇等敏感人群的影响。

电离辐射宫内暴露能够显著增加甲状腺结节以及淋巴造血系统恶性肿瘤的发生风险。Hatch 等人在乌克兰对受过宫内电离辐射照射的人群进行研究发现，暴露人群在 25～30 岁时易发生甲状腺结节。电离辐射在生命早期的暴露(产后暴露)同样可能增加肿瘤的发生风险。Mark 等报道，产后暴露可能导致所有癌症和脑/中枢神经系统肿瘤的风险显著升高。如果辐射剂量低和/或照射时间长(低剂量率)，那么危险性就会大大降低，因为对损害实施修复的可能性更大。但依然存在癌症的长期影响风险，这可能在若干年甚至几十年后出现。这种影响不会总是发生，但发生的可能性与辐射剂量成正比。儿童和青少年面临的这种风险较高，因为他们对辐射暴露的敏感性远远高于成年人。已有很多的流行病学研究发现，环境中的电离辐射与儿童的急性白血病发病相关。基于法国儿童癌症登记的生态学研究发现，累积 γ 射线以及累积活性骨髓(active bone marrow，ABM)处于小于 0.05 Gy 的低剂量时，研究对象已经出现了急性白血病以及急性淋巴白血病等终点结局。

关于接触到辐射的人群(例如原子弹爆炸幸存者或接受放射治疗的患者)的流行病学研究表明，辐照剂量超过 100 mSv，会大大增加罹患癌症的风险。最近对在儿童期出现医学暴露(儿科断层扫描)的个体开展的一些流行病学研究提示，即使是较低剂量(50～100 mSv)也可能会提升癌症风险。妊娠 8～15 周期间的急性期剂量若超过 100 mSv，16～25 周期间超过 200 mSv，可能引起胎儿的脑损伤。人群研究没有显示在妊娠 8 周前或妊娠 25 周后辐射会危害胎儿的大脑发育。流行病学

① Senatore V，et al. Indoor versus outdoor transmission of SARS-COV-2: environmental factors in virus spread and underestimated sources of risk. Euro-Mediterranean Journal for Environmental Integration, 2021,6:30.

② Piscitelli, P et al. The role of outdoor and indoor air quality in the spread of SARS-CoV-2: Overview and recommendations by the research group on COVID-19 and particulate matter (RESCOP commission). Environmental Research, 2022,211:113038.

研究进一步表明，胎儿暴露于辐射后患癌症的风险与幼儿期暴露的风险相同。

除致癌效应外，电离辐射还可以引起放射病。放射病是在一定时间内受到一定剂量的电离辐射照射引起的人体全身性反应，几乎所有器官、系统均发生病理改变，其中淋巴组织、胸腺、骨髓、性腺和胚胎对电离辐射高度易感，是最容易出现损害的器官组织。放射病可以分为急性放射病和慢性放射病。短时间内接受较高剂量的照射，可引起机体的急性损伤，平时见于核事故和放射治疗患者。而较长时间内分散接受一定剂量的照射，可引起慢性放射性损伤，如皮肤损伤、造血障碍，白细胞减少、生育力受损，出现再生障碍性贫血、辐射性白内障、放射性皮肤损伤、视网膜发育异常、不孕不育等健康损害。另外，电离辐射的宫内暴露，即使是低剂量的照射也可能引起胎儿的死亡和致畸。青年妇女在怀孕前受到诊断性照射(0.7 ~ 5 rad)后其小孩发生 Downs 综合征的概率增加 9 倍。

4. 非电离辐射

非电离辐射会加速分子运动而产生热效应，使物体升温。在正常使用时，一般家用电器和电子产品辐射强度极低，即使以最大功率运行，也远远低于太阳光对人体的辐射，不会对人体产生显著的健康危害。适量的非电离辐射照射，如超短波理疗，甚至有理疗效果，有益于健康。

非电离辐射对人体的健康危害尚不明确，不同波段的非电离辐射对人体的影响也不一样。世界卫生组织曾对极低频电磁场暴露的健康风险进行评估，并认为目前缺乏公众极低频电场暴露与健康危害的证据。关于极低频磁场，IARC 基于极低频地磁场暴露于儿童白血病发病风险的关联的有限流行病学证据，将极低频电磁场归类为可能导致人类罹患癌症的物质(2B 类致癌物)。WHO 建议采取适当的措施减少极低频电磁场暴露。儿童是非电离辐射的易感人群。有研究发现射频电磁场暴露能够引起青少年儿童的图形记忆功能下降。此外，Choi 等的研究还发现产前接触一定水平的铅和使用移动电话具有潜在的协同效应，即血铅水平高的母亲在怀孕期间使用移动电话，其子女出现精神运动发育迟缓的风险更高。2011 年 5 月，IARC 基于神经胶质瘤，一种与使用无线电话有关的恶性脑癌，风险的增加将射频电磁场列为 2B 类致癌物。2020 年，IARC 发布了最新的世界癌症报告。关于癌症的致病因素，报告中称："由于射频电磁场属于电磁波谱中的非电离部分，光子能量太弱，无法电离分子，从而直接造成 DNA 损伤。射频电磁场的吸收可致生物组织发热，但低于标准限值的小幅温升并不会增加癌症的风险。尽管进行了大量的研究工作，但迄今为止尚未确定与癌变有关的机制。"男性生殖系统也对非电离辐射敏感。近期有研究表明，非电离辐射可导致男性精子的形态、运动性和生存力异常，继而影响男性生殖功能，甚至导致不育。

5. 噪声

噪声被定义为不需要的声音，是一种无处不在的环境和职业压力源。虽然噪声很常见，但由于其不同的主观(烦恼和敏感)和客观(响度、频率/音调)特征，它是一个复杂的暴露。噪声对听力的影响得到了很好的阐述。研究发现，长期暴露于噪声中与高血压、心肌梗死和缺血性心脏病等心血管疾病和 2 型糖尿病(T2D)发生风险增加存在关联。但目前尚不清楚的是，对这些心血管效应的潜在机制以及主观和客观因素在调节这些效应中的作用。

虽然以前的流行病学研究报道了长期接触噪声对心血管健康的不利影响，但造成这些影响的机制尚不清楚。Walker 等试图阐明心血管和应激对短期、低(31.5 ~ 125 Hz)和高(500 ~ 2000 Hz)频率噪声暴露的反应。研究对 18 ~ 40 岁健康男性受试者($n = 10$)在无噪声、低高频噪声暴露 40 分钟的情况下进行多次随访。受试者在暴露噪声前、中、后分别进行动态心电图、血压测量和唾液样本采集。处理心电图，测量心率变异性(HRV)：高频功率(HF)、低频功率(LF)、相邻正常心跳间隔间均方根差(N–N)(RMSSD)和 N–N 间隔间标准差(SDNN)。报告收缩压(SBP)、舒张压(DPB)和脉搏，分析唾液皮质醇和淀粉酶。采用经年龄调整的多变量混合效应线性回归模型，确定无噪声、有噪声期间或暴露在噪声期间后的结果是否有统计学意义的差异，以及是否因噪声频率不同而不同。实验分别进行了 658 次、205 次和 122 次 HRV、唾液和血压测量。在噪声暴露期间，观察到 HRV(LF 和 RMSSD)降低[分别降低 19%(–35，–3.5)和 9.1%(–17，–1.1)]。调整噪声频率后，在低频噪声暴露期间，HF、LF 和 SDNN 降低[分别降低 32%(–57，–6.2)、34%(–52，–15)和16%(–26,–6.1)]，在高频噪声暴露期间，与无噪声暴露期间相比，LF 降低了 21%(–39，–2.3)。血压、唾液皮质醇和淀粉酶均无显著变化($p<0.05$)。这些结果表明，暴露于噪声，特别是低频噪声，对 HRV 有负面影响。在评估噪声对心血管健康的影响时，应考虑噪声的频率。

噪声暴露对疾病之间的潜在机制尚不清楚，对剂量-反应研究较少。流行病学和现场研究都认为睡眠在调节葡萄糖稳态和发生 T2D 方面起着关键作用。几个晚上的睡眠不足会损害睡眠良好的健康人士的葡萄糖耐量和降低胰岛素敏感性。Thiess 等研究旨在确定暴露于夜间交通噪声对葡萄糖代谢的影响程度，以及是否与噪声引起的睡眠改变有关。研究招募了 21 名健康的年轻志愿者(9 名女性)参加了一项为期 6 天的实验室研究，一开始是无噪声基线夜，然后在随机呈现的交通噪声场景(3 个公路和 1 个铁路噪声场景)中睡 4 个晚上，平均噪声水平相同，为45 分贝，但事件不同，最后以无噪声恢复夜结束。睡眠由多导睡眠描记仪测量。在基线、最后一个噪声夜和恢复夜后，采用 Matsuda 和 Stumvoll 胰岛素敏感性指数进行口服糖耐量试验，测量糖耐量和胰岛素敏感性。11 名参与者在最后一个噪声之夜被分配到一个不太严重的噪声场景(LE 组),而另外 10 名参与者在最后一个噪声之夜被分配到一个更严重的噪声场景(ME 组)。采用非参数 Mann-Whitney U 检验比较两干预组的基线代谢和睡眠变量,采用混合模型进行重复测量分析。结果发现,与基线夜相比,所有参与者在最后一个噪声夜后血糖(14% ± 2%, $p<0.0001$)和胰岛素(55% ± 10%, $p<0.0001$)均增加。在基线(5.1 mmol/L ± 0.22 mmol/L)和最后一个噪声夜(6.1 mmol/L± 0.39 mmol/L,条件:$p=0.001$,交互作用:$p = 0.08$)之间,只有 ME 组的 2 h 葡萄糖水平有升高的趋势。使用 Matsuda 和 Stumvoll 指数评估的胰岛素敏感性在交通噪声影响的 4 晚后分别下降了 7%±8%($p = 0.001$)和9% ± 2%($p<0.0001$)。只有 LE 组的参与者显示了无噪声恢复夜对葡萄糖调节的有益影响(与基线的相对变化:glucose:1% ± 2%,LE 组 $p = 1.0$)。与基线相比,最后一个噪声夜的睡眠潜伏期增加了 8 min ± 2 min($p<0.0001$),每小时睡眠的皮层唤醒次数增加(1.8 ± 0.6 唤醒/h,$p = 0.01$),睡眠受到轻微损害。在睡眠测量和葡萄糖耐量和胰岛素敏感性之间没有发现显著的联系。结果表明,与流行病学调查结果一致,伴交通噪声睡眠 4 晚可降低糖耐量和胰岛素敏感性。根据目前的声音暴露情况,噪声场景的多变性似乎在噪声诱导的葡萄糖调节改变中发挥重要作用。然而,研究者无法证实假设,即交通噪声通过睡眠质量和数量的恶化来损害葡萄糖调节。因此,在未来的研究中,其他因素,如与压力相关的途径,可能需要被认为是噪声引起的葡萄糖耐受不良的潜在诱因。

6.2.3 生物类污染的健康效应

室内空气污染物除了上述的理化类污染物外,近几年室内生物污染也越来越为人们所关注。据 WHO 公布的资料显示,迄今为止已知能引起呼吸道感染的病毒有 200 多种,其中 83%的病毒均可以通过室内空气传播。在全球 80 个高收入国家和 53 个中等偏上收入国家中,由于室内生物污染造成的呼吸道疾病而死亡的人数占每年死亡人数的 13%。可以说,室内生物污染是造成疾病和死亡的重大因素之一。

微生物气溶胶的暴露对健康具有重要影响。一方面,呼吸道疾病,急性毒性反应,过敏性疾病如哮喘等与微生物气溶胶有关。另一方面,最近研究发现,早期的微生物暴露对儿童哮喘有一定的预防和保护作用。

微生物气溶胶是携带病原性或非病原性微生物(包括细菌、真菌、病毒及其代谢产物)的气溶胶粒子,其粒径范围通常在 0.001 nm ~ 100 μm。根据不同的粒子尺寸,这些细小的微生物气溶胶粒子能够在空气中悬浮几分钟到几小时不等。微生物气溶胶在室内外环境中无处不在,室内环境中的人员不仅共享着建筑环境,同时也与室内微生物之间保持着共生关系。据报道,人的一生中有超过 85%的时间在室内环境中度过,其中,住宅占 70%。室内是人员微生物暴露的重要场所,居住建筑中微生物的研究对营造良好的室内环境和保障人员健康具有重要意义。室内人员、室内环境、室外环境之间的微生物相互作用如图 6-1 所示。例如，室内人员通过呼气、吸气以及接触等行为与室内环境之间的微生物进行相互作用。而室外空气中的微生物可以和土壤、植物和水源等内部的微生物进行相互作用。

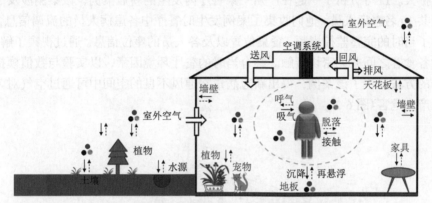

图 6-1　室内微生物与室内人员及室外环境的相互作用

资料来源: Ye J, Qian H, Zhang J, et al. Concentrations and size-resolved I/O ratios of household airborne bacteria and fungi in Nanjing, southeast China[J]. Science of The Total Environment, 2021, 774: 145559

　　室内微生物的研究以往多关注于特定的细菌、病毒、过敏原等。如自 2003 年 SARS 爆发以来，关于人体呼出病毒性生物气溶胶在室内环境的散布特性及其与室内空气流场之间关系受到广泛关注。研究发现，呼吸道传染病存在飞沫感染、近距空气传播、远距空气传播等传播方式。能通过远距空气传播的病原体可能在同一病房，同一楼层/不同楼层，甚至不同楼之间传播，导致疾病的扩散。有研究通过理论推导、实验研究、数值模拟等方法，对人呼出污染物在不同通风系统下的散布特性进行研究并探讨飞沫蒸发、通风量、气流组织、呼气速率及飞沫和飞沫核尺寸对散布特性的影响，结果发现呼气气流和气流组织是影响污染物室内空气散布的重要因素。

　　截止到 2022 年 6 月 22 日，全球已有约 5.4 亿新冠确诊病例，累积死亡病例约 630 万。该病毒可引起从无症状的轻度肺炎到严重的急性呼吸窘迫综合征（ARDS）、感染性休克、多器官功能障碍综合征，甚至导致死亡等健康损害。新冠的全球暴发和流行给全球公共卫生安全带来了严峻的挑战，新冠病毒（SARS-CoV-2）超快的变异速率、超迅速的传播速度、超强的致病率、年龄的普遍易感性、老年患者超高的致死率等特点，使疫情延绵反复，给各国政府和民众带来沉重的疾病负担和社会负担，探求该病毒可能的传播途径，采取有效措施切断其传播途径对疫情的防控至关重要。目前越来越多的研究推断，空气气溶胶传播可能是 COVID-19 主要的传播途径之一。2020 年 WHO 指出，新冠病毒可经呼吸道飞沫

（粒径＞5～10 μm）和飞沫核（粒径＜5 μm）传播。粒径＞10～20 μm 的气溶胶可在空气中短时间悬浮，传播距离＜1 m；而粒径＜5 μm 的气溶胶可以空气中悬浮更长的时间，传播范围更广，悬浮时间取决于空气流动速率、湍流、气温和气湿。空调的使用可以增加含病毒气溶胶的传播距离和传播速度，从而使其传播范围进一步扩大。Li 等分析了一起在广州一家餐厅内发生的新冠案例，该案例涉及 3 个家庭共 10 名患病人员。他们收集了案例发生时餐厅中各患病人员的流调信息，并获得了当时的完整监控视频，餐桌位置以及各人员的座位信息。通过视频了解到，餐厅各食客之间并无密切接触。结合当时的餐厅环境因素，以实验与数值模拟相结合的方法分析了该案例，得出新冠病毒在通风不良的空间中可通过空气对人体健康产生危害（图 6-2）。

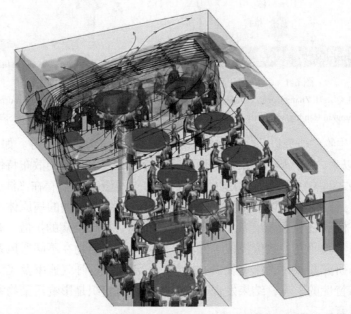

图 6-2　餐厅内气流组织及污染物扩散情况。病源人呼出的污染物随时间变化情况用红色（初始）、蓝色（中间）、橘色（较迟）表示。箭头所表示的是靠近病源人区域的空调出风口的气流组织流线

资料来源: Li Y, Qian H, Hang J, et al. Probable airborne transmission of SARS-CoV-2 in a poorly ventilated restaurant[J]. Building and Environment, 2021, 196: 107788

　　除了和呼吸道传染病的发生和流行有关外，室内微生物暴露还可能诱发支气管炎、心肺疾病、过敏性疾病、皮肤病和病态建筑物综合征等不良健康结局，除了可经空气气溶胶传播外，还可通过直接接触、飞沫传播和媒介传播。除微生物本身外，微生物的代谢物质对人体健康也可产生影响。霉菌等微生物来源的代谢物质，与鼻炎、哮喘、支气管炎、呼吸道感染、过敏性鼻炎和湿疹之间的关系已被大量研究证实。在丹麦进行的一项研究表明，有特异反应的人群中，成人对真

菌有变态反应的占 23%，儿童中占 44%。最近的流行病学调查还发现，房屋的潮湿程度与霉菌量与使用房屋的成人及儿童的呼吸道症状有很强的相关性。据估计城市中的人的皮肤真菌感染约有 30% 来自动物。

除了室内空气中的微生物及其代谢产物外，室内空气中的尘螨、宠物的皮屑、毛发、唾液等分泌物、昆虫的脱落皮屑、排泄颗粒物等分泌物、植物花粉等也是室内重要的致敏原和/或刺激原。值得关注的是，随着生活水平的提升，用布艺饰品进行居室装修以及宠物饲养已经成为全球的生活时尚，但布艺饰品的不当使用容易滋生尘螨，尘螨和宠物是室内重要的过敏原。据研究，室内空气中尘螨水平达 500 个/克尘时就有可能引起急性哮喘发作。有研究报道，室内有宠物时，空气中过敏原的含量增加，可以达到无宠物房屋内的 3～10 倍。据调查，在普通人群中对猫、狗的变态反应原有过敏反应的大约有 15%。随着季节、气候条件、地理位置和当地室内环境的不同，室内空气中的致敏原和刺激原也不同。过敏性哮喘是室内空气中致敏原和刺激原所致的最常见的过敏性疾病，过敏性鼻炎在儿童青少年中常见。室内空气致敏原引起的过敏主要是 I 型变态反应，由机体产生特异性 IGE 所致。室内空气刺激原导致过敏的机制可能与气道感觉神经末梢上的类香草素受体信号传递系统 (vanilloid receptor messaging system) 介导的神经源性炎症有关。

6.3　小结与展望

据估计，人们大约有 90% 的时间都待在私人或者公共的室内环境，如家庭、健身房、学校、工作场所等。因而，对许多人来说，暴露于室内空气污染的健康风险可能远大于室外污染，特别是对于一些易感人群，如儿童、老年人或本身患有慢性呼吸道或心血管疾病的患者而言。所以，探究室内污染物所导致的健康效应具有非常重要的现实意义，同时，室内污染物不良健康效应的预防和诊断治疗工作依旧是当今公共卫生领域研究的挑战之一。通过对我国室内常见污染物的研究回顾及与国外相关研究的对比，可发现我国目前室内污染物相关知识的研究仍存在不足，建议今后在以下几个方面加强相关的科学研究工作：

(1)综合考虑多种室内污染物的特性及对人员的健康影响，如建立多元污染物质量模型等。

(2)对于大多数室内污染物的研究，国内的调研仅有少数大城市的数据，且普遍调研样本较小，建议之后的研究可以提高调研样本的数量及不同类型和地区建筑的覆盖性。

(3)我国在室内建筑通风领域的研究与国际领先水平还存在一定差距，如何在现有的国内外研究基础上研究出适合中国特色的通风净化理论，以进一步提高室内空气质量，保证室内人员安全是未来的一个重要方向。

（4）提高消除或控制室内污染物的措施的效率，如开发可同时降低室内颗粒物和其他污染物的净化器等。

（钱　华　李　睿　赵卓慧）

参 考 文 献

贡建伟, 程宝义, 师奇威. 2005. 室内空气生物污染及其防治措施[J]. 制冷空调与电力机械, 26(4): 4.

钱华. 2020. 中国室内环境与健康研究进展报告. 2018—2019[M]. 北京: 中国建筑工业出版社.

张寅平. 2012. 中国室内环境与健康研究进展报告. 2012[M]. 北京: 中国建筑工业出版社.

Charmi Humbal A, Sneha Gautam A, Ujwalkumar Trivedi B. 2018. A review on recent progress in observations, and health effects of bioaerosols[J]. Environ Int, 118: 189-193.

Du L L, Leivo R P, Prasauskas T, et al. 2019. Effects of energy retrofits on indoor air quality in multifamily buildings[J]. Indoor Air, 29(4): 686-697.

Ege M J, Mayer M, Normand A C, et al. 2011. Exposure to environmental microorganisms and childhood asthma[J]. New England Journal of Medicine, 364(8): 701-709.

Falcioni L, Bua L, Tibaldi E, et al. 2018. Report of final results regarding brain and heart tumors in Sprague-Dawley rats exposed from prenatal life until natural death to mobile phone radiofrequency field representative of a 1.8 GHz GSM base station environmental emission[J]. Environ Res, 165: 496-503.

Fan Y, Qin Y, Chen M, et al. 2020. Prenatal low-dose DEHP exposure induces metabolic adaptation and obesity: Role of hepatic thiamine metabolism[J]. J Hazard Mater, 385: 121534.

Francisco Paul W, Gloss Stacy, Wilson Jonathan, et al. 2020. Radon and moisture impacts from interventions integrated with housing energy retrofits[J]. Indoor Air, 30(1): 147-155.

Kwag Youngrin, Ye Shinhee, Oh Jongmin, et al. 2021. Direct and indirect effects of indoor particulate matter on blood indicators related to anemia[J]. Int J Environ Res Public Health, 18(24): 12890.

Li H L, Liu L Y, Zhang Z F, et al. 2019. Semi-volatile organic compounds in infant homes: Levels, influence factors, partitioning, and implications for human exposure[J]. Environ Pollut, 251: 609-618.

Li Y, Qian H, Hang J, et al. 2021. Probable airborne transmission of SARS-CoV-2 in a poorly ventilated restaurant[J]. Build Environ, 196: 107788.

Liu Y, Misztal P K, Arata C, et al. 2021. Observing ozone chemistry in an occupied residence[J]. Proc Natl Acad Sci USA, 118(6): e2018140118.

Mannan M, Al-Ghamdi S G. 2021. Indoor air quality in buildings: A comprehensive review on the factors influencing air pollution in residential and commercial structure[J]. Int J Environ Res Public Health, 18(6): 3276.

Park E J, Lee H, Kim H C, et al. 2020. Residential radon exposure and cigarette smoking in association with lung cancer: A matched case-control study in Korea[J]. Int J Environ Res Public Health, 17(8): 2946.

Pelletier M, Glorennec P, Mandin C, et al. 2018. Chemical-by-chemical and cumulative risk assessment of residential indoor exposure to semivolatile organic compounds in France [J]. Environ Int, 117: 22-32.

Ruano-Ravina A, Varela Lema L, García Talavera M, et al. 2021. Lung cancer mortality attributable to residential radon exposure in Spain and its regions[J]. Environ Res, 199: 111372.

Wang S, Qian H, Sun Z, et al. 2022. Comparison of airborne bacteria and fungi in different types of buildings in a temperate climate zone city, Kunming, China[J]. Indoor Built Environ, 31(7): 1949-1962.

Wang T, Zhang H, Wang K, et al. 2021. The effects of glucose-6-phosphate dehydrogenase deficiency on benzene-induced hematotoxicity in mice[J]. Ecotoxicol Environ Saf, 226: 112803.

Wei Jianjian, Li Yuguo. 2015. Enhanced spread of expiratory droplets by turbulence in a cough jet[J]. Build Environ, 93: 86-96.

Zhang J, Yang X, Zheng X, et al. 2022. Handbook of Indoor Air Quality. Animal Tests to Determine the Health Risks of Indoor Air Pollutants[M]. Singapore: Springer.

附录　室内空气质量相关标准阈值对比

《民用建筑工程室内环境污染控制标准》(GB 50325—2020)中规定,民用建筑工程竣工验收时,必须进行室内环境污染物浓度检测,限量应符合附表 6-1 的规定。

附表 6-1　民用建筑室内环境污染物浓度限量

污染物	Ⅰ类民用建筑工程	Ⅱ类民用建筑工程
氡(Bq/m³)	≤150	≤150
甲醛(mg/m³)	≤0.07	≤0.08
氨(mg/m³)	≤0.15	≤0.20
苯(mg/m³)	≤0.06	≤0.09
甲苯(mg/m³)	≤0.15	≤0.20
二甲苯(mg/m³)	≤0.20	≤0.20
TVOC(mg/m³)	≤0.45	≤0.50

注:①污染物浓度测量值,除氡外均指室内污染物浓度测量值扣除室外上风向空气中污染物浓度测量值(本底值)后的测量值

②污染物浓度测量值的极限值判定,采用全数值比较法

《室内空气质量标准》(GB/T 18883—2022)规定,室内空气质量指标及限值应符合附表 6-2。

附表 6-2　室内空气质量指标及限值

序号	指标分类	指标	单位	限值	备注
1	物理性	温度	℃	22～28	夏季
				16～24	冬季
2		相对湿度	%	40～80	夏季空调
				30～60	冬季采暖
3		空气流速	m/s	0.3	夏季空调
				0.2	冬季采暖
4		新风量	m³/(h·人)	30[a]	
5	化学性	臭氧 O_3	μg/m³	160	1 h 均值
6		二氧化氮 NO_2	μg/m³	200	1 h 均值
7		二氧化硫 SO_2	μg/m³	500	1 h 均值
8		二氧化碳 CO_2	%	0.1	24 h 均值
9		一氧化碳 CO	mg/m³	10	1 h 均值
10		甲醛 HCHO	mg/m³	0.08	1 h 均值
11		氨 NH_3	mg/m³	0.2	1 h 均值
12		苯 C_6H_6	mg/m³	0.03	1 h 均值
13		甲苯 C_7H_8	mg/m³	0.2	1h 均值
14		二甲苯 C_8H_{10}	mg/m³	0.2	1 h 均值
15		总挥发性有机物 TVOC	mg/m³	0.6	8 h 均值

续表

序号	指标分类	指标	单位	限值	备注
16		苯并[a]芘 BaP	ng/m³	1	24 h 均值 b
17		可吸入颗粒物 PM$_{10}$	μg/m³	150	24 h 均值
18	化学性	细颗粒物 PM$_{2.5}$	μg/m³	75	24 h 均值
19		三氯乙烯 C$_2$HCl$_3$	μg/m³	6	8 h 均值
20		四氯乙烯 C$_2$Cl$_4$	μg/m³	120	8 h 均值
21	生物性	细菌总数	CFU/m³	1500	根据仪器定
22	放射性	氡 ^{222}Rn	Bq/m³	300	年平均值(参考水平 c)

a. 新风量要求≥限值,除温度、相对湿度外的其他参数要求≤限值

b. 苯并[a]芘 BaP 指可吸入颗粒物中的浓度水平

c. 表示室内可接受的最大年均氡浓度,并非安全与危险的严格界限,为国家可接受的室内氡风险水平,超过该水平强烈建议采取行动降低室内氡浓度。如果室内氡低于该参考水平,也可以采取防御措施,使室内氡浓度远低于该参考水平,体现辐射防护最优化原则

　　世界卫生组织全球空气质量指南中,针对 PM$_{2.5}$、PM$_{10}$、臭氧、二氧化氮、二氧化硫和一氧化碳制定了限值和 AQG 水平的推荐值(附表 6-3)。

附表 6-3　污染物限值和 AQG 水平推荐值

污染物	平均值时间	限值				AQG 水平
		1	2	3	4	
PM$_{2.5}$ (μg/m³)	年平均值	35	25	15	10	5
	24 h 均值	75	50	37.5	25	15
PM$_{10}$ (μg/m³)	年平均值	70	50	30	20	15
	24 h 均值	150	100	75	50	45
O$_3$ (μg/m³)	高峰季节	100	70	—	—	60
	8 h 均值	160	120	—	—	100
NO$_2$ (μg/m³)	年平均值	40	30	20	—	10
	24 h 均值	120	50	—	—	25
SO$_2$ (μg/m³)	24 h 均值	125	50	—	—	40
CO (μg/m³)	24 h 均值	7	—	—	—	4

第7章 极端天气事件及其健康影响

气候变化是 21 世纪全球面临的重大健康威胁。联合国政府间气候变化专门委员会(Intergovernmental Panel on Climate Change，IPCC)第六次评估报告指出，受人类生产活动的影响，全球平均气温比工业化前升高了约 1.0℃，如果全球气温继续以当前速度上升，2030~2050 年期间将超过工业化前 1.5℃。气候变化可导致高温热浪、干旱、寒潮、洪涝、台风等多种极端天气事件，这些极端天气事件可直接诱发心脑血管等疾病，甚至导致死亡；还可通过改变病媒生物和病原体分布、农业生产、大气污染物浓度、人类社会活动等因素间接影响人体健康。目前，气候变化与健康的研究正在世界范围内蓬勃发展。为更好地践行"健康中国"战略，实现"美丽中国和生态文明建设"目标，我国也开展了大量气候变化对公众健康影响与风险评估的工作，并将其应用于卫生规划、政策和实践中。本章介绍了极端天气事件的主要类型、极端天气事件对健康的影响以及人类对极端天气事件的应对和适应。

7.1 极端天气事件的主要类型

7.1.1 高温热浪

高温热浪(热浪)是指具有一定持续性的高温天气，即日最高温度超过一定界限的天气过程。目前尚没有全球统一的定义，各个国家和地区按自身情况依据夜间最低气温或日间最高气温的持续时段和(或)强度定义热浪，或根据热浪持续指数等对其进行定义。我国国家气象局把日最高气温达到或超过 35℃称为高温天气，连续达到或超过 3 天的高温天气称之为热浪，国内大多相关研究也以此为据。鉴于不同地区居民对环境和气候的适应能力不同，在不同研究中可依据实际情况定义热浪。

在全球气候变化的影响下，热浪发生的频率、强度和持续时间也在不断增加。我国大部分地区热浪发生的频率也呈上升趋势，例如，广东省的数据显示，2000 年以后热浪的频率明显增加，其中广东中北部地区增加尤为明显。从全国来看，从 1979 年到 2020 年，热浪的频率和强度也呈上升趋势，热浪的高发区逐渐扩散到中国东部和中部。

7.1.2 干旱

目前国内外对干旱的定义较多，比较公认的干旱定义是指某一地区长期无雨或高温少雨，使空气及土壤的水分缺乏。干旱灾害则是指某一地理范围在某一具体时间段内的降水量比以往多年平均降水量显著偏少，导致该地区的经济活动（尤其是农业生产）和人类生活受到较大危害的现象。根据气象干旱综合指数（meteorological drought composite index，MCI）可将干旱划分为五类：无旱、轻旱、中旱、重旱、特旱（表7-1）。

表7-1 气象干旱综合指数等级的划分表

等级	类型	MCI	干旱影响程度
1	无旱	−0.5<MCI	地表湿润，作物水分供应充足；地表水资源充足，能满足人们生产、生活需要
2	轻旱	−1.0<MCI ≤−0.5	地表空气干燥，土壤出现水分轻度不足，作物轻微缺水，叶色不正；水资源出现短缺，但对生产、生活影响不大
3	中旱	−1.5<MCI ≤−1.0	土壤表面干燥，土壤出现水分不足，作物叶片出现萎蔫现象；水资源短缺，对生产、生活造成影响
4	重旱	−2.0<MCI ≤−1.5	土壤水分持续严重不足，出现干土层（1～10 cm），作物出现枯死现象；河流出现断流，水资源严重不足，对生产、生活造成较重影响
5	特旱	MCI≤−2.0	土壤水分持续严重不足，出现较厚干土层（>10 cm），作物出现大面积枯死；多条河流出现断流，水资源严重不足，对生产、生活造成严重影响

干旱这一气象灾害在世界各地、各个季节均可出现。根据1930～1969年全球的干旱情况，全球共有8大主要干旱半干旱区，即北非、澳大利亚、西南亚、中亚、中蒙、美国中西部、非洲南部及南美洲南部干旱区。受全球气候变化、大气环流异常、城市化等因素影响，全球极端高温天气频繁发生，并呈现强度大、频次高、范围广等特点。极端高温天气常导致严重的干旱，据估计到21世纪下半叶，干旱的发生频率和持续时间将持续增加。我国由于地域宽广，各地区干旱的发生频率存在显著差异：西北西部属常年干旱区，华北中南部、西南部和东北西部的年干旱频率达50%以上，其他地区发生干旱的频率相对较低。

7.1.3 寒潮

寒潮是指来自高纬度地区的寒冷空气，在特定的天气条件下迅速加强并向中低纬度地区侵入，造成沿途地区剧烈降温、大风和雨雪天气。寒潮是一种大范围的灾害性天气过程，在全国各地均可发生，可以引发霜冻、冻害等多种自然灾害，日常习惯将寒潮称为寒流。我国地域辽阔，南北纬度跨度约50度，南北方的气候特征差异显著，因此寒潮的定义标准也不同。北方的标准是：24小时降温10℃以上，或 48 小时降温 12℃ 以上，同时最低气温低于 4℃；南方的标准是：24 小时降温 8℃ 以上，或 48 小时降温 10℃ 以上，同时最低温度低于 5℃。我国国家气象局为准确地表述寒冷程度，将气温从–40℃ 以下至 9.9℃ 划分为八个等级，制定了"寒冷程度等级表"（图 7-1）。

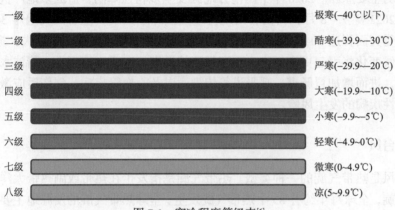

一级	极寒(–40℃以下)
二级	酷寒(–39.9~–30℃)
三级	严寒(–29.9~–20℃)
四级	大寒(–19.9~–10℃)
五级	小寒(–9.9~–5℃)
六级	轻寒(–4.9~0℃)
七级	微寒(0~4.9℃)
八级	凉(5~9.9℃)

图 7-1　寒冷程度等级表[6]

在全球气候变暖的影响下，人类将经历更加频繁的极端高温事件，寒潮事件在未来几十年内也将时常发生。我国位于东亚，存在 5 个不同的气候类型，分别是热带季风气候、亚热带季风气候、温带季风气候、温带大陆性气候和高原山区气候。因气候变化对不同地理区域的影响不同，我国的寒潮分布具有明显的空间异质性，其发生频率由北向南呈下降趋势。

近年来，全球多个国家经历了频繁而强烈的寒潮，如 2008 年 1 月 10 日至 2 月 2 日，我国南方 20 个省份遭受了一场罕见的寒潮事件，其间平均气温比相邻年份同期低 2～4℃。2012 年 12 月，俄罗斯远东和西伯利亚部分地区气温低至–40℃。2013 年 1 月，蒙古国乌兰巴托市的气温从白天的–29℃ 骤然降至夜间–42℃，有些地区甚至降至–50℃。寒潮所伴的大雪或暴雪常造成道路交通瘫痪、电力供应中断、天然气(能源)供应紧张等，甚至导致群体性死亡。

7.1.4　洪涝

洪涝是指因大雨、暴雨或持续性降雨使低洼地带淹没、积水的现象，有"洪"和"涝"两种形式。"洪"是指河流上游的降雨量过大等因素导致河流水位上涨和径流量增大，短时间内排泄不畅，冲破河床形成山洪暴发、洪水泛滥等现象；"涝"是指降雨过多或受上游洪水侵袭汇入低洼区域形成长时间较深积水，对受淹区域造成危害的现象。除强降雨外，冰雪融化、冰凌、堤坝溃决和风暴潮等也是导致洪涝的常见原因。

近年来，我国洪涝灾害发生的频率和强度呈上升趋势，其中黄河流域、长江中下游地区、四川盆地、东北平原和珠江中下游地区等地多属季风气候，降水集中于夏季，易造成河流水位急剧上涨，这些地区是我国洪涝灾害发生的主要地区。此外这些地区地势低平，以平原为主，发生降水时易发生排水不畅，也是导致洪涝易发的主要原因。2020 年中国南方地区发生多轮强降雨，造成多地严重的洪涝灾害。2021 年 7~8 月，河南省出现持续性强降水天气，全省因灾遇难 302 人，农作物受灾面积达 1048.5×10³ hm²，5.76 万间房屋损坏，造成严重损失。据预测，全球气候变化将引起更高频率、更高强度的洪涝，造成水体污染、清洁水源和食物短缺，进而增加胃肠道、呼吸道等传染病以及心血管疾病、创伤后应激障碍等非传染性疾病的发生风险。

7.1.5 台风

台风是热带气旋的一种类型。热带气旋是指发生在热带或副热带大洋面上的低压涡旋，全球每年约有 83 个热带气旋发生。全球热带气旋的发源地主要分布在南北半球的 5°~20°纬度之间。根据热带气旋底层中心附近的最大风力，我国气象局把南海与西北太平洋发生的热带气旋划分为 6 个等级（表 7-2），风力达 12 级或以上的统称为台风。在台风发展阶段，台风不断吸收外部能量至中心气压达到最低值，风速达到最大值。而台风登陆后，受到地面摩擦和无持续性能量供应的影响会迅速减弱消失。

表 7-2　热带气旋等级划分表

热带气旋等级名称	底层中心附近最大平均风速（m/s）	风力等级
热带低压（TD）	10.8~17.1	6~7 级
热带风暴（TS）	17.2~24.4	8~9 级
强热带风暴（STS）	24.5~32.6	10~11 级
台风（TY）	32.7~41.4	12~3 级
强台风（STY）	41.5~50.9	14~15 级
超强台风（Super TY）	≥51.0	16 级及以上

台风在我国的登陆时间一般集中在每年的 7~10 月，登陆广东、海南、台湾的概率约为 80%。我国 1949 年至今的资料显示，热带气旋登陆时的强度呈逐年升高趋势，且强热带气旋所占比重亦呈增加趋势。在全球气候变暖的影响下，登陆的台风强度将更高，持续时间将更长，除对沿海地区造成的灾害风险日益增加外，甚至可能威胁内陆地区，造成更大程度的生命和财产损失。台风一方面可以为当地带来丰富的降水，将江海底部的营养物质翻卷上水面，增加鱼类产量；另一方面也能引发狂风、大雨、风暴潮等次生灾害，其强大的破坏力可直接导致人群伤害和死亡。据统计，2006~2015 年全球每年由台风直接造成的经济损失超过洪水、

地震等其他自然灾害，高达 550 亿美元。1988~2010 年间，台风每年对我国造成的直接经济损失高达 290.5 亿元。

7.1.6　山火

山火是由于自然环境发生改变或人类异常活动导致的发生在林野环境中难以控制的火情。在中国，98%的山火由人为因素引发。除故意纵火外，引起山火的主要原因主要来自于违反规章条例和过失因素，如 1987 年大兴安岭 "5·6" 特大山火、1997 年印尼山火和 2004 年澳大利亚悉尼、堪培拉山火等。我国 1950~2020 年间，年均发生 13067 起山火事件，受害森林面积 653019 hm²，因灾伤亡 580 人。我国山火的高风险区域主要分布在东北大兴安岭和长白山地区、西南的云南大部分区域和南方零散区域。在未来气候变化情景下，中国发生高风险山火的区域将增加，其中华北地区增幅明显。气候变化可导致降雨模式变化，从而加剧热带和亚热带地区的干旱现象，而干旱期间土壤水分大量蒸发会导致可燃植物的增加。气候变化背景下热浪频率和强度的增加也为山火提供了更多的火源，导致山火频率增加。据估计，在温室气体大量排放的情景下，21 世纪末全球将超过 74%陆地面积发生山火的风险将明显增加；如果立即采取减缓气候变化的措施，控制全球平均气温升高的幅度在 2.0℃或 1.5℃以内，可以避免 60%或 80%的山火风险增加。

7.1.7　其他天气事件

沙尘暴是沙暴和尘暴的总称，是荒漠化的标志，其定义为强风从含沙地面吹起大量沙尘，使大气水平能见度小于 1 km 的灾害性天气现象，具有突发性、持续时间短、概率小、危害大等特点。大风、降水减少和沙尘源等自然因素是沙尘暴形成的重要条件，此外，人类在经济活动过程中对植被的破坏还会增加沙尘暴的发生频率。

全球范围内的沙尘暴多发区主要位于中亚、中非、北美和澳大利亚。1933~1937 年间由于严重干旱，水资源急剧减少，北美洲中西部地区曾发生过著名的碗状沙尘暴。因人口增加和环境资源管理不到位，在 20 世纪 50 年代，我国西北、华北地区大量开垦土地，人为破坏自然植被，导致沙尘暴呈高发态势。近年来，依托 "三北" 防护林、退耕还林还草等国家重点生态建设工程，各地政府持续推进对荒漠化的治理工作，我国沙尘天气出现次数已明显减少，其中沙尘暴的频率明显降低。

雷暴天气是指伴有雷电、冰雹、大风和强降水的局部性强对流天气，常出现在春夏之交或炎热的夏天，且常发生在低纬度地区(特别是热带雨林地区)。大气中的云层处于不稳定状态时易产生强烈对流，云与云、云与地面之间电位差达到一定程度后即可发生放电，进而形成雷暴，常伴有大风、阵发性降雨或冰雹。雷暴是一种灾害性天气，雷电会造成雷击火险，狂风可刮倒大树、损害房屋，蔬菜、谷物和水果等农作物遭冰雹打击后损失严重，有时局地暴雨还引起山洪、泥石流等地质灾害。

冰雹，俗称雹子，是一种剧烈的对流性天气，夏季或春夏之交最为常见。冰雹主要是来自于对流极为旺盛的积雨云中，当水汽伴随气流上升到一定海拔遇到冷空气便会凝结成水滴，随着上升高度不断增加温度持续下降，当达到 0℃时，水滴便会凝结成为冰粒。冰雹主要发生在中纬度大陆地区，通常山区多于平原，内陆多于沿海。我国是冰雹灾害高频率发生的国家，其每年都给农作物生产、建筑施工、通信电力、交通运输等行业以及人民生命财产带来巨大损失。

雾霾是雾和霾的总称。雾是指大量悬浮在近地面空气中的微小水滴或冰晶组成的、常呈乳白色的水汽凝结物，使地面水平能见度降至 1 km 以下的天气现象。霾是指大量极细尘粒物等均匀地悬浮在空中，使水平能见度小于 10 km 的空气浑浊现象。大气污染物排放、气象条件、大气化学反应过程是导致雾霾天气出现的三大因素。雾霾对人体和社会的危害主要可归纳为两种：一是雾霾中成分复杂，包含数百种直径小于 10 μm 的化学颗粒物，能对人体呼吸系统、心血管系统、生殖系统等多个系统造成危害。二是雾霾天气时，空气质量差，能见度低，容易造成交通阻塞和事故。

当前雾霾天气在城市地区较为常见，然而随着城市化的不断推进，为提高乡村地区的经济水平，降低城市污染物浓度，部分工厂向城郊转移，使雾霾天气也有向城郊转移的趋势。近年来我国政府越来越重视治霾的防治，空气质量得到明显改善，发生雾霾的天数也大幅下降。

7.2　极端天气事件对健康的影响

7.2.1　气候变化影响健康的主要路径

人类自身对气候和天气的变化非常敏感，当天气和气候的变化超出了人体所能承受的范围时，即可出现各种不良的健康状况。全球气候变化影响人体健康的过程十分复杂，主要分为三个方面(图 7-2)。第一，直接影响健康，例如热浪可诱发心脑血管系统、呼吸系统等疾病进而导致死亡，台风洪涝等可导致人群伤害和死亡；第二，通过改变环境因素间接影响健康，例如通过影响媒介生物和病原体的分布扩大传染病的流行范围、通过破坏饮用水源增加胃肠道等系统疾病、通过提升大气污染物的浓度和活性增加呼吸系统疾病等；第三，通过社会因素间接影响健康，如极端天气事件通过破坏人们的住房和财产引发心理应激和精神疾病、通过影响农业生产和粮食价格导致社会冲突和营养相关疾病等。

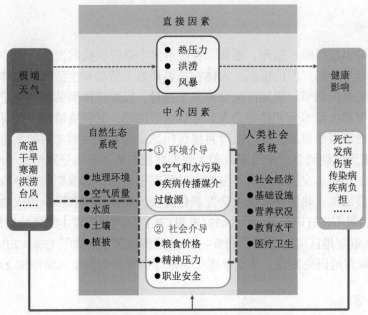

图 7-2　气候变化影响健康的主要路径[11]

7.2.2　高温热浪对健康的影响

1. 死亡

热浪可导致中暑，进而造成重症中暑（如热射病、热衰竭和热痉挛）等疾病，甚至导致死亡。热浪主要通过以下两种途径引起死亡：一是高温暴露导致的中暑若不及时治疗，将发展为重症中暑和死亡；二是高温暴露可通过加重原有疾病而造成死亡。我国一项研究分析了 272 个城市热浪与居民死亡之间的关系，结果显示热浪可使人群的总死亡风险增加 7%，心血管疾病、冠心病、卒中、缺血性卒中、出血性卒中、呼吸系统疾病和慢性阻塞性肺疾病的死亡风险分别增加 14%、13%、12%、18%、4%、13% 和 10%。热浪引起的死亡风险存在区域差异，我国北方地区死亡风险高于南方和西部地区，温带大陆性气候区域和温带季风气候区域死亡风险大于亚热带季风气候区域。这种区域和人群间差异主要与人对气温的适应能力有关，北方人群长期生活在较低的气温环境中，从生理上不适应高温天气，且缺乏应对高温天气的措施，如缺少制冷空调等。热浪引起的死亡风险对老年人、女性等易感人群影响更大。老年人由于其身体机能退化，对高温的耐受力降低。女性较男性更脆弱的原因可能与生理有关，机体生理上体温调节能力和热适应等方面相对较弱，因而更易受热浪的影响。

2. 发病

热浪可引起呼吸、循环、泌尿、神经等多个系统疾病的发生，其中循环系统疾病更加容易受到热浪的影响。人体在高温环境下劳动和生活时，身体通过对神经和体液的共同调节，增加汗液分泌散发热量，以维持体温的相对恒定，但是出汗过多可引起大量水分和盐分丢失，导致血液浓缩、黏稠度增加、全身小血管舒张、内脏血液灌注量减少、心血管系统负担加重等。澳大利亚阿德莱德市的研究表明，热浪天气期间急救车出车数和入院人数比非热浪期间分别增加 10%和 16%。中国上海、广州、宁波、重庆等多城市的研究也表明，热浪期间门急诊人数、入院人数明显增加。热浪还可通过诱发氧化应激、炎症反应和影响内皮功能等引起早产、死胎等不良妊娠结局。美国研究表明，热浪期间早产发生的风险增加了 6% ~ 12%，澳大利亚地区风险增加了 13% ~ 20%，欧洲地区也增加了 13% ~ 20%。中国一项 132 个城市的研究发现，孕期暴露于热浪导致早产的发生风险增加 23%。

3. 伤害

热浪通常伴随着电力能源短缺，可扰乱卫生、能源、交通和水资源等基础设施的正常运行，触发一系列的健康风险。例如，2008 年澳大利亚发生的热浪事件造成制冷设备的用电需求远大于电网载荷，致使数万人断电，无法使用空调等降温设施。对于身患基础病的人群，在热浪发生情况下若无法找到气温相对较低的地方避暑，可导致死亡率上升。热浪还能增加野外火灾的发生风险，进而增加健康风险。如 2018 年在斯堪的纳维亚半岛和美国加利福尼亚州发生的火灾以及 2010 年在俄罗斯发生的火灾，造成了众多人员伤亡。气温还与其他伤害事件发生有关联，如研究显示气温超过 29℃可增加人群因溺水而死亡的风险。此外，热浪等极端天气事件还与人类自杀行为有关。

4. 传染病

高温天气可加快媒介蚊虫的生长繁殖，并增强其体内病原体的致病力，增加疾病的流行风险。以登革热为例，当气温上升时，蚊虫体内的病毒潜伏期会缩短，可导致蚊虫叮咬频率增加，其分布区域会扩大。越南的一项研究发现，2009 年、2015 年和 2016 年暴发的登革热疫情中分别有 4.6%、11.6%和 21.9%的病例归因于温度。中国广州一项研究也发现，热浪过后 6 周左右登革热的发生风险可增加 115% ~ 251%。

流行性乙型脑炎(简称乙脑)也是通过蚊虫传播的传染病，发病高峰在夏秋季，其流行与气温也有密切关系，高温可增加其暴发流行风险。乙脑病毒在蚊虫体内发育时，当气温低于 20℃时会失去感染能力，当气温上升至 26 ~ 31℃时体内病毒滴度上升，毒力增高，传染力增强。另外，气温还可改变其栖息地的环境，直接影响蚊虫的繁殖速度。研究表明气温与乙脑发病率呈正相关，我国西南地区较高的乙脑发病率主要与该地区的气温条件有关。

疟疾作为发生率较高的虫媒传染病，其全球流行非常严重。气温的变化可减少疟原虫的潜伏期，进而加快疟疾的传播率。气温还会增加蚊虫的寿命，促进其生长，增加叮咬率。疟疾的传播率可随着气温升高而增加，温度为 14.5℃时，间日疟原虫孢子的增殖时间为 105 天，但是当温度增长至 27.5℃时，其增殖时间可缩短至 8.5 天。增殖时间的大幅度缩短可使间日疟原虫的传播更为广泛。

5. 疾病负担

热浪可导致严重的人群疾病负担。热浪期间的超额死亡以老年、患病人群最高，此类人群的超额死亡往往与心脑血管疾病和呼吸系统疾病有关。2019 年《全球疾病负担报告》显示，全球有 30.8 万人的死亡由高温导致，其中我国高温致死人数为 1.39 万，占全球总死亡人数的 4.5%；全球因高温造成 1170 万人年伤残调整寿命年（disability adjusted life years，DALY）的疾病负担，我国因高温损失 27.6 万人年，占全球总疾病负担的 2.4%。历史上的一些案例也充分说明了热浪天气造成的巨大疾病负担，例如 2003 年欧洲遭遇了前所未有的高温热浪天气，造成的死亡人数超过 7 万人。2010 年 6 ~ 8 月期间，俄罗斯莫斯科和西部地区经历了一场史无前例的热浪，造成近 5.5 万人死亡。

7.2.3　干旱对健康的影响

1. 死亡

干旱可造成粮食减产与质量下降，从而导致受灾人群营养不良和营养缺乏等，尤其对于 5 岁以下儿童，营养不良可致其死亡率增加。1980 年乌干达以及 2002 年埃塞俄比亚的干旱事件均表明，干旱地区的儿童死亡率明显高于非干旱地区。对我国 1961 ~ 1990 年期间年平均降水量、年平均蒸发量及干燥度与食道癌死亡率之间的关联分析发现，食道癌死亡率高的地区与干燥度高的地区分布基本一致，年平均降水量与食道癌死亡率呈负相关，而干燥度与食道癌死亡率呈正相关。

2. 发病

干旱所致的水资源短缺，降低了居民生活的饮水卫生和环境卫生质量，造成一些相关疾病的发病率增加，包括妇科疾病、肾病和青少年心理疾病等。我国的一项研究表明干旱年份期间女性的宫颈、盆腔等疾病患病率显著增高。对新疆塔克拉玛干地区"沙漠人"（世代居住在塔克拉玛干沙漠腹地绿洲上的人群）的调查发现,"沙漠人"白蛋白尿和肾功能减退的发生率明显高于非沙漠地区。一项对澳大利亚西南干旱地区的青少年调查发现,经过 3 年的持续干旱,青少年的情绪压力明显增加,其中有不少青少年诊断出了心理疾病。

3. 伤害

天气干旱时,大气中颗粒物浓度较高,其中铅含量一般也较高,易导致儿童血铅超标,引发铅中毒。干旱还可增加山火的发生风险,因为干旱可导致地面温度升高、土壤水分减少,使植物水分含量减少,从而变得更易燃。有研究发现我国的降水量与火灾面积存在较好的负相关关系,降水减少叠加温度升高可引发火灾。2010 年夏天,俄罗斯的持续高温干旱天气引发了严重的山火,火灾产生的大气污染也致使居民发生了吸入性损伤,包括热损伤、窒息和化学损伤。

4. 传染病

干旱所致的水资源短缺,可造成经粪-口途径传播等传染性疾病的发病率增加。有研究表明,干旱条件下土壤中含有高浓度的沙门氏菌,可导致农作物的患病风险增加,从而间接影响人类健康。如果因干旱缺水而将城市污水用于灌溉或加工食品,则可增加食源性疾病(如沙门氏菌、大肠杆菌)的风险。我国的一项研究发现,干旱地区平均蒸发量与流行性脑膜炎、麻疹、百日咳的发病率呈正相关,平均降水量与流行性脑膜炎、麻疹的发病率呈负相关。2007 年河南省西峡县由于天气干旱,地表水减少,生活饮用水受到污染,同时因居民卫生防病观念不强,使生活用水中病原体(如甲型肝炎病毒)含量增加。

干旱还与生物媒介传染病相关。一方面,干旱可使河流变为池塘,适合蚊虫繁殖,从而增加疟疾等传染病的流行风险。另一方面,严重的干旱还可能降低传染病的发生风险,例如西安特大干旱期间,乙脑、出血热等虫媒传染病的发病率下降,可能与严重干旱破坏了蚊媒孳生环境,使蚊媒数量大幅减少有关。另有研究表明,严重的干旱可使鼠类等动物向居民区迁移寻找食物,其携带的病毒易引起肾综合征出血热等传染病的流行。

5. 疾病负担

据 WHO 报道,全球每年有 5500 万人受到干旱的影响,全球 40% 的人口受到缺水的影响,到 2030 年,预计有 7 亿人将面临因干旱而流离失所的危险。20 世纪 80 年代以来,干旱给美国带来了巨大的经济和疾病负担,估计损失超过 2360 亿美元和导致 3865 人死亡。1984 年埃塞俄比亚粮食减产 30%,300 万人沦为灾民,短短 9 个月中因持续干旱所造成的饥荒和疾病就导致 30 万人死亡。中国是一个干旱灾害频发的农业国家,据不完全统计,自公元前 180 年至 1949 年,中国历史上因

旱灾死亡万人以上的事件至少 24 起。1920 年，我国北方多个省份都遭受了 40 年
未遇的大旱，灾民高达 2000 万，死亡 50 万人。

7.2.4 寒潮对健康的影响

1. 死亡

低温可通过改变血压、血管收缩、增加血液黏稠度和红细胞计数、血浆胆固
醇和血浆纤维蛋白原水平来增加心血管压力，从而增加死亡风险；对呼吸系统疾
病的影响可能与活性氧有关，寒潮天气时冷应激环境较为常见，冷应激可增加活
性氧的形成，从而损伤肺组织。国内外大量的流行病学研究均表明，寒潮能够增
加心血管疾病、脑卒中、呼吸系统疾病等疾病的死亡风险。一项全球范围内的
Meta 分析表明，寒潮导致全球范围内非意外死亡的相对危险度(relative risk，RR)
值为 1.10，而对我国非意外死亡、心血管疾病与呼吸系统疾病人群死亡的 RR 值
分别为 1.25、1.36 与 1.46。与高温相比，低温引起的死亡风险更高，一项全球
13 个国家的研究发现，7.71%的死亡人数是由气温异常引起的，其中低温导致的
死亡占比(7.29%)远高于高温(0.42%)。寒潮所致健康风险具有区域异质性，在我
国，寒潮对北亚热带人群死亡影响最小，对中亚热带人群影响最大。我国 364 个
城市温度与寿命损失年(years of life lost，YLL)之间关系的研究表明，低温对中国
南方居民的影响较大。

2. 发病

低温也可以通过增加心血管系统压力和损伤肺组织等机制诱发多种疾病的发
生。在寒冷季节，尤其在气温骤降时，缺血性脑卒中、冠心病以及心肌梗死的发
病风险明显增加，且这种对心脑血管的损伤效应可持续一周以上。2009～2011 年
哈尔滨寒潮天气期间人群呼吸系统疾病的发病风险增加了 19%，其中婴幼儿、老
年人、女性等人群在寒潮期间的发病风险较高。此外，寒潮也可增加哮喘等呼吸
系统疾病的发病风险。对我国 18 个城市 4467 位成年哮喘患者进行为期 3 年随访
调查研究发现，低温天气可增加哮喘发作的风险，与参考温度(第 99%分位数，
32℃)相比，暴露于中度寒冷(第 25%分位数，3℃)和极冷(第 2.5%分位数，−7℃)
环境下，哮喘发作的比值比(odds ratio，OR)值分别为 1.68 和 1.73。

3. 伤害

寒潮常伴随大风和暴雪天气，可造成能见度降低、地表结冰和路面积雪等现
象，易引发交通事故。另外，寒潮大风可造成海上风暴潮，形成的巨浪可对海上

船只造成毁灭性打击。冻伤是低温造成的常见伤害，在日常生活和生产军事活动中均可发生，尤其在高纬度地区（如南极洲）研究人员发生冻伤的比例可高达6.56%。冻伤的发生也与职业有关，如士兵和渔民有很高的冻伤风险，寒冷地区牧民（如驯鹿牧民）的冻伤发病率约为65%。此外，一些防寒意识差的人群，如学生、农民、流浪者等，也有较高的冻伤发生率。

4. 传染病

呼吸道疾病发病率和死亡率存在季节性变化，人体暴露于低温环境会增加呼吸道感染并因此而死亡的风险，导致冬季月份医疗服务的使用和住院人数增加。实验室研究也表明，低温环境下有利于流感病毒传播。日本一项病例交叉研究发现，低温环境显著增加了 2006～2007 年冈山市冬季期间季节性流感的流行风险，通过分析发病当日（滞后 0 天）至前 10 天（滞后 10 天）的平均温度与流感发病的关系发现，3 天之前的温度对流感发病风险影响最大，温度每降低 1℃，流感发病风险平均增加 11%。针对军队人员的研究也发现温度每降低 1℃，上呼吸道感染的风险平均增加 4.3%，感冒的风险增加 2.1%，咽炎的风险增加 2.8%，下呼吸道感染的风险增加 2.1%。

5. 疾病负担

2019 年《全球疾病负担报告》指出，全球因低温导致 165 万人死亡，我国因低温导致 58.1 万人死亡，占全球总死亡人数的 35.2%；全球因低温损失 2590 万人年DALY，我国因低温损失 906 万人年 DALY，占全球的 35.0%。另有学者利用全球43 个国家的数据进行评估显示，2000～2019 年期间每年因低温导致约 459 万人死亡。我国 272 个城市的研究发现，寒潮期间居民的死亡风险增加 39%，在所有的死亡者中，因寒潮造成的死亡人数占 2.1%。

7.2.5 洪涝对健康的影响

1. 死亡

洪涝是最常见的自然灾害，可从多个途径直接或间接地影响人类健康，造成死亡与其他相关疾病的发生。其健康影响因人而异，取决于人群脆弱性和事件种类。洪涝所致死亡主要由溺水导致，其他原因还包括建筑物倒塌、触电、火灾、心脏病和身体创伤等。儿童因其各方面能力有限与未发育健全的免疫系统而成为洪涝的最易感人群。全球 1975～2016 年间的洪涝数据显示，全球范围内洪涝的发生率、洪水致死率和受洪水影响人口总体呈上升趋势，其中，亚洲的洪水发生频率和洪水致死率最高，尤其是我国、印度、印度尼西亚和菲律宾，我国、美国和澳大利亚受洪水影响的人口和平均年死亡率有增加趋势。此外，洪涝还可造成食物和饮水受到细菌、真菌等微生物污染，农业化学品、二噁英（如二苯并对二噁英）等化学污染物污染，增加腹泻等传染病的发病率和死亡风险。

2. 发病

洪涝灾害对心血管疾病的影响可能与社会心理应激有关，应激时情绪紧张使交感-肾上腺系统兴奋，可致血细胞比容、血纤维蛋白原浓度、红细胞聚集性及全血黏稠度明显升高，红细胞变形能力下降。恶劣的天气条件会降低受灾人群的免疫力，增加受灾人群患病风险。同时因为灾害原因造成的不规律生活和慢性疾病治疗中断可能会引起内分泌紊乱，导致心血管疾病的复发和控制不佳。2011年四川巴中洪涝发生后，当地老年人的医院就诊率明显升高。2019年日本长野市暴发了特大洪水，水灾后2周内当地居民的心脑血管疾病发病率显著增加，水灾后1.5~2个月内不稳定型心绞痛病例显著增加。

洪涝灾害还会对受灾民众的心理健康产生不良影响。如江西省洪涝灾害后近半数灾民存在不同程度的心理反应，主要表现为焦虑、恐怖情绪以及敌对倾向，其中15.1%的人有较严重的心理问题。西班牙南部洪水发生时居住在受灾地区的居民创伤后应激障碍（post-traumatic stress disorder，PTSD）的发病率明显高于未受灾地区的居民。另有研究发现，洪灾还会对受灾人群的心理健康产生严重的长期影响，洞庭湖洪水发生17年后，对325名灾区幸存者进行调查发现，PTSD和焦虑症的患病率分别为9.5%和9.2%，高于普通居民患病率水平。

3. 伤害

关于洪涝造成的非致命性伤害的研究较少，可能在洪涝期间很多伤害未被报道或不认为与洪涝直接相关。越南河内洪灾研究发现，洪涝可造成多种伤害，包括骨折、肌肉拉伤、割伤、多发性创伤等，伤害原因包括坠落、溺水、交通事故等。孟加拉国的研究发现，洪涝期间超过18%的孩子受到意外伤害，包括坠落和溺水等。1993年美国中西部地区发生洪水，因伤害入院的病例中，伤害类型主要包括扭伤、拉伤、划伤、擦伤和撞伤。

4. 传染病

洪涝会破坏城市下水道系统等基础设施，引发污水溢出并扩散到当地水域，增加水传播病原体流入饮用水源的风险。此外，洪涝过后积水和潮湿的材料是细菌、霉菌等微生物的滋生地，可增加传染病的发病风险。1998年孟加拉国遭遇严重洪涝，在因洪涝而迁移的人群中开展的研究发现，腹泻是最常见的疾病（34.7%），其次是呼吸道感染(17.4%)。其中，水样腹泻是最常见的腹泻类型(47%)。苏丹港的研究发现，在洪水之后的几周内，腹泻病占儿童总发病率的 38%。美国的研究也发现，房屋或院子里的洪水与胃肠道疾病的风险增加密切相关。我国安徽和湖南的研究也发现，洪涝可明显增加感染性腹泻的发病风险，OR 值高达 6.8，并且经济发展水平较低地区的居民更易患感染性腹泻。

洪涝还可通过影响病原体、中间媒介、宿主及病原体繁殖速度等，造成虫媒传染病的时空分布发生改变，引起传染病的暴发与流行。洪涝灾害的频发已成为导致我国血吸虫病疫情回升的重要自然因素之一，将加剧洪涝地区钉螺孳生地的扩散和血吸虫病传染源的传播。2019 年澳大利亚北昆士兰汤斯维尔发生重大洪涝事件，洪涝发生后当地的蚊媒疾病数量明显增加。2014 年 4 月，所罗门群岛经历了一场山洪暴发，随后登革热病例数量急剧增加。2007 年安徽省蒙城县洪涝发生后，灾害区的疟疾病例数量明显增加，并且在滞后 25 天时疟疾的上升最为明显。

5. 疾病负担

据统计，1975～2002 年间，全球内陆洪水(河流洪水、山洪暴发和水渠洪水)共造成 17.5 万人死亡，受灾人群规模达到 22 亿人。1950～2014 年期间，我国每年平均因洪涝所致死亡人数为 4327 人。2000～2009 年间，我国仅因江河洪水就造成每年平均有 5401 人死亡，2010 年高达 8119 人，若将其他原因(台风、风暴潮等)引发的洪涝也纳入统计，伤亡人数将更多。湖南省 2010 年的数据显示，洪涝灾害年心血管疾病的 DALY 为 11.5 万人年，比 2009 年多损失 4108 人年，比 2011 年多损失 2.6 万人年，每千人 DALY 损失为 29.8 人年。

7.2.6 台风对健康的影响

1. 死亡

台风引起的山洪暴发、建筑物倒塌、意外落水、飞来硬物、高空坠物等可直接导致各种伤害和死亡，具有高致残率、高死亡率等特点。1984～2017 年间台风平均每年导致全国有 375 人死亡，其中 1994 年死亡人数最多(1815 人)，但每年所致死亡人数具有明显下降趋势。"十二五"期间(2011～2015 年)因台风灾害死亡、失踪共 447 人，对受害人群的年龄信息按照每 10 岁进行统计，发现中年人的死亡人数明显多于老人和儿童。

2. 发病

台风可通过改变温湿度、风速、降水量、大气污染和气传花粉等不同气象因素导致变应性鼻炎等疾病的发病风险增加。广东省中山市三次台风期间，变应性鼻炎患者就诊人数明显高于非台风期间。一项 Meta 分析发现，经历台风后的受灾人群 PTSD 的患病率高达 17.81%。2005 年在美国发生卡特里娜飓风后约 2 年，研究人员通过电话调查发现遭受住房困境（包括反复搬迁和住房质量差）的人从 PTSD 中恢复的概率比房屋未受灾者低 60%。台风过后家园房屋的重建，常常伴随着人口迁移，过程中会加剧个人财产损失，可对 PTSD 患者的恢复造成影响。

3. 伤害

伤害在台风中相当常见。香港一项关于台风伤害的研究发现，头部和上肢是台风灾害中最常见的受伤部位，跌倒是最常见的伤害原因，其次是被坠落或飞行物体击中。台风可带来丰沛降水，同时引发暴雨、洪涝等次生灾害，可进一步对人群健康产生危害。

4. 传染病

台风可损坏公共卫生等基础设施、污染水源、破坏居住条件，进而增加多种传染性疾病的发生风险，主要包括消化道传染病和呼吸道传染病。2016 年 10 月超强台风"马修"袭击海地，造成大面积洪涝灾害，建筑物和农作物受损，多人死亡，随后报告的霍乱病例数相比台风前显著增加。美国纽约州经历"桑迪"台风后，65 岁以上居民传染病的发生风险增加了两倍。对 2010 ~ 2014 年海口市的数据分析发现，台风过后感染性腹泻发病率明显升高，这与台风过后气温和相对湿度上升有关。不同等级台风对手足口病的发生均有影响，对 5 岁以下儿童的影响尤为明显，且存在一定的滞后效应，在台风之后一周内发病风险最大。

台风带来的降水会增加蚊媒栖息地的数量，改善栖息地环境，从而有利于蚊媒传染病的传播，20 世纪 60 年代初期在海地进行的一项研究表明，在"弗洛拉"飓风之后暴发了超过 75000 例疟疾病例，而在 1998 年"米奇"飓风之后，危地马拉和尼加拉瓜的疟疾病例同样有所增加。我国东南沿海四个省份（广东、海南、浙江、福建）2005 ~ 2011 年的疾病数据显示，台风过后登革热的发病风险会增高。

有研究发现台风还与人畜共患病——类鼻疽有关，台风带来的暴雨等次生灾害会加大易感人群类鼻疽经水源性或吸入性感染的概率，导致散发甚至暴发流行。2014 年 8 月海南省遭遇 18 级超强台风"威马逊"，随后出现五例类鼻疽，经流行病学分析显示"威马逊"台风是导致该次 5 例类鼻疽发病的重要因素。台湾研究还发现台风能导致钩端螺旋体病和类鼻疽病的流行。

5. 疾病负担

有学者对美国佛罗里达州的一项研究表明台风对居民造成的直接死亡占台风

相关总死亡的 4%。广州市的研究发现，2008～2011 年间在台风周发生的全死因死亡总人数的 YLL 为 23.3/1000 人，男性高于女性，儿童和老年人高于其他年龄组人群。美国的一项研究对 1979～2004 年因自然事件导致的死亡进行分析指出，台风等事件造成的死亡约占总死亡人数的 13%。韩国的研究也表明台风造成的疾病负担随着台风强度的增加而增加，在强台风(风速 33～43 m/s)、中台风(25～32 m/s)和弱台风(17～24 m/s)中，每 10 万人的 DALY 分别为 107.7、30.6 和 36.6。

7.2.7　山火对健康的影响

1. 死亡

山火导致的死亡风险往往比较直接和严重，尤其是消防员和生活在山火附近的居民，可因直接暴露于火焰或辐射热而死亡。2020 年 3 月四川省西昌市经久乡突发山火，造成 19 名地方扑火人员牺牲、3 名重伤，2019 年 3 月发生于四川凉山的山火造成 30 名消防员和当地官员死亡。自 2015 年至今，美国加利福尼亚州山火每年均有发生，2020 年山火烧毁了近 1.6 万 km² 土地，大火摧毁了 8200 多所建筑物，超过 53000 多人流离失所，造成 31 人死亡。2019 年澳大利亚山火肆虐数月，造成 33 人死亡，烧毁 3000 多所房屋，致 30 亿动物死亡。另外，山火还通过增加大气污染物浓度间接致死亡风险。例如，在 2020 年加利福尼亚州山火附近，日平均 $PM_{2.5}$ 水平经常达到 350～500 μg/m³，远超过美国 24 小时标准(35 μg/m³)；在距离火灾 1000 km 的地方，日平均 $PM_{2.5}$ 水平已达到 35～150 μg/m³。在山火事件期间，每日 $PM_{2.5}$ 水平和每日 PM_{10} 水平每增加 10 μg/m³，死亡风险分别增加 0.8%～2.4%和 0.8%～3.5%。

2. 发病

消防员和山火附近的居民患热相关疾病的风险较高，从脱水引起的热痉挛到危及生命的热射病均可发生。由于创伤经历、财产损失和流离失所，受山火影响地区的居民患精神疾病的风险增加，包括 PTSD、抑郁和失眠。2003 年加利福尼亚火灾的受害者数据显示，三分之二的居民担心他们自己和亲人的生命；三个月后，四分之一的居民患有 PTSD，三分之一的居民患有重度抑郁症。在加拿大山火发生 18 个月后进行的研究显示，山火灾害会对青少年儿童的心理健康产生显著的负面影响，尤其是与抑郁和自杀念头相关的症状增加。一项 Meta 分析还发现孕晚期母亲暴露于山火与新生儿出生体重减轻和早产有关。

山火烟雾含有多种对人体健康有害的空气污染物，如一氧化碳、二氧化氮、臭氧、细颗粒物、多环芳烃和挥发性有机化合物等，这些污染物可导致多种疾病，特别是哮喘和慢性阻塞性肺病的恶化，其中慢性疾病患者、老年人、儿童、孕妇和胎儿是易感人群。2014 年加拿大高亚北极地区遭受严重山火，山火期间 24 小时平均 $PM_{2.5}$ 浓度的中位数比前两年高出五倍，峰值为 320.3 $\mu g/m^3$，$PM_{2.5}$ 每增加 10 $\mu g/m^3$ 导致当地居民呼吸系统急诊就诊次数增加 3%，与 2012 年和 2013 年同期相比，哮喘、肺炎和咳嗽的门诊就诊次数也明显增加，哮喘急诊就诊次数增加一倍。另一项研究在老年群体中也得到了相似的结论，美国 2008 ~ 2010 年山火发生期间 $PM_{2.5}$ 暴露使老年人哮喘住院风险明显增加。

山火引发的烟雾还可增加民众心血管疾病的发病风险。澳大利亚的研究人员将连续的空气污染数据按不同的暴露剂量分层，发现因心血管疾病（如缺血性心脏病、心律失常）而去急诊室就诊的人数随着山火导致的 PM_{10} 和 $PM_{2.5}$ 浓度升高而增加。2015 ~ 2017 年美国加利福尼亚州山火事件期间，院外心脏骤停风险与浓烟有关，处于较低社会经济地位的人群风险更大。2008 年北卡罗来纳州山火烟雾导致心血管疾病急诊次数显著增加，该影响在老年人群中更为突出。其他的研究发现，山火烟雾还与中风、胸痛等急性心血管病相关。山火烟雾对人群健康的影响还具有长期性，在 1997 年印度尼西亚森林大火 10 年后，暴露于山火烟雾的人的肺活量、自我报告的一般健康和身体机能均比未暴露的人差。

3. 伤害

山火常造成人员伤亡。1988 年以前，我国年均发生山火 15932 起，因灾伤亡 788 人。1988 年以后，全国年均发生山火 7623 起，因灾伤亡 196 人，伤亡人数大幅降低。2009 年澳大利亚的 "黑色星期六" 山火直接导致 173 人死亡，在最初的 72 小时内，有 146 名烧伤患者和 64 名身体外伤者到当地急诊部门就诊。此外，山火还会给人民财产带来危害，林区的工厂、房屋、桥梁、铁路、输电线路、牲畜、粮食等常常受到山火的威胁。山火烟尘容易形成烟雾，长期笼罩在天空中不易被驱散，吸入烟雾会损害人的呼吸道系统，引起肺实质损伤，严重者威胁生命。

4. 传染病

有研究报告，2019 年巴西亚马孙森林发生山火后，导致了人畜共患病、细菌、病毒和寄生虫的宿主改变了栖息地和行为，使其更加适应郊区和城市环境，增加了相互作用和感染的风险，导致以前未出现疾病的地区发生了人畜共患病，另外蚊媒等媒介生物（如白纹伊蚊等）的迁移使虫媒病毒在城市和城郊地区流行风险增加。山火还会引起水资源短缺、温度波动以及其他气候条件改变、食用野生动物肉以及森林砍伐等，增加介水传染病和消化道传染病的流行风险。

5. 疾病负担

全球每年因山火烟雾导致的死亡人数为 33.9 万人。有研究人员调查了 2015 年秋季赤道亚洲地区发生的山火对空气质量和人口暴露的影响，发现山火造成的高浓度颗粒物导致 6900 万人长期暴露在不健康的空气质量条件下，短期接触这种污染可能导致 11880 人死亡。巴西社会环境研究所(ISA)最近进行的一项研究表明，亚马孙地区火灾产生的烟雾是土著人呼吸系统疾病住院的主要原因之一。

7.2.8　其他极端天气对健康的影响

其他极端天气事件也可造成人群意外伤害，同时造成一些非传染性疾病发病风险升高。例如，沙尘暴可对人体的皮肤、鼻、气管和肺部造成不同程度的损害，对气管和肺部的损伤更大，随着身体吸入尘粒的增加与积累，一旦超过人体自身清除能力，将会导致气管炎、支气管炎、肺炎等疾病的发生，造成肺癌发病率升高。同时，沙尘暴发生时，由于较低的能见度，也会增加车祸和意外事故的伤害风险。雷雨冰雹天气容易诱发老年人心脑血管疾病的发生，体弱者会有关节炎、头痛、感冒等疾病发生。雾霾天气发生时，由于能见度较低，常造成高速公路封闭、航运中断，严重者甚至会引发道路交通和飞行航运事故，导致人员伤亡。雾霾还会造成心血管、呼吸道疾病患病风险大大增加。

7.3　人类对极端天气事件的应对和适应

气候变化是 21 世纪威胁人类生存和发展的严峻挑战，也是当前国际政治、经济、外交博弈中的重大全球性问题。气候变化已对人类健康造成了沉重的疾病负担，并且未来其健康危害将会越来越明显。全球气候变暖打破机体的生理平衡以及人类所依赖的生态平衡，其对人体健康的危害是多方面的，并且此过程难以逆转。即使是我们现在开始着手，采取各种措施遏制气候变化，也无法在短期内改变全球气候变化的趋势。各级政府在制定温室气体减排和气候变化应对策略时，公共卫生人员也应积极参与，为各级政府提供政策建议。

7.3.1　控制气候变化的措施

控制温室气体的排放是控制全球气候变暖源头的措施，主要是通过加强研究和世界范围内的合作，减少气候变暖造成的环境问题。低碳发展已成为目前国际社会的共识和不可逆转的社会潮流。世界各国在 1997 年制定了《京都议定书》，规定到 2012 年前，所有发达国家的二氧化碳等 6 种主要温室气体的排放量要比 1990 年减少 5.2%。2015 年签订的《巴黎协议》对全球气候治理提出了新的要求，成为全球气候治理的新起点。然而，全球治理在这之后出现退化趋势，主要发达国家的气候治理出现保守现象。2017 年，时任美国总统特朗普退出《巴黎协议》，给全球气候变化应对增加了不确定性。中国、欧盟、加拿大等及时重申气候承诺，维持了全球气候行动的势头。2020 年 12 月 12 日，为纪念《巴黎协定》达成五周年，联合国及有关国家举办了气候雄心峰会，旨在进一步动员国际社会强化气候行动，推进多边进程。国家主席习近平在气候雄心峰会上称，截至 2019 年年底，我国单位国内生产总值二氧化碳排放量比 2005 年降低 48.1%，非化石能源占比达 15.3%，提前并超额完成了 2020 年气候行动目标。面对更严峻的形势，习近平主席提出了中国今后更进一步的承诺，到 2030 年，中国单位国内生产总值二氧化碳排放将比 2005 年下降 65% 以上，非化石能源占一次能源消费比重将达到 25% 左右，森林蓄积量将比 2005 年增加 60 亿 m^3，风电、太阳能发电总装机容量将达到 12 亿 kW 以上。2021 年 10 月 31 日，《联合国气候变化框架公约》第 26 次缔约方大会在英国格拉斯哥开幕，会议重申了《巴黎协定》的目标、原则和基本制度框架，特别是共同但有区别的责任原则，完成《巴黎协定》实施细则遗留问题的谈判，为协定全面有效实施奠定了基础，对控制气候变化取得了积极成果。由于气候变化问题超越了现有国家主权决策主题的常规决策视野，因此，国际社会必须加强沟通和合作，加强相关技术的研究，缔结人类命运共同体，才可降低温室气体的排放，从源头上控制气候变暖。

在全球范围内增加森林覆盖、减少土地沙漠化、增强自然生态系统的适应性也能不同程度地缓解气候变化。另外，经济、社会的发展和环境的保护是相互影响相互促进的，只有通过经济的发展，以及政治、法律的共同作用，通过国际社会的通力合作，才能最终逆转全球气候变暖的趋势，抵挡其引起的一系列危害。

7.3.2　适应气候变化的措施

为有效预防和控制全球气候变化对人类的健康危害，必须加强全社会公共卫生体系的建设。该体系的建立和完善有利于采取有效措施减少气候变化带来的不良健康效应。虽然自《巴黎协议》签署以来，世界各国已经通过多种途径，努力控制和减少温室气体的排放，但气候变化所带来的挑战依然巨大，因此采取适应气候变化的措施十分重要。

适应气候变化是指自然和人类系统针对实际已经发生的以及预计将要发生的气候变化及其影响做出调整的过程。适应的本质是趋利避害，有效的适应分为三个阶段：第一阶段是降低对气候变化的暴露和脆弱性；第二阶段是制定适应的规划、政策和实时方案；第三阶段是实现气候恢复力路径和转型，满足当代需求而又不危及后代福祉的可持续发展路线。

WHO 于 2015 年提出了"适应气候变化的卫生工作框架"（Operational Framework for Building Climate-Resilient Health Systems），从而加强公共卫生部门在不断变化

的气候环境中具备保护和改善健康的能力。该框架旨在帮助医疗卫生专业人员，以及在食品、水、农业、能源、交通、城市规划等与健康有关部门中的工作人员，充分了解气候变化所造成的健康风险。然后明确需要加强的卫生系统功能，从而提升气候健康适应能力，并在此基础上制定全面和切实可行的行动计划及干预措施。最后，协助卫生部门的决策者明确不同部门在落实行动计划和实施干预措施中的各自作用与责任。

具体而言，人类可以从以下几个方面采取措施适应气候变化。

1. 加强气候监测

研究气候变化的健康影响是所有健康危害预防措施实施的前提。一方面对气候变化健康影响研究需要长期的、连续的、精确的一系列历史气象数据的监测，为相关研究提供有力的数据支撑；另一方面，仍需开发针对未来不同情景模式的预测模型，以减少模型的不确定性并提高其预测准确度。

2. 建立和加强相关公共卫生系统

为了应对未来气候变化的不良健康效应，应该建立早期预警系统（主要监测极端气候事件的发生、感染性疾病的暴发、虫媒的数量等）和卫生保健系统。当前WHO 健康监测系统（Global Outbreak Alert and Response Network，GOARN）是一套突发疾病监测和应对措施监控网络，为预防和控制健康危害提供重要的技术支持和能力建设支持。

应对措施监控网络包括一级预防、二级预防和三级预防。一级预防即病因预防，通过早期预警系统的建立及早采取措施减少暴露风险，使保护人群不受危险因素暴露，如在疟疾流行区发放蚊帐从而减少蚊虫叮咬、极端气候事件的早期预警为预防措施实施争取时间等。二级预防是指早发现、早诊断、早治疗，在疾病症状临床前期尽可能采取措施减少疾病带来的健康危害，如增强疾病监测和诊断水平，加强公共卫生系统的快速反应能力等。三级预防是指疾病已经发生，采取措施减少已经发生的疾病所带来的不良效应，如合理处置热相关疾病，减少死亡率的增加等。

公共卫生系统工作包括公众教育、易感人群筛选防护、初级卫生保健体系的建立等。公众教育是对公众进行气候变化相关的健康教育，告知健康危害，并提供易实施的防护策略，比如在热浪和寒潮到来之时，告知公众通过改变穿衣、户外活动及居住环境减少个体暴露。易感人群的筛选和防护是确定易受到未来气候变化的影响并为其提供重点防护措施的人群，主要从两个方面考虑：一方面是生物易感性，即哪部分人群从生物角度更易感，如老年人更易受到热应激的影响等；另一方面是环境易感性，指人群所处的环境是否易感，如低收入人群生活环境卫生条件较差，享受到的公共健康服务更少，因而更易受到气候变化相关疾病的影响。初级卫生保健体系的建立主要是社区门诊的建设、提供初级卫生保健服务、心理健康咨询等。

3. 气候变化相关的健康风险评估

在社会资源和医疗资源有限的条件下，准确评估健康风险，有效预防气候变化的健康危害，对于发现高危人群和社区，实现高效预防有着重要意义。与此同时，应该进一步完善现有基于情景条件预测的模型。目前尚缺乏统一的方案建立可以综合考虑的未来社会、人口变化、技术进步和人类适应性改变等因素的模型，因此已有的基于情景条件预测模型所得到的结果是不全面的，不确定性较大，并且其结果之间也难以进行比较。未来亟须加强这个方向的研究，为国际社会制定相关的政策提供更好的科学证据。

4. 其他因素

从经济水平来看，国家层面的经济水平能影响其针对气候变化预防措施的投资。个体的经济水平亦有影响，如贫穷本身就可影响人群易感性，贫困地区的人民受到气候变化导致的健康影响更为严重。此外，科学技术的发展为解决气候变化相关问题提供有力的工具，如虫媒控制、清洁能源(如太阳能、风能、地热能等)利用、碳排放处理技术等。科学研究最终可为政策的制定提供依据，而政策的制定才能更好地实施相关措施。因此，未来科学研究人员需要与政府紧密合作，以制定有效温室气体减排政策和气候变化应对策略，应对气候变化这个人类所面临的国际环境问题。

7.4　小结与展望

总体来看，极端天气事件对人体健康的影响非常复杂，人类在极端天气事件面前显得非常脆弱和敏感。虽然气候变化受到我国政府的高度重视，政策也大力支持，但我国极端天气事件与健康应对的研究尚处于起步阶段，对极端天气事件影响健康的理论研究太少，相关的研究范式尚未建立。居民对极端天气事件的健康应对不够敏感，气象监测工具的研制、监测效果应用等尚不成熟。因此在以后的工作中我们应该：①加强健康教育与健康促进，提高居民对极端天气事件与健康应对的认知。可以借助爱国卫生运动、环境保护行动、健康中国行等宣传气候变化和极端天气事件对健康的影响及应对。②梳理极端天气事件导致的健康影响因素，加强极端天气事件脆弱性、适应性评估，确定优先研究领域。③拓展研究视角，开展极端天气事件所致疾病负担的相关研究，加强极端天气事件与公共卫生、流行病、医学、心理等学科交叉，丰富极端天气事件与健康应对的研究内容。④加强未来气候变化和极端天气事件引起的健康风险评估和适应策略的研究，卫生部门与气象部门应紧密合作，进行数据共享，利用未来不同情境下气候变化预估结果，评估未来极端天气事件引起的健康风险变化趋势，从而制定针对性的适应和应对措施。⑤在方法学上注意考虑气候变化证据、归因、修饰效应以及其他解释因素等，建立气象因素与健康指标的联系，通过模型拟合，推广监测结果进行预防。⑥为全面实现《巴黎协定》的承诺，我国带头提出了"碳达峰"和"碳中和"的国家战略目标，这为进一步推动极端天气事件对健康影响的研究工作提供了前所未有的契机，因此要紧紧围绕"碳达峰"和"碳中和"的战略目标开展研究，为基础数据、风险评估、政策和措施制定等方面提供科学依据。总之，面对全球变暖不断加剧的严峻形势，我们应深化对星球健康和人类命运共同体理念的正确理解，并努力通过气候变化与健康领域的研究成果，推动我国社会向着可持续利用地球资源的方向发展。

（刘　涛）

参 考 文 献

曹淳力, 李石柱, 周晓农. 2016. 特大洪涝灾害对我国血吸虫病传播的影响及应急处置[J]. 中国血吸虫病防治杂志, 28(6): 618-623.

刘健, 曹丽娜, 王善青, 等. 2016. 2010～2014 年海口市台风对感染性腹泻影响研究[J]. 预防医学论坛, 22(9): 641-644+648.

杨保成. 2019. 呼伦贝尔地区一次长时间极寒天气分析[J]. 科技创新与应用, (26): 61-62+64.

中国气象局. 2018. 台风的定义[EB/OL]. [2021-08-31] http://www.cma.gov.cn/2011xzt/kpbd/typhoon/2018050901/201807/t20180717_473579.html.

中华人民共和国国家质量监督检验检疫总局. 2017. 气象干旱等级[S]. GB/T 20481—2017.

钟爽, 黄存瑞. 2019. 气候变化的健康风险与卫生应对[J]. 科学通报, 64(19): 2002-2010.

Amjad S, Chojecki D, Osornio-Vargas A, et al. 2021. Wildfire exposure during pregnancy and the risk of adverse birth outcomes: a systematic review[J]. Environment International, 156: 106644.

Chen H, Zhao L, Dong W, et al. 2022. Spatiotemporal variation of mortality burden attributable to heatwaves in China, 1979–2020[J]. Science Bulletin, 67(13): 1340-1344.

Chersich M F, Pham M D, Areal A, et al. 2020. Associations between high temperatures in pregnancy and risk of preterm birth, low birth weight, and stillbirths: systematic review and meta-analysis[J]. The BMJ, 371: m3811.

Heil K, Thomas R, Robertson G, et al. 2016. Freezing and non-freezing cold weather injuries: a systematic review[J]. British Medical Bulletin, 117(1): 79-93.

Hu P, Zhang Q, Shi P, et al. 2018. Flood-induced mortality across the globe: Spatiotemporal pattern and influencing factors[J]. Science of the Total Environment, 643: 171-182.

Kai-sen H, Qi W, Ping L, et al. 2011. Increased depression and readmission risk in patients with new-onset angina after the Sichuan earthquake[J]. Prehospital and Disaster Medicine, 26(4): 262-267.

Liu T, Zhou C, Zhang H, et al. 2021. Ambient temperature and years of life lost: A national study in China [J]. The Innovation, 2(1): 100072.

Liu X, Xiao J, Sun X, et al. 2020. Associations of maternal ambient temperature exposures during pregnancy with the risk of preterm birth and the effect modification of birth order during the new baby boom: A birth cohort study in Guangzhou, China[J]. International Journal of Hygiene and Environmental Health, 225: 113481.

Ma W, Zeng W, Zhou M, et al. 2015. The short-term effect of heat waves on mortality and its modifiers in China: An analysis from 66 communities[J]. Environment International, 75: 103-109.

Mallett L H, Etzel R A. 2018. Flooding: What is the impact on pregnancy and child health?[J]. Disasters, 42(3): 432-458.

McLaughlin K A, Berglund P, Gruber M J, et al. 2011. Recovery from PTSD following Hurricane Katrina[J]. Depression and Anxiety, 28(6): 439-446.

Piao S, Ciais P, Huang Y, et al. 2010. The impacts of climate change on water resources and agriculture in China[J]. Nature, 467(7311): 43-51.

Thacker M T F, Lee R, Sabogal R I, et al. 2008. Overview of deaths associated with natural events, United States, 1979-2004[J]. Disasters, 32(2): 303-315.

Unkašević M, Tošić I. 2009. An analysis of heat waves in Serbia[J]. Global and Planetary Change, 65(1): 17-26.

World Health Organization. 2015. Operational framework for building climate resilient health systems[R]. Geneva: WHO.

Xu R, Yu P, Abramson M J, et al. 2020. Wildfires, global climate change, and human health[J]. New England Journal of Medicine, 383(22): 2173-2181.

第 8 章　水污染的健康效应

水是自然环境的基本要素，是地球上不可替代的自然资源，在生态平衡中发挥重要作用。同时，水也是一切生命过程必需的基本物质，人体的一切生理和生化活动均离不开水。水的质量与人类生活和健康密切相关。然而，随着人类生产和生活活动的快速发展，大量污染物排入水体，超过水体的自净能力使水质恶化，进而影响生态环境与人类健康，称为水体污染(water pollution)。2021 年，联合国水机制(United Nations—Water)发布的报告显示，调查的全球 89 个国家 75000 个水体(河流、湖泊和地下水)中超过 40%受到严重污染，全球超过 30 亿人缺乏良好的水质，20 亿人缺乏得到安全管理的饮用水服务。世界卫生组织(World Health Organization，WHO)估计，人类 80%的疾病与饮用被污染的水有关。我国是一个水资源短缺和水污染问题突出的国家，水资源短缺和水污染不仅阻碍国家的建设和发展，也可能影响到公众的身体健康。

8.1　水污染的特征和环境标准

8.1.1　我国水污染特征

我国水污染已成为环境污染的重点问题之一，将直接影响到人们的饮用水安全。我国水资源总量居世界第六位，但人均水资源占有量仅列世界第 121 位，是世界 13 个贫水国家之一。据预测，随着人口的不断增长，到 2030 年，我国人均水资源占有量将减少到 1760 m^3。按国际标准(1700 m^3)，我国已临近用水紧张国家。此外，我国农业用水占总用水量的 70%以上，工业和城市用水占比不足 30%。而目前，我国主要的水系、湖泊、近岸海域及部分地区地下水均受到了不同程度的污染。其中，河流区域以有机污染为主，包括氨氮、生化需氧量、高锰酸钾指数和挥发酚等；湖泊区域表现为水体富营养化问题严重，主要包括总磷、总氮、化学需氧量和高锰酸钾指数等；近岸海域主要以无机氮、活性磷酸盐、重金属污染为主。这些问题使得我国水环境污染具有影响范围广、危害严重，治理难度大等特点。按照被污染水体的种类，可以分为地表水污染及地下水污染两大类。

1. 地表水污染

我国地表水水质标准，是按照不同水域、不同功能分成五类制订的。这五类水域及其功能是：

　　Ⅰ类水体：为源头水及其自然保护区；

　　Ⅱ类水体：为集中生活饮用水水源地一级保护区，珍贵鱼类保护区，鱼虾产卵场等；

　　Ⅲ类水体：集中饮用水水源地二级保护区，一级鱼类保护区、游泳区等；

　　Ⅳ类水体：为工业用水区，人体不直接接触的娱乐用水区；

　　Ⅴ类水体：为农业用水区，一般景观要求水域。

　　在 1995 年，我国对 135 个城市河段的监测表明，北方河段中，五类及五类以下的河段占比 70% 以上，而达到二类、三类水质标准的河段仅占 5% 左右。南方河段的污染情况略轻，但也有 30% 以上的河段为五类及五类以下水体，而达到二类和三类水体标准的河段约占 40%。可见当时，我国南、北方河流的污染情况均较为严重。而最新的生态环境部对 2021 年 1~12 月全国地表水的通报显示，3641 个国家地表水考核断面中，水质优良（Ⅰ~Ⅲ类）断面比例已达到 84.9%，劣Ⅴ类断面比例仅为 1.2%。在长江、黄河、珠江、松花江、淮河、海河、辽河等七大流域及西北诸河、西南诸河和浙闽片河流中，水质优良（Ⅰ~Ⅲ类）断面比例为 87.0%，劣Ⅴ类断面比例为 0.9%，其中，长江流域、西北和西南诸河、浙闽片河流和珠江流域水质为优；黄河、辽河和淮河流域水质良好；松花江和海河流域为轻度污染。在监测的 210 个重点湖（库）中，水质优良（Ⅰ~Ⅲ类）湖库个数占比 72.9%，劣Ⅴ类水质湖库个数占比 5.2%。总体水质趋于良好。

　　我国地表水最常见的污染类型包括有机污染、重金属污染、富营养化以及这些污染共存的复合性污染。

1）有机污染

　　我国多数污染河流的特征都属于有机污染，表现为水体中化学需氧量（chemical oxygen demand，COD）、生化需氧量（biochemical oxygen demand，BOD）浓度增高。例如，淮河全流域每年排放的工业废水和生活污水总量约 $36 \times 10^8 \ m^3$，引入的 COD 总量约为 $150 \times 10^4 \ t$，这使淮河中的有机物含量严重超标，而溶解氧含量则显著下降。1993 年对淮河 280 个断面的水质监测表明，淮河水质已经不能满足饮用水水源水质标准，其中约 45% 的断面不满足灌溉水质标准。近年来更发生了多次水质污染事故，使多处水质严重恶化，影响了人民生活和工农业生产，引起了中国政府的关注，并开始大力治理地表水污染，至今也初见成效，2021 年 1~12 月水环境通报显示，淮河流域水质已达到良好水平。

2）重金属污染

　　重金属随废水排入水体后，大多将沉淀至水底，或与有机物螯合形成毒性更强的金属有机化合物。由于我国对工业和重金属废水的排放控制较早，因此在全国范围内重金属污染水体面积不大。

3）富营养化

我国主要淡水湖泊都已呈现出不同程度的富营养化现象，即水华。其主要原因是，过多的氮、磷等营养物质排放，引起藻类及其他浮游生物的迅速繁殖，水体溶解氧降低，水质恶化。滇池是著名的高原湖泊，曾同时作为昆明市的饮用水源和城市污水的受纳体。由于水体富营养化，滇池内湖中水葫芦覆盖面积和生长厚度逐年增加，内湖外湖中都出现了蓝藻滋生的现象。监测资料表明，20 世纪 90 年代以来，滇池水质仅能满足灌溉水质的要求。中国沿海海域同样呈现严重的富营养化污染现象，即赤潮。自 20 世纪 60 年代以来，渤海、东海、南海都曾经出现赤潮，且频率日益增加。以渤海为例，20 世纪 60 年代以前，曾出现过 3 次赤潮，70 年代出现赤潮次数为 9 次，而 80 年代则激增至 74 次。1999 年 7 月 3 日，渤海甚至出现了 1500 km² 面积的严重赤潮，7 月 15 日更扩大到了 6500 km²。根据最新中国海洋生态环境状况公报显示，仅 2021 年，我国海域共发生赤潮 58 次，累计面积达 23277 km²。四大海区中，东海海域发生赤潮次数最多（26 次）且累计面积最大（7096 km²）。由此可见，水体富营养化现象在我国仍较为严重，水环境生态保护修复工作还任重而道远。

2. 地下水污染

与地表水污染相比，地下水污染有以下特点：

1）长期性

地下水污染的长期性主要体现为地下水在含水层中的运动特征复杂，且多数情况下地下水的运动极其缓慢。地下水一旦受到污染，即使彻底清除了污染源，地下水质恢复也需要很长时间。

2）隐蔽性

通常情况下，人们可以通过水体的气味以及颜色直接判断地表水是否受到污染。但地下水由于赋存于地表以下的地层空隙中，具有样品的获取难度大、分析检测要求的技术水平高、污染源识别困难等特点，当污染问题被发现时，已经过十几年甚至是几十年，无形中加大了治理难度。

3）不可逆性

地下水相较于地表水，其流动性以及自身的净化能力较弱。污染物不仅会存在于水中，而且会吸附、残留在含水层介质中，不断缓慢地向水中释放，单独治理地下水难以实现恢复的目的。加上含水层介质类型、结构和岩性复杂，流动极其缓慢，地下水恢复治理的难度要远远大于地表水。

正是由于这些特征，人们一旦饮用被污染的地下水，很容易对身体健康产生影响。因此，在地下水资源管理过程中，应对地下水污染的预防工作进行重点管理，这不仅能够降低地下水被污染的概率，还能降低地下水污染治理的难度。近年来，我国地下水生态环境保护工作稳步推进，先后出台《水污染防治行动计划》《地下水污染防治实施方案》等系列政策文件，初步建立地下水污染防治体系，加强地下水环境"双源"（地下水型饮用水水源和地下水污染源）监管，推动源头防治协同增效，地下水污染加剧趋势得到初步遏制，但所做的工作还远远不够。只有清楚地了解地下水污染问题，因地制宜，提出合理有效且可行的治理方案，才能在地下水污染防治工作上取得更好的成效。

8.1.2　水质量标准

1. 我国生活饮用水卫生标准

随着科学技术的进步，我国生活饮用水卫生标准先后经历多轮更新、修订（表 8-1）。最新的《生活饮用水卫生标准》（GB 5749—2022）已于 2022 年 3 月 15 日发布，2023 年 4 月 1 日起正式实施，全面替代之前的 GB 5749—2006。该标准对生活饮用水水质、生活饮用水水源水质、集中式供水单位卫生、二次供水卫生、饮用水卫生安全的产品卫生以及水质检验方法等均提出了具体要求。其中，针对生活饮用水水质的常规指标、扩展指标及其限制要求分别详见表 8-2 和表 8-3，生活饮用水消毒剂常规指标及要求见表 8-4。

表 8-1　我国饮用水标准发展情况

年份	标准名称	指标情况
1956	《饮用水 15 项水质标准》	15 项
1959	《生活饮用水卫生规程》	17 项
1976	《生活饮用水卫生标准》（TJ 20—76）	23 项
1985	《生活饮用水卫生标准》（GB 5749—85）	35 项
2001	《生活饮用水卫生规范》	96 项
2005	《城市供水水质标准》（CJ/T 206—2005）	103 项
2006	《生活饮用水卫生标准》（GB 5749—2006）	106 项
2022	《生活饮用水卫生标准》（GB 5749—2022）	97 项

表 8-2　我国生活饮用水水质常规指标及其限值（GB 5749—2022）

常规指标	限值
一、微生物指标	
总大肠菌群（MPN/100 mL 或 CFU/100 mL）[a]	不应检出
大肠埃希氏菌（MPN/100 mL 或 CFU/100 mL）[a]	不应检出
菌落总数（MPN/mL 或 CFU/mL）[b]	100

续表

常规指标	限值
二、毒理指标	
砷(mg/L)	0.01
镉(mg/L)	0.005
铬(六价)(mg/L)	0.05
铅(mg/L)	0.01
汞(mg/L)	0.001
氰化物(mg/L)[b]	0.05
氟化物(mg/L)[b]	1.0
硝酸盐(以 N 计)(mg/L)	10
三氯甲烷(mg/L)[c]	0.06
一氯二溴甲烷(mg/L)[c]	0.1
二氯一溴甲烷(mg/L)[c]	0.06
三溴甲烷(mg/L)[c]	0.1
三卤甲烷(三氯甲烷、一氯二溴甲烷、二氯一溴甲烷、三溴甲烷的总和)[c]	该类化合物中各种化合物的实测浓度与其各自限值得比值之和不超过 1
二氯乙酸(mg/L)[c]	0.05
三氯乙酸(mg/L)[c]	0.1
溴酸盐(mg/L)[c]	0.01
亚氯酸盐(mg/L)[c]	0.7
氯酸盐(mg/L)[c]	0.7
三、感官性状和一般化学指标[d]	
色度(铂钴色度单位)(度)	15
浑浊度(散射浑浊度单位)(NTU)[b]	1
臭和味	无异臭、异味
肉眼可见物	无
pH	不小于 6.5 且不大于 8.5
铝(mg/L)	0.2
铁(mg/L)	0.3
锰(mg/L)	0.1
铜(mg/L)	1.0
锌(mg/L)	1.0
氯化物(mg/L)	250
硫酸盐(mg/L)	250
溶解性总固体(mg/L)	1000
总硬度(以 $CaCO_3$ 计)(mg/L)	450
高锰酸盐指数(以 O_2 计)(mg/L)	3
氨(以 N 计)(mg/L)	0.5
四、放射性指标[e]	
总 α 放射性(Bq/L)	0.5(指导值)
总 β 放射性(Bq/L)	1(指导值)

a. MPN 表示最可能数;CFU 表示菌落形成单位。当水样检出总大肠菌群时,应进一步检验大肠埃希氏菌;当水样未检出总大肠菌群,不必检验大肠埃希氏菌

b. 小型集中式供水和分散式供水因水源与净水技术受限时,菌落总数指标限值按 500 MPN/mL 或 500 CFU/mL 执行,氟化物指标限值按 1.2 mg/L 执行,硝酸盐(以 N 计)指标限值按 20 mg/L 执行,浑浊度指标限值按 3 NTU 执行

c. 水处理工艺流程中预氧化或消毒方式:

——采用液氯、次氯酸钙及氯胺时，应测定三氯甲烷、一氯二溴甲烷、二氯一溴甲烷、三氯甲烷、二氯乙酸、三氯乙酸；

——采用次氯酸钠时，应测定三氯甲烷、一氯二溴甲烷、二氯一溴甲烷、三溴甲烷、三卤甲烷、二氯乙酸、三氯乙酸、氯酸盐；

——采用臭氧时，应测定溴酸盐；

——采用二氧化氯时，应测定亚氯酸盐；

——采用二氧化氯与氯混合消毒剂发生器时，应测定亚氯酸盐、氯酸盐、三氯甲烷、一氯二溴甲烷、二氯一溴甲烷、三溴甲烷、三卤甲烷、二氯乙酸、三氯乙酸；

——当原水中含有上述污染物，可能导致出厂水和末梢水的超标风险时，无论采用何种预氧化或消毒方式，都应对其进行测定

d. 当发生影响水质的突发公共卫生事件时，经风险评估，感官性状和一般化学指标可暂时适当放宽

e. 放射性指标超过指导值(总 β 放射性扣除 ^{40}K 后仍然大于 1 Bq/L)，应进行核素分析和评价，判定能否饮用

表 8-3　我国生活饮用水水质扩展指标及其限值(GB 5749—2022)

扩展指标	限值
一、微生物指标	
贾第鞭毛虫(个/10L)	<1
隐孢子虫(个/10L)	<1
二、毒理指标	
锑(mg/L)	0.005
钡(mg/L)	0.7
铍(mg/L)	0.002
硼(mg/L)	1.0
钼(mg/L)	0.07
镍(mg/L)	0.02
银(mg/L)	0.05
铊(mg/L)	0.0001
硒(mg/L)	0.01
高氯酸盐(mg/L)	0.07
二氯甲烷(mg/L)	0.02
1,2-二氯乙烷(mg/L)	0.03
四氯化碳(mg/L)	0.002
氯乙烯(mg/L)	0.001
1,1-二氯乙烯(mg/L)	0.03
1,2-二氯乙烯(mg/L)	0.05
三氯乙烯(mg/L)	0.02
四氯乙烯(mg/L)	0.04
六氯丁二烯(mg/L)	0.0006
苯(mg/L)	0.01
甲苯(mg/L)	0.7
二甲苯(总量)(mg/L)	0.5
苯乙烯(mg/L)	0.02
氯苯(mg/L)	0.3
1,4-二氯苯(mg/L)	0.3
三氯苯(总量)(mg/L)	0.02
六氯苯(mg/L)	0.001
七氯(mg/L)	0.0004

续表

扩展指标	限值
马拉硫磷(mg/L)	0.25
乐果(mg/L)	0.006
灭草松(mg/L)	0.3
百菌清(mg/L)	0.01
呋喃丹(mg/L)	0.007
毒死蜱(mg/L)	0.03
草甘膦(mg/L)	0.7
敌敌畏(mg/L)	0.001
莠去津(mg/L)	0.002
溴氰菊酯(mg/L)	0.02
2,4-滴(mg/L)	0.03
乙草胺(mg/L)	0.02
五氯酚(mg/L)	0.009
2,4,6-三氯酚(mg/L)	0.2
苯并[a]芘(mg/L)	0.00001
邻苯二甲酸二(2-乙基己基)酯(mg/L)	0.008
丙烯酰胺(mg/L)	0.0005
环氧氯丙烷(mg/L)	0.0004
微囊藻毒素-LR(藻类暴发情况发生时)(mg/L)	0.001
三、感官性状和一般化学指标[a]	
钠(mg/L)	200
挥发酚类(以苯酚计)(mg/L)	0.002
阴离子合成洗涤剂(mg/L)	0.3
2-甲基异莰醇(mg/L)	0.00001
土臭素(mg/L)	0.00001

a. 当发生影响水质的突发公共卫生事件时，经风险评估，感官性状和一般化学指标可暂时适当放宽

表 8-4　生活饮用水消毒剂常规指标及要求(GB 5749—2022)

消毒剂指标	与水接触时间(min)	出厂水和末梢水限值(mg/L)	出厂水余量(mg/L)	末梢水余量(mg/L)
游离氯[a, d]	≥30	≤2	≥0.3	≥0.05
总氯[b]	≥120	≤3	≥0.5	≥0.05
臭氧[c]	≥12	≤0.3	—	≥0.02 如采用其他协同消毒方式,消毒剂限值及余量应满足相应要求
二氧化氯[d]	≥30	≤0.8	≥0.1	≥0.02

a. 采用液氯、次氯酸钠、次氯酸钙消毒方式时，应测定游离氯

b. 采用氯胺消毒方式时，应测定总氯

c. 采用臭氧消毒方式时，应测定臭氧

d. 采用二氧化氯消毒方式时，应测定二氧化氯；采用二氧化氯与氯混合消毒剂发生器消毒方式时，应测定二氧化氯和游离氯。两项指标均应满足限值要求，至少一项指标应满足余量要求

2. 国内外生活饮用水卫生标准指标对比

WHO《饮用水水质准则》明确指出无论在发展中国家还是发达国家，与饮用

水有关的安全问题大多来自于微生物，并将微生物问题列为首要问题，其后依次是消毒、化学物问题、放射性问题和可接受性问题。并且准则中还强调在保护和提高公众健康的过程中针对不同参数管理应有先后次序，顺序如下：①确保充足供应在微生物方面安全的饮用水，并保证水的可接受性，以阻止消费者饮用在微生物方面有潜在不安全因素的水；②管理已知的对人体健康有不良影响的重要化学污染物；控制其他的一般化学污染物。由此可见，饮水中微生物引起的危害被认为是威胁饮水安全的首要问题，因此必须充分认识微生物的重要性。

　　除去微生物的问题，WHO 在《饮用水水质准则》中将消毒问题列为最需要关注的问题。在安全饮用水供应过程中，消毒是最重要的步骤之一，美国《国家饮用水基本规则》中明确规定饮用水必须经过消毒。但是，在使用化学消毒剂的过程中通常会产生消毒副产物，其具有致畸、致癌等多种不良影响。消毒副产物是饮用水消毒不得不面临的问题与挑战。表 8-5 和表 8-6 以微生物指标和消毒指标为例，对国内外主要饮用水标准进行了对比，以期为后续的相关研究提供参考和方向。

表 8-5　国内外饮用水水质标准中微生物指标对比

微生物指标	WHO	中国	美国	欧盟	日本
菌落总数(CFU/mL)	—	100	500	100(20℃)；20(37℃)	100
总大肠菌群	0/100 mL	0	0		
耐热大肠菌群	0/100 mL	—	—		
大肠埃希菌	0/100 mL	0		0/250 mL	0
贾第鞭毛虫	—	<1 个/10 L	99.9%去除或灭活	—	
隐孢子虫	—	<1 个/10 L	0	—	
病毒			99.99%去除或灭活		
军团菌			0		
粪大肠菌群和大肠杆菌			0		
肠球菌	0			0/250 mL	
铜绿假单胞菌				0/250 mL	
产气荚膜梭菌	0			0/250 mL	
大肠杆菌噬菌体	0				
肠道病毒	0				

注："—"表示该标准中无这项指标，"0"表示"不应检出"

表 8-6　国内外饮用水水质标准中消毒副产物限值/指导值对比 (µg/L)

消毒副产物		WHO	中国	美国	欧盟	日本
三卤甲烷(THMs)	TCM	300	60	—		60
	BDCM	60	60	—		30
	DBCM	100	100	—		100
	TBM	100	100	—		90
	THM₄	1ᵃ	1ᵃ	80	100	100
	DCIM	—	—			

续表

消毒副产物		WHO	中国	美国	欧盟	日本
卤乙酸(HAAs)	MCAA	20	—			20
	DCAA	50	50			30
	TCAA	200	100			30
	HAAs			60		—
卤乙醛(HALS)	TCAL	—	10			20[b]
卤乙腈(HANs)	DCAN	20				10[b]
	DBAN	70				60[c]
亚硝胺(NAs)	NDMA	0.1	—	—		0.1[c]
无机消毒副产物	溴酸盐	10	10	10	10	10
	亚氯酸盐	700	700	1000	—	600[d]
	氯酸盐	700	700	—		600

注："—"表示该标准中无这项指标,"0"表示"不应检出"

TCM-三氯甲烷;BDCM-二氯一溴甲烷;DBCM-一氯二溴甲烷;TBM-三溴甲烷;DCIM-二氯一碘甲烷;MCAA-一氯乙酸;DCAA-二氯乙酸;TCAA-三氯乙酸;TCAL-三氯乙醛;DCAN-二氯乙腈;DBAN-二溴乙腈;TCAN-三氯乙腈;NDMA-N-亚硝基二甲胺。THM$_4$指 TCM、BDCM、DBCM、TBM;HAAs 指 MCCA、DCAA、TCAA、MBAA、DBAA

a. 表示各种 THM 实测浓度与各自对应限值的比值之和不超过 1
b. 表示自来水厂水处理工艺为常规工艺与深度处理工艺的结合
c. 表示日本饮用水标准中的需要进一步研究的项目,对应的浓度限值为目标值
d. 表示日本饮用水标准中的水质管理项目对应的浓度限值为目标值

3. 其他水环境质量标准

除了生活饮用水卫生标准,为了保证用水安全,按水资源用途划分,我国还分别制定了城市供水水质标准(CJT 206)、渔业水质标准(GB 11607)、农田灌溉水质标准(GB 5084)、景观娱乐用水水质标准(GB 12941)以及各种工业用水水质标准等一系列标准。此外,为了加强各类水体环境的管理,全面防治水环境污染,针对不同水体类型,我国也分别制定了地表水环境质量标准(GB 3838)、地下水质量标准(GB/T 14848—2017)、海水水质标准(GB 3097)等标准限值,从而维护良好的水生态系统,保障人体健康。

8.2 水污染物暴露的健康效应

水体中污染物种类繁多,性质各异,一般分为化学性、生物性和物理性污染物,其中化学性和生物性污染物是最常见的水体污染类型。水体中的污染物不仅影响水体质量,而且影响生态环境与人群健康。不同水体污染物对健康产生的效应不同。由于重金属、农药等污染物将在第 9 章土壤环境污染中有专门论述,本节主要针对水中消毒副产物、全氟化合物、有机磷酸酯阻燃剂、药品和个人护理用品、微塑料等新兴化学污染物,以及水体中典型的细菌、原虫、病毒等生物性污染对人群健康的危害进行阐述。

8.2.1 消毒副产物对人群健康的影响

1. 概述

消毒副产物(disinfection byproducts, DBPs)来源于饮用水消毒过程中消毒剂(如氯、二氧化氯、氯胺、臭氧等)与水中天然存在的有机物或无机物等发生反应而形成的一系列化学物质。自 1974 年荷兰学者 Rook 首次在氯化消毒的饮用水中检测出三氯甲烷以来，目前已检测出超过 700 种的 DBPs，主要包括三卤甲烷类(trihalomethanes, THMs)、卤代乙酸类(haloacetic acids, HAAs)、卤代乙腈类(haloacetonitriles, HANs)、卤代醛类、卤代酮类、卤代酚类、卤代硝基甲烷类、卤代乙酰胺类、卤代苯醌类、卤代羟基呋喃类、亚硝胺类、氯酸盐、亚氯酸盐和溴酸盐等。DBPs 的生成与水体中有机前体物的含量和性质、消毒剂的种类和投加方式、消毒剂的剂量与接触时间、温度、pH 值以及金属离子等因素有关。近年来，随着饮用水消毒工艺的不断发展以及分析检测技术的不断进步，一些新型 DBPs，如含氮 DBPs、碘代 DBPs、芳香族 DBPs 等也相继被发现。但研究认为，目前已发现的 DBPs 种类仅是冰山一角，仍有大量未知的 DBPs 有待鉴定。

饮用水中 DBPs 的出现使公众对其暴露所带来的潜在健康危害产生了广泛的担忧。在至今已鉴定的 DBPs 中，实验研究发现许多 DBPs 具有细胞毒性、遗传毒性、致畸性、致癌性以及生殖与发育毒性等健康危害。流行病学研究也发现暴露DBPs 与膀胱癌和结肠癌风险增加有关。此外，也有流行病学研究报道了 DBPs 暴露与自然流产、低出生体重、小于胎龄儿、死产、早产等不良妊娠结局有关。近年来的流行病学研究还发现 DBPs 暴露与男性精子质量和女性卵巢功能降低以及婴幼儿神经行为发育损害有关。鉴于 DBPs 在饮用水中的广泛存在以及暴露可能带来的潜在健康风险，WHO、美国环境保护局(Environment Protection Agency，EPA)以及包括我国在内的多个国家均对饮用水中的部分 DBPs 含量提出了限值要求(见表 8-6)。国际上通常将有限值标准的 DBPs 称为受控 DBPs(regulated DBPs)，而将未有限值标准的 DBPs 称为非受控 DBPs(unregulated DBPs)。

2. 污染状况

DBPs 已广泛存在于饮用水中，其中 THMs 和 HAAs 的检出频率和含量最高，而其他 DBPs 如 HANs、卤代硝基甲烷类、亚硝胺类、卤代乙酰胺类、卤代羟基呋喃酮类等的检出含量相对较低。2010 ~ 2011 年，中国科学院生态环境研究中心开展的针对我国 31 个城市 70 个自来水厂饮用水中 27 种 DBPs 污染状况的调查显示，总 THMs 的中位数浓度(三氯甲烷、一溴二氯甲烷、二溴一氯甲烷和三溴甲烷之和)为 10.53 μg/L, 其中三氯甲烷和一溴二氯甲烷的检出率均为 100%, 二溴一氯甲烷和三溴甲烷之和的检出率分别为 94% 和 54%; 6 种检出的 HAAs 总中位数浓度(二氯乙酸、三氯乙酸、二溴乙酸、一溴一氯乙酸、一溴二氯乙酸和二溴一氯乙酸之和)为 10.95 μg/L, 其中二氯乙酸和三氯乙酸的检出率最高, 分别为 91% 和 83%; 其他 DBPs 如 HANs、碘代 THMs 和卤代硝基甲烷类的检出含量较低, 7 种 HANs 的中位数浓度(一氯乙腈、二氯乙腈、三氯乙腈、一溴乙腈、二溴乙腈、三溴乙腈与碘乙腈之和)为 1.11 μg/L, 4 种卤代硝基甲烷类(一氯硝基甲烷、三氯硝基甲烷、一溴一氯硝基甲烷、三溴硝基甲烷)的中位数浓度为 0.05 μg/L, 4 种碘代 THMs(二氯一碘甲烷、一溴一氯一碘甲烷、二溴一碘甲烷和碘仿)的中位数浓度低于检出限。该全国性调查结果显示, 我国饮用水中 DBPs 中位数浓度低于美国、英国等在各自国家 21 世纪初开展的全国性调查结果。其他受控 DBPs 如溴酸盐、亚氯酸盐、氯酸盐在我国饮用水中的污染状况也大都较轻, 其检出含量通常低于我国生活饮用水卫生标准限值(GB 5749—2022)。

亚硝胺类是 1994 年首次在加拿大安大略湖饮用水水源中检出。目前, N-亚硝基二甲胺是世界各国饮用水中检出频率和含量最高的亚硝胺类。2012 年, 清华大学环境学院 Bei 等开展的针对我国 23 个省 44 个城市的自来水厂饮用水中亚硝胺类污染状况调查显示, N-亚硝基二甲胺、N-亚硝基二乙胺、N-亚硝基二丙胺、N-亚硝基二丁胺、N-亚硝基二苯胺、N-亚硝基甲基乙基胺、N-亚硝基吗啉、N-亚硝基吡咯烷、N-亚硝基哌啶均有不同程度的检出, 其中 N-亚硝基二甲胺的检出率最高, 在出厂水和末梢水中的检出率分别为 33% 和 41%, 平均浓度分别为 11 ng/L 和 13 ng/L, 但在某些地区的出厂水和末梢水中检出浓度可超过 100 ng/L。

卤代乙酰胺类是美国 EPA 在 2000~2002 年组织的全国性饮用水中 DBPs 分布调查中首次检出, 当时主要检出有一氯乙酰胺、一溴乙酰胺、二氯乙酰胺、二溴乙酰胺和三氯乙酰胺, 其中二氯乙酰胺和三氯乙酰胺检出浓度较高, 卤代乙酰胺类的总检出浓度最高可达 14 μg/L。我国目前尚缺乏饮用水中卤代乙酰胺类的监测资料。

卤代羟基呋喃酮类中以 3-氯-4-(二氯甲基)-5-羟基-2(5H)-呋喃酮为代表, 简称为 MX, 被认为是迄今为止最强的诱变物之一, 由芬兰科学家 Holmbom 等于 1984 年首次在造纸氯化阶段的废水中检出。MX 已在美国、英国、日本、俄罗斯等国家的饮用水中检测出来, 其浓度大都在几 ng/L 到几十 ng/L 之间。我国的调查资料也显示饮用水中 MX 浓度大都在此检出范围, 但也有研究报道在某些地区饮用水中 MX 的检出含量可超过百 ng/L。

人群在日常生活中可通过饮水、洗澡、游泳等各种用水活动中经消化道、呼吸道以及皮肤接触等途径长期暴露于 DBPs。迄今已在人群的呼出气、尿液和血液等生物样本中普遍检测出 THMs 和/或 HAAs 等 DBPs。美国疾病预防控制中心检测了 1988～1994 年国家健康与营养调查(National Health and Nutrition Examination Survey，NHANES)项目中 402 名普通人群尿液的三氯乙酸含量，结果显示 76% 的尿液样本中可检出三氯乙酸，中位数浓度为 3.3 μg/L，最高浓度可超过 100 μg/L。美国疾病预防控制中心也检测了 1999～2006 年 NHANES 项目中 6924 例普通人群血液样本中的 THM 含量，结果显示三氯甲烷、一溴二氯甲烷、二溴一氯甲烷和三溴甲烷的检出率分别为 94.9%、79.1%、56.3% 和 48.8%，中位数浓度分别为 12.9 ng/L、1.6 ng/L、0.6 ng/L 和 0.8 ng/L，总 THMs 中位数浓度为 18.1 ng/L。我国对武汉市某医院生殖医学中心寻求精子分析的 2009 名男性的调查显示，98% 的尿液样本中可检出三氯乙酸，中位数浓度为 7.97 μg/L，最高浓度可达 81.74 μg/L，而对来该生殖医学中心寻求助孕的 956 名女性的调查显示，二氯乙酸和三氯乙酸在尿液中的检出率均大于 99%，中位数浓度分别为 4.46 μg/L 和 4.91 μg/L。基于我国武汉市和孝感市 1184 名孕晚期孕妇血液中 THMs 的调查显示，三氯甲烷、一溴二氯甲烷、二溴一氯甲烷和三溴甲烷的检出率分别为 92.5%、57.4%、33.5% 和 22.6%，中位数浓度分别为 50.7 ng/L、2.5 ng/L、0.5 ng/L 和 1.4 ng/L，总 THMs 的中位数浓度为 57.7 ng/L。

3. 对人群健康的影响

自 20 世纪 70 年代美国国立癌症研究所发现三氯甲烷具有致癌性以来，有关 DBPs 的健康危害就引起了世界各国的广泛关注。目前，许多 DBPs 已被发现具有遗传毒性、致畸性、致癌性以及生殖与发育毒性。一些 DBPs 还被发现具有血液毒性、肝肾毒性、神经毒性以及内分泌干扰效应等。DBPs 的健康危害已成为世界各国饮用水安全领域面临的一个公众健康问题。

1）遗传毒性

体内和体外毒理学研究显示，大多数 DBPs 具有遗传毒性，可诱导基因突变、染色体畸变、姐妹染色单体交换、DNA 损伤以及微核频率增加等。但不同种类 DBPs 诱导的遗传毒性存在差异，同一种类不同 DBPs 诱导的遗传毒性也存在一定差异。通常，非受控 DBPs 如亚硝胺类、卤代羟基呋喃类、卤代硝基甲烷类等诱导的遗传毒性远大于受控 DBPs 如 THMs 和 HAAs，碘代 DBPs 的遗传毒性大于溴代 DBPs，溴代 DBPs 的遗传毒性大于氯代 DBPs，含氮 DBPs 的遗传毒性大于含碳 DBPs。

少量流行病学研究调查了 DBPs 暴露与遗传损伤之间的关联，但研究结果并不一致。如 Villanueva 等采用饮用水中监测的 THMs 浓度作为暴露标志，发现成年女性暴露 THMs 与尿脱落细胞微核频率增加有关。Kogevinas 等采用呼出气中溴代 THMs 作为暴露标志，在 49 名非吸烟成年人中发现，游泳后呼出气中一溴二氯甲烷、二溴一氯甲烷和三溴甲烷均与双核淋巴细胞微核频率增加有关，同时还发现呼出气中三溴甲烷与尿样提取物致突变性增加有关。但 Font-Ribera 等在 116 名非吸烟成年人中并未发现游泳后呼出气中 THMs 和尿液中三氯乙酸与淋巴细胞微核频率和尿样提取物致突变性有关。Ranmuthugala 等在成年人中也并没有发现饮用水 THMs 暴露与脱落的膀胱上皮细胞微核频率增加有关。

2）致癌性

美国国家毒理学项目（National Toxicology Program, NTP）先后报告了三氯甲烷、二氯乙酸、二溴乙酸、一溴二氯乙酸和一溴一氯乙酸等多种 DBPs 可诱导试验动物肝脏、肾脏或肠道肿瘤发生。其他 DBPs 如溴酸盐、亚硝胺类、MX 等也可诱发试验动物多种器官肿瘤发生。例如，几乎所有的亚硝胺类经口暴露均可诱导肝脏、食道、膀胱、肾脏以及肺部等多器官肿瘤发生。国际癌症研究机构（International Agency for Research on Cancer, IARC）已将 N-亚硝基二甲胺的致癌危险列为 2A 类（对人类很可能致癌物），将三氯甲烷、一溴二氯甲烷、二氯乙酸、MX、溴酸盐，以及 N-亚硝基二丙胺、N-亚硝基二丁胺、N-亚硝基吡咯烷、N-亚硝基吗啉、N-亚硝基哌啶等多种亚硝胺类的致癌危险列为 2B 类（对人类可能致癌物）。

大量流行病学研究较为一致地发现 DBPs 暴露与膀胱癌和结直肠癌风险增加有关。如在加拿大安大略省开展的病例对照研究发现，饮用氯化消毒饮用水超过 35 年的居民膀胱癌风险要显著高于饮用氯化消毒饮用水小于 10 年的居民；另一项病例对照研究发现，暴露饮用水中总 THMs 浓度 ≥ 50 μg/L 并且暴露时长在 35 ~ 40 年以上的男性居民患结肠癌的风险较暴露时长小于 10 年的男性明显增加。基于欧盟 26 国 2005 ~ 2018 年饮用水中 THMs 监测资料与膀胱癌疾病负担的研究发现，每年有 6561 例膀胱癌病例与饮用水 THMs 暴露有关，膀胱癌归因于饮用水 THMs 暴露的人群归因分值为 4.9%。我国李国光等比较了武汉市饮用不同水源氯化消毒饮用水的居民癌症患病率，结果发现饮用东湖氯化消毒饮用水的男性肝癌、胃癌、肠癌合计死亡率及女性肠癌死亡率明显高于饮用长江氯化消毒饮用水的人群，进一步的调查研究显示东湖氯化消毒饮用水中 THMs 浓度要显著高于长江氯化消毒饮用水。基于 Meta 分析的研究结果也表明，DBPs 暴露与结直肠癌风险增加有关。此外，也有流行病学研究调查了 DBPs 暴露与胰腺癌、肾癌、乳腺癌、食管癌、肺癌、白血病等癌症风险之间的关联，但研究资料还较为缺乏，并且研究结论并不一致。

3）生殖毒性

DBPs 的生殖毒性研究始于 20 世纪 80 年代，且主要关注的是 THMs 引起的雄性生殖毒性，但研究结果并不一致。随后，科研人员围绕 HAAs 的雄性生殖毒性开展了大量毒理学研究工作，并且较为一致地发现 HAAs 可损伤生殖细胞或器官、降低精子质量和生育能力、干扰内源性激素的产生等。近年来，毒理学研究还发现 HAAs 具有雌性生殖毒性，可抑制卵母细胞成熟、损害卵巢功能、干扰动情周期和类固醇激素的生成等。此外，不同 DBPs 联合暴露和氯化消毒饮用水有机提取物（包含大量鉴定和未鉴定的 DBPs）也可对子代产生生殖毒性，包括降低子代精子质量。

虽然毒理学研究显示 DBPs 具有生殖毒性，但流行病学研究资料还相对较少，并且研究结果并不一致。例如 Fenster 等在美国健康人群中开展的队列研究并没有发现饮用水 THMs 暴露与精子密度、精子总数和精子活力降低有关，但是发现高浓度 THMs（＞160 μg/L×杯/天）经口暴露与正常精子形态百分率降低、精子头部畸形百分率增加有关。而随后在美国开展的另一项队列研究和在英国开展的以医院为基础的多中心横断面研究并没有发现饮用水中 THMs 和/或 HAAs 暴露与精子质量降低有关。近年来，在我国开展的流行病学研究采用尿液三氯乙酸和血液 THMs 作为内暴露标志，调查了饮用水 DBPs 暴露与男性精子质量和生殖激素之间的关联。例如，Zeng 等在我国武汉市开展的以医院为基础的大样本（$n = 2009$）横断面研究发现，尿液中高浓度三氯乙酸与精子密度、精子总数和精子活力降低有关。Zeng 等基于该人群还发现血液中三氯甲烷和总 THMs 与精子总数降低以及血液中一氯二溴甲烷与血清睾酮降低有关。Chen 等在捐精男性中也发现血液中三氯甲烷与精子总数、精子前向活动率和精子总活动率降低有关，血液中二溴一氯甲烷、溴代 THMs 和总 THMs 与精子密度和精子总数降低有关，其中血液三氯甲烷、二溴一氯甲烷、溴代 THMs 和总 THMs 与精子总数降低的关系还在纵向多次重复精子质量测量分析中得到了验证。

有关 DBPs 暴露与女性生殖毒性的流行病学研究资料还不足。Windham 等在美国绝经前妇女中发现，饮用水中总 THMs 浓度≥60 μg/L 与月经周期和卵泡期的时长降低有关，其中一氯二溴甲烷和溴代 THMs 与结局的关联最强，同时还发现饮用水中总 THMs 浓度≥60 μg/L 与长卵泡期（＞24d）风险的降低有关。MacLehose 等在美国开展的队列研究中发现经口摄入最高浓度的饮用水 THMs（≥53 μg/d）和 HAAs（≥54.6 μg/d）均与女性受孕所需时间（time to pregnancy，TTP）降低有关。Deng 等采用尿液二氯乙酸和三氯乙酸作为内暴露标志在行辅助生殖技术助孕女性中首次调查了 DBPs 暴露与卵巢功能的关联，结果发现尿液中二氯乙酸和三氯乙酸浓度升高与总窦卵泡数降低有关，尿液中三氯乙酸浓度升高与抗缪勒氏管激素降低有关。

4）发育毒性

围绕 DBPs 发育毒性的研究工作开展较早。1974 年，Schwetz 等首次报道了三氯甲烷具有高胚胎毒性，可导致大鼠吸收胎发生率增加、胎鼠发育迟缓、体重降低等。随后，研究人员围绕 THMs、HAAs、HANs 等 DBPs 的发育毒性开展了大量研究工作。已有的毒理学研究表明，高剂量 THMs、HAAs 和 HANs 通常可导致胎仔生长发育迟缓、各种软组织和器官发育异常或缺陷、吸收胎发生率增加、胎仔存活率下降等发育毒性，但毒理学研究也发现低剂量 THMs 并不具有发育毒性。此外，一些卤代酚类 DBPs 如 2-氯酚和 2,4-二氯酚在高剂量条件下也表现出一定的发育毒性。目前有关卤代羟基呋喃类、卤代乙酰胺类、卤代硝基甲烷类、亚硝胺类等 DBPs 发育毒性的研究资料还很缺乏。

已有大量流行病学研究调查了饮用水 DBPs 暴露与胎儿出生结局的关系，但研究结论并不一致。一些病例对照研究、回顾性或前瞻性队列研究采用饮用水中监测的 DBPs 浓度或结合个体日常用水活动信息作为外暴露标志，发现母亲孕期暴露饮用水中 THMs 和 HAAs 与胎儿宫内发育迟缓、低出生体重、小于胎龄儿、死产、流产、染色体异常、出生缺陷风险增加等不良妊娠结局有关。近期，Säve-Söderbergh 等在瑞典开展的基于全国登记数据的大规模前瞻性队列研究发现，采用氯氨消毒的地区母亲孕早期暴露饮用水中总 THMs 与胎儿神经系统、泌尿系统、生殖器和四肢畸形风险增加均存在关联。但也有流行病学研究并没有发现饮用水 DBPs 暴露与不良出生结局有关。如 Kogevinas 等在欧洲法国、希腊、立陶宛、西班牙和英国联合开展的大规模队列研究发现，母亲孕期暴露饮用水中 THMs 与胎儿出生体重、早产、低体重以及小于胎龄儿风险之间并没有统计学显著关联。一些 Meta 分析结果也显示，母亲孕期饮用水 THMs 暴露与胎儿出生缺陷、低出生体重和早产之间并没有统计学显著关联。

少数流行病学研究采用尿液二氯乙酸和三氯乙酸以及血液 THMs 作为内暴露标志，调查了饮用水 DBPs 暴露与胎儿出生结局的关系。例如 Costet 等在法国开展的巢式病例对照研究发现，孕妇尿液中高浓度三氯乙酸（>10 μg/L）与胎儿生长受限风险增加有关，但并没有发现与胎儿早产有关。Yang 等在我国武汉和孝感开展的大样本（$n = 1306$）队列研究发现，母亲产前尿液中三氯乙酸浓度增加与胎儿出生体重和出生重量指数降低有关。基于该队列，Cao 等还发现母亲产前血液中总 THMs 与胎儿出生体重降低和小于胎龄儿风险增加有关，母亲产前血液中二氯一溴甲烷和一氯二溴甲烷与胎儿出生身长降低有关。Sun 等在我国孝感开展的前瞻性队列调查也发现，母亲孕中期和孕晚期血液中三氯甲烷均与小于胎龄儿风险增加有关，并进一步发现母亲怀孕第 23～35 周是三氯甲烷暴露致小于胎龄儿风险增加的敏感暴露窗口期，但该研究并没有发现母亲不同孕期尿液中二氯乙酸和三氯乙酸与小于胎龄儿、低出生体重和早产风险有关。

5）其他毒性

体外和体内毒理学研究显示，DBPs 具有血液毒性，可导致血红蛋白、血细胞容积、血小板、淋巴细胞、中性粒细胞等血液学参数降低。近期，在我国石家庄市一般人群中开展的横断面调查发现，尿液中二氯乙酸浓度升高与血小板分布宽度降低有关。毒理学研究也显示，DBPs 具有明确的肝肾毒性，可诱导实验动物肝脏和肾脏细胞的病变和坏死，造成血清中丙氨酸转氨酶、天冬氨酸转氨酶、谷氨酰转肽酶活性、尿素氮、肌酐等临床生化指标升高。基于美国NHANES（1999～2006 年）的横断面调查分析显示，血液中二溴一氯甲烷与丙氨酸转氨酶升高有关。

　　毒理学研究还发现，DBPs 可诱导实验动物神经病变、操作行为异常、类似自闭症行为症状等神经毒性。也有少量流行病学研究调查了母亲孕期 DBPs 暴露与婴幼儿神经功能之间的关联。在西班牙开展的前瞻性队列研究发现，母亲孕期经口、皮肤和呼吸道途径共同暴露总 THMs 和溴代 THMs 与儿童 4～5 岁时一般认知得分降低有关，暴露二氯乙酸与婴儿 1 岁时精神得分升高有关，但这一关联在儿童 4～5 岁时并不存在。在我国孝感市开展的前瞻性队列研究采用血液 THMs 与尿液二氯乙酸和三氯乙酸作为内暴露标志，结果发现母亲孕早期血液中一溴二氯甲烷和孕晚期尿液中三氯乙酸与新生儿行为神经评估总得分降低有关。

　　动物实验研究显示 DBPs 还可影响糖代谢和脂质代谢，但流行病学研究结果并不一致。在塞浦路斯开展的病例对照研究发现，尿液中最高浓度溴代 THMs 与2 型糖尿病风险增加有关。但在挪威开展的前瞻性巢式病例对照研究并没有发现尿液中三氯甲烷和溴代 THMs 与 2 型糖尿病发生风险有关。

　　有实验研究还发现，DBPs 具有内分泌干扰效应和影响甲状腺功能，但此方面的人群资料还很缺乏。此外，流行病学研究还发现游泳池工人（职业暴露高浓度DBPs，特别是 THMs）与哮喘等呼吸道疾病高发有关，但在普通人群中的研究结论并不一致。

8.2.2　新兴化学污染物对人群健康的影响

1. 全氟化合物

1）概述

　　全氟化合物（polyfluoroalkyl substances，PFASs）为人工合成的持久性有机污染物，是高度氟化的脂肪族物质。其中，最常见的是全氟辛酸（perfluorooctanoic acid，PFOA）、全氟辛烷磺酸（perfluorooctane sulfonate，PFOS）。PFASs 因其具备优良的热稳定性、高表面活性以及疏水疏油等特性，被广泛应用于生产与生活领域，如纺织品、造纸业、灭火泡沫剂、农药制造等。PFASs 具有稳定的共价键，在自然界中难以降解，可远距离迁移，并具有生物蓄积性。人体可通过呼吸道吸入和经口摄入等途径暴露 PFASs。PFASs 所引起的生态环境污染和健康问题一直是人们关注的焦点之一。2009 年，联合国环境规划署（United Nations Environment Programme，UNEP）《关于持久性有机污染物的斯德哥尔摩公约》将 PFOA、PFOS 及其盐类和相关化合物纳入管控清单。2019 年，我国生态环境部发布公告，禁止 PFOS 及其盐类和全氟辛基磺酰氟除可接受用途外的生产、流通、使用和进出口。

2）污染状况

PFASs 可随地下水进行远距离迁移，在地下水和地表水中容易被检出，其中 PFOA 和 PFOS 是主要污染物。2014～2015 年，我国东部 8 座城市地下水监测结果显示，PFASs 总浓度最高的是常熟市（均值为 269 ng/L），其他 7 座城市的总浓度均不超过 10 ng/L。随着 PFOA 和 PFOS 的限用和使用量减少，替代物短链 PFASs 因其毒性较低而被广泛应用于氟工业，且具有高溶解性和强迁移性，可渗透到下层水系中，导致地下水中短链 PFASs 的检出率和浓度较高。我国地表水也广泛受到 PFASs 污染。2004 年珠江的水体监测结果显示，珠江的主要污染物是 PFOS，检出浓度范围是 0.9～99 ng/L。我国其他水域，如黄河、辽河、浑河、永定河、太湖、汉江等水体中也存在 PFASs 污染。2015 年上海市地表水的监测结果显示，PFOA 和 PFOS 检出率高达 100%，其浓度范围分别是 21.9～105 ng/L 和 2.9～13.1 ng/L。

PFASs 也可在饮用水中检出，其中 PFOA 和 PFOS 的含量通常低于美国 EPA 的限值标准（70 ng/L 和 50 ng/L）。2002～2006 年，我国 21 座城市管网末梢水中 PFOA 和 PFOS 含量监测结果显示，广州和深圳的管网末梢水中两种物质含量最高（浓度均超过 10 ng/L），此结果与珠江、深圳河水体中 PFOA 和 PFOS 的高污染情况一致；其余 19 座城市管网末梢水中 PFOA 和 PFOS 的浓度范围分别是未检出～3.8 ng/L 和未检出～1.7 ng/L，其中阿图什和乌鲁木齐管网末梢水中两种物质均未检出。2011 年，我国 11 座城市管网末梢水中 PFASs 含量的监测结果显示，PFOA 和 PFOS 仍是主要污染物，武汉管网末梢水中 PFOS 含量比其他城市高出 1～2 个数量级。

3）对人群健康的影响

PFASs 可损害实验动物的生殖能力，如降低附睾和卵巢重量、抑制睾酮和雌二醇等性激素水平、降低卵泡和生精细胞数量等。流行病学研究也发现 PFASs 暴露与生殖健康损害有关。男性血液或精液中 PFOA 和 PFOS 含量增加与较差的精子质量如精子活力降低、精子形态异常、DNA 碎片率增高、精子染色质稳定度降低等有关。女性血液中 PFOA 浓度增加与生育力降低和不孕风险增加有关。此外，流行病学研究还发现 PFASs 暴露与月经周期紊乱、初潮年龄推迟、绝经年龄提前等有关。

　　实验研究表明，PFASs 具有发育毒性，可造成子代出生体重降低、出生后生长减缓、新生儿死亡率增加。女性孕期接触 PFASs 后，PFASs 可通过胎盘屏障和哺乳传给子代。婴幼儿发育尚未完善，污染物的排出机制尚不健全，因此 PFASs 高暴露对刚出生的婴儿及后期的生长发育都会产生不同程度的不利影响。国内外的队列研究已发现，母亲孕期血液中高浓度 PFASs 与婴儿的动作发育障碍、儿童的神经、心理及智力发育不良、青少年的青春期发育特征改变有关。

　　作为一种典型的内分泌干扰物，PFASs 可通过改变内分泌系统稳态，影响机体正常的生理过程。PFASs 对甲状腺激素的干扰作用已在动物实验中被证实。流行病学研究也发现 PFASs 暴露与甲状腺素、促甲状腺素水平改变有关。PFASs 与生殖激素紊乱也有关，通常对男性的影响大于女性。此外，研究还显示 PFASs 可干扰血糖、脂质等正常代谢。孕妇是环境内分泌干扰物危害作用的敏感人群，孕妇暴露 PFASs 可能增加妊娠期糖尿病和子痫前期的发病风险。

　　动物实验提示 PFASs 还存在致癌性。国内外的病例对照研究也发现，PFASs 暴露与男性肾细胞癌和年轻女性乳腺癌发病风险有关。回顾性队列研究还观察到，成年人血液中 PFASs 与睾丸癌和子宫肌瘤风险增加有关。迄今为止，虽然关于 PFASs 暴露与癌症风险相关的流行病学证据较多，但是癌症发生与暴露的因果关系仍不明确，还需进一步证实。

　　有研究还发现在野生动物和人类的脑组织中均可以检出一定含量的 PFASs，可能会引起行为和认知功能障碍。流行病学研究已发现，PFASs 暴露与儿童认知障碍、注意力缺陷/多动障碍有关。除神经毒性外，实验研究还发现 PFASs 具有免疫毒性和遗传毒性，如诱导免疫抑制、激活炎症反应、引起表观遗传学改变等。

2. 有机磷酸酯阻燃剂

1）概述

　　有机磷酸酯阻燃剂（organophosphate ester flame retardants, OPFRs）是一种阻燃效果良好的常用阻燃剂，品种较多，广泛应用于建材、纺织、化工以及电子等行业。由于溴系阻燃剂（如多溴联苯醚）在世界范围内逐渐被禁用，近年来，OPFRs 在世界范围内的生产量和消费量均大幅增长。根据不同取代基类型，OPFRs 可分为卤代烷基、烷基以及芳香基三大类，含有不同取代基的 OPFRs 的理化性质差异较大（表 8-7）。目前，OPFRs 在室内外空气、地表水、地下水、海水、土壤等多种环境介质以及鱼类、鸟类等生物体内均有检出，且其浓度呈明显上升趋势。环境中的 OPFRs 可以通过饮食摄入、呼吸吸入、皮肤接触等多种途径进入人体。研究表明，人体头发、指甲、尿液、血液、母乳，甚至胎盘等样品中均可检测到 OPFRs。

至今已有毒理学和流行学研究发现，长期低剂量 OPFRs 暴露可引起多种不良健康效应，如肝肾毒性、神经毒性、生殖发育毒性和致癌风险等。2000 年，欧盟将卤代烷基类 OPFRs 列入优先控制污染物名单；2014 年欧盟开始限制儿童玩具中三(β-氯乙基)磷酸酯(trichloroethyl phosphtate，TCEP)和磷酸三(2,3-二氯丙基)酯(Tris(2,3-dichloropropyl)phosphate，TDCPP)的使用；我国从 2007 年开始禁止 TCEP 在纺织品中的使用。

表 8-7　常见 OPFRs 及其理化性质

中文全称	英文全称	缩写	CAS 号	沸点 (℃)	熔点 (℃)	lg K_{OW}	ws (mg/L)
磷酸三乙酯	Triethyl phosphate	TEP	78-40-0	216	−56	0.80	$5.0×10^3$
磷酸三(2-乙基己基)酯	Tris(2-ethylhexyl) phosphate	TEHP	78-42-2	220	87	9.49	0.60
磷酸三(2-丁氧基乙基)酯	Tris(2-butoxyethyl) phosphate	TBOEP	78-51-3	414	−70	3.75	$1.2×10^3$
磷酸三异丁酯	Triisobutyl phosphate	TiBP	126-71-6	264	16	3.6	3.72
磷酸三丁酯	Tributyl phosphate	TNBP	126-73-8	289	−80	4.00	280
磷酸三甲酯	Trimethyl phosphate	TMP	512-56-1	197	−10	−0.65	$3.0×10^3$
磷酸 2-乙基己基二苯酯	2-ethylhexyl-diphenyl phosphate	EHDPP	1241-94-7	375	−54	5.73	1.90
磷酸三苯酯	Triphenyl phosphate	TPHP	115-86-6	370	4	4.59	1.90
磷酸三(2-氯乙基)酯	Tris(2-chloroethyl) phosphate	TCEP	115-96-8	351	−55	1.44	$7.0×10^3$
磷酸三(2-氯异丙基)酯	Tris(2-chloroisopropyl) phosphate	TCPP	13674-84-5	359	72	2.59	$1.6×10^3$
磷酸三(1,3-二氯-2-丙基)酯	Tris(1,3-dichloro-2-propyl) phosphate	TDCPP	13674-87-8	457	88	3.80	1.5

注：lg K_{OW}，正辛醇-水分配系数；ws，25℃条件下的水溶性

2）污染状况

诸多调查发现，我国部分河流、湖泊、近海海域以及许多城市的饮用水均受到了 OPFRs 的污染(表 8-8)。我国大部分地表水和饮用水总 OPFRs 检出浓度低于 5 μg/L，不同地区和不同类型水体中优势 OPFRs 种类存在差异，但大体以 TCPP 和 TCEP 为主。2019 年，对长江下游干流 OPFRs 的污染状况进行检测发现，TEP、TNBP、TiBP、TEHP、TCEP、TCPP、EHDPP 皆有检出，13 种 OPFRs 总检出浓度范围为 66.5～112.0 ng/L，其中 TCPP 和 TCEP 对总 OPFRs 浓度的贡献最大。2020 年，长江支流湘江的检测结果发现，其表层水中 TCPP 对总 OPFRs 浓度的贡献最大。我国近海海域(如渤海、黄海、东海的海水)及部分淡水湖(如太湖、洞庭湖和骆马湖的湖水)中也均检测到 OPFRs 的污染，但浓度大多低于河流。

此外，部分地区水源水、出厂水以及家庭饮用水中也可检测到 OPFRs 的污染。2017 年，对南京市水源水的调查显示，12 种 OPFRs 总检出浓度范围为 330.0～

792.0 ng/L，其中以 TCEP、TCPP 和 TDCPP 为主；自来水出厂水中，12 种 OPFRs 总检出浓度范围为 293.0～356.0 ng/L，其中 TPHP、TCEP 和 TMP 浓度较高。2019 年，对我国 25 个城市家庭饮用水的调查显示，10 种 OPFRs 总检出浓度范围为 46.8～251.0 ng/L，其中 TCPP、TCEP 和 TNBP 浓度较高。

表 8-8　我国部分水体中 OPFRs 污染状况（ng/L）

样品来源	检测年份	检测种类	ΣOPFRs浓度	TEP	TiBP	TNBP	TCPP	TCEP	TPHP	TDCPP
渤海表层海水	2018	14	10.9～516.4	0.68～168.1	—	0.01～32.3		4.8～474.0	N.D.	N.D.
渤海海水	2016	7	19.7～100.0	—	1.97～27.4	N.D.～37.2	4.0～26.7	6.1～19.8	N.D.～3.3	N.D.～5.2
黄海海水	2016	7	9.26～86.8	—	N.D.～9.6	N.D.～26.5	5.2～35.6	1.2～16.9	N.D.～0.8	N.D.～8.1
东海海水	2016	7	8.81～55.7	—	—	—	5.6～29.6	0.6～12.4	N.D.～2.0	N.D.～4.9
长江下游干流	2019	13	66.5～112.0	10.4～30.9	3.9～9.6	4.8～8.9	12.6～44.6	N.D.～22.5	—	—
长江下游主要支流	2019	13	55.6～5071.0	N.D.～602	1.5～3032.0	2.43～1132.0	14.0～450.0	11.0～1202.0	—	N.D.～288.0
长江支流湘江江水	2020	10	6.1～25.3	—	—	0.1～8.9	2.0～13.5	N.D.～0.5	0.1～8.4	N.D.
海河表层水	2017	11	24.0～824.7	N.D.～457.7	—	N.D.	19.5～160.8	N.D.～152.0	N.D.～12.6	N.D.～4.1
松花江江水	2011*	12	265.4～4777.2	—	—	—	—	2.4～3700	—	—
成都锦江表层水	2015	7	689.0～10624.0	—	—	36.2～85.4	35.8～143.8	27.7～273.1	47.7～164.8	N.D.
珠三角区域水体	2017	9	134.0～442.0	11.0±0.4	—	54.3±1.8	73.8±3.1	42.2±2.0	4.05±0.3	10.7±0.4

注：OPFRs 浓度表示为最小值～最大值或平均值±标准差；N.D.为未检出
*由于文献未提及检测年份，因此标注为文章发表时间；"—"为参考文献中未检测或未给出具体数值

3）对人群健康的影响

研究表明，OPFRs 具有生殖与发育毒性。早期斑马鱼胚泡暴露于 TDCPP 可导致胚胎组织和器官发育异常。一项针对不孕不育夫妇的研究发现，受孕前父亲暴露于 TDCPP 与体外卵母细胞受精率降低有关，而受孕前女性暴露于 OPFRs 与不良妊娠结局有关。人群研究也发现孕期 OPFRs 暴露可增加自然流产风险、损害胎儿生长发育，甚至影响婴儿的摄食行为。此外，OPFRs 暴露也可能对男性生殖健康造成损害，但证据较少，一项对来自不孕不育诊所的 50 名男性的研究发现，室内粉尘中 TPHP 浓度升高与精子浓度降低有关。

OPFRs 具有内分泌干扰活性，可引起机体内分泌紊乱。体外实验发现多种 OPFRs 对雌激素 α 和/或 β 受体具有激动作用，而对雄激素受体和糖皮质激素

受体具有拮抗作用。动物实验发现 TDCPP 和 TPHP 暴露可改变体内甲状腺激素水平，TDCPP 暴露也可改变性激素水平以及类固醇激素相关基因表达水平。流行病学研究发现 OPFRs 暴露与甲状腺激素改变有关之外，一项针对尿液中 TPHP 代谢物浓度与生殖激素改变的研究显示，TPHP 代谢物浓度升高与电子垃圾回收厂男性工人体内总睾酮水平、游离睾酮水平以及游离睾酮/雌二醇比值降低有关。

长期 OPFRs 暴露可能会增加患癌风险。一项基因靶预测和基因组变异分析研究结果提示，OPFRs 及其代谢产物与多种肿瘤有关，包括前列腺癌、小细胞肺癌、胰腺癌、结直肠癌、甲状腺癌和乳腺癌。流行病学研究也提示，OPFRs 暴露与癌症风险增加有关。一项研究对 258 名患有 4 种特异性癌症（包括 45 名良性乳腺肿瘤、73 名乳腺癌、62 名良性子宫肿瘤和 78 名子宫颈癌患者）的女性患者进行了血浆 OPFRs 检测，结果发现 TNBP、EHDPP、TPHP 和磷酸三甲基苯酯暴露与子宫颈癌风险增加有关，EHDPP 暴露与乳腺癌风险增加有关。然而，也有病例对照研究发现尿液中 OPFRs 代谢物与乳头状甲状腺癌无关。

OPFRs 进入机体后还可引起肝肾毒性、心脏毒性、免疫毒性等。来自 2013 ~ 2014 年美国 NHANES 的研究结果发现，成人尿液中 TCEP、TDCPP、TNBP 代谢物与慢性肾脏疾病有关。以日本学龄儿童为研究对象的横断面研究发现，室内粉尘中的 TDCPP 水平以及尿液中 TDCPP、TBOEP 和 TCPP 的代谢物与儿童过敏症状相关。

OPFRs 也可对神经组织造成损伤，阻碍神经递质的传递，导致神经毒性。毒理学研究发现某些 OPFRs 暴露，如 TPHP、TCPP、TDCPP，对鱼类有神经毒性。人群研究也发现，产前暴露于 OPFRs 与 2 岁男童神经发育、2 ~ 3 岁儿童的认知能力以及 7 岁儿童的智商和工作记忆能力下降有关。在挪威开展的病例对照研究中发现产前暴露于 OPFRs 可增加儿童患注意力缺乏多动症的风险。此外，有研究还发现 OPFRs 高暴露的 3 ~ 5 岁学龄前儿童表现出较差的社交能力。

3. 微塑料

1）概述

微塑料（microplastics，MPs）是指粒径小于 5 mm 的塑料纤维、碎片或者颗粒，由英国普利茅斯大学的 Thompson 于 2004 年在 *Science* 杂志首次提出。MPs 广泛存在于海洋和陆地的水体、沉积物、水生生物体内以及食品、土壤、大气等各种环境介质中。MPs 可通过饮食摄入、呼吸吸入等途径进入人体。MPs 属于高分子聚合物，难以降解，其本身含有的有毒添加剂会对水生生物产生毒性效应；又因其粒径小，容易被水生生物摄取，在生物体内富集并经食物链传递到更高的营养级,进而对人类健康构成潜在的威胁。此外,由于 MPs 具有比表面积大、疏水性强、吸附能力强以及易漂移等特性,其易吸附环境中的金属、持久性有机污染物和病原微生物等而形成复合型污染物,进而危害生物和人类健康。美国 EPA 已经将 MPs 列为优先控制污染物,但目前世界各国尚未有 MPs 在水环境中的限值标准。

2)污染状况

近年来,研究人员在海洋、河流、湖泊、水库等水环境中均已检测出不同浓度的 MPs。在海洋环境中,从赤道到极地,从近岸海口到大洋,从海洋的表层水体到深海的沉积物中均有不同程度 MPs 的检出。海洋环境中 MPs 的主要来源为陆源塑料垃圾的输入与滨海旅游业、船舶运输业以及养殖捕捞业等海上塑料垃圾的分解。由于受到海洋环流的影响,MPs 在海洋环境中呈现出全球范围内广泛分布、部分区域高度集中的空间分布现象。在我国,渤海、黄海、南海以及东海等海域的表层水体中可检测到不同丰度的 MPs。而在其他国家和地区,如地中海东部地区黎巴嫩海岸、格陵兰岛、葡萄牙海岸、伊朗恰巴哈尔湾等水域中也可检测到 MPs。总体而言,MPs 在北半球的丰度最高,偏大陆架海底与远岛屿海岸的丰度次之,南大洋和深海的丰度最低。

MPs 也广泛存在于在湖泊、河流、水库与河口等淡水环境中。2019 年,在我国长沙市 8 个湖泊检出 MPs 的丰度范围为 $(2425 \pm 247.5) \sim (7050 \pm 1060.7)$ 个/m³。2017 年,在我国武汉市 20 多个城市湖泊、长江以及汉江城市段检出 MPs 的丰度范围为 $(1660.0 \pm 639.1) \sim (8925 \pm 1591)$ 个/m³。不同城市、同一城市的不同湖泊间 MPs 分布差异主要归因于人口密度和人类活动。

越来越多的研究在饮用水中也可检测到不同浓度的 MPs。2017 年,Orb Media 检测了来自全球 14 个国家 159 个自来水样品,发现 83% 的水样可检出 MPs。其中,美国 MPs 的检出率最高(94%),平均丰度为 9.6 个/L,英国、德国和法国等欧洲国家 MPs 的检出率最低(72%),平均丰度为 3.8 个/L。2018 年,Pivokonsky 等对德国三个水处理厂的水样进行检测,发现所有的水样中均可检出 MPs,原水和经处理后的水样中 MPs 丰度分别为 $(1473 \pm 34) \sim (3605 \pm 497)$ 个/L 和 $(338 \pm 76) \sim (628 \pm 28)$ 个/L。同年,对德国 21 个品牌矿泉水中的 MPs 进行检测,发现 31 个水样均可检出 MPs,一次性聚对苯二甲酸乙二醇酯瓶装水和玻璃瓶装水中的 MPs 丰度分别为 (2649 ± 2857) 个/L 和 (6292 ± 10521) 个/L。

3)对人群健康的影响

MPs 能够吸附持久性有机污染物、金属以及病原微生物等物质,并且能够通过生物富集和食物链传递到更高营养级,进而对人类健康构成威胁。目前对

MPs 健康效应的研究大部分为细胞实验，人群流行病学研究较为匮乏且多见于职业人群。研究表明，MPs 可通过氧化应激、细胞炎症反应、脂质代谢紊乱、内分泌干扰作用、溶酶体失稳、细胞坏死等机制对消化系统、呼吸系统、生殖系统、神经系统、免疫系统、泌尿系统和循环系统等多个系统造成不良的健康危害。

肝脏是 MPs 的主要积蓄器官之一。MPs 可导致肝组织损伤，包括脂肪空泡化、糖原消耗与单细胞坏死等。此外，MPs 还会引起肝脏代谢谱的改变，如升高脂肪酸代谢和降低氨基酸代谢，升高总胆汁酸，降低三酰甘油和总胆固醇，增加丙酮酸等。肾脏是 MPs 的另一个主要积蓄器官。MPs 可通过影响细胞代谢、细胞周期和细胞活力，最终导致肾功能损伤。此外，MPs 还可通过氧化应激、释放炎症因子以及激活免疫细胞等途径，引起人体局部或全身性免疫反应。例如 Saraviaj 等的研究发现小鼠暴露于高剂量的 MPs 会激活树突状细胞与效应性 T 淋巴细胞，抑制辅助性 T 淋巴细胞，从而产生免疫抑制效应。

研究显示 MPs 还具有生殖与发育毒性。MPs 可通过血睾屏障，沉积在睾丸组织中，导致睾丸炎症、血睾屏障破坏以及精子发生障碍等雄性生殖毒性。也有毒理学研究表明 MPs 可诱导氧化应激，导致雄性小鼠睾酮生成减少、精子质量下降、睾丸各级精子细胞萎缩、脱落和精子畸形等。除了雄性生殖毒性，MPs 也可在雌性生殖器官和细胞中沉积，引起卵巢类固醇激素发生改变，并诱导卵巢颗粒细胞凋亡等。此外，MPs 还可通过胎盘屏障进入胚胎，进而影响胚胎的生长发育。

MPs 也可通过血脑屏障进入中枢神经系统，引起神经毒性。Barbozalga 等发现鲈鱼幼体暴露于 MPs 可抑制乙酰胆碱酯酶活性，增加大脑脂质过氧化，并改变异柠檬酸脱氢酶与乳酸脱氢酶的活性，最终引起神经损伤。

需要注意的是，虽然毒理学研究已表明 MPs 具有各种健康危害，但是由于体内或体外实验采用的 MPs 暴露在表面特性、吸附的物质以及风化程度等方面与现实环境接触到的 MPs 具有很大的不同，因此将毒理学研究结果外推到人群还需要谨慎。目前，已有少量呼吸道暴露的人群研究表明，MPs 通过呼吸道进入机体后，可诱导机体活性氧的产生、诱导炎症以及细胞凋亡等对肺组织功能造成损伤。此外，粒径小的 MPs 还会进入肺部深处，进而引起肺间质病变，诱发呼吸道症状，引起肺功能下降与肺癌患病风险增加。例如 Kern 等发现暴露于聚丙烯植绒工人会出现间质性肺炎病变与呼吸系统症状，其肺功能下降的风险增高。Mastrangelo 等在意大利开展的一项巢式病例-对照研究发现，暴露于高浓度聚氯乙烯 MPs 的工人患肺癌的风险增加 20%，且风险随着暴露时间的增加而增加。因此，还需要开展更多的针对饮水外暴露或者 MPs 内暴露对人群多系统健康影响的流行病学研究。

4. 药品和个人护理用品

1）概述

药品和个人护理用品（pharmaceuticals and personal care products，PPCPs）是一大类包含药物和个人护理用品及各自代谢物等化学物质的统称，是近年来受到世界各国广泛关注的新兴有机污染物，具有高度水溶性、持久性、生物积累性、长距离迁移等特性。PPCPs 与人类的生活息息相关，其中，药品涵盖了所有用于预防或治疗人类和动物疾病的药物，如抗生素、消炎药和血脂调节剂等；个人护理用品主要是指可以用于提升人类生活质量的相关化学品，如消毒剂、洗剂、身体清洁产品、防晒霜、化妆品和香水等。全世界每年都会消耗大量的PPCPs，并通过生活污水、医院排放、制造商不当处置、污水处理厂和自来水处理厂等不同途径进入水环境中。目前，大量 PPCPs 及其代谢物在全世界范围内的地表水、地下水、污水甚至饮用水中被检出，浓度一般为 ng/L ~ μg/L，且存在显著的时空变异。由于大多数 PPCPs 具有较强的生物活性，且降解缓慢，可通过生物富集，因此进入水体环境后的 PPCPs 在影响水生生物正常生命活动的同时，会最终通过食物链传递影响人类健康。

2）污染状况

诸多研究表明，我国各类水体环境中普遍存在 PPCPs 污染（表 8-9）。例如，长江已被检测出多种 PPCPs，其中以抗生素为主，消炎止痛药次之，然后分别是精神类药物、降压药和杀菌消毒剂，而激素类药物和消化类药物等其他 PPCPs 则相对较少。黄河流域中咖啡因和直链烷基苯磺酸钠是主要的污染物，平均浓度分别为 171.02 ng/L 和 174.82 ng/L。珠江三角洲地带河水中也普遍检出了用作防腐剂的对羟基苯甲酸甲酯和苯甲酸丙酯，用作消毒剂的三氯生和苯基苯酚，以及洗涤剂代谢物壬基酚等 PPCPs 类物质，且浓度非常高（如三氯生最高可达 1023 ng/L），同时还检出了非固醇类消炎药物布洛芬和水杨酸，以及降脂药物对氯苯氧异丁酸，最高浓度分别达 1417 ng/L、2098 ng/L 和 248 ng/L。研究数据显示，太湖水体中定性检出 PPCPs 类化合物 33 种，其中，17 种在定量检出限以上，浓度范围为 0.03 ~ 25.77 ng/L。此外，在我国不同地区湖水、河水、地下水中也均检出不同种类的PPCPs。我国部分城市饮用水也存在 PPCPs 的污染。研究发现自来水厂处理过程虽能降低部分水源水中 PPCPs 污染浓度，但不能彻底消除。姜新舒等通过检测常州某饮用水厂的进出水发现，39 种目标 PPCPs 中，有 23 种在进水中检出，13 种PPCPs 仍可在出厂水中被检出。在昆明市 5 个水厂的水源水、出厂水和末梢水中均检出 PPCPs，但浓度水平相对较低。

表 8-9 我国部分水环境中 PPCPs 污染状况

样品来源	采样年份	物质名称	浓度范围或均值(ng/L)
长江流域	2019	磺胺甲噁唑	1.0 ~ 50.9
		甲氧苄氨嘧啶	0.3 ~ 16.0
		土霉素	1.0 ~ 111.2
		环丙沙星	0.2 ~ 17.8
		诺氟沙星	0.2 ~ 22.0
		咖啡因	0.7 ~ 563.7
		碘普罗胺	0.1 ~ 133.3
黄河	2008	水杨酸	ND ~ 35.5
		布洛芬	2.4 ~ 416
		氯贝酸	ND ~ 5.7
		吉非罗齐	ND ~ 13.5
		萘普生	ND ~ 10.5
		双氯酚酸	ND ~ 136
珠江三角洲	2005 ~ 2006	对羟基苯甲酸甲酯	ND ~ 1 062
		对羟基苯甲酸丙酯	ND ~ 2 142
		苯基苯酚	ND ~ 2 506
		三氯生	35 ~ 1 023
		壬基酚	36 ~ 33 231
		布洛芬	ND ~ 1 417
		水杨酸	9 ~ 2 098
		对氯苯氧异丁酸	ND ~ 248
深圳河	2012	林可霉素	14.6 ~ 115
		罗红霉素	60.3 ~ 206
		甲氧苄啶	ND ~ 156
香港维多利亚港	2008	头孢氨苄	6.1 ~ 493
		脱水红霉素	4.7 ~ 1 900
		四环素	ND ~ 313
太湖流域	2016	咖啡因	3.26
		西地那非	5.29
		布洛芬	5.60
		避蚊胺	6.77
太湖以西常州区域水体	2016	双酚 A	1.70 ~ 158.53
		诺氟沙星	ND ~ 75.12
辽河	2013	磺胺甲基异噁唑	ND ~ 0.091
		四环素	ND ~ 15
		诺氟沙星	ND ~ 1 380
海河	2009	磺胺甲噁唑	ND ~ 940
		罗红霉素	<LOQ ~ 3 700
		四环素	<LOQ ~ 320
天津渤海湾	2008	诺氟沙星	<LOQ ~ 6 800
		环丙沙星	<LOQ ~ 390
北京潮白河地下水	2019	磺胺甲噁唑	ND ~ 8.73
		舒必利	ND ~ 3.43
		咖啡因	ND ~ 6.20
		卡马西平	2.57 ~ 72.89
		布洛芬	ND ~ 4.18

续表

样品来源	采样年份	物质名称	浓度范围或均值(ng/L)
常州市某污水 处理厂地下水	2016	布洛芬	31.00 ~ 118.74
		双氯芬酸	5.97 ~ 10.27
		双酚 A	7.51 ~ 84.37
昆明市水厂 饮用水	2016 ~ 2017	咖啡因	ND ~ 40.312
		罗红霉素	ND ~ 2.337
		磺胺甲噁唑	ND ~ 20.825
常州某饮用水厂	2018	进水中 PPCPs	ND ~ 85.623
		出水中 PPCPs	ND ~ 69.257

注：ND，未检出；LOQ，定量检出限

国外的各类水体中也可普遍检出 PPCPs。例如美国地质调查局在 2000 ~ 2001 年对 47 个地下水和 74 个饮用水水源的普遍性调查结果显示，81%的地下水受到不同程度的有机物污染，频繁检出的 PPCPs 类物质包括避蚊胺(35%)、磺胺甲基异噁唑(23%)、壬基苯酚乙氧醚(19%)、三氯生(15%)和咖啡因(13%)等。2006 ~ 2007 年，针对美国 19 处饮用水厂的水源水、出厂水及管网水中 51 种 PPCPs 的调查研究发现，11 种 PPCPs 污染物检出率较高，包括阿特拉津、立痛定、雌激素酮、安宁、萘普生、苯妥英、甲氧苄胺嘧啶等。

3）对人群的健康危害

诸多 PPCPs 已被证实属于环境内分泌干扰物，如三氯生、多环麝香和人工合成雌激素等，它们不仅会干扰激素的合成和分泌，也能直接作用于激素受体而发挥毒性效应，导致生物体内分泌系统紊乱并进一步影响机体生殖功能、神经发育和新陈代谢等，并且可能与男性生育能力下降、乳腺癌的发生率增高、狼疮、雷诺征等自身免疫性疾病的危险性增加有关。

大量的体内和体外毒理学研究还发现三氯生、对羟基苯甲酸酯等 PPCPs 具有生殖毒性，如可降低实验动物精子和卵泡数目、干扰生殖激素平衡和抑制生殖器官发育等。美国的一项流行病学研究也观察到 262 名育龄期男性尿液中三氯生浓度与精子正常形态百分比成负相关。波兰一项 511 人的横断面调查结果显示，女性尿液中对羟基苯甲酸酯浓度与女性卵巢储备功能下降有关。

另外，三氯生、对羟基苯甲酸酯等 PPCPs 还具有发育毒性，可导致实验动物子代生长迟缓、畸形和死亡率增加、出生体重降低等。在美国俄亥俄州开展的一项队列研究发现，怀孕期间孕妇尿液中三氯生浓度与婴儿出生体重、体长、头围和胎龄呈负相关。德国一项 629 人的母婴队列结果显示，母亲产前羟基苯甲酸酯暴露与后代女孩 8 岁前的超重有关。

硝基麝香化合物已被科学家证实具有生物蓄积作用、遗传毒性和潜在致癌性，摄入大量的多环麝香还可以引发哮喘、过敏症和偏头痛等。对羟基苯甲酸酯也被报道与免疫相关疾病如过敏、哮喘、狼疮，糖尿病以及乳腺癌之间存在关联。

　　抗生素滥用造成的健康危害也不容忽视。芬兰的一份研究报告显示，儿童时期摄入大环内酯类药物可明显改变肠道菌群的组成，如导致放线菌减少，拟杆菌门和变形杆菌门增多，而此类儿童也更容易超重以及患哮喘病。在北京开展的病例对照研究显示，低剂量、持续暴露于食源性抗生素与新生儿肠道菌群的定植改变有关，继而可能造成婴儿肠道菌群成熟延迟、代谢系统紊乱和免疫系统异常，导致其发生肥胖和过敏症状等。

8.2.3　病原微生物对人群健康的影响

　　病原微生物对人群健康的影响主要是导致介水传染病的发生，介水传染病主要是指通过饮用或接触受病原体污染的水而传播的疾病，又称水性传染病。引起介水传染病的病原体主要有三类：细菌、原虫和病毒等，主要来自于人畜粪便、生活污水、医院污水以及畜牧屠宰、皮革和食品加工等的废水排放。

1. 细菌

1）概述

　　目前，已经在水体中发现了约二十多个属，几十种细菌能够直接或间接对人群健康造成危害，主要包括埃希菌属、沙门菌属、弧菌属、军团菌属、志贺菌属、耶尔森菌属、假单胞菌属、克雷伯菌属、气单胞菌属、伯克菌属与分歧杆菌属等。水体中的细菌多来源于人与动物的粪便，其中，大肠埃希菌能在环境中存活较长时间，但不生长。另外一些细菌，如军团菌属、气单胞菌属、铜绿假单胞菌、分歧杆菌属等，可在自然水体或供水系统中生长并繁殖。有些细菌也可以产生内毒素，对人体消化、神经与免疫等多系统造成损伤。我国生活饮用水卫生标准（GB 5749—2022）中已经将总大肠菌群、大肠埃希氏菌和菌落总数纳入水质常规指标中。其中，总大肠菌群和大肠埃希氏菌的限值为每100毫升水样中不得检出，菌落总数为每毫升水样中不得超过100菌落形成单位（colonyforming units，CFU）。

2）污染状况

　　全世界的地表水不同程度地受到粪便的污染。例如，加拿大一项对安大略湖及周围水域的监控数据显示，大肠埃希菌在水样中的检出率在7%～49%，最高浓度为222 CFU/100 mL。美国佐治亚州的一项研究发现，地表水中大肠埃希菌的检出率高达99.3%，最高浓度可达$1.2×10^4$ CFU/100 mL。我国作为发展中国家，地表水的细菌污染状况可能更为严重与广泛。2015年的一项综述研究显示，我国地表水粪大肠菌群含量普遍较高，长江水系、黄河水系、珠江水系、海河水系等河流、湖泊、水库与四大海域（渤海、黄海、东海和南海），均不同程度地受到粪便污染，粪大肠菌群的检出范围在 20 ~ 10^8 个/L。国内另一项研究对全国 24 个省、自治区、直辖市的 75 个采水点进行了细菌学检测，包括 7 大水系、2 个河流、21 个湖泊与 17 个水库。在 464 个水样中共检出病原菌 83 株，包括沙门菌 31 株、致病弧菌 33 株与志贺菌 19 株，河流病原菌检出率为 100%，湖泊为 60%，水库为 35%。

饮用水细菌污染，尤其是农村供水系统的细菌污染问题同样不容忽视。一项对北方某城市自来水的监测数据显示，分歧杆菌属与军团菌属检出率可达 100%，铜绿假单胞菌属与气单胞菌属检出率也可达 75% 以上。在我国北京市、厦门市、贵阳市、唐山市、日照市等地农村进行的几项饮用水细菌学检测也发现，细菌污染状况较为严重，总大肠菌群的超标率多在 20% ~ 50%，局部地区可达 100%。另外，二次供水与医疗用水的细菌污染状况也不容乐观。一项对某城市 10 栋公共建筑与 14 栋住宅建筑用水的细菌学研究发现，水箱水与用户端龙头水均检出军团菌属与非结核分枝杆菌属，提示条件致病菌可在二次供水系统中再生长。

3）对人群健康的影响

人体主要通过消化道暴露于水中的致病菌，也可通过伤口感染、皮肤黏膜接触、吸入带菌气溶胶颗粒暴露于病原菌，进而导致人体产生腹泻、痢疾、腹痛、呕吐等胃肠道症状，也可产生发热、贫血、肌肉酸痛、关节痛等全身症状。一些细菌产生的内毒素也可以损伤消化系统、神经系统与免疫系统。

腹泻是弧菌属、沙门菌属、埃希菌属、志贺菌属、弯曲菌属、耶尔森菌属等致病菌感染后人体出现的最主要症状。沙门氏菌感染可引起沙门菌病，临床上主要分为胃肠炎型、败血症型、肠热或伤寒型以及无症状带菌型。沙门菌病的主要症状除了腹泻之外，还包括腹痛、恶心等胃肠道症状，伤寒病人会伴有持续高热症状，约 30% 病人在胸腹部、背部、手臂等处出现红色的伤寒玫瑰疹，严重者可累及肝、脾、神经系统等部位，致死率高，其中全球每年因伤寒与副伤寒发热造成的死亡人数约达 19 万人。志贺菌感染可引起细菌性痢疾，人体感染 10 ~ 100 个病菌即可发病。弧菌属中，霍乱弧菌、副溶血性弧菌与创伤弧菌是常见的致病菌株。历史上有多次霍乱弧菌污染水源导致的霍乱大流行，至今全球每年依然有 130 万 ~ 400 万人患病，约 2 万 ~ 14 万人死亡。霍乱的主要症状为米泔水样便与呕吐，导致身体脱水，继而出现少尿、循环衰竭、电解质紊乱、四肢抽搐与心律不齐等，死亡率较高。

一些致病菌也可通过呼吸道感染人体，导致咳嗽、发热等症状。1976 年，美国宾夕法尼亚退伍军人大会上暴发了严重的肺炎，共 221 人染病，34 人死亡。1977 年从死者肺部分离出一种新型细菌，命名为军团菌。目前社区获得性肺炎中军团菌约占 5.1%，人群主要通过吸入带菌气溶胶感染军团菌，常见的污染来源为空调冷却塔水、二次供水系统储存水、喷泉水、淋浴水等。军团菌对老人、儿童等免疫力低下群体易感，感染症状分为肺炎型和非肺炎型。肺炎型以肺炎表现为主，伴有发热、咳嗽、呼吸困难、胸痛与神经精神症状；非肺炎型又称庞蒂克热，症状类似流感，主要有发热、乏力、肌肉酸痛等表现，具有自限性。

2. 原虫

1）概述

目前在水体中发现的致病原虫约有十几种，主要包括蓝氏贾第鞭毛虫、隐孢子虫、溶组织内阿米巴原虫、耐格里原虫、结肠小贷纤毛虫、棘阿米巴属、刚地弓形虫等，其中隐孢子虫病与贾第虫病是最流行的水源性寄生性原虫疾病。水体中的原虫多来自于生活污水、人和动物的粪便污染与农业用水污染。一些原虫的包囊在环境介质中生存能力强，能存活较长的时间，且对氯气等氧化消毒剂的抵抗能力强，可能造成饮用水污染。虽然人群主要以消化道摄入的方式暴露于原虫或其包囊和滋养体，但是眼、鼻等部位黏膜的直接接触以及呼吸道吸入也是原虫暴露的重要途径。我国生活饮用水卫生标准(GB 5749−2022)已将贾第鞭毛虫与隐孢子虫纳入水质扩展指标中，限值均为每 10L 饮用水中小于 1 个。

2）污染状况

原虫污染在污水中较为普遍，在地表水和地下水中浓度相对较低，报道最多的原虫为隐孢子虫与蓝氏贾第鞭毛虫。1998 年，美国的一项研究对 23 个州 199 个采样点的地表水水样进行了检测，发现 12%的水样受到了隐孢子虫或贾第鞭毛虫的污染，其中在泉水和垂直井水中隐孢子虫的检出率分别为 20%与 45%，贾第鞭毛虫的检出率分别为 14%与 36%。近期美国另一项研究采用聚合酶链反应法检测了明尼苏达州公共用水系统中 964 份水源水样本的病原微生物污染状况，结果显示隐孢子虫与贾第鞭毛虫的检出率分别为 11.1%与 2.1%。另外，隐孢子虫与贾第鞭毛虫在加拿大、日本、斯洛伐克、爱尔兰、伊朗等国的地表水、饮用水与娱乐用水中也被检测出，提示世界范围内水体原虫的广泛污染。

我国水体隐孢子虫与贾第鞭毛虫的污染情况同样比较普遍。肖淑敏等对全国 33 个城市，66 个水网的检测结果发现，22 个水网中隐孢子虫呈阳性，平均浓度为 2.1 个卵囊/10L，最高浓度可达 6 个卵囊/10L。肖国生等对三峡库区的 61 份地表水与 5 份处理后的污水样本进行了检测，发现隐孢子虫与贾第鞭毛虫检出率分别为 86.4%与 65.2%，其中处理后的污水中两种原虫的检出率均为 100%。一项在江苏省 13 个城市，28 个自来水厂进行的研究发现，所有出厂水和管网末梢水水样中，隐孢子虫与蓝氏贾第虫均未检出，但是在水源水中，贾第鞭毛虫和隐孢子虫检出率均为 10.71%(3/28)。我国关于其他原虫水污染的调查研究则相对匮乏。针对青海省 261 份河流、污水与药厂水管排出水样的检测结果发现，棘阿米巴的检出率为 14.68%。广州市的一项研究发现污水厂进水和下水道水样中，毕氏肠微孢子虫的检出率分别为 56.3% 与 26.1%，十二指肠钩虫的检出率分别为 55.5% 与 33.0%，艾美尔球虫的检出率分别为 45.4% 与 47.7%。

3）对人群健康的影响

人群主要通过摄入污染的水、蔬菜或食物感染隐孢子虫、贾第鞭毛虫与溶组织内阿米巴。我国 20 世纪 90 年代的调查研究显示，全国隐孢子虫的平均感染率为 2.97%，其中四川省感染率最高，为 11.15%，贾第鞭毛虫感染率为 0.41%~5.8%。据最新统计，2017~2020 年，全世界一共发生了 251 起原虫感染导致的疾病暴发事件，其中美国 141 起，英国 51 起，新西兰 24 起。感染的原虫中，占比最高的为隐孢子虫(192 起)，其次为贾第鞭毛虫(48 起)、环孢子虫(7 起)、脆弱双核阿米巴(7 起)与刚地弓形虫(7 起)，污染的水源主要有游泳池、公园内用水、宾馆内用水、温泉水、地表水与管网末梢水等。感染隐孢子虫、贾第鞭毛虫与溶组织内阿米巴后，人体主要出现腹泻、腹痛、恶心等胃肠道症状，也可以发展为慢性腹泻与肠炎，症状持续可达一年以上。5 岁以下儿童对上述原虫易感，感染后多数无症状，但也有部分儿童出现腹泻、呕吐、小肠吸收障碍等症状，严重者可影响儿童生长发育情况。同时，免疫力低下与免疫缺陷病患者，原虫感染并致病的风险大幅上升。

人群也可以通过皮肤黏膜接触感染耐格里原虫、棘阿米巴等原虫。耐格里原虫中福氏耐格里原虫是主要感染人体的虫种，可通过鼻腔进入人体，并穿越筛状板到达大脑，导致致死性原发性阿米巴脑炎，对中枢神经系统造成致死性损伤，诱发脑部出血。该病主要出现在游泳者与潜水者中，病程通常在 3~7 天，死亡率高达 95%~99%。棘阿米巴原虫可侵袭中枢神经系统，引起肉芽肿性阿米巴脑炎，早期症状有头疼、恶心、易怒、眩晕与低烧，并进一步出现复视、共济失调、嗜睡、神志失常、肢端麻痹等神经精神症状，并在颅内压升高后一至两个月内死亡，死亡率高达 97%~98%。值得注意的是，原虫感染在免疫力低下者更为普遍且致命，主要感染人群包括艾滋病、肿瘤、白血病和免疫缺陷病等患者，应给予充分关注。

3. 病毒

1）概述

据国际病毒分类委员会(International Committee on Taxonomy of Viruses, ICTV)2020 年 10 月所发布的信息，目前病毒共有 6 个目、189 个科、136 个亚科、2224 个

属、70 个亚属与 9110 种。虽然病毒不能在水体中进行增殖，但是其在水体中可生存几天甚至数月，且对消毒剂有一定的抵抗力，可在城市供水系统中迁移并传播。目前发现的介水传播病毒大约有 700 余种，主要包括腺病毒科、小 RNA 病毒科、呼肠弧病毒科、杯状病毒科与戊型肝炎病毒科等。2019 年暴发的新冠肺炎全球大流行，导致新型冠状病毒(SARS-CoV-2)的 RNA 在多国的地表水与污水中被检出。

水中的病毒可分为肠道病毒和非肠道病毒两类，肠道病毒主要指小 RNA 病毒科中的肠道病毒属，而非肠道病毒是指可通过肠道传播并引起人和动物发病的肠道病毒属以外的病毒总称，介水传播的肠道病毒和非肠道病毒统称肠传病毒。我国生活饮用水卫生标准(GB 5749—2022)中尚未对水中病毒的种类与含量进行限值。

2）污染状况

工农业生产和生活中含病毒的污水排放，以及人与动物的粪便污染是水体中病毒污染的主要来源。地表水中病毒的含量与承受的污水量及水体的稀释能力有关。澳大利亚一项研究发现 12%的河流水，9%～24%的海岸水与 10%～25%暴雨雨水受到病毒污染。美国一项研究则报道48%的河流水水样腺病毒检测呈阳性。我国天津的一项研究发现，河水样本中腺病毒、诺如病毒、肠道病毒、星状病毒与轮状病毒的阳性检出率为 75%～100%，其中肠道病毒与星状病毒的平均浓度最高，分别可达 1.39×10^6 拷贝数/L 与 4.20×10^5 拷贝数/L。青岛的一项研究还发现海滩公园的娱乐用水中，星状病毒和腺病毒检出率可达 100%，诺如病毒检出率为75%，肠道病毒检出率最低为 16%。

市政污水中的病毒检出率也很高。一项研究对意大利两个污水处理厂的污水中病毒含量进行了为期一年的监测，结果发现 21 份未处理污水样本中，病毒检出率高达 100%，经污水处理后的水样，病毒检出率下降至 61.9%，检出的病毒主要为腺病毒、肠道病毒、诺如病毒 GI、诺如病毒 GII 与甲肝病毒。美国的一项研究对市政污水进行了检测，检出的病毒主要包含腺病毒科、星状病毒科、杯状病毒科、冠状病毒科、小 RNA 病毒科等十余科，其中含量最高的为甲肝病毒，检出率为 100%，浓度为 1.86×10^7 基因拷贝数/L。我国对广州市污水的监测研究显示，样本中脊髓灰质炎病毒与非脊灰肠道病毒的阳性检出率分别为 69.44%与 79.86%，其中非脊灰肠道病毒主要为埃可病毒与柯萨奇病毒。近期意大利的一项研究发现，2019 年 12 月于米兰采集的污水样本中发现新型冠状病毒 RNA 呈阳性，浓度为4.1×10^3 基因拷贝数/L，提示在 2020 年 2 月 21 日意大利第一例新冠病例被确诊前，新型冠状病毒可能已经在意大利境内传播。新冠肺炎全球大流行后，新型冠状病毒的 RNA 也已在美国、中国、荷兰、西班牙、法国与土耳其等多国的污水中被检测出来。

此外，由于病毒在水中的生存能力较强，即使水源水经过消毒处理，病毒也时常在饮用水中检出。一项对美国 25 座自来水厂的调查研究发现，其中 10 座水厂的出厂水中病毒检测呈阳性，腺病毒、诺如病毒和肠道病毒的检出率分别为 16.7%、16.7% 和 8.3%。我国的一项研究发现，武汉市 6 座自来水厂的出厂水中轮状病毒 A 组、腺病毒与人腺病毒 F 组的检出率均为 100%，肠道病毒检出率为 20.8%。我国也暴发了几次诺如病毒污染饮用水导致的感染性腹泻疫情，发现自备水井、桶装水、蓄水池等水样中诺如病毒检测可呈阳性。

3) 对人群健康的影响

轮状病毒、诺如病毒、肠道病毒和腺病毒感染人体后常引起腹泻、腹痛等胃肠炎症状，尤其在婴幼儿中多发。轮状病毒与诺如病毒感染是引起婴幼儿急性胃肠炎的主要病因，其中轮状病毒感染约占婴幼儿住院病例的 40%，每年造成约 200 万人死亡，且 90% 以上的病例发生在发展中国家。轮状病毒感染多发生在秋冬季，除腹泻外，儿童感染后还可出现呕吐、咳嗽、发烧与脱水等症状，严重者可出现抽搐、肌张力改变、脱水与电解质失衡，脱水是轮状病毒死亡最常见的原因。

诺如病毒可感染各年龄段人群，约占所有急性胃肠炎病例的 12%~24%，每年造成全球约 7~20 万人死亡。诺如病毒感染具有发病急、传播速度快、涉及范围广等特点，症状常持续 1~2 天，主要表现为恶心、呕吐、腹泻和腹痛等胃肠道症状。国内外也暴发过多次诺如病毒感染导致的突发性公共卫生事件。2009~2017 年，美国共报道了 7094 起诺如病毒感染暴发事件。2014~2016 年，我国共发生除霍乱、痢疾、伤寒/副伤寒之外的其他感染性腹泻突发公共卫生事件 332 起，其中 307 起明确了病原体，诺如病毒占 85.84%，发生地点以学校为主。北京、上海、广东、湖南、江苏与辽宁的监测数据显示，2016 年 10 月~2018 年 9 月共发生诺如病毒感染暴发事件 556 起，主要发生在托儿所 (50.4%) 和小学 (27.9%)。2019 年 1 月，南宁市某公司出现诺如病毒感染的聚集性疫情，4 天内共出现 184 个病例，症状以急性胃肠炎为主，调查后发现是公司蓄水池污染导致感染事件发生。

病毒性肝炎在我国属于乙类法定传染病，其中介水传播的主要是甲型肝炎与戊型肝炎。甲肝病毒共有 7 个基因型，都可感染人体。我国曾是甲肝高发国，1992 年我国 10 岁以下儿童血清甲肝抗体阳性率高达 62.4%，发病率为 56/10 万。随着经济社会的发展与甲肝疫苗的推广，我国甲肝患病率持续下降。云南省 2013 年报道了一次甲肝暴发事件，共发现病例 104 例，其中学生 103 人，教师 1 人，暴发原因为自备井水污染。甲型肝炎病毒感染人体后，潜伏期约为 2~6 周，大多数症状较轻，主要表现为黄疸、发热、乏力、腹痛、恶心与呕吐等，少数可发展为暴发型甲型肝炎，症状较重，且可能出现肝性脑病、肾衰竭与中毒性鼓肠，病死率高。我国也出现过散发的戊肝暴发病例，以水型流行最为常见。人体感染戊型肝炎后常呈自限性，一般起病较急，出现黄疸、发热、乏力、恶心与呕吐等症状。孕妇感染戊肝后症状较重，病死率可达 10%～25%，且增加早产、新生儿窒息、死产等不良妊娠结局发生风险。

8.3　小结与展望

水污染已成为全球性的环境污染问题，不仅给世界各国经济和社会发展带来了阻碍，同时也对人群的健康构成了重大威胁。我国是一个水资源短缺与水污染问题突出的国家，人均水资源仅为世界平均水平的 28%。近年来，我国水污染事件频发，主要的水系、湖泊、近岸海域及部分地区地下水均受到了不同程度的污染。我国虽然已普遍采用集中式的饮用水消毒技术，由水体生物性污染所带来的介水传染病等健康风险已大大降低，但与此同时产生的大量有害的 DBPs 污染，以及众多新兴污染物的出现，使得我国饮用水安全仍然面临着巨大挑战。

目前，DBPs 已成为饮用水安全领域广受关注的一类化学性污染物。许多 DBPs 已被发现具有多种健康危害，包括遗传毒性、致癌性、生殖毒性、发育毒性、血液毒性、肝肾毒性等。特别是有关 DBPs 暴露与人群膀胱癌和结直肠癌风险增加的研究结果较为一致。许多 DBPs 也已被 IARC 列为可能致癌物。然而，目前已有的研究资料主要集中在受控 DBPs，对很多非受控 DBPs 的健康危害认识还很缺乏。今后应重点关注饮用水中非受控 DBPs 对健康的影响，并筛选出重点监管的 DBPs 种类。此外，已发现的 DBPs 健康危害大多基于毒理学研究结果，人群研究证据尚缺乏，如何采用准确的暴露标志物评估 DBPs 的人群健康危害仍面临诸多挑战。人群同时暴露多种 DBPs 所带来的健康危害也尚不清楚。因此，今后需要采用更准确的暴露评估方法阐明多种 DBPs 混合暴露与健康损害之间关系。

对于种类繁多的新兴化学物质如 PFASs、OPFRs、PPCPs 等，由于大多没有具体的相关环境管理政策法规或排放标准，正在不断排放入水环境。这类新兴化学物质通常易于生物富集，因此在低浓度排放条件下即可能对生物或人类健康造成损害。调查资料表明，这些新兴化学污染物目前已在各种水体中广泛检出，其中 PFASs 和 OPFRs 等还在人群的血液和尿液等生物样本中检出。虽然研究已发现这些新兴化学污染物可能具有生殖毒性、发育毒性、致癌性和神经毒性等多种健康危害，但已有的认识大多基于毒理学研究资料，尚缺乏相应的人群研究资料，特别是对 PPCPs 以及 MPs 的健康危害认知甚少。今后需要更多地关注水环境中新兴化学物质的具体来源、时空分布、人群暴露以及健康危害。同时，加强针对水环境新兴化学物质检测的高通量、高灵敏以及快速分析方法开发，并建立相应的预警监测能力。此外，开展水环境新兴化学污染物限值标准研究，对从源头上管控该类污染物和保障人群健康至关重要。

　　生物性污染一直以来是水安全领域面临的重大问题和挑战。WHO 在 2022 年发布的报告指出，全球至少有 20 亿人使用的饮用水源受粪便污染，粪便污染导致的饮用水微生物污染对饮用水的安全构成最大威胁。被微生物污染的饮用水可传播腹泻、霍乱、痢疾、伤寒和脊灰等疾病，每年估计导致 48.5 万人因腹泻死亡。在我国，集中式供水采取的消毒措施有效保障了饮用水免受微生物污染，但志贺氏菌、诸如病毒等导致的水污染事件仍偶然发生。因此，今后仍需进一步加强对饮用水生物性污染的监测，特别是在一些缺乏集中式供水或者供水规模较小且缺乏有效管理的农村地区。监测的微生物种类不仅仅是传统的致病性细菌和原虫，也需要更多关注常见的病毒，并制定相应的卫生标准。此外，我国公共场所集中空调通风系统冷却水和冷凝水中嗜肺军团菌的检出率相对偏高，加强卫生监测和防止军团菌病暴发也值得高度关注。

（曾　强　郑唯韡）

参 考 文 献

鲁文清. 2020. 水消毒副产物与健康[M]. 武汉: 湖北科学技术出版社.

杨克敌. 2017. 环境卫生学[M]. 第 8 版. 北京: 人民卫生出版社.

Bei E, Shu Y, Li S, et al. 2016. Occurrence of nitrosamines and their precursors in drinking water systems around mainland China[J]. Water Res, 98: 168-175.

Brausch J M, Rand G M. 2011. A review of personal care products in the aquatic environment: environmental concentrations and toxicity[J]. Chemosphere, 82(11): 1518-1532.

Cao X, Wang C, Lu Y, et al. 2019. Occurrence, sources and health risk of polyfluoroalkyl substances (PFASs) in soil, water and sediment from a drinking water source area[J]. Ecotoxicol Environ Saf, 174: 208-217.

Deng Y-L, Luo Q, Liu C, et al. 2022. Urinary biomarkers of exposure to drinking water disinfection byproducts and ovarian reserve: A cross-sectional study in China[J]. J Hazard Mater, 421: 126683.

Ding H, Meng L, Zhang H, et al. 2013. Occurrence, profiling and prioritization of halogenated disinfection by-products in drinking water of China[J]. Environ Sci Process Impacts, 15(7): 1424-1429.

Eerkes-Medrano D, Thompson R C, Aldridge D C. 2015. Microplastics in freshwater systems: a review of the emerging threats, identification of knowledge gaps and prioritisation of research needs[J]. Water Res, 75: 63-82.

Elizalde-Velázquez G A, Gómez-Oliván L M. 2021. Microplastics in aquatic environments: A review on occurrence, distribution, toxic effects, and implications for human health[J]. Sci Total Environ, 780: 146551.

Ernst A, Brix N, Lauridsen L L B, et al. 2019. Exposure to perfluoroalkyl substances during fetal life and pubertal development in boys and girls from the Danish National Birth Cohort[J]. Environ Health Perspect, 127(1): 17004.

Leppert B, Strunz S, Seiwert B, et al. 2020. Maternal paraben exposure triggers childhood overweight development[J]. Nat Commun, 11(1): 561.

Lozano R, Naghavi M, Foreman K, et al. 2012. Global and regional mortality from 235 causes of death for 20 age groups in 1990 and 2010: a systematic analysis for the Global Burden of Disease Study 2010[J]. Lancet,

380(9859): 2095-2128.

Säve-Söderbergh M, Toljander J, Donat-Vargas C, et al. 2021. Drinking Water Disinfection by-Products and Congenital Malformations: A Nationwide Register-Based Prospective Study[J]. Environ Health Perspect, 129(9): 97012.

Yang Y, Chen P, Ma S, et al. 2020. A critical review of human internal exposure and the health risks of organophosphate ester flame retardants and their metabolites[J]. Critical Reviews in Environmental Science and Technology, 1-33.

Zeng Q, Wang Y-X, Xie S-H, et al. 2014. Drinking-water disinfection by-products and semen quality: A cross-sectional study in China[J]. Environ Health Perspect, 122(7): 741-746.

第9章 土壤污染的健康效应

9.1 土壤污染的特征和环境标准

9.1.1 我国土壤污染的特征

土壤是历史自然体,是位于地球陆地表面和浅水域底部的具有生命力、生产力的疏松而不均匀的聚积层,是地球系统的组成部分和调控环境质量的中心要素。在过去四十年里,中国工业化进程加快,经济高速增长。然而,这也对生态环境造成了负面影响,特别是日益严重的土壤污染。

2014 年 4 月 17 日,环境保护部(现称生态环境部)和国土资源部(现称自然资源部)公布了《全国土壤污染状况调查公报》。公报表明:全国土壤环境状况总体不容乐观,部分地区土壤污染较重,耕地土壤环境质量堪忧,工矿业废弃地土壤环境问题突出。其中,约有 16.1%的调查土壤点位超过了土壤环境质量标准 GB 15618—1995(现已废止,试行 GB 15618—2018,GB 36600—2018)的二类标准要求,其中包括 19.4%的农田,10.0%的林地,10.4%的草地,和 11.4%的未利用土地。镉(Cd)、汞(Hg)、砷(As)、铜(Cu)、铅(Pb)、镍(Ni)、滴滴涕(DDT)、多环芳烃(PAHs)是主要污染物,其点位超标率分别为 7.0%、1.6%、2.7%、2.1%、1.5%、4.8%、1.9%和 1.4%。无机污染物造成的污染在我国最为严重,超标点位数占全国超标点位的 82.8%。土壤污染一般具有以下几个特点:

一是土壤污染具有隐蔽性与滞后性。大气污染和水污染一般都比较直观,通过感官就能察觉。而土壤污染往往要通过土壤样品分析,粮食、蔬菜和水果等检测,甚至人或动物的健康状况检查才能确定。土壤污染从产生到发现危害通常会滞后较长的时间,如日本的"痛痛病"经过了 10~20 年之后才被人们所认识。

二是土壤污染具有累积性。与大气和水体相比,污染物更难在土壤中迁移、扩散和稀释。因此,污染物容易在土壤中不断累积。

三是土壤污染具有地域性。由于土壤性质差异较大,而且污染物在土壤中迁移慢,导致土壤中污染物分布不均匀,空间变异性较大。

四是土壤污染具有难可逆性。重金属污染物在土壤环境中难以降解,导致重金属对土壤的污染基本上是一个不可完全逆转的过程。另外,土壤中的许多有机污染物也需要较长时间才能降解，甚至产生毒性较大的中间产物。

五是土壤污染治理具有艰巨性。土壤污染一旦发生，仅依靠切断污染源的方法很难恢复。总体来说，治理土壤污染的成本高、周期长、难度大。需要由更大的投入，来探索、研究、发展更为先进、更为有效和更为经济的污染土壤修复、治理的各项技术与方法。

六是土壤污染后果的严重性。土壤污染往往通过食物链危害动物和人体的健康。如施用含三氯乙醛的废硫酸产生的普通过磷酸钙肥料，导致小麦、花生、玉米等十多种农作物轻则减产，重则绝收。该类污染事故在山东、河南、河北、辽宁、苏北等地曾多次发生。

9.1.2　各国土壤环境质量标准

近十多年来，欧、美等发达国家对土壤及其环境问题研究和认识不断深化，在重视土壤环境基准研究的基础上，对土壤环境质量标准制定的目标、思路和方法均进行了大量的研究探索，取得了一定的经验与成果，使标准的应用更加适应土壤环境保护与管理的需要。

1. 中国

1）法律框架及标准发展历程

20 世纪 80 年代，中国开始关注矿区土壤、污灌和六六六、DDT 农药大量使用造成的耕地污染等问题，逐步将土壤污染防治纳入环境保护重点工作，开展了一系列基础调查，出台了土壤污染防治相关管理政策，并逐步建立了土壤污染风险管控体系。根据土壤污染防治政策研究进展，将中国土壤环境管理发展历程划分为以下四个阶段：

A. "六五"至"八五"时期：土壤环境基础调查

随着经济社会迅速发展，土壤污染问题越来越受到社会关注，我国 1979 年颁布的《环境保护法（试行）》最早在立法中涉及保护土壤、防治污染的要求。

B. "九五"至"十五"时期：农用地土壤污染治理

中国人口基数大，耕地面积小，对土壤环境关注的重点是提高土壤肥力、增加粮食产量，因此该阶段土壤污染防治的重点仍然是农用地。

C. "十一五"至"十二五"时期：土壤污染状况调查和试点示范

该阶段土壤污染防治逐渐成为环境保护工作的重点，相关政策部署相继出台，并开展了一系列土壤污染状况调查、治理试点示范等工作。

D. "十三五"时期：土壤污染风险管控

2016 年，国务院印发《土壤污染防治行动计划》，这是中国土壤环境管理领域的纲领性文件，对今后一个时期中国土壤污染防治工作作出了全面部署，有力提升了中国受污染耕地安全利用和建设用地风险管控水平。

2）中国现行土壤环境质量标准

2018 年 6 月 22 日，中国生态环境部公告发布了两项新的土壤环境质量标准。其中，《土壤环境质量 农用地土壤污染风险管控标准(试行)》(GB 15618—2018)将替代《土壤环境质量标准》(GB 15618—1995)，《土壤环境质量 建设用地土壤污染风险管控标准(试行)》(GB 36600—2018)为首次发布。

新版的农用地土壤污染风险管控标准创造性地提出了农用地土壤污染风险筛选值和农用地土壤污染风险管制值两个新概念。其中，农用地土壤污染风险筛选值指农用地土壤中污染物含量等于或者低于该值的，对农产品质量安全、农作物生长或土壤生态环境的风险低，一般情况下可以忽略；超过该值的，对农产品质量安全、农作物生长或土壤生态环境可能存在风险，应当加强土壤环境监测和农产品协同监测，原则上应当采取安全利用措施。农用地土壤污染风险管制值指农用地土壤中污染物含量超过该值的，食用农产品不符合质量安全标准等农用地土壤污染风险高，原则上应当采取严格管控措施。农用地土壤污染风险筛选值的基本项目列于表 9-1，农用地土壤污染风险管制值见表 9-2。

建设用地土壤污染风险筛选值指在特定土地利用方式下，建设用地土壤中污染物含量等于或者低于该值的，对人体健康的风险可以忽略；超过该值的，对人体健康可能存在风险，应当开展进一步的详细调查和风险评估，确定具体污染范围和风险水平。建设用地土壤污染风险管制值指在特定土地利用方式下，建设用地土壤中污染物含量超过该值的，对人体健康通常存在不可接受风险，应当采取风险管控或修复措施。建设用地土壤污染风险筛选值、管制值中基本项目分重金属和无机物类、挥发性有机物类、半挥发性有机物类等三大类，共 45 项。建设用地土壤污染风险筛选值、管制值中其他项目分重金属和无机物类，挥发性有机物类，半挥发性有机物类，有机农药类，多氯联苯(PCBs)、多溴联苯和二噁英类，石油烃类等六大类，共 40 项。

表 9-1 农用地土壤污染风险筛选值的基本项目

序号	污染项目		风险筛选值			
			pH≤5.5	5.5<pH≤6.5	6.5<pH≤7.5	pH>7.5
1	镉	水田	0.3	0.4	0.6	0.6 0.8
		其他	0.3	0.3	0.3	0.6
2	汞	水田	0.5	0.5	0.6	1.0
		其他	1.3	1.8	2.4	3.4
3	砷	水田	30	30	25	20
		其他	40	40	30	25

续表

序号	污染项目		风险筛选值			
			pH≤5.5	5.5<pH≤6.5	6.5<pH≤7.5	pH>7.5
4	铅	水田	80	100	140	240
		其他	70	90	120	170
5	铬	水田	250	250	300	350
		其他	150	150	200	250
6	铜	果园	150	150	200	200
		其他	50	50	100	100
7	镍		60	70	100	190
8	锌		200	200	250	300

表 9-2　农用地土壤污染风险管制值

序号	污染物项目	风险管制值			
		pH≤5.5	5.5<pH≤6.5	6.5<pH≤7.5	pH>7.5
1	镉	1.5	2.0	3.0	4.0
2	汞	2.0	2.5	4.0	6.0
3	砷	200	150	120	100
4	铅	400	500	700	1000
5	铬	800	850	1000	1300

2. 美国

1）法律框架及标准发展

从 20 世纪 60 年代起，美国地质调查所开展了一系列的区域土壤背景值调查工作。至今，美国完成了全国土壤背景值的调查研究。1995～2000 年美国对土壤污染状况重新展开了全面调查研究，积累了丰富的资料，并建立起了 1000 多个污染场地国家数据库。大量的调查研究揭示了土壤污染危害具有显著的区域性和场地性差异，美国对土壤环境标准制订的理念有了新的认识，改变了其在 20 世纪 90 年代以前主要采用的全国通用土壤中污染物最大允许浓度标准的做法，不再采用全国通用标准，而由联邦颁布统一的制订导则，规定采用基于风险的方法，由各州自行制订和颁布标准。

2）保护人体健康土壤筛选值制订

A. 保护人体健康土壤筛选值功能

土壤筛选值是由标准化公式结合毒性数据及暴露信息假定推导出的基于风险的土壤中污染物浓度，应用于污染场地的风险管理。如图 9-1 所示，土壤筛选导则将土壤污染物浓度从低到高划分为 3 个区间，根据污染程度实行相应的风险管理对策：①若当地土壤污染物浓度处于背景浓度值（"Zero" concentration）到基于风险评估制订的筛选浓度值（SSLs）之间时，污染风险可以忽略，管理者无须关注。

②土壤污染物浓度等于或超过 SSLs 时，有可能对生态或人体健康产生风险，需进行进一步场地调研，但并不意味着必须采取整治措施。③当污染物浓度超过响应浓度值时，则必须采取响应(整治)措施。

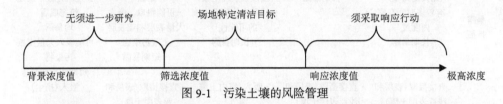

图 9-1　污染土壤的风险管理

场地管理者具体应用哪种SSLs需要平衡考虑对场地信息精确性的要求及调查费用与时间期限。因为随方法级别升高，提高了筛选过程的精确度，但同时也增加了对数据源、时间和经费的要求。EPA 认为简化特定场地法是最有用的方法，因其兼顾了场地特定性及方法易用性。尽管如此，通用SSLs相对详细场地特定SSLs也有更适用的时候。前者可作为初步筛查工具或一个较粗的尺度，以快速识别那些对健康和环境不存在威胁的区域，同时还有助于快速筛选出关注的化学品。

B. 土壤筛选值的制订方法

1996 版的土壤筛选导则专门针对居住用途的场地制订 SSLs。2002 版超级基金场地的土壤筛选补充导则增加了非居住用途(商业/工业)及建筑活动场景下 SSLs 的制订，并对 1996 版导则中的居住用地场景及模型参数进行了修正。

(1)筛选值制订的方法框架。SSLs 是以对未来的土地用途和场地活动的假定为基础，从一系列标准化公式推导的基于风险的土壤中单个关注化学物质浓度。这些公式将 EPA 化学品毒性数据和假定的未来土地用途及暴露场景(包括受体特征和潜在暴露途径)相结合。因此，SSLs 所具有的保护性也与场地今后的活动与这些假定相一致的程度相关。

(2)不同用地方式下的暴露场景及途径。1996 版筛选导则对住宅用地通用与简化特定场地 SSLs 制订方法设定了 4 个暴露途径——直接摄取，吸入室外扬尘，吸入室外空气中挥发物，摄入因污染物自土壤迁移至潜在含水层而污染的地下水。

对表层土(0~2 cm)和亚表层土(2 cm 以下至饱和层顶面)考虑不同的暴露途径。表层土壤暴露途径包括直接摄取、皮肤接触、吸入扬尘，亚表层土壤主要考虑吸入挥发物和摄入污染地下水。摄食自种蔬果是表层土和亚表层土都可能涉及的途径，需要考虑场地特定的影响植物吸收(生物富集)与植物中污染物含量的因子(土壤类型、pH、植物种类、化学品形态等)，砷、镉、汞、镍、硒、锌等无机物以植物吸收率的经验数据为基础，有机物植物吸收率的经验数据尚不足。

制订不同用地方式下 SSLs 时假定的暴露场景及途径见表 9-3，相关暴露因子的默认值见表 9-4。

表 9-3　简化特定场地 SSLs 的暴露场景特征及途径

场景	居住	非居住(商业/工业)		建筑	
受体	场地居民	户外工作者	室内工作者	建筑工人	场外居民
暴露特征	·大量的土壤暴露(尤其是儿童) ·有较多时间在室内度过 ·长期暴露	·大量的土壤暴露 ·长期暴露	·最少土壤暴露(无直接接触室外土壤,有接触户外带进土壤的可能性) ·长期暴露	·仅在建筑活动中暴露 ·可能摄取、吸入大量表层和亚表层土壤污染物 ·短期暴露	·处于场地边缘 ·在建筑过程中及建筑完成后均暴露 ·可能吸入大量土壤污染物 ·短期和长期暴露 ·吸入(扬尘)
关注途径	·直接摄取(表层和浅亚表层土壤) ·皮肤吸收(表层和浅亚表层土壤) ·吸入(扬尘、户外土壤蒸气) ·吸入(室内土壤蒸气) ·迁移至地下水	·直接摄取(表层和浅亚表层土壤) ·皮肤吸收(表层和浅亚表层土壤) ·吸入(扬尘、户外土壤蒸气) ·吸入(室内土壤蒸气) ·迁移至地下水	·吸入(室内土壤蒸气) ·吸入(室内灰尘) ·迁移至地下水	·直接摄取(表层和亚表层土壤) ·皮肤吸收(表层和亚表层土壤) ·吸入(扬尘、户外土壤蒸气)	

表 9-4　简化特定场地 SSLs 暴露因子的默认值

场景	居住	非居住(商业/工业)		建筑	
受体	场地居民	户外工作者	室内工作者	建筑工人	场外居民
暴露频率(d/a)	350	225	250	场地特定	场地特定
暴露期(年)	306(非致癌效应，儿童)	25	25	场地特定	场地特定
事故频率(事故数/天)	1	1	NA	1	NA
土壤摄入率(mg/d)	200(儿童) 100(成人)	100	50	330	NA
地下水摄入率(mg/L)	2	2	2	场地特定	NA
吸入率(m³/d)	20^5	20	20	20	20
暴露的表面积(cm²)	2800(儿童) 5700(成人)	3300	NA	3300	NA
黏附因子(mg/cm²)	0.2(儿童) 0.07(成人)	0.2	NA	0.3	NA
体重(kg)	15(儿童) 70(成人)	70	70	70	70
寿命(年)	70	70	70	70	70

3）美国地方土壤环境标准制订概况

除 EPA 制订土壤筛选导则及通用土壤筛选值外，美国新墨西哥州、新泽西州、纽约州等各大洲也都制订有地方土壤筛选值。美国环保局第 3、6、9 大区环保办也制订有土壤标准。各州/区标准控制的化学污染物包括挥发性有机污染物（POPs）、半挥发性有机污染物、农药等持久性有机污染物和无机污染物，数量上少则几十种，多则几百种。此外，美国的特拉华州、新泽西州、俄勒冈州、得克萨斯州等在等效采用其他组织制定的筛选值的基础上，也公布了适于当地使用的土壤生态筛选基准值。

3. 加拿大

1）法律框架及标准发展

加拿大土壤环境标准是在加拿大污染场地管理国家框架之下建立的。针对公众关注的与污染场地相关的潜在环境和人类健康影响，加拿大环境内阁（CCME）于 1989 年 10 月发起国家污染场地整治计划（NCSRP）。相应的土壤环境标准从1991 年建立临时性污染场地环境质量标准（interim criteria），发展到 1996 年制订"保护环境和人类健康土壤质量指导值"（Soil Quality Guidelines）和"污染场地特定土壤质量整治目标研制导则"，并于 2006 年对指导值进行了更新，现有污染物控制项目共 81 项。

2）指导值内涵

指导值代表的是在污染场地的"清洁水平"和在污染程度较轻的场地不允许达到的"污染水平"。根据不同利用方式下土壤生态系统功能的特点及人类与生态受体维持正常活动的需要，对不同利用功能的土壤需要提供不同级别的保护。

土壤质量指导值应用于对污染场地的评估和修复，作为场地整治后的清洁目标，而非应用于管理未受损的原始场地。指导值具体应用时分为三个层次（图 9-2），

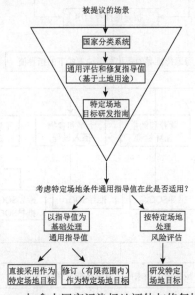

图 9-2　加拿大国家污染场地评估与修复构架

即通用指导值(第一层次)和场地特定目标(第二和第三层次)。其中通用指导值是研发的重点——为不同的土地用途基于通用场景采用保守假设制定,用于评估场地污染物造成的相对风险。

3)指导值制订方法

在制订方法上,考虑四类土地利用方式:农业用地、居住区/公园用地、商业用地和工业用地。各类土地用途下的土壤质量指导值制订均需要同时考虑保护生态环境和人体健康,分别制订保护环境和保护人体健康的土壤质量指导值,再取两者中的较小值作为最终的各类土地利用方式下的土壤质量指导值。指导值制订的总体程序如图9-3。考虑的暴露途径包括直接接触、土壤与食物摄入,以及农业上使用被污染了的地下水与污染地下水迁移到附近地表水体等间接暴露途径(表9-5和表9-6)。

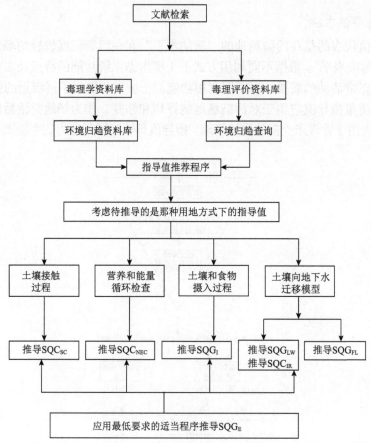

图9-3 农业、居住/公园、商业与工业用地方式下推导保护环境的土壤质量指导值的总体程序

表 9-5　推导保护环境的土壤质量指导值考虑的受体与暴露途径

暴露途径	土地利用			
	农业	住宅/公园	商业	工业
土壤直接接触	土壤营养循环过程	土壤营养循环过程	土壤营养循环过程	土壤营养循环过程
	土壤无脊椎动物	土壤无脊椎动物	土壤无脊椎动物	土壤无脊椎动物
	作物/植物	植物	植物	植物
	家畜/野生动物	野生动物	野生动物	野生动物
土壤与食物摄入	食草动物	草食动物	无	无
	二级和三级消费者	二级和三级消费者		
摄入污染水	家畜	无	无	无
与污染水接触	淡水生物	淡水生物	淡水生物	淡水生物
	作物(灌溉)			

注：食草动物(住宅/公园)与二级及三级消费者(农业和住宅/公园)被认为是具有生物蓄积和/或生物放大性的物质

表 9-6　推导保护人体健康的土壤质量指导值考虑的受体与暴露途径

暴露途径	土地利用			
	农业	住宅/公园	商业	工业
敏感受体	幼儿	幼儿	幼儿	
	成人	成人	成人	成人
暴露期	每天 24 小时	每天 24 小时	每天 10 小时，每周 5 天，每年 48 周	每天 10 小时，每周 5 天，每年 48 周
	每年 365 天	每年 365 天		
直接土壤暴露途径	摄入	摄入	摄入	摄入
	皮肤接触	皮肤接触	皮肤接触	皮肤接触
	吸入	吸入	吸入	吸入
间接土壤暴露途径	地下水	地下水	地下水	地下水
	室内空气	室内空气	室内空气	室内空气
	摄取农产品、肉类、牛奶	庭院生产	异地迁移	异地迁移

综合上述保护环境和保护人体健康指导值对最终土壤质量指导值进行确定时，还需考虑指导值与植物营养要求、地球化学背景和实际定量限的适应性，并考虑管理需求，在此基础上建立各类用地的通用土壤质量指导值。

4. 欧洲国家

欧洲各国土壤环境标准也建立在基于风险的受污染土地管理框架之下。如图 9-4 所示，该管理框架是以筛选值为基础进行风险比较的统一框架，规划为三条轴线：

一是筛选风险评估轴线，根据不同的风险水平推导提供通用筛选值；

二是场地特定风险评估轴线，根据不同的风险水平(通常只能是不可接受的风险水平)推导提供场地特定阈值，方法与筛选评估相一致，但基于更实际的情况推导；

三是风险管理轴线，决策者沿此轴线决定如何执行前两条轴线所提供的阈值。如图 9-4，超过场地特定阈值时，可强制执行整治行动直至达到可忽略的风险水平。

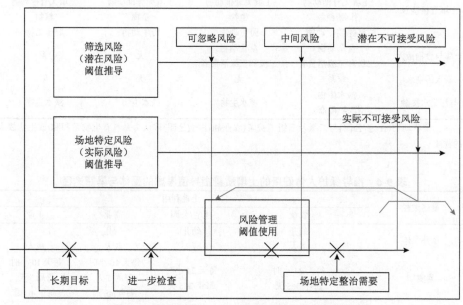

图 9-4　基于风险的土壤污染阈值推导和使用框架

1）土壤筛选值及其应用

土壤筛选值(SVs)是上述管理框架中应不同的风险管理要求所设定的质量标准，通常表示为土壤中污染物浓度阈值(mg/kg 干重土壤)的形式。筛选风险评估推导的阈值是通用筛选值，即基于通用情景/土地用途，不考虑到场地的特定条件。在欧洲范围内，筛选值推导和使用尚无统一的框架，各国因监管目的不同 SVs 在管理构架中的作用及应用功能也不同，并冠以不同的名称，如筛选值、指导值、目标值、干预值、最大可接受浓度、切断值、触发值、环境质量目标等(表 9-7)。大多数欧盟国家将"中间值"或"潜在的不可接受的"筛选值用于触发进一步调查，而将场地的特定值来指示需要整治。

表 9-7　16 个欧洲国家筛选值类型及场地特定风险评估概况

国家/地区	可忽略风险		中间风险		不可接受风险	
	筛选 RA	场地特定 RA	筛选 RA	场地特定 RA	筛选 RA	场地特定 RA
奥地利			触发值 进一步 调查		干预值 原则上需要整治，仅适用于某些污染物	场地特定干预值 确定整治必要性及整治目标浓度

续表

国家/ 地区	可忽略风险		中间风险		不可接受风险	
	筛选 RA	场地特定 RA	筛选 RA	场地特定 RA	筛选 RA	场地特定 RA
荷兰	目标值				干预值	确定整治紧迫性 非移动性物质的整治 目标浓度
意大利					限制值原则上 需要整治	场地特定干预值确定 整治必要性及整治 目标浓度
比利时 佛兰 德斯	背景值 第一整治目 标,但需应用 BATNEEC		进一步调 查值仅对 历史遗留 污染物		清洁标准仅适 用于新的 污染物	场地特定干预值确定整 治必要性,仅用于历史性 污染 可支持 BATNEEC
比利时 瓦隆	参考值 (背景) 用作整治 目标		触发值进 一步调查		干预值原则上 需要整治	场地特定干预值确定整 治必要性,仅用于历史性 污染 可支持 BATNEEC
捷克	A 值 长期目标		B 值进一 步调查		C 值原则上需 要整治	
丹麦			土壤质量 标准		切断值原则上 需要整治,用 于非移动性 物质	
德国			触发值进 一步调查		行动值原则上 需要整治	场地特定干预值确定整 治必要性及整治目标
爱沙 尼亚			指导值进 一步调查, 或场地特 定评估			场地特定干预值确定整 治必要性及整治目标
芬兰			阈值 需进行 场地特定 评估		较低和较高的 指导值	
瑞典			触发值进 一步调查 B 值			
斯洛 伐克	A 值敏感地 区地下水整 治目标		较不敏感 地区地下 水整治 目标		C 值干预值原 则上需要整治	
波兰					最大允许 浓度原则上需 要整治	
立陶宛					最大允许浓度 原则上需要 整治	

续表

国家/地区	可忽略风险		中间风险		不可接受风险	
	筛选 RA	场地特定 RA	筛选 RA	场地特定 RA	筛选 RA	场地特定 RA
意大利				限制值原则上需要确定整治，也作为整治目标		场地特定干预值确定残留浓度限值
英国		生态受体土壤筛选值 SSVs 触发进一步调查	优化测定场地浓度（PEC），再与生态受体 SSVs 比较触发进一步调查	土壤指导值需进行场地特定评估	场地特定干预值确定整治必要性和整治目标

注：BATNEEC 即不至于产生过多成本的最佳可利用技术

2）筛选值推导依据

在推导具体筛选值时考虑哪一级的风险通常是与其在法律框架内的应用目的相关。一方面，土壤质量的长期目标通常是基于可忽略的风险水平，自然平均背景值往往被认为与可忽略的风险水平相关联，因而制订的土壤质量目标若低于平均背景水平是不可取的。另一方面，需采取行动的可能性往往与潜在不可接受的风险水平相关。在某些情况下，进一步调查的需要与一些中间风险水平相关。一个适用的中间风险与基于通用（保护性）假定的场景相关，其有效性可用场地特定风险评估来检验。相对于潜在的不可接受风险阈值，中间风险阈值较高的保守性是辨别质量适宜的土壤和需进一步调查的土壤的基础。

欧洲一些国家要求以国家报告的形式通过调查问卷和表格收集标准制订涉及的相关资料，这些资料基于对推导筛选值所有组成部分的多重选择和调查，以分析土壤 SVs 推导方法的技术现状。管理框架方面的问题包括目的、意义、地位和指导值证明文件。主要特征方面的问题由科学依据，保护受体，包含的经济和社会因素，与监测浓度的比较构成。表 9-8 列举了欧盟国家土壤环境标准制订涉及的相关信息。

表 9-8　欧洲国家土壤环境标准制订涉及的相关信息

基本要素		相关内容
1	标准制定涉及的法律框架	土壤保护法 污染场地管理法规 地下水保护法 废物管理法 相关地方法 其他

续表

基本要素	相关内容
2　标准体系及标准值的意义	可忽略风险下的目标值 触发值：进一步的调查 触发值：土地利用限制 触发值：场地特定风险评估 目标值：整治目标 紧急整治的终止值 其他
3　标准的科学基础	基于风险(健康、生态) 自然背景浓度 生态效应、环境效应 参考其他国家程序或标准值 其他
4　方法学应用	已发布的 SSV 推导方法 未公布，但易获取并可使用的方法 自行研发
5　修订方式	持续修订 定期修订(每隔 n 年) 对部分标准值不定期修订
6　保护受体	人类健康 生态系统 地下水 地表水 其他

3）风险评估方法

如前所述，筛选值的推导通常是基于污染物对保护受体(例如人类、生态系统)构成的潜在风险。风险与污染物毒性(固有特性)以及受体对相关污染物的暴露相关。其中，最简单的风险评估形式即将估算的实际/潜在每日摄入量与估算的每日可耐受摄入量相比较。此外，暴露评估在很大程度上取决于场地条件(如土壤类型和土壤性质、深度、地下水位等)以及土地使用状况(如受体的特征、场地上的活动、建筑物的类型等)。考虑的保护受体主要是人体健康、陆生生态系统、用作饮用水的地下水以及地表水(表 9-9)。

表 9-9　15 个欧洲国家推导土壤筛选值考虑的保护受体

国家/地区	人体健康	陆生生态系统	用作饮用水的地下水	地表水
奥地利	★	★	★	★
瓦隆(BE)	★	△	△	—
佛兰德斯(BE)	★	△	—	—
捷克	★	△	—	—
丹麦	★	△	★	—
德国	★	★	★	—
芬兰	★	★	—	—

续表

国家/地区	人体健康	陆生生态系统	用作饮用水的地下水	地表水
意大利	★	—	★	—
立陶宛	★	—	—	—
荷兰	★	★	—	—
波兰	★	—	★	★
西班牙	★	★	—	★
瑞典	★	△	★	—
英国	★	△	—	—

注：★表明方法和筛选值已在现行法规体制中应用；△表明建议已在评估中可能在将来采用

A. 人体健康风险评估

●土地用途

欧洲国家推导 SVs 时考虑的土地使用方式见表 9-10。通常的用地分类包括农业、自然、娱乐、住宅和工业用地，进一步还可细分带有/不带有花园的住宅，或考虑相关的地下水资源。

表 9-10 各国推导人体健康 SVs 时考虑的土地利用方式

国家/地区	农业	自然	休闲娱乐	居住	工业
奥地利	农业或园艺用途，也包括非农业经济用途		居住区\运动场\游乐场		—
佛兰德斯（BE）	农业	自然	休闲娱乐	居住	工业
瓦隆（BE）	农业	自然	休闲娱乐	居住	工业
捷克	农业	自然	休闲娱乐	居住	工业
丹麦			通用		
芬兰			居住		
德国	农业	绿地	公园/休闲娱乐	游乐场　居住	工业
意大利	—		居住/绿地		商业/工业
立陶宛			农业/休闲娱乐/居住		
波兰	农业和城市化土地	自然及地下水保护	农业和城市化土地		工、矿、交通
斯洛伐克	农业		通用		
西班牙		自然	城市/居住		工业
瑞典	—		敏感土地用途		带有或不带有地下水保护的欠敏感用途
荷兰	—		通用		
英国	小块副业生产地	自然（ERA SSVs）	有植物摄入的居住地	无植物摄入的居住地	商业/工业

●土壤类型

一般来说，SVs 是由标准土壤推导产生，并适用于范围广泛的土壤类型。由于土壤污染物的移动性和生物可利用性与土壤性质如 pH、黏粒和有机质含量密切相关，一些国家提供的 SVs 考虑了这些参数。

●背景值

推导土壤 SVs 时，对平均背景浓度的考虑涉及的主要是自然存在的物质，特别是金属和非金属。

●混合物效应

混合物的影响在制订 SVs 中一般不作考虑，除非组合的污染物有明显的类似行为模式。通常情况下，不认为存有协同或拮抗效应，但影响是线性增加。

●暴露途径

欧洲国家考虑的暴露途径见表 9-11。

表 9-11　各国推导人体健康 SV 时考虑的暴露途径

	途径	瓦隆(BE)	佛兰德斯(BE)	德国	丹麦	西班牙	芬兰	意大利	立陶宛	荷兰	瑞典	英国
土壤暴露	土壤摄入	★	★	★	★	★	★	★	★	★	★	★
	灰尘摄入	★	★	★	★	★	★	★	★	★	★	★
	皮肤暴露	★	★	★	★	★	★	★	★	★	★	★
	吸入土壤蒸气	★	★	★	★	★	★	★		★	★	★
	吸入源自土壤的尘埃	★	★	★	★	★	★	★	★	★	★	★
土壤室内暴露	皮肤暴露于源自土壤的尘埃	★	★				★				★	★
	吸入来自土壤的蒸气	★	★				★	★			★	★
	吸入地下水蒸气									★		
源自土壤的饮食暴露	消费自家种植的蔬菜	★	★	★			★		★	★	★	★
	摄入沾附在自家种植蔬菜上的土壤			★			★			★		
	消费自家种植的水果			★					★		★	
	摄入沾附在自家种植水果上的土壤			★								
	消费肉类			★								
	消费乳制品			★								
土壤-地下水途径	消费地下水	★		★				★		★	★	
	饮用水由于管道渗透被污染	★	★				★					
	吸入挥发的家用水						★			★		
	淋浴(皮肤接触+吸入)	★	★				★			★		
土壤-地表水途径	游泳(皮肤接触+摄入水+摄入悬浮物)											
	消费鱼类和贝类										★	

注：★表明各国推导人体健康 SV 时考虑的暴露途径

●暴露时间

欧洲各国在不同土地用途下对于遗传毒性致癌物和非致癌物质的平均时间和暴露时间尚无统一。

●暴露参数

在所有国家，暴露参数根据土地用途而定。此外，一些国家对暴露参数调整比其他国家更为精确，例如英国 CLEA 模型考虑到性别差异。

●暴露总计

总体人类暴露通常由单一途径加和估计。一些国家分别增加了口服和吸入途径。在某些情况下，地下水的途径被分开提出（如德国）。

●非土壤来源的暴露

约 50%的欧盟参加国考虑到非土壤来源暴露，如比利时佛兰德斯、德国、丹麦、西班牙、瑞典。每日允许摄入量（TDI）中的一定比例分配给予污染场地无关的暴露来源，如水、空气和食物中的背景浓度。

●毒理学数据来源

在欧洲由国家主管机构开发的毒理学数据库非常有限。仅有三个国家即荷兰、德国和意大利具有国家数据库。荷兰 RIVM 公布的数据往往成为其他欧盟国家的数据来源。为推导土壤 SVs，通常建立国家委员会或专家小组，如德国、立陶宛、荷兰和英国，评价来自不同数据源的毒理学数据。

●毒理学评价

慢性效应考虑致癌和遗传毒性，生殖、发育影响和神经毒性，各国之间略有不同，如英国包括了皮肤刺激性。急性效应考虑针对某些物质，如氰化物。 毒性动力学和流行病学研究通常不进行，但可使用其结果。

●可接受风险

对非阈值污染物，可接受的增量风险水平定义为 10^{-4}（荷兰）～ 10^{-6}（意大利），而大多数国家采用的是 10^{-5}。值得注意的是，意大利正在通过一项新的法规，将可接受风险水平提高至 10^{-5}。英国对可接受风险水平尚未界定，而权威来源的分级已专门为土壤污染制定（食品和农村事务部和环境局，2002 年）。阈值物质的暴露浓度在各国均被认为是可接受的阈值剂量（根据毒理学证据和评估因子）。

B. 生态风险评价

许多欧洲国家或地区包括奥地利、瓦隆和比利时瓦隆尼亚和佛兰德斯、德国、芬兰、西班牙、丹麦、荷兰和英国制定土壤标准时都考虑了生态受体，但大多仍在审批和研制中。

●土地用途

一些欧盟国家的土壤生态 SVs（eco-SVs）不针对具体的土地利用。一般原则是对不太敏感的土地用途规定较低比例的"物种灵敏度分布"中的保护物种。

●保护受体

各国推导生态土壤 SVs 时考虑的生态受体列于表 9-12。通常是微生物过程、土壤动物和植物等。

表 9-12　各国推导生态 SVs 时考虑的保护受体

国家/地区	微生物过程	土壤动物	植物	土层上方生态系统	水生生态系统
奥地利			★		
佛兰德斯(BE)	★	★	★	★	★
瓦隆(BE)	★	★	★	★	
捷克	★		★		
德国	★	★	★	★	
西班牙	★	★	★	★	★
芬兰	★	★	★	★	
荷兰	★	★	★	★	
瑞典	★	★	★	★	★
英国	★	★	★	★	

●生态毒理学终点

关于生态毒理学终点,所有国家均考虑了包括生存、生长、繁殖、迁移、微生物介导进程和酶活等指标在内的影响。但是捷克指导值则例外,未包括生存影响,只注重更敏感的效应如生长障碍。

●土壤类型

各欧盟参与国土壤生态 SVs 由标准土壤推导,并且建议场地特定评估时对土壤类型进行校正。

●混合物效应

在筛选风险评估阶段(即推导生态 SVs 时)从不考虑混合物的影响,而只在场地特定评估中考虑。具有相同的毒性作用模式的化合物组合(如 PAHs)除外,这些物质的生态 SVs 定义为浓度相加。

●途径

通常考虑的是在土壤生物和植物中的生物富集作用。二次中毒通常只针对几种很可能会产生生物蓄积的物质估计,例如 $lgK_{ow}>5$ 的一些重金属和有机化学品(Walloon,芬兰,荷兰,英国)。

●非土壤来源

与人类健康风险评价不同,推导生态 SVs 未考虑到非土壤相关来源。

●标准土壤校正

所有欧盟参与国都将毒理学数值以标准土壤性质进行校正。校正参数是有机碳和黏土含量(仅对金属)。捷克、芬兰和瑞典应用荷兰 RIVM 开发的经验参考方法。

●由毒性数据外推有代表性的 NOEC

由多个毒性数据外推同一毒理学终点的 NOEC(无可见效应浓度)的方法通常是基于几何意义。如果可得到该物种更多终点的数据,则采用其中最敏感的数据。

●陆生和水生生物的毒性数据

如果陆生物种的生态毒性数据没有或不足，有代表性的 NOEC 值可从水生生物观察效应外推。为此应用平衡分割方法，除丹麦外的所有参与国均采用此方法。

●物种敏感性分布法(SSD)或评估因子的应用

如果可得到足够的生态毒理学数据，通常应用物种敏感性分布法(SSD)进行评估。一般情况下，要求至少有 4 个 NOEC 值来代表不同的生物分类群体。如果生态毒理学数据不足，则应用评估因子。各国中唯一例外是西班牙，其评估因子总是倾向于 SSD 统计外推。对于 SSD 外推的应用，所有国家均假定呈对数正态分布。

●SSD 应用的保护水平

保护水平是指沿 SSD 曲线长期的受保护物种比例，范围从 95%(HC_5)到 50%(HC_{50})。各参与国推导可忽略风险、预警风险和潜在不可接受生态风险 SVs 应用的保护水平见表 9-13。从中可看出，可忽略风险通常与 HC_5(5%物种影响)相关，实质性的风险与 HC_{50} 相关。对各用地方式下的 SVs，HC_{50} 是较不敏感用途下设定的，而敏感用途设定更高的保护水平(最多 HC_{20})。在 Flanders HC_{20} 仅适用于农业土地用途，对其他土地用途没有指定 HC 水平，但数据的使用方式不同，使得娱乐和工业用地有更高的保护水平。

表 9-13　推导可忽略风险，预警风险和潜在不可接受生态风险土壤 SVs 所用 SSD 曲线的保护水平

国家/地区	可忽略风险	警戒风险	相关风险
瓦隆(BE)			HC_{20}(自然区)
			HC_{40}(住宅)
			HC_{50}(工业)
佛兰德斯(BE)			HC_{20}(农业)
德国		HC_{50}	
丹麦	HC_5		
芬兰	HC_5		HC_{50}
荷兰	$HC_{5/100}$		HC_{50}
瑞典			HC_{25}(敏感区)
			HC_{50}(较不敏感区)
英国		HC_{50}	

●应用的评估因子

评估因子的应用通常是指欧共体技术指导文件推荐的数值(欧洲央行，2003 年)。

●背景浓度

在推导可忽略的风险值时，对平均背景水平可以有不同的考虑。一些国家将背景水平作为参考值，还有些国家是在超过可忽略风险浓度时作为参考浓度。对于自然存在的物质和新化学物质其应用可有不同。应注意重金属平均背景通常比可忽略风险浓度要高得多(一个数量级或以上)。

●概率模型

概率模型通常不适用，但也不排除。

4）整合不同受体的筛选风险值

一些国家将人类健康和生态风险筛选值最终整合为一个值，选择两者中的最低者。当最低值受到高不确定性影响时，首选的做法是将最低和最高值加权平均。其他一些国家不进行整合，而是同时给出这两个值，也有个别情况是由这两个值推算出一个参考值（如德国、英国等）。

5）经济和社会因素的考虑

经济和社会因素一般不包括在 SVs 推导中，但是在进行基本假定、方法的选择和默认值的输入值时隐含了这些因素。然而，对于某些物质，如总烃，基于风险的方法是不可行的（这是一个没有确定毒理学性质的可变混合物），其 SVs 推导主要是基于政治和务实的考虑。

5. 澳大利亚

澳大利亚国家环境保护委员会（National Environmental Protection Council，NEPC)制定了基于人体健康的调研值（health-based investigation levels，HILs）和基于生态的调研值（ecological-based investigation levels，EILs）。ANZECC/NHMRC（澳大利亚和新西兰环境保护委员会/国家健康和医疗研究委员会）（ANZECC/NHMRC，1992）最早定义调研值为：决定是否需要对土壤或地下水的污染进行适当深入调查和评估的临界浓度。此外，由于澳大利亚的地区性的生态多样性，各地可建立区域生态调研值（regional ecologically investigation levels，REILs）。

6. 日本

日本从 20 世纪 70 年代开始颁布有关土壤环境保护的法律法规，制订相应的土壤环境标准。表 9-14 为日本土壤污染防治相关法律法规及环境标准的发展概况。

表 9-14　日本防治土壤环境污染的法律法规及环境标准发展历程

年份	土壤污染防治相关法律法规及环境标准
1970	颁布《农用地土壤污染防止法律》，将镉、铜、砷 3 个项目指定为特定有害物质
1986	环境厅制定《市街地土壤污染暂定对策方针》
1989	修改《水质污浊防止法》（追加规定防止排水向地下渗透）
1991	制定《土壤污染环境标准》（镉等 10 项监测指标）
	修订《土壤污染环境标准》（追加三氯乙烯等 15 项监测指标）
1994	环境厅制定《与重金属有关的土壤污染调查·对策方针》《与有机氯化合物有关的土壤·地下水对策暂定方针》

年份	土壤污染防治相关法律法规及环境标准
1996	修订《水质污浊防止法》(创立设定净化地下水措施命令制度)
1999	环境厅制定《关于土壤·地下水污染调查·对策方针》 颁布《Dioxine 类物质对策特别措施法》,制定因二噁英类物质而引起的土壤污染的环境标准
2001	修订《土壤污染环境标准》(追加氟和硼 2 项监测指标)
2002	颁布《土壤污染对策法》 颁布《土壤污染对策法实施细则》

从土壤污染防治法规看,日本的土壤污染防治立法由两部分组成,一是专门性的土壤污染防治立法。包括《农业用地土壤污染防治法》与《土壤污染对策法》,其内容仅限于对已经污染土壤的改良和恢复。二是与土壤污染预防相关的外围立法,包括《大气污染防治法》《二噁英类物质特别对策法》《水质污浊防止法》等。这些外围立法通过对大气污染、二噁英物质污染、水污染、固体废物污染、特定化学物质污染、化肥和农药污染以及矿物污染的控制,从不同方面阻断新的土壤污染源产生,从而达到预防土壤污染的目标。

9.2 土壤污染物的人群暴露途径

9.2.1 农用地暴露途径

1. 土壤-大气-人体

土壤本身含有空气,土壤中的一些温室气体,如甲烷等,可通过与外界空气的气体交换,进入大气。稻田和一些畜牧场中反刍动物释放的甲烷,增加大气中温室气体含量。据推算,2009 年我国农业总计排放温室气体 158557.3 万 t CO_2 当量,比 1980 年增长 52.03%,年均增长 1.46%。其中 CH_4 占总排放的 25%,N_2O 占总排放的 52%,CO_2 占总排放的 23%。

土壤环境中具有挥发性的污染物,如酚、氨、硫化氢等,通过蒸发进入大气。氮肥在施用后,可直接从土壤表面挥发,进入大气;以有机氮或无机氮进入土壤的氮肥,在土壤微生物的作用下,转化为氮氧化物,进入大气。

从土壤中挥发的污染物主要包括:①地表处理设施,如地表蓄积,回填,土壤处理厂等挥发的污染物;②植物吸收的挥发性有机物质;③土表化学物质溢出形成的蒸气;④地下储罐或管道流失形成的蒸气;⑤地下水污染形成的挥发性有机物质。这些污染物常常经过溶解吸附移动到土壤表层再通过蒸发从土壤挥发到大气。影响污染物挥发速率的因素主要包括:污染物在土壤中的蒸气压,污染物移动到土壤表层的速率，污染物与土壤的吸附等相互作用，土壤中污染物的梯度浓度；土壤特性，如孔隙度、密度、水分含量、有机质和黏土含量，还有空气条件，如气温、气流和气湿，也显著影响污染物的挥发。这些从土壤表面挥发的有机污染物可以通过呼吸道进入人体，进而对人体健康产生危害。

地面的尘土被风刮起，扬起尘埃，可将 Pb、农药等化学性污染物和结核杆菌、粪肠球菌等生物性污染物转移入大气；沥青路面由于车辆频繁摩擦，扬起多环芳烃、石棉等物质，被风携带而悬浮于空气中污染大气。在风速较大，交通频繁时，扬入大气的尘土更多。土壤污染物在污染近地面空气的同时，还可随大气扬尘扩散到更远的地方，沉降在地面成为尘土(灰尘)，也可污染水体和土壤，最后经呼吸道、消化道等途径进入人体，危害人体健康。有研究采用健康风险评价模型计算了大气颗粒物中重金属经呼吸暴露对居民的健康风险，结果表明 As 和 Ni 的超额终生癌症风险值分别为 $5.64×10^{-5} \sim 1.02×10^{-4}$，$2.50×10^{-5} \sim 1.53×10^{-4}$，表明存在潜在致癌风险。

2. 土壤-水-人体

土壤污染物可从土壤中溶入地表径流，或吸附在土壤颗粒中通过雨水冲刷，淋洗，污染地表水和地下水，人们通过饮用被污染的地表水和地下水，将污染物摄入机体。土壤污染物经水转移至人体主要通过四种形式：地表水径流、污水灌溉、地下水和水生生物。

1）地表水径流和污水灌溉

土壤污染物可以通过雨水冲刷、淋洗进入地表水体。尤其是雨水或灌溉水流过农田后形成的径流，更易使土壤中的污染物进入水体。由于化肥、农药的大量使用，土壤中的氮、磷农药等污染物都可污染水体。径流中农药流失量约为施药量的 5%。如施药后短期内出现大雨或暴雨，径流中农药含量会更高。水溶性强的农药可溶入水相，吸附力强的农药(如 2,4-二氯苯氧乙酸、三嗪等)可吸附在土壤颗粒上，随径流悬浮于水中。氨态氮和硝态氮是土壤和水体中无机氮最主要的存在形式，也是植物吸收氮素的主要形式。氮肥主要是铵态氮肥和酰胺态氮肥($—CONH_2$-N)，但是施入土壤后，一部分被作物吸收，一部分转化为硝态氮，如果不能及时被吸收利用，就容易造成地表水和地下水的硝酸盐污染。

我国农村有使用人粪尿和厩肥等有机肥料的传统，用未经处理的粪尿浇灌菜地和农田可造成土壤生物性污染，粪尿经雨水冲刷也会污染水体。土壤污染物进入水体以后，可通过水生植物的根系吸收向地上部分以及果实中转移，使有害物质在作物中累积，还可进入水生动物体内并蓄积。有些污染物，例如汞、镉等，虽然其含量在农作物或水体动物中远低于引起生长发育危害的量，但其可食用部分的累积量可超过食用标准的阈值，进而对人体健康产生危害。

2）地下水

土壤中的污染物还可以随土壤水向地下渗漏，当达到渗透区时，污染物就很容易在地下含水层中转移。一般污染物在砂质土壤中转移速度比在黏性土壤中快，但如果黏土中有裂缝，则可加快污染物的转移速度。土壤中污染物最终将转移到附近的饮用水井，或污染地下饮用水源，例如稻田水体中硝态氮含量过高，容易形成硝酸盐富集，通过地表水下渗直接污染地下水。虽然土壤污染物进入地下水这一过程十分漫长，但水井或地下水源一旦受到污染，治理起来难度很大，成本很高，在相当长的时间内可导致污染物持续存在，且浓度越来越高。

3）水生生物

进入地表水的污染物，除可通过饮用水直接进入人体外，还可以被水中的水生动物或植物所摄取，并在生物体内大量蓄积。研究表明，进入水体中的重金属对水生生物的毒性，不仅表现为重金属的本身，而且重金属可在生物作用下转化为毒性更大的金属化合物，如汞的甲基化作用。另外，生物还可以从环境中摄取重金属，经过生物链的生物放大作用，在生物体内造成成千上万倍的富集，人体通过食用这些水产品，使重金属通过消化道进入人体，造成慢性中毒。如有研究发现，水体中汞经食物链"水—栅藻—隆线蚤—幼鱼—鲇鱼"传递后，鱼类体内甲基汞富集倍数均值为水中的 10 万 ~ 20 万倍，对人体健康造成巨大的潜在健康风险。

有关资料表明，农田径流带入地表水体的氮占人类活动排入水体氮的 51%，施用氮肥地区的这种氮流失比不施氮肥地区高 3 ~ 10 倍。根据生态环境部的一项调查，在我国 532 条河流中，82%受到比较严重的氮污染。大量氮肥流入江、河、湖、海，成为水华和赤潮的主要诱发因素之一。赤潮的发生，使海域生态系统遭到破坏，导致鱼类、贝类中毒或死亡，并通过食物链危害人类健康。我国天津近海渤海湾、连云港近海海域，大连湾海区及南海珠江口入海处等一些海域氮污染比较严重，已达到富营养化程度，并且在近几年屡有赤潮发生，已引起人们普遍关注。

另外，进入水体底泥中的有害物质可以被河流带来的泥沙覆盖，成为底泥中污染物的储藏库。在水流的冲击下，底泥中的污染物也可以再次进入水体，或部分溶解于水中，或部分附着在泥沙颗粒中以胶体形式携带，成为"二次污染源"。这些二次污染物进一步附着在水生植物、浮游动植物中，沿着食草鱼—食鱼鱼—鹅、鸭等家禽这一食物链过程，在鱼体和家禽体内富积，最终通过饮食摄入进入人体，危害健康。

3. 土壤-食物-人体（食物链）

1）土壤-植物-人体

土壤污染物可被植物的根茎所吸收，还可从土壤中溶入地表径流，进而影响水生生物的生长。植物对污染物的吸收是一个复杂的过程，影响植物吸收的因素包括污染物的半衰期，植物的种类和生长期，环境因子如气温、土壤水分含量、pH 值、有机质含量，也影响植物对土壤污染物的吸收。一些农药的植物毒性随气温和土壤水分含量的升高而增大，随土壤有机质含量的增大而降低。土壤污染物在不同植物或同种植物的不同部位的蓄积也是有差别的。例如，不同的植物由于生物学特性不同，对重金属的吸收积累有明显的种间差异，一般顺序为豆类＞小麦＞水稻＞玉米。重金属在植物体内分布的一般规律为：根＞茎叶＞颖壳＞籽实。

植物对重金属和有机污染物的吸收有 4 种可能的机制：①根吸收并传导至植株较高部分；②从空气中对有机污染物的吸收；③污染物的外部污染并穿透进入植株；④含油植物中含油细胞的传导。污染物进入植株常常通过上述两种及以上的途径，但根部吸收和空气吸收通常占主导地位。

土壤 Cd 是农作物易富积的重金属之一，主要通过食物链进入人体。我国部分污灌区 Cd 污染农田每年生产数亿千克"镉米"，对人体健康威胁极大。如沈阳污灌区稻米 Cd 含量最大值为 3.7 mg/kg，上海川沙污灌区稻米 Cd 含量最大值为 4.8 mg/kg，湖南株洲污灌区稻米 Cd 含量最大值为 3.5 mg/kg，远高于国家食品卫生标准（Cd≤0.2 mg/kg）。有研究表明，饮用水和食品通常是普通人群镍暴露的主要途径，食品中的谷物和蔬菜含有较高的镍。例如，西班牙镍饮食摄入总量中谷物的贡献率最高，达 55%，美国和英国其贡献率则分别为 12%～30%和 22%。

土壤中的氨或氨盐，经硝化菌的作用，形成亚硝酸盐和硝酸盐，即可被植物吸收利用，动物以这些植物为食或人食用了这样的农产品，其中的亚硝酸盐和硝酸盐将进入人体，危害健康。调查发现，施氮过多的蔬菜中，硝酸盐含量是正常情况的 20～40 倍。硝酸盐和亚硝酸盐本身对人体并无大的毒害作用，但是，它们通过化肥进入蔬菜、水果，人食用后，在体内可转化成有强致癌作用的亚硝酸胺，它还可造成人体血液失去携氧功能，出现缺氧等中毒症状，对健康构成危害，这种危害对婴幼儿尤其突出。

2）土壤-植物-动物-人体

食物链以生物种群为单位联系着群落中的不同物种。"大鱼吃小鱼，小鱼吃虾米，虾米吃泥巴"，形象地概括了食物链的形成和状态，即通过一系列捕食与被捕食的关系，把生态系统中的生物紧密联系起来。土壤中的污染物可沿着食物链在生物体间转移，在转移的过程中，通过食物链每个营养级的累积，放大作用，将土壤中的污染物蓄积、转移至食物链的顶端——人体。

　　土壤中的污染物起始浓度不一定很高，但可经过食物链的生物放大作用，污染物随着食物链的逐级传递，使高营养级生物体内的浓度比低营养级生物体内的浓度逐级放大很多倍。

　　生物放大作用与食物链有关。生物蓄积作用是同一生物个体对某种污染物的摄入量大于排出量，导致该种物质在体内的含量逐渐增加。生物浓缩作用是生物机体摄入环境中某种污染物后加以浓缩，使生物体内该物质的浓度超过环境浓度。生物蓄积和生物浓缩最终导致生物体中某种污染物的浓度高于环境浓度。

　　土壤 Cd 污染通过"土壤—植物—动物—人"这一迁移途径最终在动植物及人体中聚集，Cd 能够抑制动植物生长，并引起一些疾病从而给人体健康带来严重威胁。镉通过食物链进入人体的动态食物链模式如图 9-5 所示，胡二邦等通过对国外食物链模式进行较为充分的调查研究并考虑到中西方食物链的差别，进行了元素在水稻等作物中易位因子的实验测量，使本模式图适用于中国的食物链。

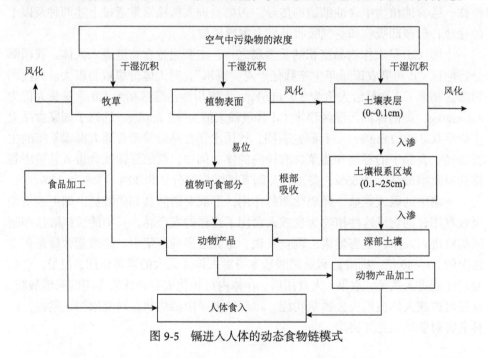

图 9-5　镉进入人体的动态食物链模式

4. 土壤-人体

1）土壤食入

土壤食入提供了一个土壤与人类直接的地球化学途径，至今仍是影响人体健康的一个重要途径。人类在室内外活动时，总会有意或无意地食入少量土壤，一方面是由于口腔与空气的直接接触，另一方面是通过手与口腔的接触而无意间进入人体，这在体力劳动较多的农村地区发生较多。有研究发现 1~6 岁的儿童比成年人更容易食入土壤，因为他们常会有吮吸非食物物质的不良习惯，土壤食入量也会随着户外活动时间的增加而增加。由于卫生习惯或环境意识较差，吸附在食物表面的土壤细颗粒也会被带入人体。如银山矿区周边农用地土壤中元素 As 和 Cd 存在致癌风险；且相比于呼吸摄入途径和皮肤接触途径，经口摄入途径是造成成人和儿童健康风险最大的暴露途径。也有研究比较了赣南钨矿区周边农田经口摄入土壤途径、经口摄入农作物和皮肤接触土壤途径的人群致癌效应暴露量，发现 Cr、As、和 Cd 对人群致癌效应的主要途径是经口摄入土壤途径，应采取措施尽可能减少暴露人群经口摄入土壤量，如佩戴口罩，控制扬尘等。

2）皮肤接触

土壤污染物，特别是生物性污染物，可通过人体与土壤的直接接触进入人体，危害健康。例如，被病原体污染的土壤能传播伤寒、副伤寒、痢疾、病毒性肝炎等传染病，这些传染病的病原体随患者和带菌者的粪便以及他们的衣物、器皿的洗涤污水污染土壤。用于肥田的生活垃圾、禽畜粪便等固体废弃物中的线虫、蛔虫等寄生虫卵或幼虫，可通过破损的皮肤，或生吃被污染的蔬菜、瓜果，进入人体，使人体感染寄生虫病。此外，土壤中的放射性污染物可通过外照射直接作用于人体，引起放射性健康损害。

9.2.2　建设用地暴露途径

1. 经口摄入土壤污染物

由于早期化工、冶炼、金属制品加工制造（如电镀、铸造）、铬盐生产等过程中环保措施不到位，导致这些企业厂区土壤受到重金属污染。为满足城市建设用地需求，一些重金属污染场地将转变为商业或居住用地，增加了土壤污染物直接经口摄入的暴露风险。

随土壤经口摄入的重金属需经一系列动力学过程才能进入血液循环系统，之后再随血液流动到达靶器官进而使其产生病变。首先，重金属随土壤经口摄入进入胃后，由于重金属与土壤颗粒的结合，部分重金属并不能从土壤颗粒中解吸进入消化液；同时，由于人体肠道系统的弱碱性环境，部分溶解于胃液中的重金属将产生沉淀，导致消化液中的溶解性重金属总量低于经口摄入的土壤中重金属的总量，即重金属的可给量降低。其次，溶解于胃肠消化液中的重金属被胃肠上皮细胞吸收进入血液系统（即被吸收）后，由于各种代谢作用，部分重金属将随人体排泄物排出体外，导致进入血液中的重金属量小于溶解于消化液中的量，即重金属的吸收量将小于可给量。最后，进入血液中的重金属经肝脏的代谢作用，部分重金属被排出体外，使最终能够到达靶器官并可能使其产生病变的重金属量小于通过肠胃上皮细胞吸收的重金属量，即重金属有效量将小于吸收量。

2. 皮肤接触土壤污染物

皮肤创伤、烧伤以及破损都有可能引起破伤风，破伤风杆菌存在于土壤的表层，尤其是在赤道地区的土壤中大量存在。土壤中的有毒有害物质和皮肤接触严重时，容易导致一些不良病症，如贫血、胃肠功能失调、皮肿等。皮肤表面还会吸附一些有毒物质，如二氧芑、杀虫剂、聚羟基醚砜(polyhydroxyether sulfone, PHEs)、PAHs 和 PCBs 等，部分物质会渗入到皮肤内影响人体健康。由于人类生存于土壤环境之中，那么人体就不可避免的暴露于土壤物质中，因此皮肤接触也成为土壤影响人体健康的一个重要途径。

3. 空气吸入土壤污染物

1）吸入土壤颗粒物

颗粒物来源分析表明，重庆城区道路土壤尘土对大气 TSP 贡献比重为 5%～13%，长春大气颗粒物来源中土壤占 36.7%。因此周围土壤的污染物浓度将对长期居住和活动于城区的较固定的人群(如儿童)产生较大危害。中国北方春季易刮大风，沙尘暴天气时有发生。研究发现沙尘暴时，颗粒物中来源于土壤的离子和元素浓度迅速增加，污染元素 Pb，Zn，Cd，Cu 在沙尘暴期间的浓度比平常高出 3～12 倍，并且 TSP(总悬浮颗粒物 <100 μm)和 PM_{10}(可吸入颗粒物 <10 μm)的质量浓度极高，表现出明显的污染特征，这大大增加了人体吸入重金属的量，进而对人类健康产生一系列不利的影响，包括呼吸系统和心血管疾病，肺功能降低，肺组织改变，急性呼吸道感染以及不良妊娠结局等。

2）室外吸入挥发性污染物

由于化工业场地土壤中长期积累的污染物挥发，影响周围空气质量，进而通过呼吸道危害人体健康。POPs 挥发过程首先是土壤内部 POPs 迁移至土壤表层，其主要是伴随土壤水分蒸发作用进行，而在没有水分蒸发作用的情况下，POPs 的迁移扩散则主要受逸度梯度的驱动。POPs 从土壤表面向大气的挥发则主要是通过分子扩散穿过数毫米的层流边界层来实现，而这一过程又受到层流边界层厚度、扩散系数及挥发速率等因素的影响。人为扰动对土壤中挥发性污染物有较大的影响，例如由于化工地块修复施工过程中，污染土壤被翻出，容易导致大量残余污染物挥发。

3）蒸气入侵

随着我国"退二进三"、"退城入园"以及"产业转移"等大政方针的实施，城市辖区内出现大量遗留、废弃的工业场地，其中相当部分场地土壤和地下水中可能存在挥发性和半挥发性污染物，可通过蒸气入侵途径进入建筑物内对居民产生健康危害，已成为场地再开发中需考虑的重要隐患。

蒸气入侵是指气态污染物从地下污染源，包括受污染土壤和地下水，迁移进入室内空气的过程。产生蒸气入侵的污染物主要为高挥发性污染物（VOCs），还有部分挥发性稍低的污染物如 PCBs、元素汞，重质非水相物质（DNAPL），以及垃圾填埋产生的气体，如甲烷、硫化氢等。建筑物的地面裂隙、缺口，以及管道都可能成为蒸气入侵的优先途径。对于地面为混凝土覆盖的建筑物，入侵途径主要包括：①从周边未覆盖地面散发的蒸气通过对流进入建筑物室内；②建筑物混凝土地面蒸气分子扩散入侵；③压力驱动的经过地面裂隙或缺口以对流形式进入室内；④在底板低于地下水位区域，地下室渗水而导致污染物进入室内。

蒸气入侵的影响因素：①地层条件，影响蒸气入侵的地层条件主要包括地下水位到建筑物底部的垂直距离，以及地层的气体渗透性。地下水位距离建筑物底部越近，其蒸气入侵的风险越大。有效孔隙度越低的地层，其蒸气入侵风险越小。②建筑物特征，影响蒸气入侵的建筑特征包括建筑物地下室类型、下垫面特征以及内部通风特征。带地下室建筑通常比半地下室及无地下室建筑更易受蒸气入侵影响。③生物降解气态污染物在包气带中的生物降解同时受污染物化学性质，以及外部环境因素的影响。对于蒸气入侵最为常见的石油烃类和氯代烃类污染，石油烃类的生物降解更为明显。当包气带中存在氧气时，来自深层污染源的石油烃类通过好氧生物快速降解。

为了防止污染物蒸气入侵建筑物，必须采取一些防范措施，目前有两种途径可以有效地减轻蒸气入侵：一是防止污染物蒸气进入建筑物内；二是改变地下和建筑物里面的压力，将污染物蒸气保持在室外。防止污染物蒸气进入室内通常是通过封闭建筑物地基入口来减轻污染物蒸气入侵，包括封闭裂缝、安装屏障和安装排气系统等；改变地下和建筑物内的压力来减轻蒸气入侵，主要通过引导室内正压或者地下土壤气体的负压来控制蒸气流动等。可以考虑通过增大污染源的埋深等使得污染物室内挥发暴露浓度减小，如覆土、增加土壤含水率、使用防渗膜隔离污染源，而通风也是改善室内空气质量的关键。

4. 饮用地下水

城市土壤的多介质污染还表现在对城市地表径流、地表水以及地下水的污染。

城区内存在广泛的地表封闭和土壤压实现象，使得城市土壤短期蓄存缓冲能力和入渗功能下降或消失，地表径流系数增加，加上城市土壤绿地覆盖不足，大雨时很容易产生短期城市洪涝灾害，径流会携带重金属物质，从而造成城市地表水污染。而地面积水土壤污染物的富集还会对地下水造成威胁。

9.3 土壤污染物暴露的健康效应

9.3.1 土壤重金属污染对人群健康的影响

土壤重金属污染因其毒性和持久性一直受到广泛关注。虽然重金属也自然存在于土壤中，但土壤中重金属的污染主要来自工业化和城市化快速发展过程中的人为活动，交通排放、工业排放、家庭排放、建筑和路面风化、大气沉降和农用化学品的使用。

尽管 Co、Cu、Fe、Mn、Mo、Ni、V、Zn 等微量元素在土壤中发挥着重要作用，但土壤中高浓度的重金属仍对环境产生有害影响。此外，重金属不仅具有毒性，而且许多重金属不像其他土壤污染物可通过微生物或化学作用进行降解，它们进入土壤中的总浓度会持续很长一段时间，因此生物积累可能成为一种威胁。皮肤直接接触受污染土壤、吸入土壤颗粒或摄入受污染食物是人体接触土壤中重金属的三条途径。食用受污染蔬菜是人体重金属中毒的主要暴露途径，植物和营养作物在从土壤中获取必需养分的同时，也吸收非必需金属。营养作物中重金属含量超过其基本生理需求不仅会对作物本身造成不良影响，而且会通过食物链对人体健康造成不良影响。植物和营养作物对土壤中重金属的吸收需要考虑农药用量、重金属的溶解度、土壤 pH 值、土壤类型、植物和作物种类等因素。

生长在重金属污染土壤中的作物，其可食部位的重金属含量较高，并可通过食物链经消化道进入人体；同时，受重金属污染的土壤还可经扬尘和人体暴露等途径进入人体。过量的 As、Hg、Cd、Pb 通过食物链进入人体后将对人类健康产生一定的危害。As、Hg、Pb 均能引起神经系统病变。

1. As

As 是人们熟知的剧毒物，As_2O_3 即砒霜，对人体有很大毒性。人体砷中毒是由于三价砷的氧化物与酶蛋白质中的巯基（—SH）结合，抑制了细胞呼吸酶的活性，使细胞正常代谢发生障碍，破坏细胞分解及有关中间代谢过程，最终可造成细胞死亡。慢性砷中毒主要表现为神经衰弱、消化系统障碍等，并有致癌作用，研究表明砷污染区恶性肿瘤的发病率明显高于非污染区。在 As 污染的地区，土壤及环境中的砷可以通过呼吸道、消化道或皮肤接触摄入体内，机体对 As 的吸收率约为 80%。As 随食物进入人体后，可造成组织交换和物质代谢的损害。湖南郴州 As 污染区研究表明，土壤含 As 量平均为 63.9 mg/kg，蔬菜可食部分 As 平均为 0.74 mg/kg，超过国家食品卫生标准(0.5 mg/kg)，其中叶菜类(菠菜、生菜)最大 As 含量超标达 5 倍。我国旱地土壤 As 含量在 25～40 mg/kg 时，除黑土和赤红壤外，农作物茎叶 As 含量均超过国家饲料卫生标准，以农作物茎叶为饲料可以使 As 在动物体内富积，进而危害人体健康。

2. Cd

Cd 属于易蓄积性元素，引起慢性中毒的潜伏期可达 10～30 年之久。Cd 中毒除引起肾功能障碍外，长期摄入还可引起"骨痛病"，如日本神通川流域由于 Cd 污染引起的"骨痛病"是举世皆知的公害事件之一。含 Cd 的工业废水，未经处理进行农田灌溉，可在农田中不同程度地蓄积，土壤中的 Cd 有水溶性和非水溶性两种，前者易被农作物吸收，后者则不易被吸收，但两者可随环境条件的改变而相互转化：如土壤的 pH 值呈酸性时，Cd 的溶解度高，在土壤中易于移动；土壤呈碱性时，Cd 不易溶解，作物难以吸收。稻谷、蔬菜等农作物可从土壤中吸收、浓集可溶性 Cd。云南省农业环境监测站对部分区、县蔬菜中 Cd 含量调查表明，Cd 含量范围值为 0.0005～0.1260 mg/kg，最高含量超标 1.52 倍(国家食品卫生标准为 Cd≤0.05 mg/kg)。Cd 进入人体内主要蓄积于肾脏，其次为肝、胰、主动脉、心、肺等。Cd 最严重的健康效应是对骨的影响，其机理可能是由于 Cd 对肾功能的损害使肾中维生素 D_3 的合成受到抑制，影响人体对钙的吸收和成骨作用。20 世纪 60 年代发生在日本富山县的骨痛病，其主要特征就是骨软化和骨质疏松；Cd 中毒对人体生殖系统和脑中枢神经系统功能有一定损伤，也有可能导致高血压、贫血、糖尿病，并可诱发前列腺癌、肾癌、骨癌等癌症病变。如广东韶关翁源县大宝山多金属矿区的上坝村是由 Cd 污染导致的癌症村。

3. Cr

铬是人体必需的微量元素，具有刺激胰岛素的生理功能，同时，铬也是工业中常用的化学品，六价铬毒性较三价铬大 100 倍，低浓度有致敏作用，高浓度铬酸盐对皮肤黏膜有刺激和腐蚀作用。土壤受 Cr 污染对健康的危害主要是六价铬。国家食品卫生标准对食品中 Cr 含量有严格规定，粮食为 Cr≤1.0 mg/kg，蔬菜、水果为 Cr≤0.5 mg/kg。土壤 Cr 主要通过食物链进入人体。农作物中 Cr 含量具有根＞茎叶＞籽粒的特征。因而，Cr 通过土壤-农作物系统进入食物链进而威胁人体健康的危害性较小，但当土壤 Cr 含量超过一定限度或土壤环境容量，就会通过食物链危害人体健康。如浙江金华市大米中 Cr 浓度 0.049 mg/kg，已超过国家食

品卫生标准 (0.02 mg/kg)。蔬菜中的 Cr 含量呈根＞叶＞茎＞果的特征，土壤 Cr 含量超过一定浓度会在根茎类蔬菜中富积，危害人体健康。据调查，江苏蔬菜地土壤 Cr 含量平均值为 0.69 mg/kg，蔬菜中 Cr 含量平均值为 0.63 mg/kg，已超过国家食品卫生标准。因而，土壤 Cr 含量过高，就会通过食物链中的蔬菜、粮食对人体健康构成威胁。

4. Hg

Hg 的毒性很强，在人体中蓄积于肾、肝、脑中，毒害神经，从而出现手足麻木、神经紊乱、多汗、易怒、头痛等症状。有机汞化合物的毒性超过无机汞，"八大公害事件"之一的日本水俣病就是由无机汞转化为有机汞，经食物链进入人体而引起的。土壤 Hg 的无机化合态汞很少被植物吸收，但甲基汞易被植物吸收，可通过土壤—农作物—动物—人体食物链系统的传递和富集危害人体健康。研究表明，不同农作物对 Hg 吸收能力是：水稻＞玉米＞高粱＞小麦，叶菜类＞根菜类＞果菜类。如南京市叶菜类蔬菜中重金属污染较严重，豆类蔬菜中蚕豆 Hg 含量最高超标倍数为 12.40 倍，大葱 Hg 含量最高超标倍数为 19.30 倍。当土壤 Hg 含量达 0.15 mg/kg 时，糙米 Hg 含量可能超过 0.02 mg/kg 的国家食品卫生标准。

5. Pb

全世界平均每年有大约 500 万 t 的铅蓄电池被报废，在过去的 50 年间，进入环境介质的铅总量大约有 7.83×10^5 t，其中大部分进入了土壤，从而造成了土壤重金属铅污染。进入土壤中的铅会长期积累，达到一定量后，最终通过食物链的生物浓缩作用积累在食物中，威胁人类健康。铅元素在环境中不仅会降低农作物的产量和质量，还可通过食物链，在生态链上积累，影响动物和人类的健康。研究发现，在德国铅锌冶炼厂周边 5 km 范围内放牧的马和牛都会产生铅中毒。这些动物在中毒后，身体变得消瘦、关节肿痛，部分还出现喉返神经麻痹、呼吸急促等症状。在日常生活中，人体通过呼吸道、消化道、皮肤吸收铅，但进入呼吸道的铅约有 20%～40%留在体内。无论摄入途径如何，儿童对铅化合物的敏感性都高于成人。有数据显示，儿童摄入铅化合物的比例高达 50%，是成人的 5 倍。铅严重影响幼儿的智力发展，由 Peter Baghurst 领导的澳大利亚研究人员发现，初期血铅含量高的 7 岁儿童，智力比血铅含量低的同龄儿童低 5%。

工业化、城市化和农业活动的加速了土壤中重金属污染，并伴随重金属污染而出现相应的环境公害。随着这一现象的发生，人们在环境保护和确保人类健康方面的措施变得更加重要。因此，对土壤重金属污染特征、机理、评价与管理的研究与实践已成为当前各国必须面对的突出问题。建立重金属含量的潜在健康风险评价体系对我国的农业生产具有重要意义,评估重金属暴露对公众健康的危害,使人们能够在问题出现前进行早期预防或治疗。

9.3.2　土壤有机污染物对人群健康的影响

1. POPs

POPs 是普遍存在于环境中的环境污染物,通过食物链进行生物积累,有可能对人类健康和环境造成不利影响。由于对环境中持久性有机污染物存在的关切,2001 年通过了《关于持久性有机污染物的斯德哥尔摩公约》,这项国际条约旨在限制并最终消除向环境中释放持久性有机污染物。最初,针对 12 种持久性有机污染物,包括杀虫剂(艾氏剂、氯丹、滴滴涕、狄氏剂、异狄氏剂、七氯、六氯苯、灭蝇草、毒芬)、工业化学品(PCBs)和副产品(二噁英和呋喃)进行了规定。尽管 PAHs 不包括在最初的 12 种污染中,但它是另一类可能对生态系统和人类健康造成不利影响的持久性有机污染物。持久性有机污染物的特点是低水溶解性、低蒸气压力、亲脂性。由于具有致癌性、致突变性、致畸性,这些化合物的存在对人类和生态系统健康造成的潜在威胁。

人体接触土壤中持久性有机污染物的途径主要有 6 种:①土壤食入:人类在室内外活动时,总会有意或无意地食入少量土壤,一方面是由于口腔与空气的直接接触,另一方面是通过手与口腔的接触而无意地进入人体。②土壤吸入:土壤中的一些 POPs 以及土壤灰尘中的一些致病菌会通过大气被人体吸入,引起急、慢性中毒、神经系统紊乱以及呼吸道系统疾病。③皮肤接触:土壤中的有毒有害物质和皮肤接触时容易导致一些不良病症,如贫血、胃肠功能失调、皮肿等。皮肤表面还会吸附一些有毒物质,如二氧苣、杀虫剂、PHEs、PAHs、PCBs,部分物质会渗入到皮肤内影响人体健康。④土壤与大气之间的相互作用:土壤中含有大量的有机物能够在好氧微生物以及甲烷菌的作用下分解释放出 CO_2、CH_4 和 NO_x 等温室气体影响气候的变化,而气候的变化又会反过来影响有机质的分解速率,进而影响温室气体。⑤土壤与水体之间的相互作用:土壤中的各种物质成分经过雨水淋漓后会通过地表径流、渗流、地下径流最终有一部分进入饮用和娱乐水体中。土壤中的各种元素和物质通过多种渠道进入水体,其含量过多或者过少都会对人体健康产生不良影响。⑥土壤污染物沿食物链传递:在不同地域的土壤中矿物质的含量各不相同,一般来说土壤中某种成分含量的高低会直接影响到植物生长及该元素在人体中的含量。此外,土壤中的难降解有机质如 DDT 和狄氏剂等农药,性质稳定、脂溶性很强,即使微量也能够通过动植物累积和生物放大作用在人体中富存,危害人体健康。

尽管挥发状态下的 POPs 可通过吸入受污染的灰尘和颗粒物质吸入，但由于蒸气压低，这一状态的 POPs 的吸入可以忽略不计。POPs 主要的非膳食途径是偶然接触受污染的土壤。当 POPs 进入土壤环境时，与土壤成分的结合发生在一个称为固存的过程中，导致 POPs 的生物有效性随着时间的推移而下降。在偶然摄入受 POPs 污染的土壤后，一些消化过程可能导致 POPs 从土壤基质中释放出来，并有可能被吸收进入体循环。PCBs 是八大公害事件之一的日本米糠油事件(1968 年)相关污染物。此后，中国台湾、加拿大等地都发生过类似环境健康问题。人体经各种暴露途径(尤其是富含脂肪组织的鱼类)将 PCBs 摄入到体内，使得该物质在血液、组织及头发等广泛分布，并呈现随年龄增长而累积上升的趋势。PAHs 在环境中广泛分布，主要来源于化石、生物质等燃料的不完全燃烧，如居民取暖、烧烤、吸烟等民用活动，以及焚化厂、炼油厂等工业活动。据 Agency for Toxic Substances and Disease Registry(ADSTR)报道，对于职业暴露工人，呼吸和皮肤接触可能是 PAHs 的主要暴露途径，研究表明，焦炉工人和煤液化工人通过上述两种途径的芘暴露大约占到 50%和 70%，而木馏油浸提工人则高达 90%。

2. 农药

迄今为止，在世界各国注册的农药品种已有 1500 多种，大量使用的有 500 余种，年产量约为 200×10^4 t。农药的使用是保证农牧业增产的基本手段，世界范围内连年大量使用农药，会引起许多不良后果，破坏了农业生态平衡。更为严重的是由施用农药而引起环境污染，通过农作物或食品中的残毒进入食物链，危及人体健康。尤其像有机氯类农药对生态环境产生了许多有害的作用和影响，农药污染已成为全球性的环境问题。除在林业、园艺、公路、铁路、机场和工业中使用外，农业杀虫剂已被确定为土壤污染的主要原因。多年来，主要的研究工作集中在确定对环境危害较小的新农药配方上。然而，尽管有几份报告对农药使用过量提出了警告，但其中一些农药可继续进入土壤，其浓度超过了无害浓度。农药及其代谢物(转化产物)对土壤微生物区系的影响已成为人们越来越感兴趣的话题。农药可以通过化学(光解、水解、氧化和还原)和微生物(微生物分解农药)过程降解，对于某些化合物(例如极性农药)，农药的代谢产物比母体化合物表现出更多的毒性。与母体化合物相比，代谢产物的一些分子在土壤中的流动性也增加了。虽然已经在环境中发现了农药转化产物，但对这些化合物毒性评价的研究很少。

农药进入人体内有 3 条途径：一是偶然大量接触，如误食；二是长期接触一定量的农药暴露，如农药厂工人、农药厂周边居民和使用农药的农民；三是日常生活接触环境和食品、化妆品中的残留农药。农药残留超标已经成为餐桌上的隐形杀手，影响着国民饮食安全和身体健康。研究表明，农药可引起胃肠道疾病，加重肝脏负担，导致身体免疫力下降，还可能致癌。具体包括以下几个方面：

1）急性中毒

急性中毒多见于农药生产工人，由于事故发生突然，农业工人在短时间内高强度暴露于农药环境所致。也有部分农药急性中毒是因为自杀，在我国和一些发展中国家例如印度、斯里兰卡、越南等，由于农药的普遍可及，其成为农村居民自杀的常用工具。在世界范围内，使用农药自杀大约占所有自杀的1/3。

2）神经精神异常

大量流行病学的研究表明，农药暴露与帕金森疾病有关。女性孕期和儿童的早期暴露于有机磷农药对儿童的神经行为发育有不良影响，而且这种影响存在一定的剂量-效应关系。儿童暴露于有机磷农药还会引发神经缺陷、认知障碍（和记忆有关）、行为障碍（和注意力有关）以及运动障碍（异常反射）。在世界不同地区的研究都发现，孕妇产前和产后（程度较低）暴露于有机磷农药可能会导致学前和学龄儿童的神经发育受阻，其可能的作用机制包括：抑制脑内乙酰胆碱酯酶，降低脑 DNA 合成，降低子代脑重量。

3）生殖毒性

大量研究表明，环境或者职业暴露于农药会影响人类精子的健康。具体研究的农药包括 DDT、六六六、阿维菌素、拟除虫菊脂等，大多数研究报告了职业暴露农药会导致精子浓度以及精子活动下降，且精子质量与农药暴露之间存在相关性。此外，也有研究报告了农药与出生缺陷、胎儿死亡、胎儿生长异常以及其他异常妊娠结局有关，而且暴露于农药会产生遗传毒性，表现为血液中淋巴细胞染色体畸变成倍增加。

4）癌症

农药暴露与患癌病例有关联，且呈现一定剂量-效应关系。儿童时期、妇女怀孕期或者父母双方在工作中暴露于农药和儿童的某些癌症有积极的关联。大量研究显示了农药暴露与某些实体癌症的关联，最一致性的关联是脑癌和前列腺癌。儿童的肾癌与他们的父母在工作中暴露于农药环境有关，这些关联性在高浓度和持续时间长的暴露中表现得更明显。

5）其他健康影响

除了上面提及的健康危害以外，农药对人类健康还存在很多其他的影响，即使被认为是"低毒、低残留"的新型农药，对人类健康也有一定的影响。暴露于农药对人体的肺功能、呼吸系统，对人体的中枢听力也有影响。也有研究发现，暴露于有机磷农药和 PAHs 与肥胖相关的健康风险有关。在工作中暴露于农药者的皮炎患者高于非暴露者。此外，接触和使用农药也会发生一些不适症状。

9.3.3　土壤中新污染物对人群健康的影响

"新污染物"一词主要是指那些目前没有法规规定的物质，需要监测或公开报告它们在我们周围环境中的存在。土壤中出现的新污染物主要是来源于农业、工业和污泥利用等人类活动产生的各种废物。这些新出现的污染物可以通过食物链或直接接触被污染的土壤传播给人类。本小节以工程纳米材料、微纳米塑料以及抗生素等新污染物为例，综述其对人体健康的潜在影响。

1. 纳米材料

纳米材料是一种新兴的正在迅速发展的新型材料，由于其小尺寸效应、量子尺寸效应、表面效应和宏观量子隧道效应，其在光学、热学、电学、磁学、力学以及化学方面显示出许多奇异的特性。随着纳米技术的发展，越来越多的纳米产品开始进入人们的日常生活，纳米材料的毒性因此成为人们日渐关注的问题。

工程纳米材料(engineering nanomaterials，ENMs)在食品行业受到欢迎，如食品包装和食品安全，为消费者提供负担得起的和无害的食品。但由于其物理化学或生物特性，ENMs 对不同的生物物种构成比大块材料具有更大的威胁。然而，它们对消费者的潜在风险尚未完全了解。此外，ENMs 通过不同食物进入人体的含量也存在差距。ENMs 对大豆作物可能存在营养转移和跨代效应的风险。这些发现增加了环境污染物对环境造成附带损害的证据。此外，ENMs 可能在水果、谷物或作物的食用部分中积累。同时，它们对改变作物营养价值的农艺性状也有不利的影响，并在营养链的不同层次产生间接影响。ENMs 与微生物、蔬菜、动物和人类细胞的相互作用已经成为多学科研究的主题，这些研究重点探究了毒理学方面的问题，但很少从技术、伦理和法律方面考虑人类营养链。然而，ENMs 进入人类食物链是一个事实，因为这些纳米材料的吸收、转运和积累已经在关于不同食物(如可食用作物、水果和鱼类)的研究中得到了证实。

ENMs 是用于各种高级应用的多功能材料。在世界范围内，这些材料通过简单和高生产率的制造方法合成了数千吨。纳米材料如 TiO_2、Ag、Zn、Si、Fe、Al、Ce 和碳纳米管已被应用于前沿技术，如协同光催化降解抗生素、制氢、吸附有机污染物、药物和个人护理产品的降解、CO_2 光还原、传感器、人工光合作用、人工固氮、抗菌应用、可再生能源应用、涂料、医疗植入物、医疗设备、化妆品、食品包装、农业作物病原体控制、纳米肥料、食品中痕量污染物的测定和药物控释等。目前，ENMs 在农业和粮食生产方面引起了研究者越来越多的兴趣，因为 ENMs 可能对环境产生毒性，对食用作物产生不利影响，从而对人类健康产生不利影响，如肝脏毒性、肾脏毒性、脾脏毒性、胃肠道毒性以及神经毒性等。环境化学物质的相互作用是各种多学科研究的主题，但人类或环境健康很少是主要目标。人类通过食物和营养链摄入 ENMs 的风险还很少被研究，但结果可能令人惊讶和担忧。考虑到环境无害物质不可避免地进入农业土壤，以及目前相当大的知识差距，环境无害物质的使用应该是谨慎的，并且只针对特定的应用，以尽量减少其环境释放。ENMs 进入人类营养链是一个事实，因为这些纳米材料的吸收、转运和积累已在不同的食物中得到证实。因此，为了形成可持续的纳米技术，迫切需要发展由科学家、技术人员、政治家、商人和企业家组成的跨学科团队。

2. 微纳米塑料

塑料制品被广泛应用于人们的生产和生活中，据欧洲塑料协会(Plastics Europe)报告统计，2018 年全球塑料产量接近 3.6 亿吨。然而，由于人们对塑料产品的不合理使用及回收，越来越多的塑料垃圾被排放到环境中，经光照、物理或化学作用进一步被风化裂解，形成比表面积更大且粒径更小的微塑料颗粒(microplastics，MPs<5 mm；nanoplastics，NPs<1000 nm)。常见的 MPs 类型包括聚乙烯(PE)、聚丙烯(PP)、聚苯乙烯(PS)、聚氯乙烯(PVC)、聚酰胺(PA)等，这些 MPs 广泛存在于土壤、水体中，甚至在大气环境中也有检出。近年来，*Nature* 和 *Science* 两大期刊均刊登了环境 MPs 研究进展的文章，MPs 污染问题被列入全球环境问题，成为环境科学和生态领域研究的热点。迄今为止，水体环境中 MPs 的来源、丰度、环境行为及生态效应等研究已受到普遍关注，而陆地土壤环境中 MPs 污染研究和风险防范仍处于起步阶段。有研究指出，农地土壤中每年的 MPs 输入量远超过全球海洋的输入量。土壤中的 MPs 污染来源有污水灌溉、有机肥施用、大气沉降和农用塑料薄膜(农膜、地膜)残留等，其中，地膜残留已经成为农田土壤中 MPs 污染的主要来源。

地膜覆盖是一项重要的农业生产技术，它可以提高作物产量，具有保土保湿等作用。中国是世界上最大的地膜覆盖国家，从 1991 年至 2017 年约 3×10^5 吨至 14.7×10^5 吨塑料地膜被应用到作物栽培中。此外，近年来塑料地膜覆盖应用领域从我国北部的干旱和半干旱地区不断应用到南部的高山和寒冷地区，覆盖的作物从经济作物扩展到主食作物。有研究表明，通过地膜覆盖可以提高作物产量的 20% ~ 50%，因为它增加了土壤温度，并减少了土壤的水分蒸发，提高了耕作质量。地膜覆盖还可以抑制杂草生长并减少作物与杂草在水分和养分之间的竞争。因此，地膜覆盖在确保中国粮食安全方面发挥着重要作用。虽然使用地膜具有许多经济效益，但地膜在作物收获后残留在土壤中的不利影响逐渐被人们开始关注。在当前世界范围内，塑料薄膜使用后的回收率仅为 50%左右，这些残留的地膜在土壤中老化、破碎后形成尺寸更小的 MPs，最终导致地膜源的 MPs 逐渐在农田土壤中蓄积，据估计，仅在北美和欧洲每年就约有 11 万～73 万吨的 MPs 进入到农田土壤中。我国地膜的使用量和覆盖面积一直居世界第一位，我国土壤中地膜残留量约为使用量的 1/4～1/3。这些 MPs 在农田土壤中分布广、检出量大，同时具有化学性质稳定、难降解、易蓄积等特点，并可减少作物生长和发育的养分供应，减少土壤微生物种类，并降低播种质量；破坏土壤结构，从而降低土壤物理性质，影响养分运动速度和水分在土壤中的渗透；延缓根系发育，对土壤生物造成了巨大威胁，由此可见，我国农田土壤环境中 MPs 的污染状况已十分严峻。此外，土壤中的 MPs 可被土壤动物摄入和转移，直接对生物自身产生不利影响或间接通过食物链传递和富集，从而诱发生物体的毒性效应，如抑制其生长繁殖、胞内渗透压失衡、组织发生异变、肠道微生物功能失调以及代谢紊乱等诸多不利效应（图 9-6）。

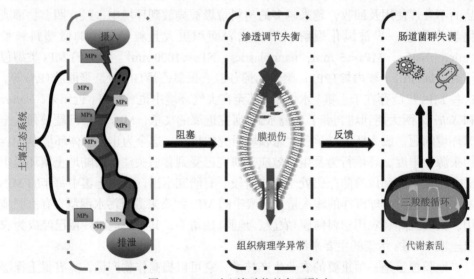

图 9-6　MPs 对土壤动物的负面影响

　　MPs 和 NPs 通过三种主要的接触途径对人类健康产生不利影响：食物链传递（食物的饮食摄入）、皮肤（通过皮肤清洁剂/面部磨砂剂）以及呼吸吸入。

　　目前微纳米塑料（MNPs）可能对人体健康造成威胁的食物链类型主要有两种。第一种是土壤—蚯蚓—鸡—人。有数据表明，MPs 从土壤到蚯蚓粪的富集系数可达 12.7，从土壤到鸡粪的富集系数高达 105，即土壤中的 MPs 可以进入食物链中。粒径<50 μm 的 MPs 更易被蚯蚓误食，大量有毒有害物质会吸附在这些小粒径的微塑料上，进入蚯蚓体内，因此，在这条食物链顶端的人类面临着 MPs 带来的巨大风险。第二种食物链类型是土壤—农作物—人，但目前已有研究只能说明 MPs

影响农作物的生长，在是否能够真的富集在农作物籽实中还没有被大量探究，而且只有小粒径的 NPs 在农作物籽实中富集，但还需要通过多种试验去证实。在生物群中，对人类而言，通过直接吸入空气中的微纤维或其沉积在食物上（如室内灰尘）的 MNPs 可导致健康危害，如呼吸系统损伤。从干燥的污泥基肥料颗粒和干燥的衣服中释放出来的悬浮 MPs 也可以被人体吸入。NPs 可以通过皮肤/皮肤接触穿透重要器官，小于 100 nm 的 NPs 甚至可以进入皮肤的纹状体角质层。此外，还检测到室内灰尘样本中有害的邻苯二甲酸酯增塑剂，这可能会导致人类和儿童过敏反应。NPs 可以穿透人体肺部组织，通过 ROS、炎症、纤维化和 DNA 损伤造成损害。整体而言，暴露于 MNPs 对人类健康的不利影响主要表现在 DNA 损伤、基因和蛋白质表达改变、细胞/组织凋亡、细胞活力丧失、氧化应激、钙离子水平升高和炎症。MPs 和 NPs 对人类健康的潜在毒性影响可能涉及胃肠系统、肝脏、生殖系统和神经毒性。MNPs 的器官特异性毒性效应可以通过生物化学和分子生物标记物在生物化学和遗传学上表现出来。

3. 抗生素

自 1928 年青霉素被发现以来，抗生素已经拯救了无数人的生命。然而，它们的过度使用和滥用已经引起了对环境和人类健康的严重影响，抗生素耐药性的全球传播已成为对公众健康的重大威胁。抗生素耐药性的进化导致了抗生素耐药性细菌（antibiotic resistance bacteria，ARB）及其抗生素耐药性基因（antibiotics resistance gene，ARGs）的增加。据 WHO 估计，到 2050 年，如果抗生素耐药问题得不到妥善解决，耐药感染每年可能导致全球超过 1000 万人死亡。

农业土壤被认为是 ARB 威胁人类健康的主要来源。除了一些土壤微生物可能含有内在抗性外，土壤中的 ARGs 可能是通过直接施用粪肥或污泥和/或回收的废水灌溉带来的。既往研究表明，动物粪便或污泥施肥可能会促进 ARB 和 ARGs 在农业土壤中的传播，且这种应用可能与临床病原菌耐药性的增加密切相关。当粪便中的耐药菌进入土壤，携带的耐药基因可通过质粒、整合子、基因盒或转座子等水平转移给土著细菌。土壤环境耐药菌同样可以通过水平转，移传播扩散耐药基因，在有合适受体菌的情况下，环境耐药菌将耐药基因传递至致病菌（如沙门氏菌、拟杆菌、弯曲杆菌、志贺氏菌、大肠埃希氏菌），从而形成了抗生素耐药的致病菌。这对人类健康的影响表现为临床抗生素使用疗效降低、感染更严重或更持久。由此可见，土壤环境耐药性的提高，最终将会影响公共卫生、干扰临床治疗。此外，目前运营的污水处理厂未能完全去除抗生素，而在农业中使用再生水可能有利于抗生素、ARB 和 ARG 在土壤环境中的传播。研究发现，土壤中的 ARG 可能通过施用粪肥在土壤中种植蔬菜进入食物链，携带 ARG 的细菌通过食用生蔬菜从土壤转移到人类。抗生素为 ARB 的开发提供了选择性优势，ARG 可通过水平基因转移在微生物群体中传播。

1）农业土壤中抗生素耐药性的来源

A. 抗生素耐药性从粪肥传播到土壤

抗生素是家畜生产中常用的治疗疾病和促进生长的抗生素。Sarmah 等报道，多达 90% 的给药抗生素被动物作为母体化合物及其主要代谢物排出体外，其中一部分排泄的代谢物在返回环境时转化为活性药物。这些动物粪便中的非代谢抗生素残留成为抗生素的重要来源，并诱导环境中耐药微生物的发展。此前的一项研究表明，在牛、禽和猪粪中发现了四环素类（30.97 ~ 33.37 mg/kg）和磺胺类（18.59 ~ 24.66 mg/kg）。总的来说，最近来自不同地区的研究发现，粪便中许多抗生素的最高水平为 mg/kg。在许多国家，施用抗生素污染的肥料作为土壤改良剂和肥料是一种常见的农业做法。长期施用粪肥和污水灌溉会增加土壤中兽药抗生素的残留，长期施肥土壤中抗生素的浓度显著高于其他土壤，土壤中兽药抗生素的残留浓度一般在 μg/kg ~ mg/kg 水平之间。

B. 抗生素耐药性从污泥传播到土壤

污泥施肥是一种常见的农业施肥方法，目的是为土壤提供有价值的养分和有机质。然而，污水污泥和污水污泥改性土壤是抗生素耐药性出现和传播的热点地区。作为污水处理厂的副产品，产生了大量的污水污泥，是抗生素残留、ARB 和 ARGs 的重要储层。虽然污水处理厂设计的目的是去除碳质物质、营养物质和致病菌，但它们并不是专门为了去除抗生素和耐药元素而设计的。在亚致死浓度下，抗生素在活性污泥池中持续存在，从而导致耐药性细菌的选择。ARB 和 ARG 随后可以通过污泥的陆地应用转移到环境中。有文献记载，污水污泥中含有大量的几乎所有主要类别的抗生素。污泥中的浓度在每千克干重 ng ~ mg 之间。污泥中含有丰富的抗生素，易于产生耐药菌。

C. 抗生素耐药性从废水传播到土壤

由于气候变化、城市化、区域干旱和污染造成的全球水供应短缺，未经处理和处理的废水通常被用作干旱和半干旱地区的宝贵水资源，用于灌溉农业土壤。过去 20 年的研究表明，未经处理的废水和经过处理的废水从不同来源聚集了抗生素、ARB 和 ARG。因此，广泛的农业废水回用面临着一个障碍：公众对土壤环境中抗生素耐药性的潜在风险的担忧。此外，作物可以通过从受污染的土壤中吸收抗生素来加速抗生素的消散。值得注意的是，将未经处理的废水用于农业可以加速 ARB 和 ARG 的发展。之前的研究结果发现，在 tet genes 中，三个核糖体保护蛋白基因（tetM、tetO 和 tetw）在猪废水、猪泻湖和典型养猪场附近的土壤中占主导地位。因此，动物废水已成为抗生素污染的主要来源。迫切需要开发一种高效的处理技术，从动物废水中去除这些抗生素残留。

2）农业土壤中抗生素的危害

A. 在土壤-植物系统中，抗生素抗性从土壤转移到作物

根际土壤中抗生素、ARB 和 ARG 的富集可能会将耐药性从土壤微生物区系传播到植物微生物区系，是抗生素耐药性传播到人类的重要载体。在玉米、卷心菜和大葱中发现了金霉素，它们生长在含抗生素肥料的土壤中。作物在浓度为 0.01～100 mg/kg 的磺胺嘧啶强化土壤中生长后，研究了普通榛对磺胺嘧啶的吸收及其影响，发现磺胺嘧啶主要积累在根组织中。植物中残留的抗生素可以对植物内部的微生物群落施加选择性压力，从而启动抗性表达行为。研究已经从生菜和包装菠菜表面分离出含有 ARG 的 ARB。随着抗菌素在植物体内积累，耐药内生细菌占可培养内生细菌总数的比例显著增加。

植物-土壤系统中的微生物群和相关抗性体可能受到包括施用有机肥和废水灌溉在内的农业措施的影响。由于粪便中的抗菌素和 ARG 有可能通过植物吸收进入食物网，因此它们带来了重要的环境问题。土壤抗性体可作为植物地上部分的水库，土壤微生物组成的变化会影响植物相关的微生物群，最终形成叶层圈中 ARG 的组成。在施肥土壤中生长的莴苣和菊苣中也检测到了 ARG，包括根内生菌、叶内生菌和叶球微生物。此外，在收获时，在土地上施用生物固体可以将与抗生素耐药性相关的活菌和基因输送到胡萝卜和萝卜中。事实上，在土壤-植物系统中，抗生素耐药性从土壤转移到作物主要是由植物中的细菌驱动。植物中的细菌主要分布在根际、内层和叶层三个区域。根可能受到根际微生物群的影响，而叶和果实则包括内层和叶层细菌。有证据表明，根际、内层和叶层是 ARB 和水平基因转移的热点。值得注意的是，作为最复杂的微生物群落之一，根际被认为是 ARB 和 ARG 的储存库。根内生菌可以从常见的土壤细菌中招募并在根内部存活。植物内生菌的定殖和传播可促进抗生素、ARB 和 ARG 从根际向植物组织传播。有研究表明，叶围细菌也来源于土壤环境，而叶围微生物群的分布受植物和土壤环境参数的驱动。此外，已有研究表明，土壤细菌群落的变化可以驱动毛叶圈中 ARG 的转移。

B. 抗生素通过农作物进入食物链

如前所述，抗生素除了被作物吸收外，还可以从土壤输送到水体中，从而能够通过水和蔬菜的摄入进入食物链。抗生素残留一旦进入人体，就会与人体微生物群相互作用，导致肠道微生物群落的组成发生重大变化。从这个意义上说，肠道内微生物群的失衡会导致有害细菌和条件致病菌的传播，从而导致假膜性结肠炎、结直肠癌和各种肠道疾病。此外，人类的另一个重要担忧是，肠道细菌会对抗生素产生耐药性，从而对健康和生活产生巨大影响。环境中的抗生素残留也会表现出对植物的毒性，包括对植物萌发、生长和发育的负面影响。此外，毒性还

受抗生素的性质、土壤性质和作物种类的影响。此外，应注意的是，不同菌种细菌间的抗生素耐药基因水平转移在不同的环境区域（包括作物）中经常和容易发生，这表明抗生素耐药基因进入了食物链，并可能转移到人类，这可能导致无法治愈的感染威胁，对公共健康构成重大威胁。

综上所述，环境中的抗生素存在三个重要的环境风险：水体污染、对土壤生物的生态毒性影响和进入食物链。从这个意义上说，磺胺类药物具有较高的流动性，特别是在有机质含量较低的土壤中，它们具有向水体运移的显著风险。因此，这些化合物经常在地表水和地下水中被检测到。至于四环素类药物，尽管它们在土壤中的流动性要小得多，但也经常在水体中检测到这些化合物的残留，这可能是因为它们与磺胺类药物相比使用较多。这些化合物在水生环境中的存在可对不同的生物，特别是蓝藻和绿藻造成显著的毒性作用，并有利于抗生素抗性基因水平的转移。同样，陆地环境中抗生素残留的存在会导致土壤微生物多样性的减少，并对细菌群落的酶活性造成负面影响，从而影响重要的生态功能。最后，抗生素残留可以通过饮用水或作物进入食物链，从而对人类健康造成重大风险。

考虑到环境中抗生素残留的存在所带来的潜在风险，建立预防措施以减少它们进入各种环境隔间是至关重要的。在这个意义上，可以建立不同的有效措施：①禁止在牲畜中使用抗生素作为生长促进剂。在这方面，尽管欧盟委员会自 2006 年以来已禁止在动物饲料中使用抗生素作为生长促进剂，但在世界许多地区仍屡禁不止。②针对特定情况限制和控制抗生素的使用。至于兽医，抗生素只能用于治疗动物疾病，并且必须在兽医的监督和处方下使用。另外，对剂量和治疗时间也要有一定的规定。③在兽医和农民中推广谨慎使用抗生素。农民可以采取不同的措施来保持动物的良好卫生和健康，从而减少对抗生素的需求。④促进有效预处理技术的应用，以降低肥料和泥浆中的抗生素浓度/数量，这些材料应用于农业领域。

9.4　小结与展望

土壤是环境中污染物的重要汇集地，且大部分污染物在土壤中难以被降解，进而会持久地赋存于土壤中，并对其中的植物、动物和微生物造成环境风险，甚至可能通过食物链进入到人体内对其健康带来潜在危害。同时化学工业的快速发展，已经在世界各地的土壤中引入了大量的新化学物质，如纳米材料的生物安全性、农业薄膜的长期效应、抗生素抗性基因传播、有机污染物以及重金属的食物链传递。然而，由于技术的限制，直到最近才开始在土壤中发现更多种的化学物质，而许多其他物质预计在今后会被越来越频繁地检出。与此同时，全世界土壤正面临着严重的威胁，但这些威胁还没有反映在旨在保护健康和可持续利用这一环境空间的有效政策的制定中。

目前，特别是由于大量新出现的污染物，现有数据对于支持人们的担忧和触发预防行动特别重要。然而，公布的数据很少可以有效地应用于风险评估，即基于概率方法得出风险限度。测试不同的土壤、不同的性质和不同的暴露条件，通常没有遵循标准程序。现有的资料也仅限于一些化合物和物种，这在一定程度上是由于在土壤生态毒理学方面缺乏标准准则造成的。蚯蚓通常是最常用的测试物种，因为它们被认为是用来评估土壤污染物的模式物种。然而，蚯蚓的数据，以及仅少数几个测试指标的数据，不足以推断整个土壤生态系统的保护水平。我们对实际环境浓度和土壤中出现污染物的命运的了解仍然有限。事实上，现有数据表明，部分新出现的几种化合物可以生物积累，并可能对土壤生物群造成危害，但检测到的影响在浓度上比在环境中发现的高出几个数量级。因此，目前出现的污染物似乎并不会对土壤构成威胁。但这可能是一个错误的论点，由于检测技术的推进，目前相关的环境浓度可能在不久将会被重新定义。此外，由于我们无法预测的混合效应，我们对自然群落的直接和间接效应，特别是对其生态系统功能的直接和间接效应的了解不足，根据现有证据，最好的方法可能是采取预防措施。因此，强烈建议实施相关政策，以促进对土壤中出现的化合物预测无影响浓度(PNEC)的推导。

为此，必须努力进行更多的生态毒理学研究，以标准或已建立的程序为基础，并通过分析更敏感的测试指标来产生一组有用的相关数据，以确定保护土壤的PNEC 值。同时，土壤生态毒理学家需要专注于为更多的土壤物种和更敏感的终点制定标准协议；在获取关于新出现污染物对自然群落的真实影响的信息，特别是对土壤功能的影响，这在与新出现的污染物相关的研究中仍未得到很好的解决。未来可在以下方面进一步开展研究：

(1)新污染物的取样、分析、表征和处理方法标准化；

(2)纳米粒子在土壤环境中的命运及其生态风险；

(3)污染物的相互作用和协同效应及其对食物链和食物网的影响；

(4)通过污泥或生物固体应用在农业中传播污染物，包括微/纳米塑料和 ARG；

(5)土壤污染物长期的命运、生物利用度和毒性效应。

（仇　浩　胡鹏杰　应蓉蓉　夏　冰）

参 考 文 献

陈保东, 赵方杰, 张莘, 等. 2015. 土壤生物与土壤污染研究前沿与展望[J]. 生态学报, 35: 6604-6613.

陈卫平, 杨阳, 谢天, 等. 2018. 中国农田土壤重金属污染防治挑战与对策[J]. 土壤学报, 55: 261-272.

胡二邦. 2000. 环境风险评价实用技术与方法[M]. 北京: 中国环境科学出版社.

姜林, 钟茂生, 姚珏君, 等. 2014. 基于污染场地土壤中重金属人体可给性的健康风险评价[J]. 环境科学研究, 27: 406-414.

李莉, 徐巍. 2007. 土壤污染对人体健康的影响[J]. 安徽农业科学, 10: 2983-2984, 3136.

李向宏, 郑国璋. 2016. 土壤重金属污染与人体健康[J]. 环境与发展, 28: 122-124.

苗亚琼, 林清. 2016. 广西土壤重金属镉污染及对人体健康的危害[J]. 环境与可持续发展, 41: 171-173.

秦虹, 张武升. 2016. 高等学校创新创业教育的文化基础研究[J]. 西南大学学报: 社会科学版, 42: 80-85, 190-191.

王春辉, 吴绍华, 周生路, 等. 2014. 典型土壤持久性有机污染物空间分布特征及环境行为研究进展[J]. 环境化学, 33: 1828-1840.

吴海勇, 李明德, 刘琼峰, 等. 2012. 肥料增效剂对水稻产量、土壤及地表水中无机氮的短期效应[J]. 湖南农业科学, 7: 47-50, 54.

肖庆文. 2018. 蒸气入侵国内外研究现状与展望[J]. 环境科技, 31: 74-78.

宣昊, 腾彦国, 王金生. 2005. 土壤污染对人体健康的影响[J]. 国土资源科技管理, 22: 92-97.

杨健, 吴以中, 王蔡华. 2015. 土壤中苯和硝基苯蒸气入侵建筑物研究[J]. 安全与环境工程, 22: 74-78.

张磊, 宋凤斌, 王晓波. 2004. 中国城市土壤重金属污染研究现状及对策[J]. 生态环境, 13: 258-260.

周东美. 2015. 纳米 Ag 粒子在我国主要类型土壤中迁移转化过程与环境效应[J]. 环境化学, 34: 605-613.

周宜开. 2015. 土壤污染与健康[M]. 武汉: 湖北科学技术出版社.

Daryanto S, Wang L X, Jacinthe P A. 2017. Can ridge-furrow plastic mulching replace irrigation in dryland wheat and maize cropping systems?[J]. Agricultural Water Management, 190: 1-5.

Huerta Lwanga E, Gertsen H, Gooren H, et al. 2016. Microplastics in the terrestrial ecosystem: Implications for *Lumbricus terrestris* (Oligochaeta, Lumbricidae)[J]. Environmental Science & Technology, 50: 2685-2691.

Jiang X F, Yang Y, Wang Q, et al. 2022. Seasonal variations and feedback from microplastics and cadmium on soil organisms in agricultural fields[J]. Environment International, 161: 107096.

Liu E K, He W Q, Yan C R. 2014. "White revolution" to "white pollution"–agricultural plastic film mulch in China[J]. Environmental Research Letters, 9: 091001.

Liu J, Bu L, Zhu L, et al. 2014. Optimizing plant density and plastic film mulch to increase maize productivity and water-use efficiency in semiarid areas[J]. Agronomy Journal, 106: 1138-1146.

Srivastava V, Sarkar A, Singh S, et al. 2017. Agroecological responses of heavy metal pollution with special emphasis on soil health and plant performances[J]. Frontier In Environmental Science, 5: 64.

Xue Y H, Cao S L, Xu Z Y, et al. 2017. Status and trends in application of technology to prevent plastic film residual pollution[J]. Journal of Agro-Environment Science, 36: 1595-1600.

第 10 章　绿地暴露的健康效应

人类在漫长的进化过程中，绝大多数时间生活在自然环境中。根据"亲生命性假说"，人类天生具有亲近自然的本性。然后，随着工业化和城市化的进程，自然环境被大量破坏，代之以非自然的城市建筑环境，这不仅导致空气、土壤、水等被严重污染，同时显著降低了自然的绿地（如森林、公园、绿化带、私家花园等）暴露水平。从机制上讲，绿地可能通过降低有害环境污染物、减轻精神心理压力、促进体育锻炼、丰富微生物种类等途径带来健康益处。世界范围内的科学家也因此对绿地与人类健康效应的关联进行了广泛评估，同时也借助现代科技的进展，开发了多种评估绿地暴露水平的方法。本章对绿地的基本特征、评估方法及其与健康关联的流行病学证据做简要介绍。

10.1　绿地暴露概述

1. 绿地的定义（常见绿地种类）

绿地（greenness，green space）目前尚无统一和明确的定义，一般泛指主要以各种乔木、灌木等绿色自然植被或人工植被覆盖为主要特征的、成片的土地表面。世界卫生组织将绿地定义为"有任何植被覆盖的土地"。欧洲城市地图集将绿地定义为主要用于休闲娱乐的公共绿地，如花园、动物园、公园、自然保护区和森林。美国环境保护局在环境地图集中，将绿地空间定义为所有植被覆盖的区域，包括耕地、草地、林地、湿地和公园。我国 2019 年发布的最新版的城市规划根据绿地主要功能将其主要分为公园绿地、广场绿地、防护绿地、附属绿地（包括居住绿地和公共设施用地附属绿地）、区域绿地（湿地公园和名胜区等）。总的来说，绿地通常伴随着游乐场、蓝色空间等人工设施或自然景观，可以具备休憩、生态景观、防灾等多种功能。常见的绿地包括公园、行道树、绿化带、配套住宅和小区所属绿地、草地、森林和湿地等。在环境流行病学研究中，对于绿地尚无明确和统一的分类，通常将总的绿地水平作为研究指标。然而，随着遥感和机器学习技术的发展，已有植被覆盖率和绿景指数等相关指标，可以根据植被的主要特征差异将其分类为"草丛灌木等低生长植被"和"树木等高生长植被"并量化其各自的水平。

2. 绿地的作用概述

绿地在自然生态系统、社会和公众生活中发挥着以下重要作用：①改善小气候条件，绿地相对于裸土能够吸收更多的太阳辐射，并且可以通过蒸腾作用调节环境温度和湿度，促进空气流通，从而提高和改善空气结构增加环境舒适度。②绿地可以为公众体育、放松、社会交往等活动提供场所，从而促进公众户外活动和社会交流水平。世界卫生组织报告表明接近自然环境的户外活动可以促进轻度抑郁症缓解，减少生理压力指标。③绿地中的植物可以降低环境空气污染物浓度，尤其是颗粒物的水平。此外，绿地还可以通过降低环境噪声污染，影响室内外环境微生物群组成和多样性等途径促进人体健康。④绿地可以促进生态水循环，增加生态生物多样性，提高生态碳汇能力，对于缓解气候变化具有重要意义。

10.1.1　绿地暴露的评估方式

绿地水平的评估方式及其相应的指标体系正在发生快速迭代和发展，目前存在着较多不同的评估方式和绿地指标。绿地水平评估方式可按照其特点主要分为以下三种：①现场观测调查；②近地表测量；③卫星遥感评估。

现场观测调查作为一种相对较为原始的绿地水平评估方式，已经有了一个多世纪的历史。基于现场观测调查方式，目前世界上许多国家和地区已经形成了相应的地理信息观测数据库，如欧洲的 PEPN（Pan European Phenology Network）和美国的 NPN（National Phenology Network）。这些数据库为相关研究提供了单个植物物种水平上的详细植物物候学信息，然而，因为需要耗费较高的人力和物力，这些信息往往只局限于局部区域，信息量相对有限。尽管如此，基于现场观测调查的绿地评估方式能够提供较为详细和准确的植物物候学信息，在对基于卫星遥感的绿地评估模型的校准和验证中起到了关键作用，为基于卫星遥感的绿地指标的发展奠定了基础。

近地面测量方式指主要使用传统数字相机，连续碳通量测量器或多光谱反射传感器等设备（通常安装在三脚架、气象塔或无人机上），于近地表获取地表图像和其他相关数据。近地表测量采用相对现场观测调查更为数字化的方式，可以更为经济和便捷地提供客观且更高的时空分辨率的植被覆盖信息，用于分析站点级的绿地变化。近地表测量方式也被越来越多地应用于绿地信息网络数据构建和局部绿地空间的研究中。例如，基于塔式网络摄像机测量方式的 PhenoCam 公开网络数据记录了各种生态系统类型的数字图像数据，在近些年也越来越多地被应用于相关研究中。近地面测量提供的数据是介于现场观测调查与卫星遥感评估两种方式之间的过渡和桥梁，其测量数据也可作为卫星遥感绿地评估模型的验证数据。

　　然而，不论是现场观测调查还是近地表测量，在长时间跨度或大尺度空间下的绿地评估研究中可行性均较低，而卫星遥感技术的发展衍生出的卫星遥感绿地评估方式使得其成为可能。20 世纪 70 年代，Landsat 一代(Landsat 1)卫星作为第一个用于描述区域植被季节性变化的空间传感器正式开始服务，每 16 天提供空间分辨率为 30 米的多光谱遥感数据，随着后续 Landsat 卫星的发射，至今已经发展到了 Landsat 八代数据，在辐射灵敏度和数据精度方面均有了较大的提升。最新的 Landsat 9 也于 2021 年 9 月发射。此外，NOAA 极地轨道卫星上搭载的高分辨辐射仪(advanced very high resolution radiometer，AVHRR)也开始提供可追溯至 1981 年的遥感数据，有着比 Landsat 更高的近乎每天时间分辨率，空间分辨率为 1~8 km。2001 年后，搭载在 Terra 和 Aqua 卫星上的中分辨率成像分光仪(the moderate resolution imaging spectroradiometer，MODIS)在 AVHRR 的基础上，提供了更高水平的空间成像能力，有着更高的时空分辨率(每天的 250~500 m 遥感栅格数据)。MODIS 如同 AVHRR 一样可以提供给定区域的图像，但是有更多的细节以及为了更精准地测量地表变化而提供更多的波长反射情况。因此，MODIS 数据已被越来越多地应用于大规模的植被监测和绿地研究，但由于 AVHRR 比 MODIS 有着更早的历史数据，在长期、跨年代的绿地变化和比较研究中更适合应用 AVHRR 传感器数据。此外，近些年颇具潜力的卫星遥感数据还有 Sentinel-2 数据，小型卫星群(如 Planet Scope)数据，新一代中等分辨率光学传感器 VIIRS(Visible Infrared Imaging Radiometer Suite)数据。Sentinel-2 具有严格校准的传感器系统，可以提供至 2017 年来每隔 5 天的 10~60 m 的高分辨率光学图像；小型卫星群可以提供特定区域乃至全球的每日 3 m 空间分辨率的图像；VIIRS 作为 MODIS 的下一代，同时结合了 AVHRR 和 MODIS 的特点，实现了新一代的中等分辨率成像能力，具有很高的辐射精度和空间分辨率，能够提供每日的全球覆盖环境数据。VIIRS 包含了海面温度、气溶胶光学厚度、气溶胶颗粒大小、火山灰、地表反射率、植被指数和分数、陆地表面温度等 20 多种环境数据。总而言之，卫星和遥感技术的迅速发展促生了越来越多高质量、高时空分辨率的环境数据，在绿地健康效应研究中拥有广阔的应用前景。

10.1.2　绿地水平评估指标

　　由于上述绿地评估方式的不同和绿地的复杂多样性，绿地水平评估指标众多，采用不同绿地指标建立的绿地与健康关联也存在着一定的差异。总的来说，绿地水平评估指标可按照其评估方式主要分为主观感知绿地指标和客观环境绿地指标两大类。对于主观感知绿地指标而言，主要是采用问卷调查等方式获取研究对象自诉的常住地周围绿地水平，与绿地空间距离，在特定绿地空间内的活动频率和时间长度等指标。这类指标考虑了个体水平上行为等因素的差异，从而可以获取研究对象相对较为准确的绿地暴露水平，但耗时耗力，同时也可能存在调查和回忆偏倚。于客观环境指标而言，早期开展的绿地健康效应研究主要是基于土地利用类型(耕地、林地、城市绿地)衍生的诸如绿地面积占比，单位人口绿地面积等指标作为人群绿地暴露水平。近些年由于卫星遥感技术的发展，基于卫星遥感影像反演的绿地指标也越来越多被研究所采用，如基于地表近红外波段和红外波段反射率数据计算的归一化差分植被指数(normalized difference vegetation index，NDVI)和植被覆盖度(fractional vegetation cover，FVC)等，或基于地理信息系统计算的个体距绿地空间的距离等。此外，人工智能和云计算、机器学习等技术的快速发展使得在相关研究中应用国家或区域水平上的近地表测量数据反演绿地水平指标成为可能。已有研究利用谷歌地球云计算服务量化长时间跨度下和大空间范围内的绿地动态波动和健康之间的关联，或利用深度学习算法和近地表观测数据(如街景数据)量化人视线范围内绿地水平和识别植被特征。

1. 客观环境绿地指标——基于多光谱遥感图像

客观环境绿地指标一般为基于卫星遥感或近地表测量数据计算所得。基于卫星遥感数据所得的客观环境绿地指标又可根据其计算方式大体分为基于多光谱遥感图像计算的植被指数(vegetation index，VI)和基于环境数据反演的其他绿地指标。

1) 植被指数

利用植被光谱特性，通过将不同波段光谱进行组合、线性或非线性转换计算从而突出绿地特征的各种指标统称为植被指数，亦称光谱植被指数。植被指数能够反映绿色植被的相对丰度和活性的辐射量值，通常无量纲。植被指数由于其简单有效，即计算简便且与实际观测绿地水平有着较强的相关性的优点而被广泛地应用到绿地健康效应研究中。然而，植被指数只是从波段反射值这一单一维度去估计绿地，灵敏度较低，容易受到其他地表物(如水体、绿色地表物)光谱反射噪声，地形和土壤背景的影响，且在异质性较高的植被混合型绿地中往往不能区分植被的种类和质量，因而植被指数难以应用于评估不同类型和质量绿地对健康的影响。以下对经过系统验证较为可靠且在环境流行病学研究中常见的植被指数进行归纳和整理。

2) 归一化差分植被指数

归一化差分植被指数(normalized difference vegetation index，NDVI)又称归一

化植被指数、标准化植被指数或常态化差值植生指标，是指近红外波段的反射值与红光波段的反射值之差比上两者之和，通常是基于卫星遥感影像数据计算，是用于评估目标地区绿色植被的生长状况的指标。NDVI 于 1973 年被提出，目前是环境流行病学中最常用的绿地暴露评估指标之一，其计算公式为：

$$NDVI = \frac{NIR - Red}{NIR + Red}$$

式中，NIR 和 Red 分别指近红外波段(波长约为 0.75 ~ 0.90 μm 的可见光波段)和可见红光波段(波长约为 0.63 ~ 0.69 μm 的可见光波段)的反射值。由于绿色植被中的叶绿素具有在近红外波段具有高反射值，在红光波段具有强吸收的特征。近红外波段和红光波段反射值的差值即可在一定程度上反映出土地上的绿地水平，再通过归一化和消除量纲处理，最终得到了一个取值范围为–1 ~ 1 的值。当 NDVI 取值为正时，即代表绿地，且 NDVI 值越大，绿地水平越高；当 NDVI 取值为 0 时，即代表房屋、岩石、裸土等绿度低的地方；NDVI 取值小于 0 时，代表该区域对可见红光波段的反射强于近红外波段，一般为水域、云层或者雪地等。NDVI 作为最广泛应用的绿地水平评估指标，已被证明对叶绿素敏感，与植被水平具有良好的相关性。NDVI 同样存在相应的局限性，如饱和性问题，即由于 NDVI 的计算是通过非线性拉伸的方式增强了 NIR 和 Red 反射值的对比度，因而随着特定区域的绿地水平的增加，NDVI 的增加越来越缓慢，使得 NDVI 对于高植被地区具有相对较低的敏感度。此外，NDVI 还容易受到土壤亮度、土壤颜色等土壤背景特征、大气、云和云影以及叶冠阴影的影响，从而降低其准确度。因而，在利用大气上的多波段反射值遥感数据去计算 NDVI 时，需要做相应的校准。

3）土壤调整植被指数

在 NDVI 的计算，即近红外波段的反射值与红光波段的反射值之差比上两者之和的基础上，通过额外纳入土壤调整植被指数土壤调整因子以减少背景光学特性的影响的植被指数称为土壤调整植被指数(soil-adjusted vegetation index，SAVI)，其计算公式为：

$$SAVI = (1 + L) \times \frac{NIR - Red}{NIR + Red + L}$$

式中，NIR 和 Red 分别指近红外波段和可见红光波段的反射值；L 指土壤调整因子，取值范围为[0,1]。L 取值越大，表示植被覆盖度就越高，即土壤背景造成的影响就越小。当 L 取 0 时，表示特定区域内植被覆盖度为 0，此时 SAVI 等于NDVI；当 L 取 1 时，表示特定区域内植被覆盖度非常高，几乎为 100%，即土壤背景的影响可以忽略不计。SAVI 的计算公式与 NDVI 总体上相似，其数值范围同样在-1 ~ +1 之间，数值越高表示植被覆盖水平越高。SAVI 通过额外纳入参数 L 考虑到了不同植被覆盖度时土壤背景光学特征对绿地水平估计的影响，在一定程度上克服了 NDVI 容易受到土壤背景光学特征影响的局限性，使得其对绿地水平估计更为准确，尤其是在低植被覆盖地区。然而，由于参数 L 往往难以准确量化，不同研究区域的 L 也可能不同，因而在确定其取值时同样存在着一定的误差。此外，由于在不同土壤特征（如含水量）和光照角度下土壤背景噪声对绿地的影响大小不同，SAVI 对于不同土壤特征下的绿地水平估计仍然存在一定的局限性。因此，在 SAVI 的基础上，相应的改进的土壤调整植被指数（modified soil-adjusted vegetation index，MSAVI）被提出，包括 MSAVI，MSAVI2，MSAVI3，MSAVI4 等，用以减小在不同环境和土壤特征下土壤背景对绿地估计的影响。此处以较为经典的 MSAVI2 为例，计算公式如下：

$$MSAVI2 = 0.5 \left[(2NIR+1) - \sqrt{(2NIR+1)^2 - 8(NIR-Red)} \right]$$

式中，NIR 和 Red 分别指近红外波段和可见红光波段的反射值。MSAVI2 除了在 MSAVI 的基础上拥有更为简化的算法的同时，同时不再依赖于土壤线参数，在不同土壤特征下对于估计绿地水平拥有着相比于 SAVI 更好的适用性，目前已被广泛应用于植物生长分析、沙漠化研究、草原产量估算、干旱监测等研究中。

4）增强型植被指数

考虑到 NDVI 的局限性，NASA 基于 MODIS 传感器的新的测量方法及其更强的测量能力，于 2000 年推出了增强型植被指数（enhanced vegetation index，EVI）并将其作为数据产品公开。目前 EVI 的计算公式有三波段和双波段两个版本，MODIS 产品中的 EVI 为三波段版本，计算公式如下：

$$EVI = G \times \frac{NIR - Red}{NIR + C_1 \times Red - C_2 \times Blue + L}$$

式中，NIR，Red，Blue 分别指近红外波段、可见红光波段和蓝色波段的反射值；C_1 和 C_2 分别为气溶胶阻抗红光修正和蓝光修正系数；L 为植被冠层背景调整因子；G 为增益系数。从公式中可以看到，EVI 和 NDVI 的算法相似，其数值范围也在-1 ~ +1 之间，且数值越高表示总体植被覆盖水平越高。不同的是 EVI 的算法额外纳入了蓝色波段，用以校正可见红光气溶胶的影响。此外。EVI 还纳入了植被冠层背景调整因子，用以解决近红外和红光波段通过冠层的非线性、差异性辐射传输问题，从而降低了冠层背景噪声和大气噪声对绿地水平估计的影响。最后，

EVI 相对于 NDVI 在饱和性问题上也有所改进。总之，EVI 对茂密植被和冠层结构变化（包括叶面积指数、冠层类型、植被相和冠层结构）更为敏感。在环境流行病学研究中，EVI 可以与对叶绿素比较敏感但却又易受到植被冠层背景的影响的 NDVI 同时采用，相互补充，共同用于评估绿地水平和探究绿地健康关联。

5) 植被覆盖度

植被覆盖度（fractional vegetation cover，FVC）通常被定义为植被（包括叶、茎、枝）在地面的垂直投影面积占其总面积的百分比，其简称亦有 VFC（vegetation fractional cover）和 FC（fractional vegetation）。FVC 于 2003 年被李苗苗等提出，是基于像元二分模型计算的用于改进 NDV 的一个新型植被指数，其主要计算公式如下：

$$FVC = \frac{NDVI - NDVI_{soil}}{NDVI_{veg} - NDVI_{soil}}$$

式中，$NDVI_{soil}$ 为裸土或无植被覆盖区域的 NDVI 值；$NDVI_{veg}$ 则代表完全被植被所覆盖的区域的 NDVI 值，即纯植被像元的 NDVI 值。在植被指数的实际计算过程中，虽然 NDVI 等于 0 的区域理论上应代表裸土或无植被区域，然而由于复杂的地表特征等众多因素的影响，裸土或无植被区域的 NDVI 值往往在-0.1 ~ 0.2 之间。此外，由于植被类型的影响，纯植被覆盖区域的 NDVI 值在实际中也不尽相同。因此，FVC 的计算公式减少了 NDVI 在实际应用中的误差，在一定程度上校正了特定区域内的植被类型，观测时间，地表特征等因素对 NDVI 估算绿地水平所造成的偏倚。然而，由于 FVC 的计算往往缺乏实际现场观测数据，且对于 FVC 公式中 NDVI 的估计也存在不可避免的误差，因此 FVC 公式中的 $NDVI_{soil}$ 和 $NDVI_{veg}$ 一般分别取研究区域内 NDVI 一定百分比置信区间内的下限和上限，置信区间百分比的取值主要根据图像实际情况来定，一般为 90%。总之，FVC 相对于 NDVI 能够根据研究区域的时空特征更准确地实现对植被覆盖度的估计。

6) 其他植被指数

由于光谱的众多不同的组合、土壤背景特征的复杂，以及测量仪器、设备和技术的不同，植被指数种类繁多，目前文献中报告的植被指数已有超过 150 多种。除了上述的几种相对较为常见的植被指数外，还有众多的包括 PVI，DVI，RVI 等其他的植被指数。这些指数均是在光谱波段的组合，转换和计算的基础上额外纳入相关的环境参数，以减少特定区域内的相关环境因素对绿地水平估计的影响。然而，其中大多数的植被指数均没有经过系统的外推性检验和验证。考虑到篇幅限制，在此不作详述。

2. 客观环境绿地指标——基于模型或机器学习

除了基于植被光谱反射特征原理计算的植被指数外，还有利用土地回归模型或机器学习等方法，基于卫星遥感或近地表测量环境数据计算的诸多其他绿地水平评估指标。

1）叶面积指数

通常将每单位水平土地面积上植物叶片面积(叶子表面积总或向下投影面积总和)定义为叶面积指数(leaf area index, LAI)，亦称叶面积系数。LAI 与树冠的大小，树冠的密度和结构，以及环境条件有关，通常被用作评估植物生长状况和速度。LAI 的估算方法复杂多样，但总体可分为直接法和间接法。直接法是通过传统的格点法、描形称重法、仪器测量等手段，基于现场观察调查去计算 LAI。由于直接法耗时耗力，且存在着一定的主观和破坏性。因此在实际评估中，尤其是当研究区域较大时，首选间接法评估 LAI。随着卫星遥感技术的发展，基于卫星遥感数据的 LAI 估算方法也被提出，为大范围的 LAI 研究和量化提供了可行性。目前基于卫星遥感数据的 LAI 估算方法主要有统计模型法和光学模型法。其中，统计模型法是以 LAI 为因变量，以光谱反射率或其植被指数作为自变量建立模型估算 LAI，其相对简单，是经典的 LAI 遥感定量方法。在对不同的研究区域或植被类型估算 LAI 时，基于统计模型法的 LAI 最优估算模型需要重新建立。

光学模型法是基于植被反射特性建立的，基于双向反射率分布函数定量提取 LAI 的模型。由于植被对太阳光短波辐射的散射具有各向异性，因此卫星观测结果与太阳角、卫星观测角存在着一定的函数关系，即双向反射率分布函数。光学模型法把 LAI 作为输入变量，采用迭代的方法来推算 LAI。LAI 范围为 0(裸地)到 10 以上(茂密的针叶林)。光学模型法的优点是其模型的建立是基于物理基础，不受植被类型的影响。但是由于模型过于复杂，LAI 的反演非常耗时。叶面积指数是一个传统的反映绿叶水平的指数，是表征植被冠状结构的最基本参数之一，在研究中通常与植被指数相互验证，相互补充。

2）树木覆盖率

树木覆盖率(vegetation continuous fields, VCF)通常定义为特定缓冲区内 5 m 或更高的木本植被覆盖的百分比。自 2000 年起，MODIS 相关产品(MOD44B)即可提供 VCF 数据的下载，随着训练数据和算法的不断改进和优化，目前相关产品已经发展至第六代，可免费提供年度 250 m 分辨率的全球 VCF 数据下载。基于全球高分辨率卫星图像，最新一代的 VCF 通过输入光谱特征、物候学指标、季相节律特征等训练数据，采用机器学习算法自动分类识别出卫星图像中的树木。相比于对于土地表面的特征划分高度依赖于所选择的先验类边界传统土地覆被分类法，VCF 通过改进的训练数据和数据挖掘方法，使其准确性大大提高。此外，VCF 的连续分类方案比传统的离散分类方案能够更好地描述土地覆盖梯度，目前已经广泛应用于森林变化的监测。

3）绿景指数

绿景指数（green view index，GVI）是指在特定位置上观测的绿色植物的可见度（图 10-1），可通过以下公式计算：

$$GVI = \frac{\text{Number of green pixels}}{\text{Number of total pixels}} \times 100$$

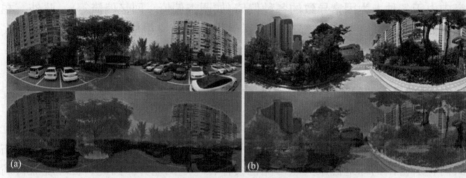

图 10-1　经深度学习算法识别前后的全景图像
(a) GVI=31.29；(b) GVI=43.01

如图 10-1 和 GVI 公式所示，GVI 反映的是特定图像中绿色植物像素数占所有像素数的百分比，取值范围为 0～100，值越大代表特定图像中的绿色植物占比越高。在实际应用中，通常应用全卷积网络（fully convolutional network，FCN-8s）语义分割技术识别图像中的树木、草地等绿色植被。基于不同绿色植被类型训练识别所得的图像，可以计算不同植被类型的 GVI，如树木 GVI、草地 GVI。当存在四个方向的图像时，取四个方向上的绿色植物像素数总和在四个方向图像总像素数占比作为 GVI 的取值。相比于植被指数，GVI 反映的是视觉水平上的绿地水平，且能够更好区分特定的绿地类型，可用于探究不同绿地类型与健康的关联，在环境健康研究中是一个非常具有应用价值和前景的绿地水平评估指标。然而，当前的 GVI 同样存在一定的局限性：由于 GVI 的计算往往基于街景数据，因此反映的仅为街道周围的绿地水平；相比于植被指数较高的时空分辨率，GVI 或街景数据的时空分辨率往往更低，因此在人群暴露评估时更容易产生误分类错误。

4）其他

除了上述几种指标之外，基于卫星遥感影像等公开数据，还可以计算或识别特定土地类型（如森林、公园），从而根据研究对象所在的经纬度计算出周围绿地面积占比，距绿地空间距离等其他客观指标。

3. 绿地水平主观感知指标

绿地水平主观感知指标通常是指应用问卷调查等方式获取研究对象对于其绿地暴露水平的主观感知和评估，如问卷自述的周围绿地空间可利用性（距绿地空间距离）、绿地空间活动频率等指标。相比于基于客观绿地暴露评估指标，绿地主观感知和评估指标能更好地反映出个体差异，减少误分类错误，但同样会引入调查研究中由于各种人为因素导致的各种偏倚（如调查偏倚、回忆偏倚等）。此外，在长时间跨度或大尺度空间的绿地对人群健康效应研究中应用需要耗费大量的人力、物力，可行性较差。

10.1.3　绿地暴露健康效应评估的关键要素

综上所述，绿地指标可以按照对绿地不同维度和特征上的评估从而进行相应的分类，不同指标在实际应用中也各有利弊。当采用不同的绿地指标和暴露评估方式时，所得出的绿地健康关联可能也会存在一定的差异。因此，在环境流行病学研究中应根据研究区域、研究对象和研究目的，选取合适的指标对人群绿地暴露水平进行评估。为了保证绿地指标计算和健康效应评估的准确性，在绿地指标计算和健康效应评估过程中应充分考虑以下关键要素。

1. 选择合适的主要绿地暴露指标

绿地指标的选择是绿地健康效应评估中的首要问题，可直接影响到研究分析的可行性，健康效应关联的科学性和合理性。在实际研究中，应充分结合研究设计和研究区域的特征选择合适的绿地指标，例如，在大尺度空间范围和长时间跨度的研究中，采用基于卫星遥感影像的绿地指标可行性较高，可选用植被指数对人群绿地暴露水平进行估计，但应根据研究区域特征（土壤背景、水体范围、植被丰度）和各种植被指数的利弊，选取合适的植被指数作为主要暴露指标进行评估，并最好辅以其他通用植被指数作为次要暴露指标敏感性分析。此外，当评估绿地暴露与某些特殊的健康结局的关联时，应充分结合健康结局的特征选取主要的绿地指标，例如，当评估绿地与人群心理健康、睡眠关联时，选用主观绿地感知指标比客观绿地暴露指标更佳；当评估绿地与人群视力关联时，选用基于近地表测量数据的绿地暴露指标——绿景指数相对于基于卫星遥感影像的植被指数更能反映出人群视觉水平上的绿地暴露水平。

2. 绿地指标正确反演

在确定相应的绿地植被后，如何正确反演也是至关重要的，其中一个首要的问题就是数据源的选择。随着大数据和遥感影像技术的方法，已有越来越多的公开环境数据可供下载。然而，不同的数据源内的绿地相关指标有着不同的参数和特征（如时空分辨率、数据采样方式），这些参数和特征极有可能影响到当下研究场景中绿地指标的准确反演。例如，在选用 Landsat 卫星遥感数据计算植被指数时，不同版本 Landsat 卫星的波段指代序号是不同的，早期版本的 Landsat 卫星（Landsat 4 ~ Landsat 5，1993 ~ 2012 年）数据中不存在热红外波段，且对蓝光、绿光、红光、近红外波段指代的分别为 Band 1 ~ Band 4，而较新版的 Landsat 卫星（Landsat 8，2013 年至今）则对于蓝光、绿光、红光、近红外波段的指代分别为 Band 2 ~ Band 5。因此，在利用 Landsat 数据计算相应的植被指数时，不同版本的 Landsat 卫星选取的波段名称也应不同。此外，除了不同版本之外，Landsat 还存在系列（Collection-1和 Collection-2）和不同等级（level-1 和 level-2）的数据，level-2 在 level-1 的基础上进行了大气校正处理，因此，在实际应用中，最好选取 level-2 的数据。总之，由于不同数据源可能存在的差异，在环境流行病学研究中，对于具体数据产品选择应尽量保持一致，基于不一致的数据产品对于不同区域或时间范围内的人群进行绿地暴露评估可能会产生更大的误差。

在选择合适的数据源后，应根据数据源提供的参数对数据进行相应的清洗、转换、计算。此处以 Landsat Collection-1 和 Landsat Collection-2 为例，为了减少数据储存内存，不同系列的 Landsat 数据对于卫星传感器捕捉的数据进行相应的处理再公开共享。其中，Landsat Collection-1 中对于不同波段有效数据规定范围为 0 ~ 10000，调整因子为 0.0001；而 Landsat Collection-2 则相对较为复杂，对于 Band 1 ~ Band 5 规定的数据有效范围为 7273 ~ 43636，且调整因子有两个，其中相乘调整因子为 0.0000275，相加调整因子为 -0.2。因此，对于 Landsat Collection-1 和 Landsat Collection-2 来源的卫星遥感波段栅格数据中反射率的实际值的计算公式也不同：

$$SR_{collection-1} = Value \times 0.0001$$

$$SR_{collection-2} = Value \times 0.0000275 - 0.2$$

式中，$SR_{collection-1}$ 和 $SR_{collection-2}$ 分别指代 Landsat Collection-1 和 Landsat Collection-2 来源的卫星遥感 Band 1 ~ Band 5 栅格数据中反射率的实际值，即代入植被指数计算公式中的值；Value 指代的是有效的原始值，在 Landsat Collection-1 中，0 ~ 10000

范围内的值为有效值；而 Landsat Collection-2 中，7273 ~ 43636 范围内的值为有效值。可以看到，不同系列数据对于实际反射率的计算存在较大的差异，因此，在实际应用中，应在数据分享平台上详细了解数据产品的详细参数后再加以应用。

在基于反射率或绿地指标的地理信息数据估算人群绿地暴露水平的过程中，还涉及时间段和缓冲区的选择。绿地水平作为一个在年度水平上较为稳定，且规律性变化的指标，通常选取一年中绿地最高水平的时间点(一般为夏季)作为人群绿地暴露评估的时间段。以绿地最高水平作为指标评估时更能体现出不同区域的绿地水平差异，从而建立有效的绿地健康效应关联。此外，绿地指标数据来源时间段一般应在研究人群健康数据收集之前或期间，以此作为人群的长期绿地暴露水平。由于研究人群的活动范围往往不局限于某个点，而是在某个区域范围内，因此在确定相应地理信息数据后，一般需要根据研究对象的常住地(家庭住址、学校住址或工作地址)或活动轨迹(GPS 轨迹)计算出相应范围(缓冲区)内的平均绿地水平，以此作为人群的实际绿地暴露水平。缓冲区的选取可很大程度上影响到人群真实绿地暴露水平评估的准确性。在研究中一般选择特定地址周围一定半径内的圆形缓冲区作为人群活动范围，如家庭住址周围半径 500 m 的圆形缓冲区。圆形缓冲区的选择较为简单，可行性较高，然而较为粗糙。有最新的研究证据表明基于研究对象特定地址周围道路线网缓冲区或道路多边形缓冲区内的绿地平均水平与人群健康关联性更高。此外，值得注意的是，在某些研究中的人群的活动范围是相对封闭并且存在特定边界的，如中小学中儿童和青少年在学校内的活动范围，在这种情况下，学校的轮廓范围也可以作为缓冲区。总之，在实际应用中，应尽量结合研究的具体情况选择合适的缓冲区。此外，为了避免缓冲区的人为选择可能带来的误差，可以同时选取多种缓冲区下(例如不同半径的圆形缓冲区，特定轮廓或交通网的缓冲区)的平均绿地水平作为人群暴露水平，依次建立绿地健康效应关联，以确保各种缓冲区下绿地健康效应关联的稳健性和研究结论的可靠性。

3. 相关影响因素信息的收集和控制

在评估绿地健康效应关联时，还应充分考虑并收集相关通路上可能的影响因素。根据影响因素与绿地和健康的作用假设，可以建立 DAG(directed acyclic graph)。影响因素可根据其与绿地暴露水平和健康结局的作用导向分为混杂因素和中介因素：混杂因素为既能影响到绿地暴露水平，又能影响到健康结局的变量；中介因素为绿地暴露水平可通过改变其水平从而影响到健康结局的变量。如图 10-2 的 DAG 所示，绿地暴露(greenness)和人体肥胖水平(adiposity)关联上潜在的混杂因素有年龄(age)、性别(gender)、家庭收入水平(household income levels)、种族(ethnicity)；中介因素有体育锻炼水平(physical activity)、空气污染浓度(air pollution)等。在研究设计阶段，应尽量充分收集混杂因素和中介因素的信息，从而在后续的分析阶段，能够通过将混杂因素作为协变量纳入模型得出较为真实的绿地健康效应关联，且能够通过中介分析方法探索绿地健康效应关联上的潜在通路。值得注意的是，在实际应用中，某些变量是中介因素还是混杂因素的边界并不清晰，也存在既有中介作用，又有混杂作用的可能性。因此，在建立相应的假设时，最好辅以相应的其他可能的假设从而进行敏感性分析，以验证结果的可靠性。

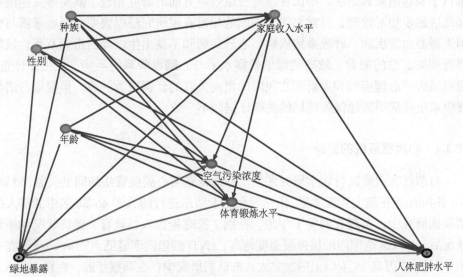

图 10-2　绿地暴露和人体肥胖水平关联 DAG[6]

粉色变量表示潜在的混杂因素，绿色变量表示潜在的中介因素

10.2　绿地的健康效应

自 20 世纪以来，全球经历了快速的城市化过程。据联合国估计，目前全球已经有超过 55%的人口居住在城市，并且预计到 2050 年，城市人口比例将上升到 68%。城市化已经成为当今乃至未来全世界面临的一大挑战——城市化除了给人类生活带来便利，还带来一系列的环境污染，如空气污染、水污染和土壤污染等，甚至对原有的绿色植被区域造成严重破坏，导致城市人群绿地暴露水平的下降。

有研究表明，绿地可能通过以下几种途径给人类健康带来许多益处：①促进体力活动；②降低环境危害暴露水平(如空气污染、噪声和气温等)；③减轻心理压力和注意力不集中；④改善社会凝聚力；⑤丰富微生物多样性。城市化引起的绿地暴露不足到底影响人类健康的哪些方面，引起了全球研究者的广泛关注。

　　绿地对人体健康效应的研究已经成为公共卫生与环境科学等多学科交叉的一个研究热点，相关研究证据在近些年呈现出急剧上升的趋势。已有大量研究证据表明较高绿地暴露水平与人群死亡、心脑血管疾病、高血压、肥胖、睡眠障碍、低出生体重等风险降低总体上存在着中低强度的相关。此外，绿地暴露与不同特征人群（妊娠期妇女），不同生命阶段人群（婴儿、儿童青少年、成年及老年人等）的健康水平均存在积极关联。然而，当前的大部分相关研究为横断面研究且主要来自于发达国家和地区。中国在绿地健康效应方面的研究相较于欧美等发达国家和地区起步相对较晚，目前来源于中国的相对有限研究证据表明，绿地暴露与中国人群心血管疾病、呼吸系统疾病、心理疾病和不良出生结局的患病及死亡风险降低相关。总的来看，较高的绿地暴露水平与心脑血管系统疾病、低出生体重、睡眠障碍、心理疾病和人群死亡风险的负向关联的证据较为一致，但绿地与诸如呼吸系统疾病等其他健康结局的关联证据尚不一致。

10.2.1　心血管系统的影响

　　目前已有大量流行病学研究评估了绿地暴露与心脑血管疾病间的关联。例如，Astell-Burt 等在澳大利亚悉尼、伍伦贡和纽卡斯尔进行的关于 46786 名中老年人的横断面研究中，发现在调整了年龄、性别、家庭年收入、教育、经济状况和婚姻状况后，1.6 km 范围内的植被覆盖度越高，CVD 的患病率越低。Villeneuve 等在一项针对约 57 万名 35 岁以上的加拿大人的队列研究中，在调整年龄、性别、收入、婚姻状况、就业情况、移民情况后，$NDVI_{500m}$ 每增加一个四分位间距（interquartile range，IQR），CVD 的发病风险降低 6%（RR=0.94，95%CI：0.92～0.96），中风发病风险降低 5%（RR=0.95，95%CI：0.91～1.00），冠状动脉疾病发病风险降低 6%（RR=0.94，95%CI：0.92～0.97）。另一项在 2001～2013 年期间基于罗马 126 万多名 30 岁以上居民进行的队列研究发现了相似的结果，即在调整了年龄、性别、受教育程度、婚姻状况、职业水平、出生地和社会经济水平后，$NDVI_{300m}$ 每增加 0.1，中风发病率降低 2.3%（95%CI：0.6%，3.9%），且 CVD 的死亡率降低 3.6%（95%CI：1.5%～5.7%）。然而，也有研究报道绿地与心血管类疾病间并无关联或反向关联。例如，Ngom 等基于加拿大魁北克省慢性病检测系统的数据，在 390 万 20 岁以上的成年人群中并未发现绿地与心血管疾病（包括心衰和冠状动脉疾病）以及高血压之间的显著关联。Picavet 基于一项随访了 14 年的荷兰前瞻性队列研究，发现绿地的类型（农业绿地和城市绿地）、绿地的水平（高、低）以及绿地的变化（增加、减少）都与 CVD 的患病风险无关。另外，Servadio 等基于美国亚特兰大大都会区 169 个人口普查区进行的横断面研究，发现更高的树冠覆盖率和公园绿地可及性与冠心病和中风患病率升高显著相关。

目前已有几项系统综述和荟萃分析总结了绿地暴露与 CVD 间的关系。最近发表的一篇系统综述和荟萃分析对既往 53 项关于绿地与心血管类疾病的研究进行了总结，其中发现 NDVI 每增加 0.1 个单位，CVD 及其亚型（冠状动脉疾病、脑血管疾病以及中风）的死亡率显著降低 2%~3%。一项针对 18 项关于绿地暴露和心血管事件的研究的荟萃分析发现绿地与 CVD 发病率的显著负相关联，但未发现绿地与中风或冠心病发病率的显著性关联。2016 年发表的一项荟萃分析对 8 项研究的数据进行了汇总，发现生活在高绿地暴露组的 CVD 死亡率显著降低 5%（95%CI：3%~7%）。另外一项研究综述了绿地对老年人群 CVD 死亡率的影响，并对队列研究的效应值进行荟萃分析，发现 NDVI 值每增加 0.1，中风死亡率显著降低 23%，但对 CVD 总死亡率和冠心病死亡率没有显著影响。

除 CVD 外，目前也有诸多研究探讨了绿地暴露与心血管系统健康结局（肥胖、高血压、糖尿病、血脂紊乱和代谢综合征）间的关联。一项纳入了 57 项关于绿地暴露与肥胖的系统综述和荟萃分析表明，$NDVI_{500m}$ 每增加 0.1，超重或肥胖的发病风险显著降低 12%（95%CI：9%~16%，$N=5$）。类似地，一项关于儿童期肥胖和绿地的系统综述总结了 21 项研究发现，绿地接触与儿童期体重指数和体重控制呈现负性相关。另一项纳入了 143 项关于绿地与健康结局研究的系统综述和荟萃分析显示，居住在绿地丰富地区的人比居住在绿地很少地区的人患糖尿病的概率更低[比值比（odds ratio，OR）：0.72，95%CI（0.61~0.85）]，心率、舒张压和高密度脂蛋白水平分别显著降低 2.57，1.97，0.03，但没有发现绿地与收缩压、总胆固醇、低密度脂蛋白胆固醇之间显著的相关性。

目前，已有许多关于绿地与心血管健康结局间的关联性研究在中国人群中开展。Yang 等基于"东北 33 社区研究"（横断面研究），采用 NDVI 和 SAVI 进行绿地暴露评估，在成年人群中系统评估了绿地暴露与心血管健康的关联。研究结果发现：经性别、年龄、民族、受教育程度、家庭收入和地区国民生产总值（gross domestic product，GDP）等因素调整后，随着 NDVI 和 SAVI 水平的升高，成年人群罹患 CVD、高血压、糖尿病、血脂紊乱、肥胖以及代谢综合征的可能性均显著降低。Fan 等在新疆喀什地区开展的一项横断面研究控制了类似的混杂因素后，也证实绿地暴露可改善血脂和血糖代谢。此外，一项在安徽蚌埠中老年人群中开展的横断面研究发现，在经年龄、性别和受教育水平因素调整后，与暴露于低 NDVI 水平的个体相比，NDVI 水平高者罹患高血压、冠心病和脑卒中的风险分别降低 55%~85%、75%和 45%。另一项在哈尔滨 4155 名成年人中开展的横断面研究中，Leng 等采用绿化比例、绿景指数以及是否有常绿树种来评估绿地暴露水平，发现上述绿地指标与肥胖、高血压、血脂紊乱和 CVD 患病率存在有益关联。此外，Hou 等在河南农村人群中开展的研究发现绿地暴露和空腹血糖水平降低有关。

除成年人群外，Yang 等亦基于"东北七城市研究"和"中国七省市研究"评估了绿地暴露对儿童青少年心血管系统健康的影响。类似地，在调整了年龄、性别、父母受教育程度、民族、城乡、地区、地区人均 GDP、家庭年收入和季节等混杂因素后，上述研究结果发现随着绿地暴露水平的增加，儿童青少年人群罹患高血压和肥胖的风险显著降低。基于"广东省先天性心脏病登记研究"，本课题组发现经母亲年龄、胎次、怀孕期间吸烟、环境烟草烟雾暴露、怀孕期间饮酒、个体受教育水平、社区受教育水平、居住于城市/农村地区、怀孕当年的环境 PM_1 平均水平等因素调整后，孕期绿地暴露和妊娠期糖尿病风险降低有关。在另外一项开展于广州人群的出生队列研究中，Lin 等发现孕期 NDVI 水平和糖化血红蛋白水平降低存在关联。

也有一些随机对照试验在严格控制了试验环境、受试者饮食和行为因素后，评估了绿地暴露对心血管系统健康的短期影响。例如，Lyu 等招募了 60 名男性大学生，并使其分别在竹林和城区暴露 3 天，通过比较两组人群暴露前后的血压、心率和外周血氧饱和度，发现暴露于竹林区域可显著降低收缩压水平，而城区暴露人群未见该效应。另一项研究中，Mao 等招募了 24 名患有原发性高血压的老年人，分别使其在常绿阔叶林和城市环境下进行为期 7 天的徒步，发现暴露于常绿阔叶林前后，研究对象的血压、内皮素-1、同型半胱氨酸、血管紧张素 I 型受体、血管紧张素 II 型受体、血管紧张素原水平显著下降，而暴露于城区的人群中未见此效应。在患有慢性心衰的病人中，也观察到类似的效应。

综上，关于绿地暴露和心血管系统健康结局的人群流行病学研究大多支持绿地的保护作用，绿地暴露也有益于心血管生理代谢指标的改善。

10.2.2　呼吸系统的影响

目前关于绿地与呼吸系统关联的研究不论是在儿童青少年中还是在成年人中都有广泛研究。Andrusaityte 等在立陶宛考纳斯开展的一项巢式病例对照研究纳入了 1489 名 4~6 岁的儿童，评估了绿地暴露指标（NDVI 和到公园的距离）与哮喘之间的关联，发现绿地水平越高与儿童哮喘的风险增加略有关系，具体而言，在调整了父母哮喘、母亲受教育程度、分娩年龄、怀孕期间吸烟、母乳喂养、出生后第一年使用抗生素、过去 12 个月养猫、平房生活和在绿地中度过的时间后，$NDVI_{100m}$ 每增加一个 IQR（0.110），儿童的哮喘风险显著增加 43%；$NDVI_{300m}$ 和 $NDVI_{500m}$ 每增加一个 IQR（0.109 和 0.116），哮喘风险增加 23%和 18%，但结果没有统计学意义；居住地到公园的距离与哮喘风险的增加无关。Sbihi 等基于加拿大 65000 名儿童的 10 年随访数据，评估了学龄前期（0~5 岁）与学龄期（6~10 岁）儿童的哮喘发作与居住绿地间的关联，在调整了分娩时的产妇年龄、出生体重、胎龄、家庭收入、孕产妇教育、产次和母乳喂养后，发现 $NDVI_{100m}$ 每增加一个 IQR(0.11)学龄前期儿童的哮喘发作风险显著降低 4%(95%CI：1%~7%)，而在学龄期间没有观察到这种关联。Fuertes 等基于英国雅芳父母与儿童纵向研究中 7094 名儿童，在其 8 岁、15 岁和 24 岁重复测量肺功能和评估居住绿地水平，探索二者间的关联，根据性别、年龄、年龄、身高、体重、15 岁和 24 岁时的个人吸烟情况、兄弟姐妹情况、母乳喂养、日托服务、父母教育和母亲怀孕期间吸烟进行了调整后发现，随着 $NDVI_{100m}$ 每增加一个 IQR，儿童的肺功能更好(1 s 用力呼气容积和用力肺活量水平分别显著增加 11.4 mL 和 12.2 mL)，该研究暗示居住在植被更多的地方或更靠近绿地的儿童在 24 岁之前有更好的肺功能。

也有几项研究在中国青少年中开展。例如，Li 等在苏州市 5643 名中学生中开展的横断面研究评估了 NDVI 和居住地离公园的距离与哮喘、肺炎、过敏性鼻炎和湿疹的关系，研究结果显示，经调整年龄、性别、父母受教育程度、家庭环境烟草烟雾暴露和哮喘病史等因素后，NDVI 和上述疾病之间不存在关联，但随着居住地离公园距离的增大，罹患上述疾病的风险降低。另外，本课题组基于"东北七城市研究"发现，调整年龄、性别、身高、体重、父母教育水平、家庭收入、环境烟草暴露、住宅煤炭使用、宠物饲养、住宅装修、家族过敏史、早产和季节等因素后，随 $NDVI_{500m}$ 水平的增加，儿童肺功能更佳(即 1 s 用力呼气容积和用力肺活量水平显著增加)；此外，基于该研究也发现随着绿地暴露水平增加，儿童哮喘患病率降低。

目前有 2 篇综述系统地综合了绿地对儿童青少年哮喘或鼻炎影响相关的研究结果，均报道了零相关。但由于关于儿童青少年人群的研究证据尚有限，很难得出绿地和儿童青少年呼吸系统症状之间的关系的结论。

也有部分研究探讨了绿地对成年人呼吸系统疾病的影响。Zare Sakhvidi 等基于法国开展的一项 27 年随访队列研究，在 19408 名成年人中评估绿地暴露与多种癌症的发病率间的关联，在对吸烟状况、吸烟强度(每年一包)、被动吸烟、饮酒、社会职业状况、婚姻状况、体重指数、蔬菜摄入量、教育程度、职业接触致癌物、入学年龄、10 年累积接触空气污染($PM_{2.5}$)、距离主要道路的距离、人口密度和剥夺指数进行了调整后发现，绿地对肺癌可能有保护作用，即 $NDVI_{100m}$ 每增加一个 IQR(0.216)，肺癌的危险比为 0.87，然而该关联没有统计学意义。Nordeide Kuiper 等针对挪威和瑞士 3428 名的成年人的横断面研究发现绿地与哮喘或鼻炎无关，但却是肺功能低下的危险因素。Fan 等开展的一项覆盖中国多个区域的横断面调查研究纳入了 66752 名中老年人，发现经年龄、性别、婚姻状况、教育背景、吸烟状况、二手烟暴露史、居住地、身高、肺结核病史、儿童时期因严重肺病入院史、室内生物质或煤炭接触史、工作场所空气粉尘或危险化学气体接触史、地区相对湿度、温度和年平均细颗粒物($PM_{2.5}$)浓度校正后，$NDVI_{100m}$ 每增加一个 IQR，慢性阻塞性肺疾病患病风险增加约 8%。Wang 等在上海开展的一项病例对照研究发现，居住区域内有树木可显著降低肺癌的患病风险；但令人意外的是，居住地离公园的距离越大，肺癌患病风险反而越低。一项针对武汉市 700 名老年人的横断面研究未发现公园可及性和呼吸系统疾病之间存在关联。

综上，绿地暴露与不同呼吸系统健康结局的关联方向不一致，甚至绿地暴露可能表现出危害效应。但是，每种结局的研究数量尚有限，有待于未来的研究进一步明确。

10.2.3　神经系统的影响

绿地暴露对精神和行为疾病的影响已经得到了广泛的评估，尤其在发达国家。Beyer 等在美国威斯康星州的 2479 名成年人中，以 NDVI 和树冠覆盖度进行评估，调整居住时长、性别、年龄、种族/民族、受教育程度、婚姻状况、家庭年收入、就业状况、保险情况、城市化水平和人口密度后，发现随着绿地暴露水平的增加，研究对象的抑郁，焦虑和压力症状水平显著降低。Dzhambov 等基于保加利亚 399 名 15～25 岁的年轻人，评估了客观绿地指标（NDVI、SAVI、树覆盖密度、与公园的距离）以及自报告的绿地指标（绿地质量、到绿地的距离、到达绿地所需时间和感知绿地程度）与健康问卷评估的心理健康间的关联，发现经年龄、性别、种族、个人经济社会水平（受教育程度、就业状况、家庭月收入、家庭人口数、家庭成员房间比、经济困难感知程度）、在家时长、居住时长、人口密度、学校、绿地评估月份矫正后，自报告的绿地指标与心理健康水平呈正相关联，并且发现体育锻炼、社会凝聚力和交通噪声干扰在该关联中的平行中介作用；但未见客观绿地指标与心理健康存在显著关联。Crouse 等通过分析加拿大 34 万成年人的 NDVI 和自评估的心理健康（二分类）以及心理痛苦 z 分的关联，发现在调整年龄、性别、数据收集周期、城市形式、社会经济情况（家庭收入、就业状况、婚姻状况、受教育程度、移民状况）以及四项加拿大社区水平边际化指数后，$NDVI_{500m}$ 每增加一个 IQR（0.12），自评估的心理健康不良的概率显著降低 6%，心理痛苦 z 分显著减少 0.08（分数越高越痛苦）。

除成年人群外，许多研究评估了绿地暴露对儿童青少年精神和行为的影响。例如，Feng 等在 4968 名 4～15 岁的澳大利亚儿童的纵向研究中，利用客观评估的绿地数量和父母报告的绿地质量探讨二者与儿童幸福感之间的关联，在控制年龄、性别、父母就业状况、父母受教育程度、家庭收入、父母种族情况后，发现与居住在绿地数量较低（0～5%）的社区儿童相比，附近绿地数量较多的社区儿童的幸福感更高，并且父母感知的当地绿化水平越高，儿童的幸福感越强。类似地，Engemann 等基于一项纳入了 1985～2003 年所有出生在丹麦并长期居住在丹麦的

943027 名儿童的纵向研究，评估了 NDVI 与各种精神障碍症状（如智力障碍、特定人格障碍、神经性厌食、进食障碍、强制性障碍、抑郁症、情感障碍、分裂情感性障碍、精神分裂症等）的关联，在调整了父母年龄、父母就业情况、父母收入、父母受教育程度、家族史、城市化水平后，发现除智力障碍和分裂情感性障碍外，生活在最低水平绿地上的儿童相比生活在最高水平绿地上的儿童，精神障碍症状的发病风险要高 15%~55%，另外，儿童时期的高水平居住绿地也与青少年发展为成年期的精神疾病风险呈负相关。Dadvand 等基于西班牙进行了 7 年随访的出生队列研究来评估儿童自出生以来的住宅绿地与认知功能间的关联，研究结果发现，NDVI 与注意力在 4~5 岁的儿童中呈显著正相关，但是该关联在儿童到达 7 岁时消失。

近年来，许多研究者开始关注中国人群中绿地暴露与精神心理健康的关联。本课题组前期在广州 35 个社区的 1029 名成年人中，以 NDVI 和街景数据进行评估，发现在调整性别、年龄、受教育程度、婚姻状况、户籍状况、家庭年收入和医疗保险参保情况等因素后，随着绿地暴露水平的增加，研究对象的心理幸福感增强；并且存在通过绿地暴露降低空气污染暴露这一潜在途径。Xue 等通过分析来自中国 25 个省份 21543 名成年人自测心理健康评分和 NDVI 的关系，发现 NDVI 每降低 0.05 个单位，心理健康评分降低的风险增加 19%（心理健康评分越高代表被测试者的心理状态越好）。Liu 等基于一项全国 20533 名研究对象的横断面研究发现，经调整社区层面的因素（社区人均收入和社区人口密度）及个人层面的因素（性别、年龄、受教育程度、婚姻状况、就业状况、当地户口、目前吸烟状况、目前饮酒状况、是否参加医疗保险、是否有身体疾病、家庭人均收入和户口类型）后，居住区域有绿地覆盖的人群，其罹患抑郁症的风险显著降低，且体力活动、心理压力以及社交能力发挥了显著的中介作用。该研究团队在另一项北京人群的研究也得到了类似的结果。此外，也有一些研究通过让研究对象在绿地空间活动一定的时间后，测量绿地暴露前后研究对象精神心理健康指标的变化，来评估绿地的短期健康效应。例如，Elsadek 等选择了 346 名年轻成年人，分为四组，分别使其在建筑物密集而绿化少、植有樱花树、英国梧桐和水杉的道路上行走 15 min。各组研究对象在行走前后均进行问卷调查以评估心理状况（包括情绪、焦虑、健康恢复以及主观活力等）。研究结果发现，行走在三种种植了绿树的道路的研究对象，其心理状况有所改善，具体表现为紧张、疲倦、焦虑等症状显著缓解。另一项在贵阳市开展的研究也发现森林浴可显著缓解青年大学生的焦虑状况。

目前已有一些系统综述较为全面地总结了既往发表的关于绿地暴露与神经系统疾病的文章。在对 12 项研究的系统综述中，Shuda 等发现，在自然环境中行走、听到自然声音或观看模拟的自然环境与生理和感知压力水平的降低有关。Mygind 等总结了 26 项实验研究，发现在自然环境中，坐姿放松和行走可能与改善急性心理生理应激反应有关。在针对儿童和青少年的研究中也发现了类似的结果；分别对 14 项和 45 项研究进行的系统综述显示，绿地暴露与儿童和青少年的压力、情绪、抑郁症状、情绪健康、心理健康和行为以及心理痛苦之间存在有益的关联。另一项系统综述发现，较高水平的住宅绿地暴露可能会潜在地增加儿童和青少年的亲近社会行为。

总之，上述研究证据基本支持绿地暴露与心理健康存在有益关联。

10.2.4 出生结局的影响

母亲怀孕期间绿地暴露对子代健康的影响是近年来该研究领域的热点之一。Abelt 等基于美国纽约市卫生和心理卫生局 2000 年所有母亲的单胎分娩（111754）出生记录，评估母亲家庭住址 100 m、250 m 和 500 m 缓冲区内 NDVI 和行道树木计数与婴儿出生结局（足月儿出生体重、足月儿低出生体重、孕龄、早产）的关联，在调整母亲的年龄、种族、出生地区、受教育程度、医疗补助状况、婚姻状况、怀孕期间吸烟和怀孕期间酒精使用，婴儿的孕龄、性别、出生季节、距工业用地的距离、与最近的主要道路的距离、社区水平匮乏指数、人口密度、主要绿地以及公共滨水地区后发现，各个缓冲区的 NDVI 和行道树木计数与早产概率呈显著负相关，但与足月儿（低）出生体重和孕龄没有显著关联，且贫困社区的妇女遭受不良生育结果的比例较高，居住绿地水平较低。Agay-Shay 等基于以色列特拉维夫 39132 例单胎活产的出生登记数据的横断面研究评估出生结局和居住绿地间的关联，发现了不一致的结果，在调整婴儿的性别、宗教信仰、出生年份、母亲的年龄、婚姻状况、出身、受孕季节后发现，绿地指标 $NDVI_{250m}$ 每增加 0.058 个单位，出生体重显著增加 19.2 g，低出生体重的风险降低 16%，但未观察到绿地与极低出生体重（<1500 g）、孕龄、早产以及极早间的显著性关联，且研究结果在社会经济地位较低的人群中观察到更强的关联。该研究团队的另一项 73221 例单胎活产的出生队列研究也观察到了类似的结果，对婴儿性别、婴儿宗教信仰、胎次、多胞胎、母亲的出生来源、婚姻状况、母亲的年龄、出生年份、基于病房的社会生态状况、和妊娠周进行调整发现，与整个孕期居住于绿地水平较低（$NDVI_{300m}$ <-0.027）地区的孕妇相比，居住地区绿地水平较高（$NDVI_{300m}$ >0.013），其子代的出生体重平均增加 25.5 g，低出生体重、小孕龄、早产和极早产的概率降低，并且住宅与户外健身房的距离在其中发挥了显著的中介作用。Markevych 等基于两个德国出生队列共 3203 名新生儿，评估了 NDVI 与出生体重的关联，在调整了研究种类、新生儿出生年份、出生季节、性别、母亲的年龄、母亲受教育程度和母亲在怀孕期间的吸烟情况后发现，$NDVI_{500m}$ 每增加一个 IQR（0.101），平均出生体重显著增加 17.6。该结果在额外调整空气污染物（NO_2、$PM_{2.5}$）、人口密度以及主要干道的距离后仍然稳定，并且发现在母亲受教育年限小于 10 年的新生儿中效应最强。然而，也有研究发现绿地-出生结局不显著关联。例如，Cusack 等基于加拿大健康婴儿纵向发育研究，在 2510 名新生儿中评估了 NDVI 与足月儿出生体重间的关联发现，$NDVI_{500m}$ 每增加 0.1，足月儿出生体重增加 21.5 g，但没有统计学意义。

在中国人群中开展的该方面研究尚不多见。Lin 等在北京市开展一项基于 18665 对母婴的出生队列研究，采用 NDVI 评估了绿地暴露水平，并检测了胎儿的估计胎儿体重、腹围、头围以及股骨长度等指标。在调整了孕产妇年龄、民族、是否就业、受教育水平、环境 $PM_{2.5}$ 浓度和温度后，结果显示与居住地 NDVI 水平较低（≤0.25）的孕妇相比，NDVI 水平较高（>0.25）的孕妇其胎儿的估计体重、腹围、头围更大，但未见 NDVI 与出生体重存在显著关联。Sun 等在广州市开展的一项病例对照研究（2044 例流产和 2285 例对照）发现，居住区域 NDVI 水平在 0.383 ~ 0.496 间的孕妇，孕期高温对其流产的影响低于居住区域 NDVI 水平小于 0.383 的孕妇。另外，本课题组在广东省 21 个城市开展的一项病例对照研究发现，在调整了民族、家庭收入、产妇年龄、是否为永久居民、居住地点、道路密度、距最近主干道的距离、街道交叉口数量、地区 GDP、怀孕季节和年份等因素后，与居住区域 NDVI 水平较低（≤0.21）的孕妇相比，NDVI 水平较高（>0.21）的孕妇其子代罹患先天性心脏病的风险显著降低。本课题组另外一项在茂名市开展的出生队列研究发现，孕妇怀孕期间暴露于较高的绿地水平可显著增加新生儿的出生体重、体长以及孕周，但这种有益关联仅限于居住在城市的孕妇，而居住在农村的孕妇中未见该效应。

许多系统综述已经总结了关于母亲的绿地暴露和出生结果的研究证据。其中 Hu 等发表了一篇最新、最全面的带有荟萃分析的系统综述，作者发现，较高的住宅绿色度水平通常与较高的出生体重和较低的低出生体重的概率有关。更具体地说，居住绿地指标 $NDVI_{500m}$ 每增加 0.1 单位，出生体重增加 13.42 g，低出生体重概率降低 10%；绿地与早产或小胎龄之间没有显著的相关性。

上述证据基本支持母亲孕期绿地暴露可降低新生儿不良出生结局风险。

10.2.5 死亡率的影响

Mitchell 等基于英国 40813236 名年龄小于 65 岁的全人群横断面研究，评估绿地与全因死亡率和病因特定死亡率（循环系统疾病、肺癌和故意自残）之间的关联；对年龄、性别、教育剥夺、技能和培训剥夺、生活环境剥夺、人口密度和城市或农村分类进行了调整后发现，相比暴露于绿地水平最低的人群，绿地暴露较高的人群全死因死亡率显著降低 6%（95%CI：4% ~ 7%），循环系统疾病的死亡率显著降低 4%(95%CI：1%~7%)，没有发现绿地与肺癌和故意自残死亡率间的显著关联。该研究团队的另一项英国全年龄组的横断面研究也发现了类似的结果。Villeneuve 等基于一项加拿大 574840 位成年人的队列研究，根据个人层面的协变量(收入、年龄、性别和婚姻状况)、人口普查变量(收入、失业、移民)以及距离主要道路和高速公路的距离进行了调整后发现，随着 $NDVI_{500m}$ 每增加一个 IQR(0.24)，非意外死亡率降低 5%(95%CI：3%~6%)，心血管疾病以及呼吸系统疾病的死亡率都有所下降。

在中国人群中进行的相关研究也发现了类似的关联。一项基于中国 23754 名老年人的前瞻性队列研究发现，经年龄、性别、民族、婚姻状况、地区、童年社会经济状况、成人社会经济状况、社交休闲活动、吸烟、饮酒状况和体育锻炼因素调整后，与 $NDVI_{250m}$ 水平较低(Q_1)的研究对象相比，$NDVI_{250m}$ 水平较高(Q_4)的研究对象总死亡率下降 27%(95%CI：24%~30%)。Li 等基于全国人群开展的一项生态学研究发现，城市森林/绿地比率可显著降低 $PM_{2.5}$ 浓度，进而降低心肺系统疾病所导致的死亡。类似地，Takano 等在上海市人群中开展的研究发现，死亡率与公园、花园以及绿地比例呈显著负向关联。

一项系统综述总结了在北美、欧洲和大洋洲进行的 12 项关于绿地与死亡率的研究证据发现，大多数研究表明在居住绿地较高的地区，心血管疾病的死亡风险降低；绿地降低全因死亡率的证据有限，没有观察到绿地对肺癌死亡率的保护作用。另一项带有荟萃分析的系统综述表明，居住在绿地水平较高的地区相较于绿地水平较低的地区，全因死亡率显著降低 31%(95%CI：13%~45%，$N=4$)，心血管疾病死亡率显著降低 16%(95%CI：7%~34%，$N=2$)。

综上，现有的研究证据基本支持绿地暴露和死亡率间的负相关关联。

10.2.6　睡眠的影响

Grigsby-Toussaint 等基于 255171 名美国成年人的横断面研究，在调整了年龄、性别、婚姻状况、种族、教育程度、就业情况、子女数量、体育锻炼、吸烟、收入水平、哮喘、一般健康状况、情感支持、残疾、体重指数、饮酒情况后发现，睡眠不足的程度越高，绿地暴露的频率越低。在儿童中也发现了类似的关联：Singh 等在一项关于 63352 名 6~17 岁的美国儿童横断面研究中，调整了儿童的年龄、性别、种族/民族、出生/移民身份、家庭组成、大都市/非大都市居住、家庭/父母教育程度、家庭贫困状况、看电视、娱乐电脑使用情况、体育活动水平和二手烟暴露后发现，居住环境没有公园或游乐场所的儿童相比住所接近公园的儿童，睡眠不足的风险显著增加 20%(95%CI：4%~38%)。Dolling 等在瑞典北部开展了一项随机对照实验，把 46 名压力水平较高的参与者随机分配到室外森林和室内手工艺品环境中(假设室外森林环境比室内手工艺环境更放松),用活动手表和睡眠日记检测睡眠状态,发现森林环境中的参与者睡眠时间更长,但差异没有统计学意义。Morita 等在日本开展的一项干预实验安排 71 名健康志愿者在 8 个不同的周末进行了两个小时的森林步行活动,通过自我填写的问卷和活动记录仪数据,比较了在森林中行走之前和之后的两个晚上的睡眠状况发现,两小时的森林行走改善了实际睡眠时间、静止分钟、自我评估的睡眠深度和睡眠质量,并且下午的森林散步相比上午,更能增加实际睡眠时间和静止分钟。Xie 等在我国河南农村人群中开展的一项横断面分析发现,NDVI 和增强型植被指数(EVI)每增加一个 IQR,Pittsburgh 睡眠质量指数(指数越高代表睡眠质量越差)分别下降 0.055(95%CI:0.012 ~ 0.095)和 0.090(95%CI:0.025 ~ 0.151)。

一项系统综述总结了 13 项关于绿地与睡眠相关的研究发现,11 项研究报告了绿地暴露与睡眠质量和数量的改善有关。这些发现支持了绿地暴露与睡眠质量和数量间的正相关证据,也建议到绿地环境进行运动作为改善睡眠结果的可能干预方法。

10.2.7 一般健康状况

一些研究评估了绿地暴露和一般健康状况(大多采用调查问卷进行评估)的关联。Astell-Burt 等在一项纳入 46786 位年龄大于 45 岁的中老年人的队列研究中评估了绿地暴露与自我评估的健康状况不佳(针对问题"总体而言,你会如何评价你的整体健康状况"选择"优秀、非常好、好、一般、很差",把结果二分类处理)间的关联,在调整了年龄、性别、收入、经济地位、婚姻状况和教育水平后发现,与居住地 1600 m 缓冲区内总树冠覆盖度为 0% ~ 9% 相比,树冠覆盖度高于 30% 的居民一般健康状况不佳的发生率较低(OR,0.67;95%CI:0.57 ~ 0.80),但是,与草地覆盖度为 0% ~ 4% 相比,接触 30% 或以上的草地与一般健康状况不佳的发生概率更高有关(OR,1.47;95%CI:1.12 ~ 1.91)。Wheeler 等基于英国 2011 年人口普查的生态学研究,采用同样的问题评估人群健康状况,并计算经年龄、性别标准化后的健康"好""坏"流行率,探讨其与不同绿地类型间的关联,调整了收入、教育程度、失业情况、城市/农村后,发现"阔叶林地"、"耕地和园艺"和"改良草地"的密度越高,人群的健康状况越好,并且与不良健康流行率呈负相关。另外,Reklaitiene 等基于 6944 名 45 ~ 72 岁考纳斯市居民的横断面研究,探讨绿地暴露(与绿地的距离)与总体健康状况(回答:"一般来说,你认为你的健康状况是:非常好、非常好、一般、很差或非常差")的关联发现,与绿地的距离越大,自报告的很差或非常差的健康状况的患病率越高。在一项基于中国老年人群的前瞻性队列研究中,Zhu 等评估了居住区域绿地暴露和老年人生活自理能力(通过"您在洗澡/穿衣/如厕/位置转移/进食/修饰(如洗脸、刷牙等)方面需要帮助吗?"这6个问题评估)以及衰弱综合征(通过衰弱指数评估,包括工具性日常生活活动、功能受限、日常生活活动、认知功能、自报健康状况、访谈者评定的健康状况、心理健康、听觉和视觉能力、心律和慢性病等 39 个自我报告项目)的关联,发现与居住区域 NDVI 水平低(Q_1)的人群相比,居住于 NDVI 水平高区域(Q_4)的老年人生活自理能力障碍和衰弱综合征的发生风险分别降低 28%(95%CI: 21% ~ 35%)和 14%(95%CI: 13% ~ 23%)。Huang 等在上海市 7692 名老人中探讨了绿地暴露(以居住地周围绿地比例和离绿地空间的距离进行评估)和自测健康状况(通过自测健康指标进行评估,即询问被调查对象"总体而言,您对过去一个月的健康状况有何评价?")的关联,发现居住地周围绿地越多,老年人自测健康状况更好。同时,居住地离绿地空间越近,自测健康状况亦越好。类似地,Huang 等分析了全国368399 名老年人绿地暴露和自测健康的关系,得到了同样的有益关联结果,尤其是在人口密度较高的城市人群中。Chen 等在北京 4291 名工人中开展的一项横断面研究也发现,对周围绿地越满意的人群其自我报告健康状况越好。

总体而言,以上研究证据基本证明了居住区域绿地暴露与居民自测一般健康状况存在有益关联。

10.2.8 传染病的影响

传染性疾病的流行受外界环境因素(如气温、湿度、大气质量等)的显著影响,而绿地环境与多种传染病相关环境因素(如降低气温、增加湿度、为虫媒提供栖息地等)存在关联。因此,少数研究也对绿地暴露和传染病的关系进行了评估。Russette 等基于美国公开的县级数据,探讨绿地暴露与新冠病毒 COVID-19 死亡率间的关联,对县级平均人口、老年人口、种族、家庭过度拥挤、医疗补助、教育和缺乏体育活动进行调整后发现,绿叶面积指数(leaf area index, LAI)与 COVID-19死亡率呈负相关。Huang 等基于台湾南部 2014 ~ 2015 年 58000 例登革热病例报告数据评估绿地暴露(森林、农场、草地和公园的比例、NDVI 和绿地使用比例)和登革热的关系,发现除公园外,其他 5 项绿地指标与登革热呈负相关。Blount 等基于纳入 33962 名平均年龄为 47 岁的加利福尼亚结核病患者的队列研究,评估了2000 ~ 2012 年在加州诊断为活动性结核病的患者的死亡率与绿地暴露之间的关联,发现在调整了年龄、性别、种族、族裔、非美国出生人口、近期移民、家庭收入、就业状况、药物滥用、无家可归和艾滋病毒感染后,较高的居住地树木覆盖百分比与加州患者结核病治疗期间的全因死亡率降低相关。Liu 等通过分析2007 ~ 2016 年中国传染病报告数据和绿地的关联,发现随着绿地暴露水平的增加,痢疾的发生风险下降,但是结核和疟疾的发生风险增加。Du 等在区县层面评估了广东省多种环境因素(包括绿地)暴露和手足口病发病率的关系,发现绿地暴露水平与手足口发病率呈显著负向关联(RR=0.889,95%CI:0.883~0.895)。另外,Hundessa 等发现绿地是卵形疟原虫环境适宜区的重要决定因素。

总之,有限的研究结果表明绿地暴露与不同种类传染病间的关系不同。

10.2.9　其他疾病的影响

除上述健康结局外,一些研究还评估了绿地暴露对压力标志物(皮质醇)、免疫功能、维生素 D 的影响。Park 等综述了以往对新林谷(利用森林大气或森林沐浴)生理效应的研究,并在日本 24 个森林进行了田间试验;在每个实验中,12 名受试者(共 280 人;年龄 21.7±1.5 岁)走进并观看森林或城市区域。第一天,六名受试者被送到一个森林地区,其他人被送到一个城市地区。第二天,每一组都被送到另一个区域进行交叉检查。在早餐前、步行和观看前后测量唾液皮质醇浓度。结果表明,森林环境下的唾液皮质醇明显降低(观看后下降 13.4%;步行后下降 15.8%)。Lyn 等的研究发现,与在城市环境中的个体相比,在竹林中进行为期 3 天疗养的个体,其自然杀伤细胞的活性以及自然杀伤细胞和穿孔素、溶粒素、溶酶 A/B 表达细胞的数量显著上升,而皮质酮的水平显著下降。此外,一项基于 65 岁及以上老年人的队列研究发现,绿地暴露水平和维生素 D 缺乏的发病风险呈显著负向关联,尤其是在男性人群中。

还有一些研究评估了绿地暴露与暴力犯罪间的关联。Shepley 等近年来发表的一篇系统综述回顾了 2000~2019 年基于美国人群发表的 45 篇关于绿地暴露(包括公园、社区花园和绿化、绿化街道/人行道、树冠和地被覆盖以及其他未开发的绿地)与暴力犯罪(包括谋杀、攻击和盗窃)间关联的研究证据,得出结论:社区花园、绿化街道/人行道、树冠和地被覆盖以及其他未开发的绿地的存在可能会减少暴力犯罪。

10.3　小结与展望

综上所述,绿地的健康效应研究在近年来急剧上升。研究证据总体支持绿地暴露对健康具有有益效应,比如降低心血管疾病、精神心理疾病和不良出生结局的患病风险、降低死亡率以及改善睡眠障碍。然而,既往研究主要集中在欧美等发达国家和地区,来自亚洲、非洲、中东等地的证据较少。中国虽在近年来已开展了一定数量的针对绿地对健康影响方面的研究,但尚未形成该关联的全面证据。鉴于社会和文化背景的差异,有必要在不同地区和国家开展相关研究,以从环境方面提出相应的公共卫生政策,减少低收入和中低收入国家日益增长的疾病负担。

其次，目前的研究多以横断面研究和研究短期效应的随机对照试验研究为主，前瞻性队列研究较少，因此这些证据在因果关系的推论和长期效应评价方面还有待于未来的研究进一步明确。此外，目前绿地暴露对人体健康的作用机制尚不明确，其因果关系仍须进一步深入研究。最后，在绿地暴露评估方面，绝大多数研究采用 NDVI 等植被指数和绿化比例进行评估，NDVI 对绿色植物敏感，是测量植被空间分布的常用指标，但难以辨别绿地的种类和结构，且不能实现绿地暴露的动态评估；而绿化比例是指能被公众利用的绿地所占的比例，由官方发布，但其数据可能滞后，从而低估实际的绿化比例。因此未来借助先进技术的绿地评估可能提供更加精确的暴露数据和健康效应评估。

（杨博逸　黄文忠）

参 考 文 献

Agay-Shay K, Peled A, Crespo A V, et al. 2014. Green spaces and adverse pregnancy outcomes[J]. Occup Environ Med, 71: 562-569.

Astell-Burt T, Feng X, 2019. Association of urban green space with mental health and general health among adults in Australia[J]. JAMA Netw Open, 2: e198209.

Dadvand P, Tischer C, Estarlich M, et al. 2017. Lifelong residential exposure to green space and attention: A population-based prospective study[J]. Environ Health Perspect, 125: 097016.

Delgado-Baquerizo M, Eldridge D J, Liu Y R, et al. 2021. Global homogenization of the structure and function in the soil microbiome of urban greenspaces[J]. Sci Adv, 7: eabg5809.

Diener A, Mudu P. 2021. How can vegetation protect us from air pollution? A critical review on green spaces'mitigation abilities for air-borne particles from a public health perspective-with implications for urban planning [J]. Sci Total Environ, 796: 148605.

Helbich M, Yao Y, Liu Y, et al. 2019. Using deep learning to examine street view green and blue spaces and their associations with geriatric depression in Beijing, China[J]. Environ Int, 126: 107-117.

Huang W Z, Yang B Y, Yu H Y, et al. 2020. Association between community greenness and obesity in urban-dwelling Chinese adults[J]. Sci Total Environ, 702: 135040.

Ji J S, Zhu A, Bai C, et al. 2019. Residential greenness and mortality in oldest-old women and men in China: A longitudinal cohort study[J]. Lancet Planetary Health, 3: E17-E25.

Ki D, Lee S. 2021. Analyzing the effects of Green View Index of neighborhood streets on walking time using Google Street View and deep learning[J]. Landsc Urban Plan, 205: 103920.

Lambert K A, Bowatte G, Tham R, et al. 2017. Residential greenness and allergic respiratory diseases in children and adolescents—A systematic review and meta-analysis[J]. Environ Res, 159: 212-221.

Markevych I, Schoierer J, Hartig T, et al. 2017. Exploring pathways linking greenspace to health: Theoretical and methodological guidance[J]. Environ Res, 158: 301-317.

Mitchell R, Popham F, 2008. Effect of exposure to natural environment on health inequalities: An observational population study[J]. Lancet, 372: 1655-1660.

Mygind L, Kjeldsted K, Hartmeyer R, et al. 2021. Effects of public green space on acute psychophysiological stress response: A systematic review and meta-analysis of the experimental and quasi-experimental evidence[J]. Environ Behav, 53: 184-226.

Nieuwenhuijsen M J. 2016. Urban and transport planning, environmental exposures and health-new concepts, methods and tools to improve health in cities[J]. Environ Health, 15:38.

Orioli R, Antonucci C, Scortichini M, et al. 2019. Exposure to residential greenness as a predictor of cause-specific mortality and stroke incidence in the rome longitudinal study[J]. Environ Health Perspect, 127: 27002.

Rojas-Rueda D, Nieuwenhuijsen M J, Gascon M, et al. 2019. Green spaces and mortality: A systematic review and meta-analysis of cohort studies[J]. Lancet Planetary Health, 3 (11): E469-E477.

Shepley M, Sachs N, Sadatsafavi H, et al. 2019. The impact of green space on violent crime in urban environments: An evidence synthesis[J]. Int J Environ Res Public Health, 16: 5119.

Yang B Y, Hu L W, Jalaludin B, et al. 2020. Association between residential greenness, cardiometabolic disorders, and cardiovascular disease among adults in China[J]. JAMA Netw Open, 3: e2017507.

Yang B Y, Zhao T, Hu L X, et al. 2021. Greenspace and human health: An umbrella review[J]. Innovation (NY), 2: 100164.

Zeng L L, Wardlow B D, Xiang D X, et al. 2020. A review of vegetation phenological metrics extraction using time-series, multispectral satellite data[J]. Remote Sens Environ, 237: 111511.

第11章 其他环境污染暴露的健康效应

11.1 环境噪声与人群健康

随着全球城市化的快速进展,环境噪声("噪声污染")对人群健康的影响已成为全球关注的一个重要公共健康问题,世界卫生组织(WHO)认为环境噪声是继空气污染之后影响人群健康的第二大环境危害因素。与传统的职业噪声暴露特点相比,环境噪声具有分贝较低、暴露时间更长、影响人群范围更广等特征。2018 年WHO 针对欧洲地区发布了新的环境噪声指南,明确指出环境噪声对人类健康存在不良影响。2020 年欧盟环境保护署统计,欧洲有超过 1 亿人口暴露于超过 WHO建议的噪声水平(55 分贝,dB)的环境中,环境噪声与人群听力系统损伤、心血管系统疾病、睡眠障碍、认知功能障碍等健康损伤密切关联,每年约造成 4.3 万次入院治疗,导致约 800 万人出现睡眠障碍。

11.1.1 环境噪声的来源和标准

1. 环境噪声的来源

交通噪声是城市噪声最主要的来源之一,也是与人群健康关系最密切的环境噪声。交通噪声主要包括机动车运行产生的道路交通噪声,火车通过时产生的铁路运输噪声,飞机起飞、降落时产生的航空噪声等。本章提及的环境噪声如无特别说明,主要指交通噪声。

道路交通噪声主要来源于机动车运行时产生的鸣笛、车辆推进系统产生的发动机噪声以及车轮与道路摩擦和滚动噪声等。道路交通噪声一般在白天更为严重,尤其是易拥堵路段、上下班高峰期道路交通噪声较为明显,这些道路两侧的住宅更易受到噪声干扰。铁路噪声由三种主要来源组合而成:滚动噪声、发动机噪声和空气动力噪声,取决于列车的速度。

与道路交通噪声相比,航空噪声影响的人群范围较小。但是由于航空噪声多为宽频声,声音在传递过程中音量的衰减比较慢,生活在机场周围的居民每天要忍受间歇性或持续性的较大航空噪声干扰。以英国中型大小的曼彻斯特机场为例,2016 年的数据表明,有接近 50 个家庭每天要忍受 75 分贝以上的航空噪声,而经受70 分贝以上航空噪声困扰的家庭多达 150 个,更有多于四万的家庭每天被 55 分贝以上的航空噪声干扰;受航空噪声影响的面积达到 64 km²。

2. 环境噪声的标准

目前世界各国和地区制定了不同的环境噪声标准。中国的《声环境质量标准》(GB 3096—2008)按区域的使用功能特点和环境质量要求,将声环境功能区分为五种类型,使用等效连续 A 声级(简称等效声级,L_{eq}),分别制定了昼间(6:00～22:00)和夜间(22:00～次日 6:00)的声环境标准(表 11-1)。例如,居民住宅作为 1 类声环境功能区,规定的环境噪声限值为白天 55 分贝,夜间 45 分贝。

表 11-1　中国《声环境质量标准》(GB 3096—2008)

分类	分类对应功能区	昼间 dB(A)	夜间 dB(A)
0 类	康复疗养区等特别需要安静的区域	50	40
1 类	以居民住宅、医疗卫生、文化教育、科研设计、行政办公为主要功能,需要保持安静的区域	55	45
2 类	以商业金融、集市贸易为主要功能,或者居住、商业、工业混杂,需要维护住宅安静的区域	60	50
3 类	以工业生产、仓储物流为主要功能,需要防止工业噪声对周围环境产生严重影响的区域	65	55
4 类-4a	高速公路、一级道路、二级道路、城市快速路、城市主干路、城市次干路、城市轨道交通(地面段)、内河航道两侧区域	70	55
4 类-4b	铁路干线两侧区域	70	60

欧洲分别使用 24 小时平均声级(L_{den})和夜间等效声级(L_{night}),根据不同的环境噪声来源来制定对应的声环境标准;美国使用 24 小时等效声级($L_{eq, 24h}$)来制定环境噪声的标准(表 11-2)。

表 11-2　欧洲和美国的环境噪声标准

	条件	声级 dB(A)
	道路	
	平均 L_{den}	53
	夜间 L_{night}	45
	铁路	
	平均 L_{den}	54
	夜间 L_{night}	44
WHO/欧洲-2018	飞机	
	平均 L_{den}	45
	夜间 L_{night}	40
	风机涡轮	
	平均 L_{den}	45
	夜间 L_{night}	/
	休闲噪音 $L_{eq,24h}$	70
美国-1975	听力无损伤 $L_{eq,24h}$	70
	室内(生活无干扰)$L_{eq,24h}$	55
	室外(生活无干扰)$L_{eq,24h}$	45

11.1.2　环境噪声的预测评估模型

1. 国外的预测评估模型

交通噪声的预测计算方法通常包括两部分：一是声源的预测，二是声传播的预测。表 11-3 列举了欧洲不同国家对不同来源交通噪声的预测模型，不同的噪声预测模型之间还是存在很大的差异。例如，在法国的 NMPB/XPS31-133 和 Nord 2000 等多种噪声预测模型中，道路被视为非相干点源的集合，但是英国的 CRTN 预测模型则将道路视为线源来进行噪声模拟预测。

1975 年英国交通部发布了道路交通噪声计算模型 Co RTN，其后又在 1988 年发布了 Co RTN 的改进版本 Co RTN88 模型，该模型以交通噪声峰值(L_{10})为噪声评价指标，将车流量、平均速度、重型车比例以及路面坡度影响因素作为输入项，这个模型现已被英国、新西兰、澳大利亚等国作为标准模型使用。该模型将道路上行驶的车辆作为匀速线声源，适用于路段较长的高峰交通流。由此模型可较简便地计算出 L_{10}，但是降低了预测的准确性。

德国 RLS90 模型包括声源模型和声传播模型两个子模型，以等效连续 A 声级作为噪声评价指标。模型的参数修正包括交通类型、道路坡度和路面结构、房屋衰减量等，可允许简单的交通中断和未知交通流。但 RLS90 模型没有考虑地面植被的影响，对于较远处的预测点，预测不精确。

北欧模型 Nordic 模型则使用轻型和重型车辆通过时 10 m 附近的声暴露水平以及最大噪声水平来描述噪声；英国的 CRTN 方法则根据 LA10 指数定义了距离近侧车道 10 m 的基本噪声级。

美国联邦道路管理局(FHWA)于 1978 年在 FHWA-RD-77-108 研究报告中提出了 FHWA 噪声预测模型，该模型以等效连续 A 声级作为噪声评价指标，修正了车流量、车速、距离衰减、有限长声源等影响因素。该模型将道路上行驶的车辆作为连续不断的匀速点声源，假设条件过于理想化，模型严格适用于直线路段以及恒定速度，没有考虑交通中断，不考虑道路坡度、路面类型、空气效应的影响，主要适应于高速道路匀速行驶车辆的噪声预测。

表 11-3　欧洲交通噪声的评估模型

道路来源	铁路来源
RVS 3.02	RMR(SRM 11)
NMPB/XPS 31-133	NBT85
Temanord 525	Temanord 524
RLS90	NMPB/XPS 31-133
CRTN	Schal03
RMW 2002(SRM I + II)	CRN
StL 86	SEMIBEL

工业来源	航空来源
OAL 28	OAL 24
ISO 9613	ECAC DOC 29
Nordforsk 32	AzB
Handleiding Industrieelawaal	INM
BS 5228	RLD/BV-01 & RLD/BV-02
	FLULA

2. 国内的预测评估模型

国内对噪声预测模型的研究较国外开展得晚，主要是借鉴国外交通噪声预测模型。目前我国交通部道路预测方法、环保部新技术导则中建议的噪声预测方法主要的预测对象为高速道路周边的交通噪声，对城市道路，尤其是城市噪声敏感建筑物周边道路的适用性不强。目前国内道路交通噪声预测模型的声源部分来自于美国 FHWA 模型，传播部分来源于 ISO 96139（声学·户外声传播衰减）。我国交通部 2006 年的《交通部 2006 版规范》以及生态环境部《环境影响评价技术导则·声环境》（HJ 2.4—2009）中推荐的道路（交通）运输噪声预测模式是在 FHWA 模型的基础上根据国内实际情况改进而来，在国内各类城市道路声环境影响评价工作中较为常见。国内学者主要是在 FHWA 模型的基础上进行了对应情景的修正改进，如引入等效车速、等效车流量这两个概念来模拟处理了混合车流的代换问题；修正了车流量、距离衰减、有限长路段、路面坡度、车速、地面绿化吸收造成的衰减及声屏障等因素。

11.1.3　环境噪声对人群健康的影响

目前关于环境噪声的健康危害研究主要集中在欧美地区，来自于道路、铁路和航空等的交通噪声是最受关注的影响人群健康的环境噪声。中国研究者对噪声与健康的研究主要集中在职业环境噪声的健康危害，目前对于环境噪声对一般人群的健康影响研究仍处于起步阶段。

1. 环境噪声对心血管系统疾病的影响

1）环境噪声与高血压

高血压是心血管疾病的重要风险因子，2018 年 WHO 授权荷兰国家公共卫生与环境研究所（RIVM）对欧洲地区开展的环境噪声与高血压的研究进行了综述和荟萃分析（表 11-4）。以高血压的患病率和发病率作为健康结局，大部分的横断面研究表明环境噪声与高血压之间存在正关联。其中，针对道路噪声的横断面研究共有 26 项，汇总了 154398 人，其中 18957 名为高血压患者。研究结果表明噪声每升高 10 dB（L_{den}），高血压患病率升高 5%（95%CI：5%，8%）。但是在对航空噪声和铁路噪声与高血压的荟萃分析中并没有观察到具有统计学意义的关联，结果显示这些研究间存在较高的异质性，但是荟萃回归分析并没有发现这些异质性的明确来源。

环境噪声影响心血管系统健康的可能机制之一为压力应激，包括生理的压力和心理的压力。例如，噪声的急性暴露通常会造成身体生理性的应激，例如增加血压、促进包括皮质醇和肾上腺等压力激素的释放。噪声让人产生心理压力主要依赖于个体对日常环境中不同声音的认知和评价。例如，个人如果对环境的声音有负面评价则会产生恼怒等不良情绪，而"恼怒"也是在噪声评价中常用的一个指示词。

表 11-4　环境噪声和高血压的荟萃分析（Kempen，2018）

噪声来源	高血压	研究设计（数量）	RR（95%CI）[a]	研究对象人数（病例数）	研究质量[b]
航空	患病率	横断面研究（9）	1.05（0.95，1.17）	60121（9487）	++
	发病率	队列研究（1）	1.00（0.77，1.30）	4721（1346）	++
道路	患病率	横断面研究（26）	1.05（1.02，1.08）	154398（18957）	+
	发病率	队列研究（1）	0.97（0.90，1.05）	32635（3145）	++
铁路	患病率	横断面研究（5）	1.05（0.88，1.26）	15850（2059）	+
	发病率	队列研究（1）	0.96（0.88，1.04）	7249（3145）	++

a. 环境噪声升高 10 dB 的相对风险（95%置信区间）

b. 高质量（++++）：进一步的研究不太可能改变对效果估计的稳健性；中等质量（+++）：进一步的研究可能会对研究产生重要影响对效果估计的置信度并且可能会改变估计；低质量（++）：进一步的研究很可能对对效果估计的稳健性产生重要影响，并且可能会改变估计；非常低质量（+）：对估计非常不确定

目前在不同来源噪声与高血压风险的研究中，道路噪声与高血压的研究最为广泛。Kupcikova 等（2021）利用英国生物样本库（UK Biobank），对纳入的 502651 名 40 ~ 69 岁的成年人开展了研究，研究分析模型调整了年龄、性别、体质指数、吸烟饮酒等协变量，结果表明暴露于交通噪声 >65 dB 的人群的收缩压（SBP）和舒张压（DBP），比暴露于交通噪声 ≤55 dB 的人群分别升高了 0.77%（95%CI：0.60%，0.95%）和 0.49%（95%CI：0.32%，0.65%）。来自欧洲空气污染效应队列（ESCAPE）的研究也表明交通噪声与高血压发病率存在边界正关联（Fuks et al. 2017），交通噪声每升高 10 dB，高血压发病相对风险增加 3%（OR = 1.03，95%CI：0.99，1.07）。瑞士的一项队列开展了交通噪声与人群心血管死亡率的观察性研究，该研究评估了来自道路、铁路和飞机的三种主要交通噪声暴露与心血管死亡率的关联（Héritier et al.，2018）。研究从 2000 年 12 月开始至 2008 年 12 月结束，排除年龄低于 30 岁人群、无住宅地址等因素，最终纳入逾四百万观察人次。期间共有 142955 例心血管疾病死亡病例，其中急性心肌缺血、中风和高血压相关疾病死亡率分别占 42.2%、

15.7%和9.4%。研究结果表明，住宅交通噪声每增加10 dB，高血压的死亡风险增加，其中道路噪声暴露风险比率(HR)为 1.05(95%CI：1.03，1.08)，铁路噪声暴露风险比率为1.01(95%CI：1.00，1.03)，飞机噪声暴露风险比率为1.01(95%CI：0.99，1.04)。Babisch 等(2014)对德国1893名居民进行横断面调查，模型调整协变量后，交通噪声每增加10 dB，高血压风险增加16%(OR = 1.16，95%CI：1.00，1.35)。一项来自中国台湾的横断面研究开展了交通噪声与高血压患病率的调查(Chang et al.，2011)，研究招募了820名居住在交通主干道附近的居民，并监测了2008年工作日期间上午9点至下午5点的交通主干道噪声。研究结果表明与交通噪声低暴露组(77.2 ± 1.6 dB，n=462)相比，噪声高暴露组(82.2 ± 1.7dB，n=358)的高血压患病风险显著升高(OR = 2.15，95%CI：1.08，4.26)。

　　研究者还对孕妇以及儿童等敏感人群开展了噪声暴露与高血压的研究。Pedersen 等(2017)以丹麦国家出生队列1997～2002年招募的72745例单胎妊娠孕妇为研究对象，研究住宅的道路交通噪声暴露对子痫前期发病风险和妊娠高血压的影响。研究结果表明交通噪声每增加10 dB，子痫前期发病风险(OR =1.10，95%CI：1.02，1.18)和妊娠高血压发病风险(OR = 1.08，95%CI：1.02，1.15)均增加。Dzhambov 等(2017)对13篇交通噪声与儿童血压影响的文献进行荟萃分析，结果表明学校和家庭的道路交通噪声与儿童血压升高呈弱关联，但是没有统计学意义。当学校附近道路交通噪声每增加5 dB，儿童SBP增加0.4 mmHg(95%CI：–0.87，1.83 mmHg)，DBP增加0.22 mmHg(95%CI：–0.64，1.07 mmHg)；当家庭附近道路交通噪声每增加5 dB，儿童SBP增加0.20 mmHg(95%CI：–0.30，0.71 mmHg)，DBP增加0.03 mmHg(95%CI：–0.18，0.25 mmHg)。

2）环境噪声与缺血性心脏病

　　缺血性心脏病(IHD)是包括心肌梗死和心绞痛在内的一系列心脏疾病。据统计，环境噪声长期暴露约造成欧洲地区每年增加48000例新发IHD病例。2018年荷兰RIVM评估了欧洲地区22项关于交通噪声与IHD的研究，其中11项研究为横断面设计(表11-5)。研究显示交通噪声暴露与IHD风险增加有关联，尤其是关于道路噪声暴露增加IHD发病风险的证据最为有力。在合并了三项队列研究和四项横断面研究的结果(共67224人，7033例IHD发病病例)，发现道路噪声每增加10 dB(L_{den})，IHD的发病风险增加1.08倍(95%CI：1.01，1.15)。这意味着道路交通噪声从40 dB增加至80 dB时，IHD的发病风险增加36%。与航空噪声和道路噪声的研究相比，铁路噪声与IHD的相关研究较少。在合并了四项横断面研究结果后，WHO认为铁路噪声暴露与IHD的关联还存在很大不确定性。

表 11-5　环境噪声和缺血性心脏病(IHD)的荟萃分析(RIVM Report 2017-0078)

噪声来源	IHD	研究设计(数量)	RR(95%CI)[a]	研究对象人数(病例数)	研究质量[b]
航空	患病率	横断面研究(2)	1.07(0.94~1.23)	14098(340)	+
	发病率	生态学研究(2)	1.09(1.04~1.15)	9619082(158977)	+
	死亡率	生态学研究(2)	1.04(0.97~1.12)	3897645(26066)	+
		队列研究(1)	1.04(0.98~1.11)	4580311(15532)	+ +
道路	患病率	横断面研究(8)	1.24(1.08~1.42)	25682(1614)	+ +
		生态学研究(1)	1.12(0.85~1.48)	262830(418)	+
	发病率	队列研究(3)	1.08(1.01~1.15)	67224(7033)	+ + + +
		病例-对照研究(4)			
	死亡率	病例对照研究(1)	1.05(0.97~1.13)	532268(6884)	+ + +
		队列研究(2)			
铁路	患病率	横断面研究(4)	1.18(0.82~1.68)	13241(283)	+

a. 环境噪声升高 10 dB 的相对风险(95%置信区间)

b. 高质量(++++):进一步的研究不太可能改变对效果估计的稳健性;中等质量(+++):进一步的研究可能会对研究产生重要影响对效果估计的置信度并且可能会改变估计;低质量(++):进一步的研究很可能对对效果估计的稳健性产生重要影响,并且可能会改变估计;非常低质量(+):对估计非常不确定

　　Vienneau 等(2022)对瑞士国家队列进行了 15 年的前瞻性随访(2001~2015年),对参与者随访至移居或者死亡。期间共有 277506 人因心血管疾病死亡,其中 34200 例为心肌梗死。研究者根据住宅地址进行 5 年为一个周期的平均噪声暴露评估(L_{den}),包括来自道路噪声、铁路噪声和航空噪声三个来源的交通噪声,统计采用 Cox 比例风险回归模型。研究结果表明当道路、铁路和航空噪声每升高 10 dB 时,心肌梗死死亡风险增加,HR 分别为 1.04(95%CI:1.03,1.06)、1.02(95%CI:1.01,1.03)和 1.04(95%CI:1.02,1.06)。基于同一个瑞士国家队列,Saucy 等(2021)进一步分析居住在 Zurich 机场附近的居民夜间噪声的暴露与心血管疾病死亡风险的关联(24886 病例),发现与死亡前两小时的夜间低噪声暴露组相比(L_{Aeq}<20dB),高噪声暴露水平(L_{Aeq}>50 dB)增加夜间心血管死亡风险(OR = 1.44,95%CI:1.03,2.04),这种关联在 IHD、心肌梗死和心力衰竭死因中呈现较好的一致性;且在女性、住宅属于道路和铁路低背景噪声区域的人群中更为显著。

　　一项加拿大温哥华市的前瞻性人群队列研究了住宅交通噪声暴露与缺血性心脏病死亡的关联,研究者评估了队列随访前 5 年平均交通噪声暴露(1994~1998 年),对 45~85 岁的人群开展了四年的前瞻性随访(1999~2002 年)。研究结果表明,模型调整了大气 $PM_{2.5}$ 浓度后,与低噪声暴露组相比(≤58 dB),高噪声暴露组(>70 dB)的人群缺血性心脏病死亡风险增大(RR = 1.29,95%CI:1.11,1.50);噪声水平每升高一个 10 分位数,缺血性心脏病死亡风险增加 13%(RR = 1.13,95%CI:1.06,1.21)。

3）环境噪声与卒中

目前关于环境噪声暴露和卒中的研究还相对比较少，2018 年 RIVM 在发表的欧洲地区环境噪声指南系统综述中指出，交通噪声与卒中关联的研究证据还不够充分（表 11-6）。基于生态学和横断面的研究显示，航空噪声与卒中发病率和患病率的增加呈正关联，但并没有统计学意义。在一项 460 万人群样本量的瑞士国家队列研究中，并没有发现航空噪声与卒中死亡率的关联（Huss et al.，2010），但在居住年限大于 15 年的人群中发现，与低噪声暴露人群相比（<45 dB），高噪声暴露人群（>60 dB）的卒中死亡风险增大（HR = 1.48，95%CI：1.01，2.18）。今后还需要开展更多的高质量前瞻性研究来进一步地探讨交通噪声与卒中的关联。

表 11-6　环境噪声和脑卒中的荟萃分析（RIVM Report 2017-0078）

噪声来源	脑卒中	研究设计（数量）	RR（95%CI）[a]	研究对象人数（病例数）	证据质量[b]
航空	患病率	横断面研究（2）	1.02（0.80～1.28）	14098（151）	+
	发病率	生态学研究（2）	1.05（0.96～1.15）	9619082（97949）	+
	死亡率	生态学研究（2）	1.07（0.98～1.17）	3897645（12,086）	+
		队列研究（1）	0.99（0.94～1.04）	4580311（25,231）	+ + +
道路	患病率	横断面研究（2）	1.00（0.91～1.10）	14098（151）	+
	发病率	队列研究（1）	1.14（1.03～1.25）	51485（1881）	+ + +
	死亡率	队列研究（3）	0.87（0.71～1.06）	581517（2634）	+ + +
铁路	患病率	横断面研究（1）	1.07（0.92～1.25）	9365（89）	+

a. 环境噪声升高 10 dB 的相对风险（95%置信区间）

b. 高质量（++++）：进一步的研究不太可能改变对效果估计的稳健性；中等质量（+++）：进一步的研究可能会对研究产生重要影响对效果估计的置信度并且可能会改变估计；低质量（++）：进一步的研究很可能对对效果估计的稳健性产生重要影响，并且可能会改变估计；非常低质量（+）：对估计非常不确定

2. 环境噪声对精神健康的影响

近十年来，环境噪声对精神健康的影响受到越来越多研究者的关注。目前认为"压力-素质假设"是环境噪声影响人们精神健康的可能机制，噪声急性暴露可以通过调控内分泌系统和自主神经系统来增加生理应激，促进儿茶酚胺和皮质醇等压力激素的释放。噪声长期暴露能让这些相关的生理应激持续时间增长，可能导致发展成抑郁症或者焦虑症。心理压力应答也会表现在不良心情，例如易怒等，也能直接激活生理压力激素的释放。

Clark 等学者在 2018 年对欧洲地区环境噪声（道路噪声、航空噪声、铁路噪声和风车涡轮噪声）与人群精神健康的研究进行了综述，纳入了 2005 年 1 月至 2015 年 10 月发表的 29 项研究，精神健康结局包括抑郁、焦虑、多动症和儿童情绪紊乱等精神问题，主要采用量表评估（如生活质量量表 SF-36、长处与困难量表 SDQ 等）和自报的精神症状。其中 90%研究为横断面设计且样本量较少，虽然在一些研究

中看到了道路噪声对儿童的情绪和行为紊乱有影响，但是报告认为还需要更多的大样本的前瞻性研究或者干预研究来证实环境噪声对精神健康的影响。Clark 和 Paunovic 学者同年对欧洲地区 WHO 环境噪声指南综述进行了补充，研究环境噪声对认知功能的影响，报告指出虽然目前大部分的研究都是横断面设计，但是一些较高质量的证据表明，航空噪声对人群阅读理解能力和长期记忆能力有不良影响，但对注意力和执行力没有影响。研究者提出，虽然目前获得的是较低质量的研究证据，但是不意味着环境噪声对精神健康没有影响，未来需要开展更多的研究。Dzhambov 等（2019）随后对 WHO 的综述进行了文献更新并开展了荟萃分析，大部分纳入的研究为横断面设计，且偏倚的风险较高。荟萃分析表明道路噪声暴露增加了抑郁风险（OR = 1.04，95%CI：0.97，1.11）和焦虑症风险（OR = 1.12，95%CI：0.96，1.30），但是并没有显著统计学意义。

近期，Hegewald 等（2020）对交通噪声和精神健康的相关研究进行了综述和荟萃分析，研究纳入 28 项研究共 31 篇文章，其中精神健康结局包括抑郁（20 篇）、焦虑症（11 篇）、痴呆/认知障碍（5 篇）。对交通噪声和抑郁症的荟萃分析纳入了 15 项使用临床抑郁症指征的研究，例如诊断抑郁发作、抗抑郁药物使用或筛查工具检测到的抑郁症状。11 项研究关注道路噪声，5 项研究关注航空噪声，3 项研究关注铁路噪声。荟萃分析表明航空噪声与抑郁风险增大呈正关联（OR = 1.12，95%CI：1.02，1.23）；道路和铁路噪声每增加 10 dB 对抑郁症的汇总风险略有增加，但没有统计学意义，且在道路噪声和铁路噪声的结果中都观察到较高的异质性（I^2 = 60.2% vs. 95.6%）。对于交通噪声和焦虑症的研究主要集中在道路噪声的影响（图 11-1），这与 Dzhambov 等学者的荟萃分析结果一致，该荟萃分析结果表明道路噪声暴露与焦虑症风险的增加没有统计学差异（OR = 1.02，95%CI：0.98，1.06）。

目前关于交通噪声与痴呆风险的研究文献较少，且对疾病结果的评估不太一致（表 11-7）。在英国伦敦开展的一项前瞻性队列研究纳入 130978 名 50 ~ 79 岁成年人，记录 2005 ~ 2013 年间阿尔茨海默症和血管型痴呆的发病病例，采用 TRANEX 模型评估住宅附近道路交通噪声（L_{Aeq}），主要关注夜间噪声（23:00 ~ 7:00）的影响，研究并没有发现道路夜间噪声暴露与痴呆发病风险相关（HR = 1.01，95%CI：0.98，1.03）。西班牙的一项纵向时间序列研究显示（n = 3116897），白天道路噪声平均水平（L_{Aeq16h}）对认知功能有影响，当每 L_{Aeq16h} 增加 1 dB 时，痴呆相关的急诊入院风险增加 15%（95%CI：11%，20%）。

近期《英国医学杂志》发表了一篇研究性论文，Lech 等（2021）利用丹麦全国疾病登记系统的队列研究，探讨了道路交通和铁路噪声的长期暴露与痴呆（阿尔茨海默病、血管性痴呆和帕金森病相关痴呆）患病风险的关联。研究人群包括 1938994 名 60 岁以上居住在丹麦的老年人，其中 31219 人被诊断为阿尔茨海默病，8664 人被诊断为血管性痴呆，2192 人被诊断为帕金森病相关痴呆。研究者使用 Cox 回归模型分析发现，道路交通噪声和铁路噪声 10 年平均暴露（最大暴露值（$L_{den, max}$）和最小暴露值（$L_{den, min}$）增加了痴呆患病风险。道路交通噪声和铁路噪声暴露与阿尔茨海默病风险相关，以道路噪声 $L_{den, max}$ 为低暴露水平（<45 dB）的人群为参照，高暴露组（≥65 dB）人群患阿尔茨海默病的风险增加（RR = 1.16，95%CI：1.11，1.22）；与道路噪声 $L_{den, min}$ 为低暴露（<40 dB）的人群为参照，噪声高暴露（≥55 dB）人群阿尔茨海默病的风险比也显著增加（RR = 1.27，95%CI：1.22，1.34）。对于铁路噪声暴露而言，与 $L_{den, max}$ 为低暴露水平（<40 dB）的人群相比，高暴露（≥60 dB）人群的阿尔茨海默病也相应增加（RR =1.16，95%CI：1.10，1.23）；铁路噪声 $L_{den, min}$ ≥50dB 组与 <40 dB 组人群相比，阿尔茨海默病的患病风险比为1.24（95%CI：1.17，1.30）。此外，研究结果还提示道路噪声暴露可以增大血管性痴呆和帕金森型痴呆的患病风险。

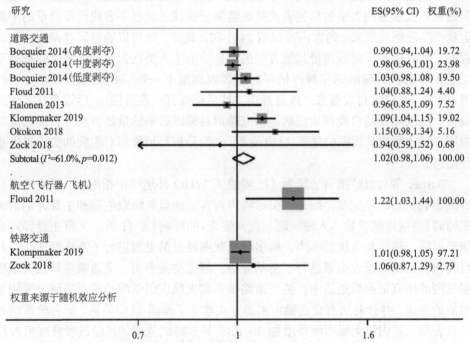

图 11-1　不同交通噪声暴露与焦虑风险的效应关联（每增加 10 dB L_{den}）

图引自（Hegewald et al, 2020）

3. 环境噪声对睡眠的影响

睡眠是服务于机体多种重要功能的必要生物学过程，充足的不受干扰的睡眠对人体在白天时候的清醒表现、生活质量及健康都至关重要。研究表明，环境噪声能干扰睡眠，降低睡眠连续性以及减少睡眠时长。大量的动物实验表明，睡眠受限会导致糖代谢和食欲的变化、减弱疫苗免疫反应、损伤记忆以及引起血管功能障碍等，而这些因素是肥胖、糖尿病、高血压和痴呆等疾病的重要前兆。流行病学证据也表明，慢性睡眠障碍或睡眠不足与上述不良健康结局的风险密切关联。因此，噪声引起的睡眠障碍被认为是环境噪声暴露最重要的非听觉效应之一。

　　噪声对睡眠的影响可以用多种方法来检测。测量睡眠的金标准是用多导睡眠描记术，即同时测量或至少测量脑电位(脑电图，EEG)、眼动(电眼图，EOG)和肌肉张力(肌电图，EMG)。夜晚通常每 30 秒被划分为一个时段，根据 EEG、EOG 和 EMG 中的典型模式为每个时段分配一个睡眠阶段(或清醒阶段)。然而这种方法具有一定的侵入性，且需要训练有素的人员来应对连接和分离电极，并对睡眠阶段进行视觉评分，也存在评分者之间的差异。所以，这种评价方法限制了研究的样本量和可推广性，需要更简单的方法来提高研究的普遍性。其他侵入性较小但通常不太敏感的方法包括腕表式睡眠监测分析仪，通过手表式设备测量的手腕运动推断睡眠或醒来，通常需要佩戴 24 小时。此外，还可以通过问卷调查来询问觉醒、睡眠延迟等睡眠质量其他方面的信息。由于人类在大部分睡眠期间都处于无意识状态，对睡眠的主观评估可能与客观测量不一致，并且可能存在错误归因(例如，受试者自发醒来，恢复意识，然后感知到噪声事件)。尽管存在上述局限性，睡眠障碍的自我评估仍然是研究噪声对睡眠影响的重要方式，目前已成功应用于描述噪声与睡眠的暴露-反应关系，并为分析环境噪声对疾病的负担提供重要信息。

　　Basner 等(2018)撰写了题为《欧盟地区 WHO 环境噪声指南——环境噪声对睡眠影响》的综述文章，综述了交通噪声对客观测量的睡眠生理和主观评估的睡眠障碍(包括睡眠质量、入睡问题和夜间醒来)的影响(表 11-7)。文章主要针对来源于道路、铁路和飞机的噪声，对多导睡眠图测量的觉醒进行了系统综述，并对自我报告的睡眠量表结果进行了荟萃分析。研究结果表明，交通噪声导致大脑皮层觉醒的研究证据质量适中，关于道路噪声和大脑皮层觉醒的这两项研究采用了类似的方法，并针对所有交通噪声来源方式建立了暴露-反应关系。研究分析结果一致表明，室内最大噪声级每增加 10 dB，导致睡眠觉醒的风险或者睡眠阶段转变到浅层睡眠的风险比值比 OR 大于 1.30。对于自报睡眠结局的测量，证据的质量取决于问卷问题。当被问及道路、铁路或飞机噪声是否会影响睡眠时，发现所有来源的室外 L_{night} 水平升高与睡眠受到严重打扰的风险关联都显著增强；如果不提及噪声来源时，就没有观察到上述风险的显著增加。这可能反映了问卷自报测量中受试者对夜间噪声的反感，导致分析中 L_{night} 水平与自报睡眠干扰结局的风险关联增加。然而，无论问卷的问题是否反应睡眠干扰或者人们对夜间噪声的态度，后两者也是重要的观察结局。其他噪声源(如医院噪声、风力涡轮机噪声)的证据并不一致，无法推导暴露-反应关系。

丹麦一项国家队列研究开展 44438 名丹麦人群(50~64 岁)的基线调查(1993~1997 年)，从国家登记系统识别基线人群在 1987~2015 年的家庭住址，并计算住宅夜间道路噪声的最大暴露和最小暴露。使用 Cox 比例风险模型，研究者分析了在丹麦国家处方登记处开具第一次睡眠处方药的前第 1 年、第 5 年和第 10 年住宅交通噪声暴露与睡眠处方药使用的关联。平均随访时间为 18.5 年，共有 13114 人次开了睡眠处方药。研究发现，以住宅交通噪声 10 年平均夜间最大暴露值 L_{night}≤45dB 作为参考，当 L_{night}＞55 dB 时，睡眠处方药使用风险更高(HR = 1.05，95%CI：1.00，1.10)，且男性的风险更显著(HR = 1.16，95%CI：1.08，1.25)。当以采用住宅交通噪声 10 年平均夜间最小暴露值 L_{night}≤35dB 作为参考，当 L_{night}＞45 dB 时，睡眠处方药使用没有统计学差异(HR = 1.00，95%CI：0.95，1.05)。研究提示，长期的住宅夜间噪声高暴露与睡眠处方药使用的更高风险有关。

表 11-7　环境噪声和睡眠问题的荟萃分析(Basner，2018)

睡眠结局	噪声类型	人数(研究数量)	噪声度量[a]	OR(95%CI)[b]	证据质量[c]
成人大脑皮层觉醒	道路	94(2)	室内 $L_{AS,max}$	1.36(1.19-1.55)	+++
	铁路	33(1)	室内 $L_{AS,max}$	1.35(1.21-1.52)	+++
	飞机	61(1)	室内 $L_{AS,max}$	1.35(1.22-1.50)	+++
成人自报睡眠障碍(问卷提及噪声来源)	道路	20120(12)	室外 L_{night}	2.13(1.82-2.48)	+++
	铁路	7133(5)	室外 L_{night}	3.06(2.38-3.93)	+++
	飞机	6371(6)	室外 L_{night}	1.94(1.61-2.33)	+++
成人自报睡眠障碍(问卷未提及噪声来源)	道路	18850(4)	室外 L_{night}	1.09(0.94-1.27)	+
	铁路	8493(3)	室外 L_{night}	1.27(0.89-1.81)	+
	飞机	3173(3)	室外 L_{night}	1.17(0.54-2.53)	+
成人睡眠的运动测量	道路				
	铁路	1320(8)	$L_{AS\,max}$ 与 L_{Aeq}	未估计	++
	飞机				
自我报告和运动能力测量儿童睡眠障碍	道路				+
	铁路	1754(4)	研究间各不相同	未估计	
	飞机				
成人自我报告的睡眠障碍	风机	3971(6)	室外 A 计权 SPL	1.60(0.86-2.94)	+
所有睡眠结果指标	医院	964 名成人/67 名儿童	研究间不相同	未估计	+

a.L_{Aeq}，24 小时加权平均；$L_{AS,max}$，室内最高噪声水平；$L_{max,night}$，夜间最大噪声；L_{night}，夜间噪声

b.环境噪声升高 10 dB 的相对风险(95%置信区间)

c.高质量(++++)：进一步的研究不太可能改变对效果估计的稳健性；中等质量(+++)：进一步的研究可能会对研究产生重要影响对效果估计的置信度并且可能会改变估计；低质量(++)：进一步的研究很可能对对效果估计的稳健性产生重要影响，并且可能会改变估计；非常低质量(+)：对估计非常不确定

除了传统的交通噪声之外，近年来越来越多的研究开始关注风力发电的涡轮

噪声对健康的影响，尤其在欧洲地区，风力发电提供的能源占比很高，例如丹麦地区风力发电就提供了全国 40%以上的电力，因此风车的涡轮机噪声引起了研究者的关注。研究显示与同等水平的交通噪声相比，风车涡轮机噪声更容易引起人群高度烦躁。一篇汇总了六篇横断面研究的荟萃分析研究表明，室外的风车涡轮机噪声暴露增大了人群自报睡眠问题的风险。丹麦的一项国家队列分析了 1996～2013 年丹麦居民服用睡眠药和抗抑郁药的情况，并用模型评估了居住地附近室外夜间风车涡轮机噪声和低频风车涡轮机噪声暴露水平。研究表明，与 5 年平均室外夜间风车涡轮机噪声低暴露人群（<24 dB）相比，高暴露人群（≥42 dB）服用抗抑郁药的风险增大 17%（HR = 1.17，95%CI：1.01，1.35），服用睡眠药物的风险增大 14%（HR = 1.14，95%CI：0.98，1.33），这种风险在≥65 岁老年人群中更为显著，服用睡眠药物的风险升高 68%（HR = 1.68，95%CI：1.27，2.21）。然而研究并没有发现室内低频风车涡轮机噪声与这些结局存在显著关联。

虽然最近的流行病学研究表明，与白天噪声暴露相比，夜间噪声暴露与负面健康后果之间的关系更强，但调查环境噪声导致的睡眠障碍与长期健康后果之间的直接关联的研究仍然缺乏，需要开展更多的前瞻性研究来探讨环境噪声的长期暴露对睡眠的影响。

4. 环境噪声对出生结局的影响

近十年来，越来越多的流行病学研究表明孕期的环境噪声暴露与不良出生结局（低出生体重、小于胎龄儿、早产、自发性早产、先天畸形等结局）密切关联。环境噪声与不良出生结局关联的潜在机制主要在于一般应激反应导致神经内分泌的变化。环境噪声的暴露会导致由于感知不适（间接途径）而引起情绪压力反应，以及中枢听觉系统与中枢神经系统其他区域（直接途径）之间相互作用的无意识生理压力，这些影响对孕妇的应激反应产生了额外的负担。压力通常会通过下丘脑-垂体-肾上腺（HPA）触发神经激素的释放，从而上调关键的压力激素，如促肾上腺皮质激素释放激素 CRH、促肾上腺皮质激素 ACTH 和糖皮质激素 GC 的释放。此外，压力会激活交感神经系统，导致儿茶酚胺的分泌增加，从而降低胎盘功能，导致胎儿缺氧。

Dzhambov 等（2014）对 29 项关于噪声暴露与孕期并发症和结局的研究进行了综述和荟萃分析，结果表明孕期的高噪声暴露（≥80 dB）致小于胎龄儿的出生风险（RR = 1.19，95%CI：1.03，1.38）、妊娠高血压发生风险（RR = 1.27，95%CI：1.03，1.58）以及先天畸形后代风险（RR = 1.47，95%CI：1.21，1.79）增加。但是孕期噪声暴露与先兆子痫、围产期死亡、自然流产和早产的风险没有统计学关联。虽然研究者评估了证据的质量，包括对职业噪声和环境噪声的研究，但在分析中没有将噪声暴露类型分开。Nieuwenhuijsen 等（2017）在《欧盟地区 WHO 环境噪声指南——环境噪声与不良出生结局系统综述》的文章中纳入了 14 项环境噪声与出生结局的研究,包括 6 项研究关注飞机噪声,5 项研究关注道路噪声,3 项研究关注主要来自于交通噪声的总环境噪声。但是由于研究的数量太少且证据质量评级比较低,因此该报告没有开展荟萃分析。2019 年 Dzhambov 和 Lercher 在此基础上进一步更新了相关文献并开展了荟萃分析,纳入了 9 项研究进行了定量分析,出生结局分为出生体重(连续型变量)、低出生体重、小于胎龄儿以及早产儿。研究结果表明,L_{den} 每升高 10 dB,出生体重下降 8.26 g(95%CI: −20.61, 4.10 g),在敏感性分析中这个效应有统计学差异;但是与低出生体重、小于胎龄儿和早产风险没有关联。

在西班牙开展的一项时间序列生态学研究中,收集了马德里市 26 个噪声监测站 2001～2009 年的噪声数据,评估了噪声暴露与新生儿低出生体重(<2500 g)和早产(<37 孕周)的关联。研究结果显示,孕早期(RR = 1.03,95%CI: 1.02,1.04)、孕中期(RR = 1.04,95%CI: 1.03,1.05)以及孕晚期(RR = 1.01,95%CI: 1.00,1.02)的白天日均噪声暴露与低出生体重风险显著关联;孕中期的白天日均噪声暴露(RR = 1.03,95%CI: 1.02,1.04),以及孕晚期的夜晚日均噪声暴露与早产呈正关联(RR = 1.02,95% CI: 1.01,1.03)。在同一个研究中,研究者还探讨了噪声短期暴露对早产(30～37 孕周)和极早产(<30 孕周)的关联,发现噪声的短期暴露(滞后 0 天)与早产风险(RR = 1.07,95%CI:1.04,1.10)和极早产风险(RR = 1.28,95%CI:1.21,1.36)正关联;没有观察到与低出生体重风险的关联(RR = 1.09,95%CI:0.99,1.19),但该时序研究并没有控制孕妇的相关混杂因素。

丹麦的一项国家出生队列研究调查了孕期住宅大气污染和交通噪声与新生儿出生体格指标(出生体重、胎盘重量和头腹围)之间的关联。研究者从丹麦的全国出生队列中确定了 75166 名足月出生的活产单胎婴儿,收集从受孕到出生的住址历史记录,模型评估大气污染物(NO_2 和 NO_x)浓度和道路交通噪声水平;模型对潜在的混杂因素进行了调整。研究发现无论模型是否调整大气污染浓度,住宅道路交通噪声的暴露与头围减少呈弱关联,而新生儿其他的体格指标都与噪声无统计学关联。

欧洲六国的出生队列项目(英国、法国、西班牙、立陶宛、挪威、希腊)探讨了包括空气污染、道路交通噪声、绿地等在内的 24 种环境因子与出生体重和足月低出生体重风险的关联,研究纳入了近 32000 名孕妇。研究结果显示,24 小时道路平均噪声 L_{den} 和夜间噪声 L_{night} 作为连续变量暴露与出生体重及低出生体重风险无关联。当将噪声作为分类变量,与 $L_{den} \leqslant 55$ dB 暴露组相比,$L_{den} > 65 \sim 70$ dB 暴露组的新生儿出生体重下降 8.1 g(95%CI:−25,8.9 g),足月低出生体重风险增加(OR =1.2,95%CI: 1.0,1.5)。

11.1.4 小结与展望

环境噪声污染已经成为越发严重的环境和公共卫生问题,人群暴露范围广泛,给人群健康带来直接或间接的不良影响。根据已有的研究结果,WHO 在 2018 年提出了《欧洲地区环境噪声指南》(Environmental Noise Guidelines for the European Region),旨在促进相关噪声政策的改革,保护人群健康。WHO 同时提出,该环境噪声指南也适用于全球其他地区。而目前关于环境噪声健康危害的研究主要集中在欧美发达国家,大部分发展中国家,例如中国几乎未见相关研究报道,研究存在很大的区域偏差,发展中国家亟须健全噪声实时监测网络的建设。

综合目前的研究进展,未来研究可在以下几个方面进一步开展研究:

(1)环境噪声暴露评估的方法学。目前开展的一些研究中存在噪声暴露数据完整性欠缺的问题,尤其是缺乏对环境噪声不同来源的区分和预测评估,限制了研究的开展和不同研究结果的对比。已有的噪声预测评估模型难以满足日趋复杂的环境噪声预测需求,建议未来研究加强开展多学科的交叉合作,充分利用地理科学、环境科学与工程、预防医学学科领域的新技术和新方法,例如,引入机器算法建立基于智能算法的时空模型,进一步提高噪声暴露预测的效率和准确性,应用于环境噪声暴露与人群健康的流行病学研究。

(2)前瞻性大规模流行病学研究。高质量的队列研究是提供环境噪声暴露与健康效应高水平证据的重要保证。目前报道的环境噪声与健康研究大部分属于横断面或者回顾性队列设计,难以阐明噪声长期暴露对健康的影响,需要开展高质量的前瞻性大样本量队列研究深入探讨可能的关联性。此外,环境噪声往往伴随着其他环境污染物,例如空气污染的共暴露,在后续的研究中应考虑到收集相关混杂变量的信息,为政府相关部门制定噪声控制策略提供更精准的科学依据。

11.2 夜光暴露与人群健康

光作为重要的环境物理因素,对地球上众多生命体的生存和进化具有重要意义。在电灯发明之前,夜晚人们主要生活在较弱的自然光环境下。随着电灯的发明和推广,夜间人工照明(artificial light at night,ALAN,简称"夜光"),开始逐渐丰富起来,为我们提供了能够在夜晚辨别物体的基本视知觉保障,且在促进身心健康、提高工作效率、缓解消极情绪等非视觉方面也发挥了重要作用。但随着照明技术的不断发展以及电子科技的不断进步,日光灯、电视、电脑、智能手机等人工光源已经几乎无处不在,室内夜光(indoor light at night,indoor LAN)暴露的频率与强度不断增加。与此同时,随着城市化进程的加快,在全球特别是经济发达的大城市,户外夜间灯火辉煌,车灯、霓虹灯、广告招牌、大型 LED 屏幕等户外光源密布，户外夜光(outdoor light at night, outdoor LAN)污染更是呈明显增加的趋势。报道表明，地球夜间被人工灯光照亮的室外区域亮度和面积均在以每年 2.2%的速度增长，增加的区域不仅是发展中国家未亮化的地区，发达国家经济繁荣地区的夜间照明亮度也在逐年攀升，给人类和生态健康带来巨大影响。

11.2.1 夜光污染的来源、现状和测量评估

1. 夜光污染的来源

大自然夜晚天空构成了天然的夜景照明，在没有人工光源的干扰下，自然黑暗天空亮度仅约为 $2.1×10^{-4}$ cd/m²。由于人工照明的使用不当或过度使用导致的光污染，来源形式多样，但总体可以分为室内和室外两种。

室内夜光污染主要是夜间过度使用室内灯光导照明致的。电视、电脑、智能手机等带屏幕的家用电器，虽然亮度可能相对较低，但由于其光谱构成、色温等更为复杂多变，也是室内夜光污染不可忽视的重要来源。

街道、建筑物、机动车照明等室外照明产生的干扰光则是室内外夜光的主要来源。据估计，在所有的夜光污染中 30% ~ 50%是由道路产生的，以中国道路照明灯盏数分布为例，2020 年道路照明灯盏数最高的江苏省和广东省，道路照明灯盏数已超 300 万盏，长度超过 3 万公里。在我国，道路照明的用电量约占照明总体用电量的 20% ~ 30%。此外，各类室外商业照明，如霓虹灯、广告牌、大型 LED 屏幕等也是室内外夜间光污染增长的重要来源。需要注意的是，虽然高效节能的 LED 光源正在广泛普及和使用，但旧光源的扩张仍然很快，不同光源的夜光污染问题均不容忽视。

这些室内外人工光源，在使城市夜空亮度过高，破坏人体正常昼夜节律的同时，频繁闪烁的彩色光线对人体的视觉、生理和心理健康也造成了严重影响。请注意的是，本章对于夜光污染的探讨，主要是围绕可见光范围的讨论，特别是人工白昼(人为天空辉光)、光入侵居室等，人工光源中包含紫外线等非可见光波段的光污染问题，未列其中。

2. 夜光污染的现状

早在 20 世纪 70 年代，天文观测者就发现了人工照明影响了整个城市的天空亮度，这是人类最早发现的光污染现象。国际上，天文观测台对于人工背景光亮度的要求是少于 10%，而现实结果显示目前大多数天文观测台人工背景光亮度已达到这一标准的 20 多倍。很多原位于市中心的天文观测台由于环境光污染而被迫搬离原址或废弃。

近年来，夜光污染程度正逐步加重，夜光污染问题已经遍及全球各地，成为一项全球性的生态环境问题。通过全球夜光遥感图像我们可以清晰地看到地球的夜晚，其中最亮区域为美国中东部一些人口较多的城市和工业发达地区，如纽约、旧金山等；其次是一些欧洲国家，如意大利、英国、法国等；再次为亚洲部分地区，如沙特阿拉伯、日本及我国的京津、江浙沪和部分港口城市。调查研究表明，全世界 70%~80% 的人生活在夜光污染的环境下，约有 20%~30% 的人已经无法凭借肉眼看到银河了。

我国夜光照明虽然相比其他西方发达国家起步较晚，但是发展速度极快。Wei等（2017）对我国 1992~2012 年 21 年间的夜光污染特征进行分析发现，中国光污染主要集中在华北和华东地区，其占全国光污染总量的 50% 以上，但光污染增长最快的是西北地区（增幅达 340%），其次是西南地区（增幅达 290%），华东地区、华中地区和东北地区也在稳定增长。数据显示，2013~2017 年，上海市灯光总量增长了 6%、广州市灯光总量增长了 7%，速度惊人，且夜光污染不仅存在于京津冀、长三角、珠三角等经济发达、人口密度高的区域和城市，也逐渐侵蚀了夜光生态要求较高的自然环境保护区。有研究显示，我国超过一半的保护区有夜光污染增加趋势，主要集中于华东、华中地区和西部局部地区；41% 的保护区属于稳定夜光污染或无夜光污染，而高增长夜光污染的保护区占所有保护区的 9%。

3. 夜光的测量评估

随着计量学、测量学和光学仪器的发展，已经可以借助现代科技手段测量出夜间照明的照度、亮度和光色等常用指标参数，这既是夜间照明量化的依据，有助于寻找夜晚天空光污染的原因，也为夜光的暴露评估及健康效应研究提供了可能。

1）发光强度

光源在某一方向的发光强度是指光源在该方向上单位立体角内发出的光通量（单位为坎德拉，cd）。主要反映了照明光源的空间发光能力。

2）照度

照度是指落在单位面积上光通量的大小（单位为勒克斯，lx），是评价光对被照对象"造成不良后果"严重程度的一个重要指标。光的照度可以采用照度仪来检测，单位面积上光照度越大，则产生的光污染就越严重。

3）亮度

亮度是指正在发光或反光表面的明亮程度（单位为尼特，nt；熙提，sb），是与视感密切相关的量，取决于进入眼睛的光通量在视网膜物象上的密度，与光源发光强度、背景亮度、发光或反光表面的材料、性质等有关。1 nt=1 cd/m², 1 sb=1 cd/cm²。

4）光色

除了颜色这一定性描述之外，色温（colour temperature，T_c）是对光的颜色的定量描述，是指光源发出的光的颜色与黑体加热到某一温度所发出的光的颜色相同时，该温度即为光源的色温（单位为绝对温度开尔文，K）。

光亮和光色测量可使用带成像系统的彩色亮度计或光谱辐射仪或者夜空质量仪，它的优点是可反映光源照射下的实际光照效果，更具使用价值。例如，刘鸣等（2009）采用亮度计对天津城区的夜天空亮度进行了不同方向、不同时间、不同天气以及城市景观照明关闭前后的监测和比较，表明除了自然因素之外，大量的道路照明、景观照明和广告照明等，是夜晚天空照亮的重要原因。此外，刘鸣等（2020）还采用天空质量测量仪和分光辐射照度计对大连与米兰商业区域夜间光环境进行了实测和分析，测量指标包括亮度、照度、光谱和色温等。结果显示，米兰商业区的亮度值为 0.113 cd/m²，是自然天空亮度的 539 倍，大连商业区亮度为 0.266 cd/m²，是自然天空亮度的 1267 倍，均存在严重的光污染现象，且大连市商业区更为严重。

除了上述常用指标之外，光的对比度、均匀度，是否存在眩光等也是光环境的重要衡量指标，对于视觉和非视觉系统可能产生潜在影响。

5）夜光遥感数据

除了地面的实测方式，夜光遥感的出现，使人类有机会站在地球之外，看清地球夜晚的图像。目前国内外夜光遥感对地观测数据来源和特点如表 11-8 所示，其中应用最为广泛的数据主要来源于美国国防气象卫星计划（Meteorological Satellite Program，DMSP）和索米国家极地轨道伙伴卫星（Suomi National Polar-orbiting Partnership，Suomi NPP 或 NPP）。

卫星获取的夜光数据表达有两种方式，一种为 DN 值（digital number），即遥感影像像元亮度值，记录着地物的灰度值，是卫星对接收到的夜光辐射进行量化的一个数值，无单位；另一种为辐射强度值，是单位面积，单位立体角的辐射通量，单位为 nanoWatts/(cm²·sr)。夜光遥感数据具有范围广、时间序列长、准确度高等优点，已被广泛用于夜光污染的调查和研究。

表 11-8　夜光遥感对地观测数据来源

国家	观测卫星	传感器	数据年份	空间分辨率(m)	数据范围
美国	Defense Meteorological Satellite Program, DMSP	Operational Linescan System, OLS	1992～2013	1000	灰度值，6 位，范围：0～63，单位：无

国家	观测卫星	传感器	数据年份	空间分辨率(m)	数据范围
美国	Suomi National Polar-orbiting Partnership，Suomi NPP 或 NPP	Visible Infrared Imaging Radiometer Suite，VIIRS	2012.04（～）	500	夜光辐射强度，范围：>=0，单位：nanoWatts/（cm².sr）
中国	吉林 1 号	凝视视频成像	2015（～）	1	夜光辐射强度，范围：>=0，单位：nanoWatts/（cm².sr）
中国	珞珈一号科学试验卫星	高灵敏度夜光相机	2018（～）	130	夜光辐射强度，范围：>=0，单位：nanoWatts/（cm².sr）
阿根廷	Satelite de aplicaciones cientificas-C，SAC-C	High sensitivity technological camera，HSTC	2001（～）	200～300	灰度值，8 位，范围：0～255，单位：无
阿根廷	Satelite de aplicaciones cientificas-D，SAC-D	High sensitivity camera，HSC	2012（～）	200	灰度值，10 位，范围：0～1055，单位：无
以色列	Earth Remote Observation System-B，EROS-B	全色 CCD 相机	2013（～）	0.7	灰度值，10 位，范围：0～1055，单位：无
多国合作	International Space Station，ISS	数码相机	2000（～）	60～100	灰度值，8～14 位，范围：0～8191，单位：无

11.2.2　夜光的管控及标准

人工照明为人类提供了能够在夜晚辨别物体的基本视知觉保障，因此，针对照明的视知觉保障需求方面，我国已经出台了一系列的国家标准以及行业标准，如《建筑照明设计标准》（GB 50034—2018）、《室内工作场所的照明》（GB/T 26189—2010）、《室外作业场地照明设计标准》（GB 50582—2010）、《城市道路照明设计标准》（CJJ 45—2015）等。但到目前为止，针对过度的人工照明造成的夜光污染问题，国际上还没有适用于各国的统一的光污染防治标准。

国际照明委员会（International Commission on illumination，法语 Commission Internationale de l'Eclairage，采用法语简称为 CIE）是较早关注到夜光污染问题的世界性学术组织之一，其早在 1980 年就与国际天文联合会联合发表了 CIE 001:1980 "减少靠近天文台的城市天空光" 指导方针，随后更是提出了一系列有关城市照明相关的技术文件，例如 2017 年的《室外照明设施干扰光影响限制指南》（CIE 150：2017），根据明亮程度不同，将环境从 E0 到 E4 分为 5 个区域，其中 E0 为极黑暗环境区域，如联合国教科文组织星光保护区，国际暗天空协会确定的黑夜公园，主要的光学天文台等；E1 为黑暗环境区域，如相对无人居住的农村地区；E2 为低街区亮度区域，如居住人口稀少的农村地区；E3 为中街区亮度区域，如一般的农村和城市居住地区；E4 为高街区亮度区域，如城镇中心和其他商业地区。根据光环境区域，CIE 给出了各种户外照明应用下，不同环境区间的光度参数限值，包括房屋的垂直照度（光侵入）限值、视野内的灯具亮度限值、道路照明中的光幕亮度和阈值增量限值、控制天光的灯具上射光通量比（ULR/UFR）限值以及强光打亮的建筑物里面和标识标志的亮度限值等。此外，2019年的CIE 234:2019城市照明规划指南，还明确将干扰光作为城市照明规划中重要的控制部分，指出应在规划源头进行管控。

我国在光污染标准制定、光污染防治立法等方面的工作也在逐步加强，相继更新和出台了国家标准《室外照明干扰光限制规范》（GB/T 35626—2017）与《室外照明干扰光测量规范》（GB/T 38439—2019），此外还有多项行业和学会标准作为补充，如住房和城乡建设部发布的行业标准《城市夜景照明设计规范》（JGJ/T 163—2008）与《城市道路照明设计标准》（CJJ 45—2015），中国建筑学会标准《健康建筑评价标准》（T/ASC02—2021）等。《室外照明干扰光限制规范》（GB/T 35626—2017）与CIE相似，也对光环境进行了区域划分管控，但与CIE划分为5个（E0～E4）光环境区域不同的是，本规范划分为4个（E1～E4）光环境区域类型（表11-9）。针对不同环境区域规定了不同场景下相应的限制要求，如在最高亮度的城市中心和商业区（即E4区域），规定了住宅建筑居室窗户外表面上垂直照度在熄灯前的时段不能超过25 lx，在熄灯时段不能超过5 lx，且相应地提出了，朝向住宅建筑居室窗户方向的灯具光强在两个时段也分别不能超过25000 cd和2500 cd的限值要求（表11-10）。其他的场景限制还包括人行道照明灯具的最大平均亮度与灯具出光面面积乘积限值（表11-11）、照明灯具的上射光通比的限值（表11-12）、广告和标识发光表面的平均亮度最大允许值（表11-13）、媒体立面墙面（白光）以及LED显示屏或媒体墙表面（全彩色）的亮度限值（表11-14）等等，为促进各类城市照明工程设计、施工、运行、维护和管理的科学化与规范化提供了指导。

表11-9 城市环境亮度的区域划分

环境亮度类型	严格控制照明区域	低亮度区域	中等亮度区域	高亮度区域
区域代号	E1	E2	E3	E4
对应区域	森林公园、自然保护区	城郊居住区	城市居住区及一般公共区	城市中心区、商业区

表11-10 住宅建筑居室窗户外表面上垂直照度的限值与朝向住宅建筑居室窗户方向的灯具光强限值

限值内容	单位	时段	环境区域			
			E1	E2	E3	E4
住宅建筑居室窗户外表面上垂直照度限值	勒克斯，lx	熄灯时段前	2	5	10	25
		熄灯时段	0ª	1	2	5
朝向住宅建筑居室窗户方向的灯具光强限值	坎德拉，cd	熄灯时段前	2500	7500	10000	25000
		熄灯时段	10ᵇ	500	1000	2500

a.如果是道路照明灯具产生的影响，此值可提高到1 lx

b.如果是道路照明灯具产生的影响，此值可提高至500 cd

表 11-11　人行道照明灯具的最大平均亮度与灯具出光面面积乘积限值

安装高度 H(m)	L 与 $A^{0.5}$ 的乘积
$H \leq 4.5$	$LA^{0.5} \leq 4000$
$4.5 < H \leq 6$	$LA^{0.5} \leq 5500$
$H > 6$	$LA^{0.5} \leq 7000$

注：L 为灯具与向下垂线成 85° 和 90° 方向间的最大平均亮度(cd/m²)；A 为灯具在与向下垂线成 85° 和 90° 方向间的所有出光面面积(m²)

表 11-12　照明灯具的上射光通比的限值(%)

环境区域	E1	E2	E3	E4
上射光通比	0	5	15	25

注：不包括景观照明灯具；上射光通量是按灯具现场安装使用姿态下的位置度量

表 11-13　广告、标识发光表面的平均亮度最大允许值

发光光面积 S(m²)	不同环境区域平均亮度最大允许值(cd/m²)			
	E1	E2	E3	E4
$S \leq 0.5$	50	400	800	1000
$0.5 < S \leq 2$	40	300	600	800
$2 < S \leq 10$	30	250	450	600
$S > 10$	不宜设置	150	300	400

注：表内系全白色发光表面在夜晚的限值；如采用动态彩色画面，限值取表中数值的 1/2；E1 区仅限必要的标识

表 11-14　媒体立面墙表面或 LED 显示屏亮度限值

限值内容	环境区域			
	E1	E2	E3	E4
媒体立面墙表面(白光)				
表面平均亮度	—	8	15	25
表面最大亮度	—	200	500	1000
LED 显示屏或媒体墙(全彩色)				
表面平均亮度	不宜设置	200	400	600

注：表内各限值的单位为坎德拉每平方米，cd/m²

《室外照明干扰光测量规范》(GB/T 38439—2019)是为了保证《室外照明干扰光限制规范》(GB/T 35626—2017)的顺利贯彻执行，于 2020 年 7 月 1 日起实施的国家标准。该测量规范介绍了自主研发的光污染检测系统的测量原理、测量方法，为城市照明管理部门和环保部门提供了一套可靠的检测方法，为城市光污染影响能够得到科学的判定以及依法依规的治理提供了依据。

11.2.3　夜光暴露对人群健康的影响

美国国家毒理学计划认为夜光暴露是内源性生物钟破坏和昼夜节律紊乱的直接影响因素。越来越多的研究提示，夜光扰乱由内源性生物钟控制的生理过程，

并潜在地导致多种不良健康结局，包括睡眠节律紊乱、肥胖、癌症、抑郁症和心血管疾病等。人群研究中，夜光暴露评估通常分为室外与室内两种来源的评估，前者通常采用卫星遥感数据，后者则多使用照度计测量。有研究显示，尽管二者水平并不相关，但与各类健康结局的关联性相似。

1. 夜光暴露与睡眠

目前已有的证据支持无论室内外的 LAN 暴露均对睡眠健康存在负面影响。睡眠健康结局的评估可参见本章 11.1.3 的"3. 环境噪声对睡眠的影响"中睡眠评估方法相关的内容，大多采用受试者主观评估的方式测定睡眠指标。

对于室外 LAN 暴露与成人睡眠的负向关联，目前报道的主要包括与睡眠不足、睡眠效率降低、睡眠-觉醒时间延迟和白日嗜睡等睡眠节律紊乱的关联。Xiao 等（2020）利用 ArcGIS 软件将美国退休人员协会（NIH-AARP）饮食与健康研究的 33 万余名参与者的基线住址地理编码与同年的高动态 LAN 数据匹配，采用多项 logistic 回归模型分析，结果表明，室外 LAN 水平越高的地区，居民睡眠不足（<7 h）的人群中大，与最低暴露水平［中位数 4.3 nW/（cm²·sr）］相比，LAN 强度最高地区［中位数 78.2 nW/（cm²·sr）］的男性和女性睡眠时长缩短的比率分别增加 25%和 16%。而且，在贫困程度更高的地区，LAN 对睡眠的影响更大。

Hu 等（2022）最近报道了中国纵向健康长寿调查（CLHLS）中 13474 名老年人的室外 LAN 对自我报告的睡眠时间的影响。该横断面调查于 2017～2018 年收集基线数据，涉及全国 23 个省份。使用广义线性混合模型，将省份作为随机效应项，并控制基本人口学特征、生活行为方式、社会经济因素与空气污染状况等，结果显示高水平的室外 LAN 可能导致老年人睡眠时长减少 11.6～17.0 min。另有几项研究同样表明室外 LAN 与成人睡眠时间缩短有关，此外还可能与睡眠时相延迟（Koo et al.，2016）、入睡困难（Zhong et al.，2020）、睡眠质量差等相关（Ohayon et al.，2016）。

除成人以外，对于儿童青少年睡眠质量的研究也发现了室外 LAN 与睡眠节律紊乱之间的关联。2012 年一项来自德国的研究（Vollmere et al.，2012）显示，生活在明亮城市区域的 9～18 岁青少年比生活在黑暗和农村地区的青少年的睡眠类型更倾向于晚时型（睡得更晚），并且睡眠中点时间（睡眠开始与起床时间的中间时间）更晚。2020 年一项来自美国 13～18 岁青少年共病调查（NCS-A）的研究（Paksarian，2020）根据报告的工作日与休息日睡眠时间划分出四种睡眠模式，分别捕捉平均睡眠情况与睡眠模式的日常变化。结果表明，室外 LAN 影响青少年的平均睡眠模式，表现为晚上睡觉时间延迟与总睡眠时长减少（与最低暴露相比，最高暴露组睡觉时间延迟约 29 min，睡眠时间减少约 11 min）。2022 年我国一项纳入 20 万余名参与者的室外夜光与儿童青少年睡眠障碍及其亚型的关联性研究（Wang et al.，2022）显示，与居住在室外 LAN 最低五分位水平的儿童青少年相比，居住在其他较高分位 LAN 水平的儿童青少年患睡眠障碍及其亚型的比率增加了 25% ~ 43%。

对于室内 LAN 暴露与睡眠，两项以 857 名日本老年人为研究对象的研究显示，通过照度计测量的室内 LAN 水平与短睡眠时长相关，室内 LAN 水平较高的老年人其睡眠质量较差，睡眠节律紊乱风险增加 1.65 倍(Obayashi et al.，2014；2019)。另一项在日本 175 名双向情感障碍患者中开展的研究显示，与黑暗组相比，光照组(≥5 lx)患者的睡眠效率更低(83.4% *vs.* 80.1%)，睡眠延迟时间更长(2.6 min *vs.* 2.9 min)，入睡后醒来更频繁(51.4 min *vs.* 41.6 min)(Esaki et al.，2019)。

夜光导致睡眠节律紊乱的可能原因在于，一方面夜光促进眼睛视网膜最内层的部分感光细胞释放黑色素，影响大脑对环境光的感知，进而影响其对睡眠的调节；另一方面，夜光还能改变褪黑素释放信号的时点，抑制夜间褪黑素的释放，扰乱昼夜节律，进而导致睡眠-觉醒周期失调；此外，夜光允许人类将日间活动延迟至夜间，长期占用夜间睡眠时间也可引起睡眠节律紊乱。

2. 夜光暴露与肿瘤

国际癌症研究机构将涉及昼夜节律紊乱的轮班工作列为 2A 级致癌因素，即对人很可能致癌。有学者提出倒班工作中的夜光暴露是夜班诱发肿瘤的重要原因，虽然这一假说尚未得到足够的证据支持，但引起了研究者对于夜光暴露与肿瘤之间关系的广泛关注。

目前有关夜光暴露与肿瘤的相关人群流行病学研究中，证据较多的是乳腺癌，但研究结果尚不一致。对此，有两项荟萃分析研究值得参考。Wu 等(2020)综合了 2020 年前发表的针对室外夜光暴露与女性乳腺癌风险的队列或病例-对照研究，分析结果显示高水平室外夜光可导致乳腺癌风险升高约 11%，且在绝经前女性中该关联尤为显著，而绝经后女性中则不存在明显相关性。Urbano 等(2021)则在进一步补充 2021 年两篇新发表的室外夜光暴露与乳腺癌相关研究的基础上，同时囊括了所有室内夜光-乳腺癌的队列/病例-对照研究(图 11-2)，也得出了类似结论(OR=1.11，95%CI：1.07，1.16)，且该研究同时指出，夜光高暴露个体可能患雌激素受体阳性乳腺癌的风险更高，而雌激素受体阴性乳腺癌则与夜光暴露无关。

此外，近二十年间发表的多篇生态学研究总体上也支持室外夜光暴露与乳腺癌的正相关关系。如 Portnov 等(2016)从美国康涅狄格州肿瘤登记处获取了 2005 ~ 2009 年间的乳腺癌数据，并以每 10 岁为间隔计算了八百余个人口普查区中不同年龄组女性的乳腺癌发病率，同时采用 1996/1997 年的 DMSP 卫星遥感夜光数据，观察了 LAN 暴露与乳腺癌结局间可能的潜伏期。结果表明，在调整了人口密度、贫困率等多个混杂因素后，LAN 水平最高的区域[>507 nW/(cm²·sr)]与 LAN 水平最低的区域[<30 nW/(cm²·sr)]相比乳腺癌发病超额风险约为 63%。该风险随年龄的增长而降低，绝经前妇女的效应更强。

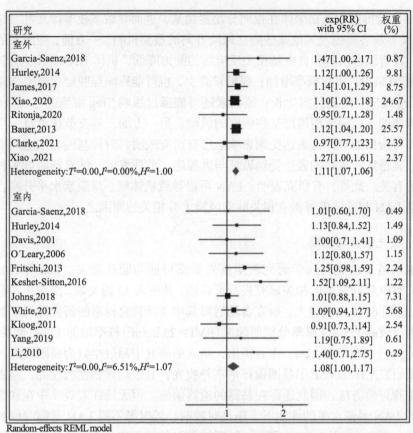

图 11-2　室内外夜光暴露与乳腺癌风险的效应关联（最高暴露 *vs.*最低暴露）

图引自（Urbano et al.，2021）

　　除乳腺癌外，另一项受关注相对较高的夜光相关的肿瘤结局为前列腺癌，这部分研究结果也并不一致。Kloog 等（2009）对全球男性人口加权夜光污染水平与前列腺癌年龄标化发病率进行了研究，结果显示，在调整人均收入、城市人口百分比等环境指标和发展指标后，夜光污染水平最高的国家比污染水平最低的国家前列腺癌患病风险高出 110%。来自西班牙的多中心病例对照研究表明，与完全黑暗的室内环境相比，明亮的室内光照可能导致前列腺癌风险升高一倍以上；而室外 LAN 暴露中，蓝光暴露与前列腺癌风险正相关，可见光暴露却与更低的前列腺癌患病率相关，提示 LAN 的光谱范围可能影响 LAN 暴露与肿瘤相关性评估的结果。最近一篇来自 Lamphar 等（2022）对斯洛伐克人群开展的生态学研究也显示，五年的平均夜光污染水平与乳腺癌风险正相关，但与前列腺癌无关。

　　目前受到关注的与夜光暴露可能相关的癌症结局还有结直肠癌、甲状腺癌、胰腺癌、肺癌、胃食管癌、肝癌等，但证据有限，尚待更多的流行病学研究进行阐明。

LAN 能抑制大脑松果体在夜间分泌褪黑素，进而导致昼夜节律紊乱，这可能是 LAN 导致乳腺癌及其他某些癌症风险升高的重要机制。一方面，褪黑素的分泌减少，其清除自由基和自由基相关反应物的能力降低，机体 DNA 氧化损伤增加，DNA 修复减少，癌症概率增加；褪黑素减少，也可能影响与肿瘤代谢修饰相关的 Warburg 效应，促进肿瘤生长；褪黑素还可能通过影响 Treg 细胞的生成及活性，改变机体的免疫调节而增加某些癌症的风险。另一方面，昼夜节律紊乱，个体时钟基因与蛋白的节律性表达受到影响。已有研究表明，时钟基因与细胞周期相互调节，其稳定、规律的表达受到破坏与乳腺癌、前列腺癌、结直肠癌等多种癌症的发生有关。此外，有研究表明，LAN 可以导致机体雌、雄激素水平升高，这也可能是 LAN 与乳腺癌等激素相关肿瘤风险上升相关的原因之一。

3. 夜光暴露与肥胖

越来越多的流行病学研究表明夜光暴露可能与肥胖相关。Lai 等 (2020) 对 2003~2019 年间发表的相关研究进行了综述，共纳入 12 篇文献，涵盖年龄范围从 6 岁儿童到 60 岁以上老人。研究者随后对其中 7 项符合标准的研究进行了荟萃分析，指出较高的 LAN 暴露分别使超重（BMI≥25 kg/m²）概率增加 13%，肥胖（BMI ≥30 kg/m²）概率增加 22%。作者指出，纳入的研究中超过半数为横断面设计，其中 2 项研究采用 DMSP 卫星图像评估室外夜光，其余均评估室内夜光，后者大多采用主观评价方法，因此还存在暴露的检测偏倚。但无论在宏观、中观和微观三个不同 LAN 暴露水平的评估下，还是对睡前、睡时等不同 LAN 暴露时段的分层敏感性分析中，以及 LAN 与腰围、腰臀比等各种体重相关结果的敏感性分析中结果均保持稳健。根据 GRADE 指南对研究质量综合看来，LAN 暴露是超重和肥胖的重要危险因素，总体证据质量达到中等。

Xu 等 (2021) 收集了 482 名中国大学生的基线睡眠时室内夜光数据（照度计连续测量两晚取均值），并在基线招募和 1 年后随访时评估使用多频生物电阻抗分析受试者身体成分。结果观察到，室内 LAN 高于 5 lx 时，受试者脂肪量（男性 2.4 kg，女性 1.9 kg）、内脏脂肪面积（男性 10.7 cm²，女性 5.0 cm²）、腰围（男性 3.8 cm，女性 3.5 cm）、体脂率（男性 3.6%，女性 3.0%）等指标均升高。2022 年我国一项对室外 LAN 暴露与 47990 名 6~18 岁儿童青少年超重与肥胖的关联性研究也显示，与最低 LAN 暴露组（Q1）相比，较高 LAN 暴露组（Q3）的儿童青少年 BMI-Z 值更高（β= 0.26，95%CI：0.18，0.33），患超重和肥胖的相对风险也更高（OR = 1.46，95%CI：1.29，1.65）（Lin et al，2022）。今后仍期待设计更加严格的纵向研究以及更加客观精确的 LAN 测量以进一步确证或解释目前的结果。

肥胖的常见原因是高热量的饮食和久坐行为，暴露于夜间光照可能也是促进肥胖的危险因素。可能的原因在于，一方面，LAN 能抑制褪黑素分泌，影响人体昼夜节律，干扰代谢过程，从而增加肥胖风险；另一方面，LAN 可以通过影响睡眠质量，扰乱饥饿激素分泌，引起进食过多或运动量降低，从而导致肥胖。动物研究显示，长期的 LAN 暴露，即使是 5 lx 的光照强度，也可改变啮齿动物的摄食行为，破坏其棕色脂肪组织活性，最终导致体重增加或肥胖。此外，LAN 也可能反映了一系列与体重增加相关的社会经济不利因素和不健康的生活方式。

4. 夜光暴露与心血管健康

目前室内外夜光暴露与心血管疾病相关的研究均较少。Sun 等(2020)对中国香港的 58692 名老年人进行了中位数为 11 年的随访，在调整基本人口特征、行为生活方式、长期空气污染、夜间交通噪声、抑郁症状以及社会经济环境等一系列协变量后，研究者发现通过 DMSP 卫星图像评估的户外 LAN 与冠心病住院和死亡之间为正相关关系，户外 LAN 每增加一个 IQR[60.0 nW/(cm²·sr)]，冠心病住院风险增加 11%(HR=1.11，95%CI：1.03，1.18)，冠心病死亡风险增加10%(HR=1.10，95%CI：1.00，1.22)。Lane 等(2017)对来自印度城市、半城市和农村地区的 3150 名成人开展的横断面研究发现，利用 VIIRS-DNB 评估的户外 LAN 与血管老化生物标志(收缩压、舒张压和中心动脉压)水平升高相关，户外 LAN 每增加一个 IQR[0.06 W/(cm²·sr)]，收缩压、舒张压和中心动脉压分别增加2.8 mmHg、0.8 mmHg 和 2.0 mmHg。

Obayashi 等(2019)在 2010 年建立的日本 HEIJO-KYO 队列研究显示，室内 LAN 暴露与亚临床颈动脉粥样硬化的进展相关，由 LAN 导致的颈动脉粥样硬化会提高心肌梗死和缺血性脑卒中的患病风险。此外，同一队列(Obayashi et al.，2014)的研究还显示，与室内较暗组(<5 lx)相比，室内夜间光照组(≥5 lx)老人的收缩压增加 4.3 mmHg，舒张压增加 3.0 mmHg。2022 年，我国一项基于 484 名 16~22 岁大学生的队列研究(Xu et al.，2022)，通过对睡前 1 小时、睡前 4 小时以及觉醒前 1 小时和觉醒前 2 小时卧室 LAN 的连续测量，以及对个体心血管代谢相关指标(如胆固醇、甘油三酯、血红蛋白、胰岛素抵抗指数、超敏 C 反应蛋白、平均动脉压)的检测，评估了多时段卧室夜间光暴露与青少年心血管代谢风险评分的关联。结果显示，与卧室夜间光暴露水平较低组的参与者相比，夜间光暴露水平较高组的参与者心血管代谢风险评分增加了 1.47 个单位(95%CI：0.69，2.25)。

昼夜节律是心血管生理和疾病的重要调节因子，夜光对昼夜节律的扰乱可能是其影响心血管健康的重要原因之一。此外，也有动物实验表明，昼夜节律的破坏可能与冠心病等心血管疾病有关。

5. 夜光暴露与其他不良健康结局

夜光对情绪与精神健康的影响近年来也有报道。Tancredi 等(2022)对室内或室外 LAN 与人群精神障碍关联的相关证据进行了综述,共纳入 9 篇文献,其中多数为横断面设计(6 项),并存在噪声、空气污染等残余混杂,但研究者仍认为有中等证据表明 LAN 暴露与抑郁症状存在正相关关系,而与其他精神障碍症状的关联程度较轻。

LAN 导致情绪障碍的潜在途径的核心可能是昼夜节律的破坏。在小鼠实验中显示,光信息传递到视交叉上核的视网膜神经节细胞,也投射到情绪相关的大脑结构,包括缰核和杏仁核区域。不合时宜的光照可能直接影响情绪通路,或通过影响昼夜节律、诱发睡眠中断等间接影响情绪。

此外,夜间过多照明导致暗光环境缺乏可能会对儿童青少年屈光发育造成不利影响,增加儿童青少年近视风险,但研究结果尚不一致。有研究表明,2 岁前夜晚开灯睡觉的孩子近视率明显高于熄灯睡觉的孩子。宾夕法尼亚大学的一项随访研究显示,大学生的高近视患病率与夜晚较短黑暗周期相关(Loman et al.,2002)。一项针对 7~9 岁中国儿童的研究发现,与夜间较少接触人工照明的儿童相比,夜间暴露在灯光下的儿童患高度近视的风险更高(OR=1.73,95%CI:1.05,2.83)(Saw et al.,2002)。但 2021 年国际近视学会白皮书对近视相关因素进行总结的结果显示,夜间照明与儿童青少年近视无显著相关(Morgan et al.,2021)。

目前夜间人工照明对视觉影响的机制尚不明确,可能与 LAN 对视觉调节的影响,以及 LAN 影响机体褪黑素的分泌,破坏身体的昼夜节律有关。

11.2.4 小结与展望

研究与控制夜光污染已经成为国际学术界特别关注的全球性环境问题。夜光污染不仅对人类健康造成了一定的负面影响,还导致了能源的浪费,生态环境的恶化,干扰了动植物的栖息繁殖和天文观测活动等,与环境的可持续发展理念相矛盾。为此,我国应尽快完善夜光污染环境监测体系,将光污染防治考虑到城市规划当中,以期减少夜光污染对周围环境和人体健康的各项危害,实现人与自然的和谐相处。

此外,夜光污染作为城市化进程带来的附属物,与其他环境危险因素不同,不会直接以毒性或物理能量的形式影响人体,且暴露时间和强度不同,影响效应也不同。未来尚需更多的研究对 LAN 的强度、持续时间以及光谱范围等进行精准测量和评估,并从全人群角度将 LAN 与人体不良健康结局的生物标志物联系起来,以阐明 LAN 暴露特征、LAN 暴露与人体不良健康结局的关联及其潜在机制。

(曾晓雯 胡立文)

参 考 文 献

Basner Mathias, McGuire Sarah. 2018. WHO environmental noise guidelines for the European Region: A systematic review on environmental noise and effects on sleep[J]. Int J Environ Res Public Health, 15(3): 519.

Bauer S E, Wagner S E, Burch J, et al. 2013. A case-referent study: Light at night and breast cancer risk in Georgia[J]. International Journal of Health Geographics, 12: 23.

Cantuaria Manuella Lech, Waldorff Frans Boch, Wermuth Lene, et al. 2021. Residential exposure to transportation noise in Denmark and incidence of dementia: National cohort study[J]. BMJ, 374: n1954.

CIE. 2017. Guide on the Limitation of the Effects of Obtrusive Light from Outdoor Lighting Installations [R]. 2nd Edition.

Clark Charlotte, Crumpler Clare, Notley Hilary. 2020. Evidence for environmental noise effects on health for the United Kingdom Policy Context: A systematic review of the effects of environmental noise on mental health, wellbeing, quality of life, cancer, dementia, birth, reproductive outcomes, and cognition[J]. Int J Environ Res Public Health, 17(2): 393.

Clark Charlotte, Paunovic Katarina. 2018. WHO environmental noise guidelines for the European Region: A systematic review on environmental noise and cognition[J]. Int J Environ Res Public Health, 15(2): 285.

Clarke R B, Amini H, James P, et al. 2021. Outdoor light at night and breast cancer incidence in the Danish Nurse Cohort[J]. Environmental Research, 194: 110631.

Crnko Sandra, Du Pré Bastiaan, Sluijter Joost P G, et al. 2019. Circadian rhythms and the molecular clock in cardiovascular biology and disease[J]. Nature Review Cardiology, 16(7): 437-447.

Davis S, Mirick D K, Stevens R G. 2001. Night shift work, light at night, and risk of breast cancer[J]. Journal of The National Cancer Institute, 93(20): 1557-1562.

Dzhambov Angel M, Lercher Peter. 2019. Road traffic noise exposure and birth outcomes: An updated systematic review and meta-analysis[J]. Int J Environ Res Public Health, 16(14): 2522.

Dzhambov Angel M, Lerche Peter. 2019. Road traffic noise exposure and depression/anxiety: An updated systematic review and meta-analysis[J]. Int J Environ Res Public Health, 16(21): 4134.

Fritschi L, Erren T C, Glass D C, et al. 2013. The association between different night shiftwork factors and breast cancer: a case-control study[J]. British Journal of Cancer, 109(9): 2472-2480.

Fuks K B, Weinmayr G, Basagaña X, et al. 2017. Long-term exposure to ambient air pollution and traffic noise and incident hypertension in seven cohorts of the European study of cohorts for air pollution effects (ESCAPE)[J]. Eur Heart J, 38(13): 983-990.

Garcia-Saenz A, Sanchez de Miguel A, Espinosa A, et al. 2018. Evaluating the association between artifcial light-at-night exposure and breast and prostate cancer risk in Spain (MCC-Spain Study)[J]. Environmental Health Perspectives, 126(4): 047011.

Hegewald J, Schubert M, Freiberg A, et al. 2020. Traffic noise and mental health: A systematic review and meta-analysis[J]. Int J Environ Res Public Health, 17(17): 6175.

Hurley S, Goldberg D, Nelson D, et al. 2014. Light at night and breast cancer risk among California teachers[J]. Epidemiology, 25(5): 697-706.

James P, Bertrand K A, Hart J E, et al. 2017. Outdoor light at night and breast cancer incidence in the Nurses' Health Study II[J]. Environmental Health Perspectives, 125(8): 087010.

Jiang W, He G J, Long T F, et al. 2017. Assessing light pollution in China based on nighttime light imagery[J]. Remote Sensing, 9 (2): 1-18.

Johns L E, Jones M E, Schoemaker M J, et al. 2018. Domestic light at night and breast cancer risk: a prospective analysis of 105 000 UK women in the Generations Study[J]. British Journal of Cancer, 118(4): 600-606.

Ka Yan Lai, Chinmoy Sarkar, Michael Y Ni, et al. 2020. Exposure to light at night (LAN) and risk of obesity: A systematic review and meta-analysis of observational studies[J]. Environmental Research, 187: 109637.

Kempen E V, Casas M, Pershagen G, et al. 2018. WHO environmental noise guidelines for the European region: A systematic review on environmental noise and cardiovascular and metabolic effects: A summary[J]. Int J Environ Res Public Health, 15(2):379.

Keshet-Sitton A, Or-Chen K, Yitzhak S, et al. 2016. Can avoiding light at night reduce the risk of breast cancer?[J]. Integrative Cancer Therapies, 15(2): 145-152.

Kloog I, Portnov B A, Rennert H S, et al. 2011. Does the modern urbanized sleeping habitat pose a breast cancer risk?[J]. Chronobiology International, 28(1): 76-80.

Kupcikova Z, Fecht D, Ramakrishnan R, et al. 2021. Road traffic noise and cardiovascular disease risk factors in UK Biobank [J]. Eur Heart J, 42(21): 2072-2084.

Li Q, Zheng T, Holford T R, et al. 2010. Light at night and breast cancer risk: Results from a population-based case-control study in Connecticut, USA[J]. Cancer Causes & Control, 21(12): 2281-2285.

Morgan I G, Wu P C, Ostrin L A, et al. 2021. IMI risk factors for myopia[J]. Investigative Ophthalmology & Visual Science, 62(5): 3.

Nieuwenhuijsen Mark J, Agier Lydiane, Basagaña Xavier, et al. 2019. Influence of the urban exposome on birth weight[J]. Environ Health Perspect, 127(4): 47007.

Nieuwenhuijsen Mark J, Gordana Ristovska, Dadvand Payam. 2017. WHO environmental noise guidelines for the European Region: A systematic review on environmental noise and adverse birth outcomes[J]. Int J Environ Res Public Health, 14(10): 1252.

O'Leary E S, Schoenfeld E R, Stevens R G, et al. 2006. Electromagnetic fields and breast cancer on long island study group. shift work, light at night, and breast cancer on Long Island, New York[J]. American Journal of Epidemiology, 164(4): 358-366.

Obayashi Kenji, Yamagami Yuki, Tatsumi Shinobu, et al. 2019. Indoor light pollution and progression of carotid atherosclerosis: A longitudinal study of the HEIJO-KYO cohort[J]. Environment International, 133(PtB): 105184.

Poulsen Aslak Harbo, Raaschou-Nielsen Ole, Peña Alfredo, et al. 2019. Impact of long-term exposure to wind turbine noise on redemption of sleep medication and antidepressants: A nationwide cohort study[J]. Environ Health Perspect, 127(3): 037005.

Ritonja J, McIsaac M A, Sanders E, et al. 2020. Outdoor light at night at residences and breast cancer risk in Canada[J]. European Journal of Epidemiology, 35(6): 579-589.

Sun S, Cao W, Ge Y, et al. 2021. Outdoor light at night and risk of coronary heart disease among older adults: A prospective cohort study[J]. European Heart Journal, 42(8): 822-830.

Urbano Teresa, Vinceti Marco, Wise Lauren A, et al. 2021. Light at night and risk of breast cancer: A systematic review and dose-response meta-analysis[J]. International Journal of Health Geographics, 20(1): p44.

White A J, Weinberg C R, Park Y M, et al. 2017. Sleep characteristics, light at night and breast cancer risk in a prospective cohort[J]. International journal of cancer, 141(11): 2204-2214.

Wu Yu, Gui Si-Yu, Fang Yuan, et al. 2020. Exposure to outdoor light at night and risk of breast cancer: A systematic review and meta-analysis of observational studies[J]. Environmental Pollution, 269: 116114.

Xiao Q, Gierach G L, Bauer C, et al. 2021. The association between outdoor artifcial light at night and breast cancer risk in black and white women in the Southern Community Cohort Study[J]. Environmental Health Perspectives, 129(8): 87701.

Xiao Q, James P, Breheny P, et al. 2020. Outdoor light at night and postmenopausal breast cancer risk in the NIH-AARP diet and health study[J]. International Journal of Cancer, 147(9): 2363-2372.

Xu Yuxiang, Yu Yang, Huang Yan, et al. 2022. Exposure to bedroom light pollution and cardiometabolic risk: A cohort study from Chinese young adults[J]. Environmental Pollution, 294: 118628.

Yang W, Shi Y, Ke X, et al. 2019. Long-term sleep habits and the risk of breast cancer among Chinese women: A case-control study[J]. European Journal of Cancer Prevention, 28(4): 323-329.

第 12 章　环境污染暴露的疾病负担

环境污染暴露是人群疾病负担的重要危险因素之一，近年来越来越多的国际和国内研究对室外大气污染、室内大气污染、水污染和土壤污染所造成的人群疾病负担进行了量化分析，为阐明不同环境污染物在不同特征人群中所造成的不同疾病早死和伤残负担提供了科学证据。本章重点描述几种主要环境污染暴露在中国人群中所导致的疾病负担。

12.1　环境污染暴露疾病负担概述

12.1.1　疾病负担的概念及研究意义

疾病负担(burden of disease, BOD)这一概念最早于 1993 年由世界银行发展报告正式提出，是指疾病、伤残和过早死亡对患者、家庭、社会以及国家所导致的健康、经济、资源等方面的损失程度。由此可知，疾病负担涵盖个人负担、家庭负担和社会负担三个方面。因此想要全面了解某种疾病的疾病负担，必须从生物学因素、精神心理学因素和社会经济因素三个方面综合评价其对个人、家庭和社会造成的损失与危害及其所带来的后果与影响。

疾病负担研究在了解疾病对人群的危害程度和发展规律，确定卫生工作重点，制订有效的卫生发展策略方面具有十分重要的意义，已逐渐成为疾病预防控制和卫生行政决策部门的常规工作。

12.1.2　疾病负担的评价指标

疾病危害程度的大小，需要一定的指标去衡量。随着社会经济的发展，疾病负担的指标也在逐渐更新和完善，不同阶段的研究中采用了不同的评价指标。疾病负担的指标发展大致可分为四个阶段，第一阶段指 1982 年以前，测量指标主要包括发病率、患病率和死亡率等；第二阶段指 1983 ~ 1992 年，美国疾病预防控制中心提出潜在寿命损失年；第三阶段指 1993 年，为了更全面、准确地评价不同疾病的负担，客观评价不同地区的卫生状况，在世界银行的支持下，由全球众多学者一起提出伤残调整寿命年(disability adjusted life year, DALY)的概念，赋予了疾病负担新的定义；第四阶段指疾病负担综合评价指标的提出。近年来，国内外不少研究者发现，从生物-心理-社会医学模式来看，疾病负担仅考虑死亡和失能是不全面的，已转向心理学和行为医学等更深层次，因此提出了疾病负担综合评价指标，以便更加全面的衡量疾病的危害程度。

1. 第一阶段疾病负担测量指标

发病率、患病率、死亡率和病死率等指标作为衡量疾病负担的经典指标，已在许多流行病学教材中详细讲解，本书将不再过多阐述。

2. 第二阶段疾病负担测量指标

潜在寿命损失年（potential years of life lost，PYLL）：是指某病某年龄组人群死亡者的期望寿命与实际死亡年龄之差的总和，即死亡所造成的寿命损失。计算公式为：

$$PYLL = \sum_{i=1}^{e} a_i d_i \qquad (12\text{-}1)$$

式中，e 为预期寿命（岁）；i 为年龄组（通常计算其年龄组中值）；a_i 为剩余年龄，$a_i = e - (i - 0.5)$；d_i 为某年龄组的死亡人数。

PYLL 是人群疾病负担测量的一个直接指标，也是评价人群健康水平的一个重要指标，强调了早死对人群健康的损害。

3. 第三阶段疾病负担测量指标

(1)早死寿命损失年（years of life lost，YLL）：指因疾病过早死亡所导致的寿命损失年。计算公式为：

$$YLL = N \times L \qquad (12\text{-}2)$$

式中，N 为分年龄组、分性别的死亡人数；L 为各年龄组、各性别的寿命损失值，即标准寿命表中该死亡年龄点所对应的期望寿命值。目前常用的标准寿命表来自全球疾病负担（global burden of disease，GBD）研究，其构建是基于全球所有人群中所观察到的各年龄组最低死亡率，即以全球各年龄组期望寿命的最高值构建的寿命表。

例 某地区因哮喘死亡的 50 岁的男性共有 100 人，假设该地区 50 岁男性的期望寿命是 25 岁，则哮喘导致该地区 50 岁男性的 YLL 如何计算？

解 哮喘导致该地区 50 岁男性的 YLL 为：100×25=2500（生命年）。

YLL 的计算对资料有严格的要求。在死因监测系统中，常规监测中的漏报、错报和死因不明等情况都会影响 YLL 的准确性。YLL 的计算涉及性别、年龄等多种信息，由于死因监测系统报告的死亡资料往往存在不同程度的漏报情况，并且漏报的重点多数为婴幼儿（<5 岁）和老年人（>65 岁），这些情况将直接影响对 YLL 的估计，所以需要采用相应的方法对人口学数据进行适当调整，常用的方法有模型寿命表法，根据死亡年龄估计成人死亡率法等。

（2）伤残寿命损失年（years lived with disability，YLD）：指因疾病、伤害等所导致的伤残带来的健康寿命损失年。计算公式为：

$$YLD = Prev \times DW \tag{12-3}$$

$$YLD_{sequela} = Prev_{sequela} \times DW_{health\ state} \tag{12-4}$$

$$YLD_{disease} = YLD_{sequela1} + YLD_{sequela2} + \cdots + YLD_n \tag{12-5}$$

式中，Prev 为分年龄组、分性别的患病人数；DW 为伤残权重，是计算 YLD 过程中的重要指标，对不同健康状态造成的健康损失的严重程度进行量化，取值为 0 ~ 1，0 代表完全健康，1 代表死亡，伤残越严重则权重越接近 1；sequela 为疾病结局；health state 为健康状况。

例　假如智力障碍的权重为 0.15，某年某地区智力障碍患病率为 2.0/10 万，该地区平均人口数为 40 万，则该年该地区人群因智力障碍导致的 YLD = 400000 × (2.0/100000) × 0.15 = 1.2（生命年），表示损失 1.2 个健康生命年（=1.2 个 YLD）。

（3）伤残调整寿命年（DALY）：是指从发病到死亡所损失的全部健康寿命年，包括 YLL 和 YLD 两部分。计算公式为：

$$DALY = YLL + YLD \tag{12-6}$$

DALY 是一个定量的指标，它将因各种疾病引起的早死造成的寿命损失与因伤残造成的健康寿命损失二者结合起来加以计算，是反映疾病人群寿命损失影响的综合指标，具有较好的可比性。应用 DALY 指标跟踪全球或不同国家及地区疾病负担的动态变化情况，可确定不同病种的疾病负担，分析不同人口学特征、不同地区、不同时期的危害程度和变化趋势，以及了解干预措施的有效性；按 DALY 的大小排序可对不同地区、不同人群、不同病种进行分析，为已确定危害人群健康的主要病种及重点人群和地区提供防治重点的重要信息；进行卫生经济学评价，如成本-效用分析，比较不同干预策略和措施降低 DALY 的资金投入和效果；研究不同病种，不同干预措施降低 DALY 所需的成本，以求采用最佳干预措施来防治重点疾病，使有限的资源发挥更大作用。

4. 第四阶段疾病负担测量指标

世界卫生组织曾将健康定义为是一种在身体上、精神上的完美状态，以及良好的适应力，而不仅仅是没有疾病和衰弱的状态。因此，疾病负担的评价应涵盖生物、心理和社会三个方面。近年来国内外许多学者提出疾病负担综合评价，要求多层次、多方面、多维度衡量疾病所造成的负担，全面地分析疾病对个人、家庭和社区造成的生物、心理、社会负担。导致不健康的因素不仅仅局限于年龄和性别，还与环境和个人的诸多因素有关，比如，公共设施、个人收入、家庭和朋友等，强调疾病的心理社会负担，重视疾病的潜在危害。学者提出疾病负担综合评价用疾病综合负担指标来衡量，但对这一指标的应用尚在探索之中。

12.1.3 危险因素归因疾病负担

归因疾病负担(attributable burden，AB)是指因某危险因素暴露而造成的额外疾病负担，即如果将该危险因素暴露降低到一定水平时将会减少的疾病负担。

归因疾病负担研究中，通常要预设危险因素完全不存在或对人群没有致病作用，以获得人群中暴露危险因素的最大归因负担，但这个预设的反事实场景通常是不存在的或替代的预设反事实场景，包括所关注的疾病或危险因素不存在或减少，这种假设的场景被称为反事实。反事实场景的暴露类型主要包括：理论最小暴露、假想可能最小风险、现实可能最小风险(从其他人群获得)等。归因疾病负担研究中，大多使用了反事实理论，将当前暴露于危险因素分布下的死亡或失能与其他预设情景下预期的死亡或失能进行比较。反事实分析最基本的统计基础就是人群归因分值(population attributable fraction，PAF)，按某种危险因素将人群分为非 0 和 0 两类，其中反事实暴露场景(参考暴露)为 0。

PAF 是危险因素归因疾病负担的重要指标，指人群中某种疾病可归因于某暴露因素所引起的负担占该病全部负担的比例，消除暴露因素后人群中可减少的相关疾病负担比例。计算公式为：

$$PAF = \frac{P(RR-1)}{P(RR-1)+1} \times 100\% \qquad (12-7)$$

式中，P 为暴露率；RR 为相对危险度，即暴露组与对照组危险度比。直接法应用比较局限，一般需要具有比较全备的危险因素暴露资料。

例 某地区 18 岁以上人群吸烟率为 30%，计算该人群慢性阻塞性肺病(COPD)死亡中因为吸烟导致的死亡比例是多少？

解 假设该地区 18 岁以上人群吸烟导致 COPD 死亡的 RR 值为 2.8，按公式计算得 PAF = 35.1% 。

$$PAF = \frac{P(RR-1)}{P(RR-1)+1} \times 100\% = \frac{0.30 \times (2.8-1)}{0.30 \times (2.8-1)+1} \times 100\% = 35.1\%$$

如果危险因素在人群中暴露有多个水平，例如身体活动，通常分为身体活动缺乏，不足和充足三类，前两类为暴露，最后一类为非暴露，PAF 的计算公式为：

$$PAF = \frac{\sum_{i=1}^{n} P_i(RR_i - 1)}{\sum_{i=1}^{n} P_i(RR_i - 1) + 1} \tag{12-8}$$

式中，n 是危险因素在人群中总暴露水平数；i 是危险因素第 i 个暴露水平；P_i 为危险因素暴露水平 i 的暴露率；RR_i 为暴露水平 i 的相对危险度。其反事实暴露场景（参考暴露）仍为 0，如以上身体活动分类中，充足表示无暴露，设为 0。

例 某地区 45 岁以上人群身体活动缺乏、不足和充足的比例分别为 20%，40% 和 40%，计算该人群 2 型糖尿病死亡中因为身体活动不足（包括缺乏）导致的比例是多少？

解 假设该地区 45 岁以上人群身体活动缺乏和不足导致 2 型糖尿病死亡的 RR 值分别为 1.45 和 1.24，按公式计算得 PAF = 15.7% 。

$$PAF = \frac{\sum_{i=1}^{n} P_i(RR_i - 1)}{\sum_{i=1}^{n} P_i(RR_i - 1) + 1} \times 100\%$$
$$= \frac{0.20(1.45 - 1) + 0.40(1.24 - 1)}{0.20(1.45 - 1) + 0.40(1.24 - 1) + 1} \times 100\% = 15.7\%$$

如果多个危险因素之间是相互独立或相关的，则多个危险因素对一个健康结果的联合 PAF 计算公式为：

$$PAF = 1 - \prod_{i=1}^{n}(1 - PAF_i) \tag{12-9}$$

式中，PAF_i 为单一危险因素归因分值；$(1-PAF_i)$ 为不归因于任何一个危险因素的分值；n 为危险因素的总数。

例 假设某地区人群因吸烟、室内空气污染、室外大气污染导致肺癌的 PAF 分别为 0.4、0.2、0.3，则联合 PAF $= 1 - [(1-0.4) \times (1-0.2) \times (1-0.3)] \times 100\% = 66.4\%$ 。

多个危险因素共存 PAF 的估计相当复杂，原因如下：

（1）远端因素的效应可能会受到中间因素的影响，如探讨钠的摄入量与心血管疾病死亡风险的关联时，高血压既与钠摄入量有关，又与心血管疾病死亡存在关联；

（2）可能效应修正，即某一个危险因素的效应依靠其他因素存在的状况；

（3）不同的危险因素之间存在相关性，饮酒者往往比非饮酒者有更多的不良饮食习惯。

上述三种情况中，(1)和(2)为生物交互作用，(3)为统计交互作用，有时这三种情况可同时存在。

通过 PAF，我们就可以计算危险因素归因的发病、死亡或疾病负担，计算公式为：

$$AB = PAF \cdot T_iBOD \ 或 \ AB = PIF \cdot T_iBOD \qquad\qquad (12-10)$$

式中，T_iBOD 为疾病 i 的总疾病负担；PAF 为该病归因于某种危险因素的百分比；AB 为归因于该危险因素的该病的疾病负担。

计算 PAF 的意义在于客观评价危险因素带来的不良后果，即如果没有该危险因素，可以预防多少疾病死亡风险。通过计算 PAF，可以比较评估各种危险因素的归因疾病负担情况，为制定公共卫生措施提供客观依据，以便采取有针对性的措施降低该危险因素带来的疾病负担。

12.1.4 全球疾病负担研究

全球疾病负担研究(Global Burden of Disease Study，GBD)项目于 20 世纪 90 年代初由世界银行发起，首次承担并进行了较为系统全面的评估世界健康问题的工作。其后，WHO 加入全球疾病负担的研究，GBD 研究在成立华盛顿大学健康测量与评价研究所(Institute for Health Metrics and Evaluation，IHME)之后发展壮大，从 GBD 2010 开始，IHME 定期更新全球疾病负担的结果，每一轮的更新都纳入更多的数据源，相关的核心结果均在《柳叶刀》杂志上公开发表。

全球疾病负担评估方法以比较风险评估(Comparative Risk Assessment，CRA)为基础，空气污染的疾病负担是 GBD 所研究的环境危险因素的最重要部分，包括 $PM_{2.5}$、住宅固体燃料所致室内空气污染、大气臭氧污染以及氡。GBD 研究中环境污染物的疾病负担评估通常包括暴露估计、效应估计、理论最小暴露危险水平及人群归因百分比估计等。

暴露估计的数据来源于住户及健康检查调查、已发表的文献报告、国际劳动组织数据库、人口普查、卫星监测和地表调查等。空气污染的暴露数据资料，来自于 WHO 空气污染城市数据库以及卫星估计的 6003 个地表测量数据。这些暴露数据使得化学运输模型(GEOS，chem)及多卫星获取的气溶胶光学深度数据结合起来，最终得出相关空气污染物质的平均暴露值。

效应估计包括整理收集并确定危险因素与健康结局。二者的选择来源于世界癌症研究基金会的数据分类标准，采纳证据等级相对较高的确定性数据和可能性数据。确定性数据在流行病学研究上暴露与疾病之间的关联一致性较强，基于足够长的前瞻性观察性研究的时间，由样本量充足的随机对照实验所得出，生物学合理。可能性数据在流行病学研究中虽然暴露与疾病之间关联一致性较强，生物学合理但相对缺乏足够的实验周期和样本量，流行病学证据有限。通过文献查阅找出随机对照试验、队列研究及病例对照研究中已证实的与危险因素存在显著因果关联的疾病结局，如 $PM_{2.5}$ 的疾病结局包括下呼吸道感染、缺血性心脏病、肺癌、脑卒中及慢阻肺等。

理论最小暴露风险水平即危险因素暴露的反事实水平，某污染物的暴露风险在理论上是存在的，在暴露人群中获得最小的暴露风险，从而可以捕捉到人群最大归因疾病负担的暴露值。理论最小暴露风险水平来源于病例对照研究、不同暴露水平的危险因素的相对危险度、基于零暴露的研究以及队列研究中的最低观察暴露水平。对于某个特定的危险因素，其理论最小暴露危险水平会因年龄、性别以及地理位置的差别而不同。例如：GBD 2015 研究中 $PM_{2.5}$ 的理论最小风险暴露值定为研究中观察值的最小第五百分位数。

12.2　室外空气污染的人群疾病负担

世界卫生组织报道，2012 年环境污染导致了全球 1260 万死亡，占全球总死亡的 23%，占 5 岁以下儿童死亡人数的 26%。全球疾病负担研究（GBD 2015）估计，环境污染相关疾病导致了全球 900 万过早死亡，占总死亡人数的 16%，造成了 2.68 亿伤残调整寿命年。暴露在受污染的空气、水和土壤中所导致的死亡人数远高于高钠饮食、肥胖、酗酒、交通事故以及儿童和母亲营养不良所导致的死亡人数，并且环境污染所导致的死亡人数约是艾滋病、肺结核和疟疾所导致死亡人数总和的 3 倍，是战争和所有形式暴力所导致死亡人数的近 15 倍，由此可见环境污染问题的严峻性。空气污染是全球最严峻的环境健康风险之一，与过早死亡的增加密切相关，所导致的疾病主要为心血管和呼吸系统疾病。

12.2.1　经典案例：室外空气污染的全球疾病负担估计

在 GBD 2015 的研究中，研究者利用基于卫星的估计、化学输送模型和地面测量，估计了大约 11km×11km 分辨率的全球人口加权细颗粒物（particle mass with aerodynamic diameter less than 2.5 μm，$PM_{2.5}$）和臭氧的平均浓度。通过大量的流行病学研究，在全球范围使用分死因的综合非线性暴露-反应函数，估计了年平均浓度范围内缺血性心脏病、脑血管疾病、慢性阻塞性肺疾病、肺癌和下呼吸道感染的死亡相对风险。以室外空气污染队列研究中暴露均匀分布的最小值和第五个百分位数为界限，$PM_{2.5}$ 和臭氧的理论最小风险暴露水平（TMREL）分别为 2.4 ~ 5.9 μg/m³ 和 33.3 ~ 41.9 ppb。结合暴露和相对风险来估计人群 PAF、可归因于理论最小风险暴露水平以上的暴露的死亡和 DALY 比例,将不同年份、不同地区、不同年龄、不同性别及不同死因的 PAF 乘以相应的死亡人数和 DALY 数来计算可归因于环境空气污染的 DALY 和死亡人数。

结果发现 2015 年,$PM_{2.5}$ 是第五大死亡风险因素,暴露于 $PM_{2.5}$ 导致 420 万 [95%不确定区间(uncertainty interval,UI)370 ~ 480 万]死亡和 1.03 亿(0.91 亿 ~ 1.15 亿)DALY,占全球总死亡人数的 7.6%,占全球总 DALY 的 4.2%,其中 59% 在东亚和南亚。归因于 $PM_{2.5}$ 的死亡人数从 1990 年的 350 万人(300 ~ 400 万人)增加到 2015 年的 420 万人(370 万 ~ 480 万人)。$PM_{2.5}$ 污染导致了 17.1%的缺血性心脏病,14.2%的脑血管疾病,16.5%的肺癌,24.7%的下呼吸道感染和 27.1%的慢性阻塞性肺疾病死亡。2015 年,臭氧暴露导致慢性阻塞性肺疾病额外造成 25.4 万人(9.7 万 ~ 42.2 万)死亡和 410 万(160 万 ~ 680 万)DALY 损失,暴露在臭氧中的慢性阻塞性肺疾病死亡率估计占全球慢性阻塞性肺疾病死亡率的 8.0%(3.0% ~ 13.3%),其中中国、印度和美国的死亡率最高。

12.2.2 中国室外空气污染的疾病负担研究

在我国,随着 2013 年以后主要室外空气污染物的监测数据的可及性增加,有大量的研究揭示了 $PM_{2.5}$、PM_{10}、二氧化硫(SO_2)、一氧化碳(CO)、二氧化氮(NO_2)和臭氧(O_3)对不同疾病发病、门急诊、入院、死亡和疾病负担的影响。比较有代表性的为中国疾控中心慢病中心和复旦大学公卫学院合作的基于中国具有代表性的 272 个城市全国性调查研究,该研究基于环境空气污染数据以及死亡数据,通过时间序列分析方法探索了室外空气污染与人群非意外死亡及不同疾病死亡的关系,其研究结果为空气污染和人群死亡之间的关系提供了强有力的证据,为中国防治空气污染提供了科学的依据。该系列研究结果发现 $PM_{2.5}$、$PM_{2.5-10}$、O_3、NO_2 以及 SO_2 能显著增加非意外死亡风险,颗粒物浓度升高会明显增加心血管疾病、冠心病、脑卒中、呼吸系统疾病以及慢性阻塞性肺疾病的死亡率。另一项前瞻性队列研究发现在对个体水平和区域的协变量进行调整后,$PM_{2.5}$ 浓度每增加 10 μg/m³,非意外死亡、心血管疾病、缺血性心脏病、脑卒中、慢性阻塞性肺疾病和肺癌的死亡风险均显著增加。这项研究提供的关于 $PM_{2.5}$ 暴露-反应曲线的信息,比以前专门研究的高 $PM_{2.5}$ 浓度暴露的范围要大,为大气污染的全球疾病负担估计贡献了重要的新信息。研究者指出全球疾病负担研究(Global Burden of Disease,GBD)项目使用的综合暴露效应(integrated exposure-response,IER)估计可能低估了中国和其他中低收入国家长期暴露于 $PM_{2.5}$ 导致的不同死因的超额相对危险度,并建议未来应优先开展此类研究。在后续的 GBD 研究中,GBD 大气污染估计团队根据此研究结果对全球的 IER 进行了更新,获得了更为准确的结果。

中国先前的流行病学研究已将环境空气污染与各种疾病导致的死亡率增加联系起来，多将死亡率等指标作为健康效应终点，导致与健康效应相关的部分信息（如死亡年龄）的丢失，而 YLL 作为目前应用较为普遍的疾病负担流行病学指标，可弥补上述不足。因此以 YLL 作为大气污染的健康效应终点进行评价更为全面和客观，关于室外空气污染与早死寿命损失年的一些研究详见表 12-1。

表 12-1 室外空气污染与 YLL 相关研究

研究	研究时间	研究人群	暴露	YLL 结局	滞后模式	主要结果：污染物浓度每增加 10 μg/m³ 造成的 YLL 变化
Li J, et al. 2020	2013~2017 年	中国 48 个大城市	O_3	非意外死亡	lag02	YLL 的相对变化 0.37%[95% confidence interval（CI）: 0.29% ~ 0.46%]
				心血管疾病	lag02	0.38%（0.30% ~ 0.46%）
				呼吸系统疾病	lag02	0.36%（0.16% ~ 0.56%）
Li J, et al. 2021	2013~2017 年	中国 48 个大城市	SO_2	慢性阻塞性肺病	lag03	0.83%（95%CI: 0.13%, 1.53%），在温暖季节，特别是在南部地区，观察到明显更高的影响
Li J, et al. 2020	2013~2017 年	中国 48 个大城市	$PM_{2.5}$	心血管疾病	lag01	YLL 的相对变化 0.22%[95% confidence interval（CI）: 0.15%, 0.29%]，如果 $PM_{2.5}$ 浓度能够降至世界卫生组织推荐的标准（25 μg/m³），则 CVD 可避免的 YLL 的额外寿命增加估计为 0.08 年
				缺血性心脏病	lag01	0.20%（95%CI: 0.10%, 0.29%）
				脑卒中	lag01	0.26%（95%CI: 0.16%, 0.36%）
				出血性脑卒中	lag01	0.23%（95%CI: 0.09%, 0.36%）
				缺血性脑卒中	lag01	0.31%（95%CI: 0.15%, 0.46%）
Zeng Q, et al. 2018	2001~2020 年	天津	PM_{10}	心血管疾病	lag01	YLL 增加 2.86（95%CI: 1.79, 3.93）年
				缺血性心脏病	lag01	1.59（95%CI: 0.95, 2.23）年
				脑卒中	lag01	1.07（95%CI: 0.43, 1.71）年
Liang H, et al. 2018	2011~2015 年	香港	$PM_{2.5}$	急性心肌梗死	lag01	YLL 增加 1.69（95%CI: 0.01 ~ 3.37）年
			SO_2		lag01	4.97（95%CI: 0.28 ~ 9.66）年
			NO_2		lag01	0.62（95%CI: −0.92 ~ 2.17）年
			O_3		lag01	−0.15（95%CI: −1.28 ~ 0.99）年
Huang J, et al. 2017	2011~2015 年	宁波	$PM_{2.5}$	缺血性心脏病	lag3	YLL 增加 0.71（95%CI: −0.21~1.64）年
			SO_2		lag3	3.31（95%CI: 0.78 ~ 5.84）年
			NO_2		lag3	2.27（95%CI: 0.26 ~ 4.28）年

DALY 是指从发病到死亡所损失的全部健康寿命年，包括因早死所致的寿命损失年（YLL）和疾病所致伤残引起的健康寿命损失年（YLD）两部分。DALY 是一个定量计算因各种疾病造成的早死与残疾（暂时失能和永久残疾）对健康寿命年损失的综合指标，是测算疾病负担的主要指标之一。据此可确定危害健康严重的疾病和主要卫生问题，也是应用最多、最具代表性的疾病负担评价和测量指标。相对于死亡率等传统分析指标，期望寿命相关的指标不易受人口规模和年龄结构的影响，且易于被非专业人士理解，因此在疾病负担评估中被广泛应用。中国目前对于空气污染所造成 DALY 的全国性高质量研究并不多见。较为典型的一项研究基于 GBD 的研究方法，估计了 1990 ~ 2017 年我国各省空气污染暴露情况及其对死

亡率、疾病负担(DALY)和预期寿命的影响，从多个维度反映了空气污染对人群健康的影响。该研究中的空气污染物暴露，包括 $PM_{2.5}$，O_3 和室内空气污染(家庭烹饪所使用的固体燃料污染)。结果显示，2017 年，我国总 DALY 中有 6.9%可归因于空气污染。具体来说，COPD 所致的 DALY 有 40%可归因于空气污染，下呼吸道感染、糖尿病、肺癌、缺血性心脏病和脑卒中所致的 DALY 中有 35.6%、26.1%、25.8%、19.5%和 12.8%可归因于空气污染，各种疾病归因于空气污染的 DALY 分别是 816.1，153.0，261.6，393.7，586.8 和 564.8 万人年。空气污染造成的 DALY 中主要由大气颗粒物污染造成，归因于大气颗粒物污染的 DALY 分别是 479.5，109.2，202.1，310.1，450.6 和 429.1 万人年。我国各省总 DALY 中空气污染的人群 PAF 有显著差异，归因于空气污染的 PAF 最高在新疆(8.9%)，最低在香港(4.2%)；归因于大气 $PM_{2.5}$ 污染的 PAF 最高在天津(7.3%)，最低在西藏(2.0%)；归因于大气 O_3 污染的 PAF 最高在四川(1.2%)，最低在香港(0.1%)。2017 年我国 124 万死亡可归因于空气污染，包括 851660 归因于 PM 污染，178187 归因于臭氧污染。我国各省归因于空气污染的死亡率有显著差异。归因于大气 $PM_{2.5}$ 污染的年龄标化死亡率最高在新疆(73.7/10 万)和河北(70.1/10 万)，死亡率最低在香港(21.4/10 万)和海南(21.7/10 万)。归因于臭氧污染的年龄标化死亡率最高在西藏(23.4/10 万)，最低在香港(1.3/10 万)。假设 2017 年的空气污染暴露降至了理论上的最低风险暴露水平，2017 年我国的平均预期寿命将会增加 1.25 岁，对新疆的影响最大(1.65 岁)，对香港的影响最小(0.73 岁)。如果将大气 $PM_{2.5}$ 降低至最低风险暴露水平，我国人均寿命将增加 0.84 岁，天津变化最大(1.30 岁)，西藏最小(0.35 岁)；如果将臭氧污染暴露降低至最低水平，预期寿命增加 0.15 岁，其中四川增幅最大(0.30 岁)，香港最小(0.03 岁)。

中国政府近些年在控制空气污染上做了大量的努力，$PM_{2.5}$ 造成的污染近年来大幅下降。2019 年 7 月，中国政府发布了《健康中国行动 2019—2030》，促进健康环境是 15 个主要行动领域之一。环境污染是全球疾病负担的最大危险因素之一，为创建绿色中国，打造健康的人类命运共同体，未来中国应推动新能源的发展和普及，降低环境污染，从而减少由于环境污染所导致的疾病负担。

12.3　室内空气污染的疾病负担

随着我国经济的快速发展，现代人的生活和工作方式已经发生了极大的改变，越来越多的人以室内场所活动为主。根据"中国人群环境暴露行为模式研究"表明，我国成年人平均室内活动时间为 1167 min/d，约占全天时间的 81%。建筑类型、建筑/装修材料、家具以及燃料类型等均是导致室内空气污染物超标的主要原因，且不同类型的空气污染物可能在大气中发生化学反应，产生二次污染。总体来讲，室内空气污染物对人体健康效应的影响具有低浓度、累积性、长期性及隐蔽性等特征。

1979 年，世界卫生组织（WHO）首次做出了室内空气污染可能造成不良健康影响的声明。20 世纪 80 年代，美国国家研究理事会（NRC）发布关于"室内污染物"的报告，美国环保局设立室内空气质量标准。1990 年启动了全球疾病负担研究项目，室内空气污染尤其是室内固体燃料所致的疾病负担问题得到了更为广泛的关注。世界上大约一半的人，其家用炉灶仍用粪便、木材、农业残留物和煤炭等固体燃料产热，这些燃料会排出大量的污染物，包括可吸入颗粒、一氧化碳、有毒有机化合物，如苯、甲醛和 1,3-丁二烯，以及多环芳烃类物质，如苯并芘等。目前，室内细颗粒物（$PM_{2.5}$）和有机污染物是室内空气污染研究的关注重点。

20 世纪 80 年代以前，我国室内空气污染研究主要关注室内燃煤等固体燃料燃烧所带来的健康问题，如云南宣威室内燃煤与肺癌的研究是我国较早的室内空气污染与健康效应的人群研究。到 90 年代末，人民生活水平逐步提高，住宅环境不断改善，室内空气污染研究逐渐转移到由家庭建筑类型及装饰材料所带来的健康问题。此后，我国先后制定了《室内空气质量检测标准》（GB/T 606—1988）、《室内装饰装修材料空气质量检测标准》（GB/T 2973—1995）以及《室内空气质量标准》（GB/T 18883—2002）等相关法规。目前，我国室内空气污染研究主要集中在室内污染物的检测、污染源的控制、建筑物综合征、建筑内环境空气质量的数学模拟预测技术、室内空气净化技术等方面，但针对室内空气污染的健康效应，尤其是以疾病负担评估为主要目标的研究几乎空白。

本章主要介绍当前国际开展的三个典型的室内空气污染物疾病负担评估的案例，包括 WHO 的欧洲环境疾病负担项目、全球疾病负担项目中的室内固体燃料及氡的评估，以及美国住宅空气污染对慢性健康影响的评估项目，并总结我国当前的室内空气污染疾病负担的研究现况，为了解国内外室内空气污染疾病负担的研究进展，推动我国室内空气质量标准的优化，以及制定室内空气污染物控制措施的排序方法，提供参考和依据。

12.3.1　欧洲环境疾病负担评估项目（EBoDE）

欧洲环境疾病负担项目于 2009 年 WHO 会议上所发起，比利时、芬兰、法国、德国、意大利以及荷兰六个国家所承担，统一采用 WHO 制定的环境疾病负担评估方法，为参与六国提供基于欧洲情景评估环境空气污染物的疾病负担，进而比较国家间、各国内、各空气污染物之间环境疾病负担，确定其危害顺序，输入参数和结果的变异程度，以及不确定性的定性评估等。

该项目的环境疾病负担（environmental burden of disease，EBD）评估方法主要

包括三个方面，确定空气污染物的种类和浓度、健康效应的终点以及暴露-效应关系。空气污染物的选择标准包括该污染物的公共卫生影响、个体的健康风险、高度的政策关注或公众焦点以及经济意义四个方面。该项目最终确定包括苯、二噁英、二手烟雾、甲醛、铅、噪声、臭氧、细颗粒物（particular matter，$PM_{2.5}$）和氡等九大主要空气污染物。所确立的主要环境危险因素很大程度受到可使用的暴露数据、循证的暴露-效应关系以及基线卫生数据的影响。所确定的健康终点均出自于第十版的国际疾病分类。每个危险因素所对应的健康终点则由当前 WHO 数据库中的系统综述、指导手册及非系统综述中的其他方法所确认。其选择标准包括该危险因素的暴露与健康效应是否存在因果关系、其健康效应是否足够开展对该危险因素的疾病负担评估，以及目前是否有可用的疾病负担数据或暴露-效应关系进行计算。暴露-效应关系的确立取决于荟萃分析的结果、WHO 准则以及同行评审文献的个体研究证据。

环境疾病负担计算公式的选择主要取决于两个方面：暴露-效应关系的类型（基于环境流行病学所得出的相对危险度 RR 值或基于毒理学或职位卫生数据得出的单位风险值 UR）和 WHO 基线疾病负担估计值。计算公式具体见表 12-2。

欧洲环境疾病负担项目计算出苯、二噁英、二手烟雾、甲醛、铅、噪声、臭氧、$PM_{2.5}$ 和氡这九大主要空气污染物在欧洲六国（比利时、芬兰、法国、德国、意大利以及荷兰）于 2004 年内所造成的疾病负担。研究结果表明，$PM_{2.5}$ 为首要的空气污染物质，占九大空气污染物人群加权百分比的 68%，每百万人口的伤残调整寿命年（DALY）达 4500~10000；其次为二手烟与噪声，各自占人群加权百分比的 8% 和 X%（如果相同的占比，那可以把前面的各自改为均），两者每一百万人的DALY 分别为 600~1200 和 400~1500；氡的人群加权百分比为 7%，每一百万人的 DALY 达到 450~1100。其余空气污染物的人群加权百分比均不到 5%，所造成的每百万人的 DALY 年数均不到 1000。

表 12-2　欧洲环境疾病负担研究中环境疾病负担（EBD）的计算方法

计算公式	暴露-效应关系参数		疾病负担 (BD)	人群归因危险百分比（PAF）
	相对危险度	单位风险值		
	√		√	$PAF=[p\times(RR-1)]/[p\times(RR-1)+1]$
EBD=PAF×BD	—	√	√	PAF=AC/I
				AC=E×UR×P
EBD=AC×DW×L	—	—	—	—

注：相关参数指标含义分别为：p，总人群的暴露比例；AC，归因于该危险因素的病例数；E，暴露水平；P，暴露人群数；DW，伤残权重；L，因疾病所致伤残的年数或生命损失年数

EBoDE 项目的评估方法很大程度依赖于现有各国数据库以及各室内空气污染物研究的暴露数据。数据的不确定性是该评估方法的主要局限。数据的不确定性来源包括暴露测量指标的选择、危险因素所致疾病终点的选择、暴露-效应关系

置信区间的估计、暴露评估数据的准确性、危险因素的阈值等。该评估方法同时受到其他因素的影响，比如 DALY 的贴现问题、年龄加权问题以及疾病健康效应的时间滞后因素。该项目对数据的不确定性进行了定量及定性评估，例如基于所选择的危险因素的暴露-效应关系进行定量统计学可信区间的计算并应用其他模型去探究本模型的研究结果稳定性与敏感性等。该研究计算三种模型下的室内九大污染物的疾病负担结果，即非贴现非年龄加权无滞后效应的疾病负担估计值、WHO 标准的贴现年龄加权无滞后效应的疾病负担估计值以及贴现年龄加权存在滞后效应的疾病负担估计值。虽然三种模型下的室内主要污染物的疾病负担估计值 DALY 值上存在差异，但所估计的室内九大污染物所致 DALY 值排序保持一致。因此，本项目研究结果可以有效用于制定欧洲六国室内空气污染物的标准、评估室内空气污染物的健康风险、识别易感人群和评估减少暴露所得出健康潜在效益等一系列相关卫生政策。

12.3.2 美国住宅空气污染物的慢性健康影响评估

美国家庭多数室内空气污染物的浓度已经超过产生健康急性和慢性效应的浓度。平均美国人每天有 70% 的时间都处在住宅环境中。美国环境保护局公开室外环境总的慢性健康效应、办公场所吸入污染物清单等一系列标准，但目前所知的空气污染物质多是基于流行病学研究和毒理学研究设立的《清洁空气法案》中的标准危害物质，均未考虑疾病发病率及其严重程度所带来的影响。该评估案例将疾病发病率与 DALY 健康效应模型结合来评估长期吸入住宅室内空气所引起的健康损失。

室内空气污染物的慢性健康影响评估的人均暴露浓度资料来自于 Logue 等 (2011)。资料总结了美国地区以及其他国家相似生活区的 77 个住宅空气污染物浓度的研究报告，包括了 267 种化学空气污染物，但排除了生物性空气污染物。最终选取了 70 种具备充足的毒理学以及流行病学资料的化学空气污染物，评估其对人体慢性健康影响。

吸入性住宅室内空气污染物的年健康效应的评估是将住宅室内总的吸入量作为人在非住宅环境中吸入量的增量进行考量。人均吸入暴露浓度的室内空气量与不包含相应空气污染物的室内空气的理论空气量的相对比值得出该增量。除了总体 DALY 指标外，该室内空气污染物评估案例还引入了某特定疾病发病率下所损失的 DALY。该指标表明 DALY 损失量可以逐渐被除疾病以外的其他原因所影响。

该评估案例采用了两种方式即摄入量-发病率-DALY 方法 (IND) 和摄入量-发病率方法 (ID) 进行估计暴露浓度下的 DALY 损失值。对于包括臭氧、$PM_{2.5}$、二氧化氮、二氧化硫及一氧化碳这些常规标准污染物，多采用 IND 方法；对于非常规标准污染物，多采用 ID 方法。臭氧为目前可以采用两种方法评估其慢性健康影响的空气污染物。两种方法相比较而言，IND 方法更为准确，不存在外推的问题，从而减少了结果的不稳定性。

IND 方法中空气污染物的浓度-效应关系决定其疾病的发生率，公式见表 12-3。有研究表明，平均每位美国人 70%的时间都在住宅内，因此 $\Delta C_{exposure}=0.7C_{indoors}$。ID 方法则直接由室内浓度推导所得出，其相应的 DALY 的值的计算公式见表 12-3。若考虑其疾病终点是否为癌症，则其计算公式则用相应的调整因子修正。

表 12-3　美国住宅空气污染物的慢性健康影响评估计算公式

方法	计算公式
IND 法	$\Delta \text{Incidence} =-\{y_0 \times [\exp(-\beta \Delta C_{exposure})-1]\} \times \text{population}$ $\text{DALY} = (\partial_{DALY}/\partial_{disease\ incidence}) \times \text{disease incidence}$
ID 法[16]	$\text{DALY} = (\partial_{DALY}/\partial_{disease\ incidence}) \times (\partial_{disease\ incidence}/\partial_{intake}) \times \text{intake}$ $\text{DALY}_i = C_i \times V \times [(\partial_{DALY\ cancer}/\partial_{intake})_i \times \text{ADAF} + (\partial_{DALY\ noncancer}/\partial_{intake})_i]$

注：y_0 为每年疾病的基线患病率；β 为浓度变化系数；$\Delta C_{exposure}$ 为暴露相关浓度；population 为暴露人数；intake 为特定时间范围内个体吸入污染物的量；$\partial_{DALY\ (non)cancer}/\partial_{intake}$ 为癌症(非癌症)摄入量调整的 DALY 因子；C_i 为某污染物的室内浓度；V 为年住宅内吸入容积；ADAF 为肿瘤暴露年龄调整因子

该评估案例对于使用 IND 或 ID 方法分析的所有室内空气污染物计算出了一个中心估计值，即每年每百万人口的伤残调整寿命损失年数达到 1100 人年。根据 Monte Carlo 法所抽取的 80%样本结果来看，$PM_{2.5}$ 为主要的空气污染物质，与 DALY 损失关联性最大，其次为丙烯醛、甲醛，分别占样本总量的 16%和 4%；根据 Monte Carlo 法所抽取的 90%样本结果来看，$PM_{2.5}$、丙烯醛和甲醛仍为主要的三大室内空气污染物质，占总 DALY 损失的 80%。

美国室内空气污染物慢性健康影响评估方法结合疾病发病率与 DALY 健康效应模型，主要运用 IND 法或 ID 法评估各室内空气污染物引起的 DALY 的变化。研究结果表明美国住宅内，$PM_{2.5}$、丙烯醛以及甲醛长期的慢性暴露是非生物空气污染物中影响人群健康的主要污染物质，其所引起的 DALY 损失值远高于住宅 CO 急性中毒所引起的 DALY 损失值。其次，二手烟雾及氡也是室内住宅环境中普遍的重要空气污染物，但其暴露人群仅在小部分家庭中。无论是 IND 法还是 ID 法，其相应的计算很大程度上依赖于一定暴露浓度范围内，线性或近线性的无阈值疾病发病率的分析模型。两者皆认为所评估的室内空气污染物均不存在阈值，因此研究结果可能会低估某些室内空气污染物的 DALY。数据的不确定性仍然影响其 DALY 的估计值。二手烟的慢性健康效应分析中，影响 DALY 损失值最重要的污染物仍然是 $PM_{2.5}$ 和丙烯醛。有研究表明，平均而言，室内存在一名吸烟者，相较于无烟家庭而言，这两种污染物的浓度会翻倍，其所导致的

DALY 损失值也会随之翻倍。二手烟雾中充分混合的各种化学物的毒性应当远高于研究中有限的组分分析，而文献中所报道的因二手烟的健康终点估计的 DALY 损失值处于 95%可信区间的下限值。这表明基于组分分析的研究方法可能低估二手烟所致 DALY 损失值。另一方面，阈值效应的存在明显会减少甲醛癌症风险和丙烯腈非癌症风险的实际健康效应。有研究表明甲醛的阈值效应，不同的暴露阈值可以不同程度地避免癌症的发生。阈值设定过高可能导致甲醛的健康效应降低。

12.3.3 室内固体燃料及氡暴露的全球疾病负担

根据 GBD 2010、GBD 2013、GBD 2015 项目，可以得出 2010 年、2013 年以及 2015 年的空气污染疾病负担：住宅固体燃料所致人群疾病负担及其 95%的不确定区间分别为 1844.41（1406～2290.49）DALY/10 万、1582.72（1185.94～2001.38）DALY/10 万和 1432.23（1063.71～1825.23）DALY/10 万；氡所致人群疾病负担及其 95%的不确定区间分别为 23.28（4.58～45.06）DALY/10 万、23.26（4.54～45.64）DALY/10 万和 23.53（4.65～45.79）DALY/10 万。

全球疾病负担研究采用比较风险评估的方法评估环境职业危险因素、行为危险因素以及代谢性危险因素等所致的 DALY 及其 95%可信区间。关于空气污染物评估方法，目前 GBD 仅仅关注了 $PM_{2.5}$、臭氧、住宅固体燃料以及氡四类物质，且室内空气污染物重点关注在住宅室内固体燃料以及氡两方面，尚缺乏其他室内空气污染物的研究数据。根据 2015 年 GBD 的研究结果，相较于 2005 年，归因于住宅空气污染所致的死亡人数下降了 13%（9.3%～17%），达到 2900 万人（2200 万人～3600 万人）；疾病负担下降了 20.3%（16.6%～24.5%），达到 $8.56×10^8$ DALY（$6.67×10^8～1.061×10^9$DALY）。年龄标准化归因死亡率和 DALY 均有大幅度下降。以 DALY 为评价指标，室内空气污染于 1990 年 GBD 研究位于第 4 位危险因子，2005 年降至第 7 位，2015 年降至第 8 位。GBD 2015 估计了 $PM_{2.5}$ 相对风险，整合了日常摄入的各种来源（室外大气污染、室内空气污染、二手烟、烟草等）的 $PM_{2.5}$ 的相对风险，并用了单一的综合暴露反应曲线来反映结果，但 GBD 评估模型并未考虑危险因素之间的交互作用。对于缺乏充分因果关联的危险因素-结局配子，并未系统进行报告偏倚的纠正。目前很少有研究评估室内空气污染物对于总体空气污染的影响抑或是总体空气污染对于室内空气污染的影响。GBD 研究把室内空气污染当作单一风险因素进行评估，因此很可能低估了室内空气污染的疾病负担。同时由于室内空气污染与室外大气联合作用的存在，也有可能高估了室内空气污染的疾病负担。

12.3.4 我国室内空气污染人群疾病负担研究现状

目前，我国室内空气污染疾病负担的研究主要围绕全球疾病负担项目，采用 GBD 2013 研究方法，总结了我国归因于室内固体燃料燃烧所致的空气污染的疾病负担。我国人口学和流行病学资料来源于全国疾病监测系统和我国 CDC 死因登记报告系统县区级的监测数据；室内空气污染数据来源于人群调查和普查数据；室内空气污染物与疾病间暴露数据来源于文献回顾、系统综述以及 Meta 分析。研究表明，2013 年，我国归因于室内空气污染的死亡人数达 80.7 万，其中男性达 44.3 万人，女性达 36.4 万人；归因于室内空气污染的 DALY 达 1536.1 万人年；归因于室内空气污染的年龄标化 DALY 率达 1090.3/10 万。与 1990 年相比，2013 年除重庆、甘肃、宁夏、青海和新疆的归因死亡人数有所上升，我国各省归因于室内空气污染的死亡数、DALY、年龄标化 DALY 率均有所下降，下降幅度最大的为上海；不同年龄组归因于室内空气污染的死亡数、DALY、年龄标化 DALY 率均有所下降，下降幅度最大的为 5 岁以下年龄组。

目前，我国室内空气污染研究主要涉及污染源控制、建筑相关综合征、建筑内环境空气质量的数学模拟预测技术、空气净化技术研究、建筑内环境污染的预防控制技术等方面，较少涉及室内污染物与居民健康效应的关系，尤其是对人群 DALY 的影响。我国住宅有机物污染严重，有研究列出室内常见挥发性有机物的种类及其质量浓度范围。我国对挥发性有机物的定性定量测量主要是采用色谱仪或色谱和质谱联用仪进行，或以传感器技术为基础的各种测定仪。空气净化技术一般包括活性炭吸附、光化学氧化、植物净化以及等离子放电技术。但目前我国对于室内空气污染物的暴露、暴露-效应关系并无明确的研究，大多数研究停留在基于短时间的暴露条件下，人体无明显不良反应阶段。这很难真实反映我国住宅居民对于室内空气污染物的真实暴露水平。随着人们对于环境问题的关注，定量评估室内空气污染对于人群健康影响至关重要。目前，处于大数据时代下，自 GBD 项目开展以来，各国有关疾病负担的研究陆续开展，这些研究结果被各国政府、非政府组织等用于确定研究、卫生发展和资金投入的重点领域和方向以及确定疾病预防控制的优先领域。

我国应充分抓住现有的发展资源，关注我国室内空气污染，研究适合我国室内空气污染的评估方法体系，摸清我国室内环境的污染水平和人群疾病负担，建立基于疾病负担的室内空气污染物清单，为进一步完善我国的室内空气质量标准及体系，逐步建立基于人群疾病负担排序的室内污染控制的优先次序，从而为更好地保护人群健康提供参考和依据，早日实现"健康中国"！

12.4　水污染的人群疾病负担研究

水是疾病传播的重要环境介质。世界卫生组织在《通过环境预防疾病》（*Preventing Disease Through Healthy Environments*）一书中的对疾病的环境负担进行了评估，估计全球疾病负担的 24% 和全部死亡的 23% 可归因于环境因素的暴露，其中可归因于水污染暴露的死亡比例高达 36%。WHO 估计，在中国，可避免的水污染因素导致的死亡约占总死亡的 1/6 到 1/5，水污染带来的健康危害占总疾病负担的 18%。在许多情况下，水污染危害和疾病结果之间的因果途径是复杂的。在可能的情况下，有人试图捕捉其对人群健康的直接和间接影响。例如，恶性肿瘤归因于水污染的疾病负担研究，慢性中毒与水传播疾病相关的疾病负担讨论。

水污染途径包括生活污染、工业污染、农业污染，受到污染的水会通过饮用或者食物链到达人体，最终造成各种健康危害。比如常见的有介水传染病、甲基汞中毒、镉中毒等金属中毒、有机物中毒及致癌作用。水体中存在的污染物主要有以下几种：双酚 A（bisphenol A，BPA）、多溴联苯醚（polybrominated diphenyl ethers，PBDEs）、多氯联苯等环境内分泌干扰物、铅、汞、镉等重金属、微生物污染、农药污染以及氮磷等污染物引起的水体富营养化。

水体污染对人群疾病负担的研究以以下几种代表性污染物为例：

12.4.1　多溴联苯醚（PBDEs）

由于 PBDEs 具有优良的阻燃性能而被广泛地运用于生产生活中。人类接触 PBDEs 的主要途径为饮食摄入、呼吸等。环境中 PBDEs 的污染源主要有污水、食物等。Shao 等报道，北京市周边地区地表水中 PBDEs 的质量浓度在 0.0797～2.80 ng/L 之间，平均值为（1.44±0.57）ng/L，高于珠江水域（平均值：0.388 ng/L）、海南（0.315 ng/L）和香港（0.089 ng/L）；和其他国家相比，也明显高于美国（0.001 ng/L）、欧盟（范围：0.005～0.64 ng/L）或英国（0.062 ng/L）。PBDEs 进入人体后，主要蓄积在血液、脂肪、母乳中，且可通过胎盘屏障进入脐血，具有肝脏毒性、生殖毒性、免疫毒性、神经毒性，会干扰甲状腺激素和性激素。

目前关于 PBDEs 的疾病负担研究较多，主要关注的健康影响为神经毒性和生殖毒性（表 12-4）。欧盟及美国的多项研究显示 PBDEs 对智力发育以及男性生殖系统有较大的损害。但目前很少有研究关注其在肝脏毒性和免疫毒性等方面的疾病负担，因此开展这类疾病负担研究很有必要。另外，目前关于 PBDEs 疾病负担的研究主要集中在美国和欧盟，其他国家和地区缺乏此类研究。因此，开展不同国家或地区的研究并进行区域比较，可发现不同国家或地区之间的差异，对于有针对性的全球卫生治理具有重要的参考价值。

表 12-4　PBDEs 疾病负担代表性研究

第一作者	年份	结局	国家/地区	研究人群	疾病例数	经济损失
	2001～2016	智商点下降	美国	1～74 岁公民	16218 万	36114.7 亿美元
	2001	智力残疾	美国	1～74 岁公民	78525	—
	2003	智力残疾	美国	1～74 岁公民	80288	—
	2005	智力残疾	美国	1～74 岁公民	35938	—
	2007	智力残疾	美国	1～74 岁公民	50047	—
	2009	智力残疾	美国	1～74 岁公民	43238	—
	2011	智力残疾	美国	1～74 岁公民	27532	—
	2013	智力残疾	美国	1～74 岁公民	29480	—
	2015	智力残疾	美国	1～74 岁公民	24386	—
	2001	智力残疾+智商点下降	美国	1～74 岁公民	—	4598.4 亿美元
	2003	智力残疾+智商点下降	美国	1～74 岁公民	—	4791.7 亿美元
Gaylord	2005	智力残疾+智商点下降	美国	1～74 岁公民	—	2263.2 亿美元
	2007	智力残疾+智商点下降	美国	1～74 岁公民	—	3090 亿美元
	2009	智力残疾+智商点下降	美国	1～74 岁公民	—	2735 亿美元
	2011	智力残疾+智商点下降	美国	1～74 岁公民	—	1815.9 亿美元
	2013	智力残疾+智商点下降	美国	1～74 岁公民	—	1933.6 亿美元
	2015	智力残疾+智商点下降	美国	1～74 岁公民	—	1620.2 亿美元
	2001～2016	智力残疾+智商点下降	美国	1～74 岁公民	—	45516.5 亿美元
				非西语裔白人（1～74 岁）	510 万	—
		智商点下降	美国	非西语裔黑人（1～74 岁）	160 万	—
				墨西哥裔美国人（1～74 岁）	140 万	—
				其他种族人（1～74 岁）	140 万	—
Attina	2007～2010			非西语裔白人	22400	—
		智力残疾	美国	非西语裔黑人	7300	—
				墨西哥裔美国人	5800	—
				其他种族人	7200	—
				非西语裔白人	—	1275 亿美元
		智力残疾+智商点下降	美国	非西语裔黑人	—	415 亿美元
				墨西哥裔美国人	—	338 亿美元
				其他种族人	—	409 亿美元

续表

第一作者	年份	结局	国家/地区	研究人群	疾病例数	经济损失
Attina	2007~2010	睾丸癌	美国	非西语裔白人	2320	529 亿美元
				非西语裔黑人	445	101 亿美元
				墨西哥裔美国人	546	124 亿美元
				其他种族人	274	62 亿美元
		隐睾症	美国	非西语裔白人	2750	230 亿美元
				非西语裔黑人	217	18 亿美元
				墨西哥裔美国人	194	16 亿美元
				其他种族人	990	83 亿美元
	2010	智商点下降	美国	所有新生儿	1100 万	2080 亿美元
		智力残疾数	美国	所有新生儿	43000	582 亿美元
		睾丸癌	美国	所有男性	3600	815（95%CI：248~1093）亿美元
		隐睾症	美国	男性新生儿	4300	357 亿美元
Trasande	2010	智力残疾+智商点下降	欧盟	新生儿	—	95.9（95%CI：15.8~223.6）亿欧元
		睾丸癌	欧盟	20~44 岁男性	—	8.5（95%CI：3.1~8.5）亿欧元
		隐睾症	欧盟	20~44 岁男性	—	1.3（95%CI：1.2~1.3）亿欧元
Bellanger	2010	多动症	欧盟	儿童	—	17.4（95%CI：14.1~20.7）亿欧元

注：—表示无相关数据

12.4.2　双酚 A（BPA）

BPA 广泛应用于工业生产中，可通过多种途径进入水环境并造成污染。Staniszewska 等在格但斯克海湾沿岸地区的地表水中检测出 BPA 的质量浓度范围为＜5.0~277.9 ng/L。而刘畅伶等在珠江口的典型河段内测得 BPA 的平均质量浓度为 23.54~2189.88 ng/L。2017 年报道中国太湖的沉积物中 BPA 质量分数范围为 3.94~33.2 ng/g（以干重计）。BPA 可通过皮肤接触、呼吸摄入及经口摄入途径进入人体，在人类母乳、血液、尿液、头发中均能检测出 BPA。研究表明，过量的 BPA 暴露可以干扰雄性生殖器官的发育，致肥胖症和糖尿病，具有神经毒性、免疫毒性、致癌性和致畸性等。

目前关于水体中 BPA 暴露致疾病负担的研究较少。当前主要在欧盟及美国开展了 BPA 暴露的疾病负担研究，且主要关注的健康效应为儿童肥胖问题（表 12-5）。儿童肥胖对于儿童后期的生长发育和成年后的健康状况具有不利影响，故世界各国应积极采取相关措施，减少环境中 BPA 的含量，以促进儿童健康的身心发育和减少成年后相关疾病负担。未来的研究也可多关注其他健康效应，以充分了解 BPA 暴露的疾病负担。

表 12-5 BPA 疾病负担代表性研究

第一作者	年份	结局	国家/地区	研究人群	疾病例数	经济损失
Attina	2010	儿童肥胖	美国	4 岁儿童	33000	24 亿美元
Trasande	2010	儿童肥胖	美国	4 岁儿童	—	15.4 亿欧元

注：—表示无相关数据

12.4.3 铅

铅暴露广泛存在于世界各地。人类接触铅的主要途径有呼吸含铅尘埃，饮用铅污染的饮水以及食用蓄积铅的蔬菜。环境中铅的污染源主要有含铅汽油、含铅农药、采矿、烟草、食品包装、油漆涂料等。中国铅污染主要分布在北方的京津冀地区、环渤海地区和南方的珠江三角洲地区。研究表明，过量的铅暴露可损伤消化系统、肾脏、神经，引发贫血、不孕不育，影响儿童智能发育。

关于铅暴露疾病负担的研究较多，主要关注的健康影响为儿童智力残疾和心血管疾病(表 12-6)。但是，很少有研究关注铅所致其他健康效应的疾病负担，未来研究可多关注这些方面，以完善铅暴露所致疾病负担研究。

表 12-6 铅的疾病负担代表性研究

第一作者	年份	结局	国家/地区	研究人群	DALY(95%CI)
Ericson	2016	轻度精神发育迟滞	全球铅酸电池热点地区	0~4 岁儿童；0~14 岁儿童	104540(49009~160070)(基于发病率)[a]；124016(65883~182149)(基于患病率)[b]
		智商下降全球	铅酸电池热点地区	0~4 岁儿童；0~14 岁儿童	862323(463448~1261198)(基于发病率)[a]；57005(25896~88114)(基于患病率)[b]
		心血管疾病	—	—	113113(35017~191208)(基于发病率)[a]；113113(35017~191208)(基于患病率)[b]
		总和	全球铅酸电池热点地区	—	869862(547474~1612476)(基于发病率)[a]；294359(127248~461470)(基于患病率)[b]
Yan	2020	轻度智力残疾	中国	0~6 岁儿童	4220657[a]
Rojas-Rueda	2019	轻度精神发育迟滞	欧盟	5 岁以下儿童	6216(2699~11414)[a]
Carrington	2019	轻度	全球	5 岁儿童	4882296(0~28005953)[b]
		中度	全球	5 岁儿童	356676(0~2648051)[b]
		重度	全球	5 岁儿童	10888(0~102481)[b]
Ericson	2018	心血管疾病	印度 9 个邦	成人(18 岁以上)	2725400(2341444~3011723)[b]
		智力残疾	印度 9 个邦	0~6 岁儿童	2197418(1650500~2601233)[b]

续表

第一作者	年份	结局	国家/地区	研究人群	DALY（95%CI）
Caravanos	2016	接触铅导致的所有疾病	墨西哥	全人群	23241[a]
			乌拉圭	全人群	942[a]
			合计	全人群	24363[a]
			墨西哥、阿根廷、乌拉圭	全人群	27069[a]
Chatham-Stephens	2014	轻度精神发育迟滞	中低收入国家	3 岁以下儿童	4703[b]

a：年龄标化；b：伤残权重。—：无相关数据

12.4.4　汞

环境中汞的来源主要为含汞废水，其次为农药、机械废料、炸药等。中国汞污染状况较为严重，天津市污灌区土壤中汞含量高达 0.292 mg/kg，有效态达 0.153 mg/kg。中国松花江流域水样中汞质量浓度的平均值为 0.016 μg/L，并未超过相关标准。人类接触汞的途径有很多，可通过呼吸道、皮肤或消化道侵入人体，但主要是通过食用被汞污染的鱼类和海洋哺乳类动物。研究发现，汞进入人体后会蓄积于肝、肾、大脑、心脏和骨髓等部位，造成神经性中毒和深部组织病变。

关于环境汞暴露所致疾病负担研究较少（表 12-7），且主要关注慢性汞中毒及汞致智力残疾。汞进入人体的主要途径是通过被汞污染的鱼类和海洋哺乳类动物，但目前研究多关注于职业性汞暴露带来的危害，因此开展更多的食源性汞暴露疾病负担的相关研究对于评价环境汞暴露对人类健康的危害具有重大意义。

表 12-7　汞的疾病负担代表性研究

第一作者	年份	结局	国家/地区	研究人群	DALY
Gibb	2015	智力残疾	全球	—	1963869（95%CI：780769 ~ 5272964）[a]
Steckling	2017	中度慢性金属汞蒸气中毒	全球	所有年龄的手工小规模金矿矿工	1224458 ~ 2385352[a]
			中国	所有年龄的手工小规模金矿矿工	239450 ~ 346167
Steckling	2004	慢性汞中毒	津巴布韦	2004 年在津巴布韦矿区工作的矿工	78400（男性）；17000（女性）；95400（总和）[a]
		慢性汞中毒	津巴布韦	15 ~ 2 岁矿工	38200（男性）；6700（女性）；44900（总和）[a]

a：伤残权重。—：无相关数据

持续获得安全的饮用水供应对健康至关重要。安全的饮用水可减少接触污染物，降低疾病的发病率和死亡率。另外，供水有限且水质较差的地区，受污染的饮用水与营养不良和感染性疾病的发病率增加有关，包括腹泻和尿路感染。水体

污染还在小肠细菌过度生长和亚临床环境性肠病的发展中发挥作用，这两者都可能导致儿童体重不足与发育迟缓，儿童及成人的微量营养素缺乏症等。水质也可能间接影响超重和肥胖的风险。研究表明，在高收入和中低收入国家，对饮用水被污染或质量差的观点与含糖饮料消费量增加有关，是肥胖和糖尿病的风险因素。

了解归因于饮用水的污染物疾病负担的一种方法是收集源水中污染物浓度的知识、通过水处理实现的污染物减少量、平均用水量、暴露于污染物时感染的可能性、可能导致的疾病，以及疾病病例的平均负担（DALY/病例）等信息，用来估计可归因于饮用水的疾病负担。使用这种方法来评估饮用水安全，并得到流行病学研究的支持，包括对水传播疾病暴发的评估。与国家或司法管辖区相关的另一种方法是使用疾病监测和其他流行病学数据估计通过饮用水传播的相关病原体的所有来源病例的比例。尽管疾病负担研究通常侧重于食源性传播，但仍有研究将疾病归因于水传播。特别是世卫组织最近根据专家启发对 2010 年全球食源性疾病负担的研究报告了世界 14 个次区域的几种传播途径，包括水。重要的是应通过对水体污染的疾病负担研究考虑改善水质是否可以减轻人群疾病负担。我们仍需要对水污染进行更精确的归因估计，这些估计应针对特定国家和特定暴露（饮用、娱乐、被粪便污染的水污染的食物）。

12.5　土壤污染的人群疾病负担

作为连接生态圈与水圈、大气圈和岩石圈的纽带，土壤圈是人类生产活动中不可缺少的基础。土壤在陆地生态系统中发挥着基本的生态功能，包括保持养分的生物地球化学循环、支持植物生长和维持人类健康的栖息地等。然而，随着全球范围内的城市化和工业化的不断发展，化肥和农药的过度使用，工业废气和废水排放不当，矿产开采不受控制，尾矿废弃等问题日益严重，使得人类活动和工业生产排放到土壤环境中的污染物急剧增加，包括大量的有机和无机污染物，如药品、洗涤剂、重金属、农药和工业产品等。污染物进入土壤后往往具有潜伏性和累积性，而且难以修复和清除，并进而对人体健康造成不可逆转的危害。土壤污染目前已经成为人类健康和粮食安全关切的一个全球性问题。

土壤中的污染物有自然和人为两种来源，其中自然源包括大气火山排放、大陆灰尘输送和富含金属的岩石风化、火山爆发等。采矿活动、冶炼行业排放、含金属化学品和工业用途的污染物废污泥、化石燃料的使用等是土壤中污染物的重要人为来源。此外，各种工业废水中也存在较高的重金属浓度，包括铬、锌、镍、钴、镉、铜、锰和铅等。此外，锌、铅、铜和砷等一些重金属还能够通过杀菌剂和杀虫剂等化学品使用在土壤中积累，导致有毒物质在农产品中不断富集。据统计，全世界有超过 500 万处土壤被各类有毒物质污染。

我国土壤污染情况非常严重。根据《全国土壤污染调查公报》，我国约 400 万公顷耕地(占中国耕地的 2.9%)受到中度或高度污染物污染。此外，我国已有 2000 多万亩农田受到铅、镉、铬、锡、锌等污染物的污染(占农田总面积的 25%)，而中国农业土壤的污染导致作物产量每年损失超过了 1000 万吨。根据环境部和中国国土资源部的数据，在中国，铅、镉、铜和锌的超标水平分别为 0.9%、2.2%、7.0%和 15%。中国约 19.4%的农业用地(约 2600 万公顷)被污染物和有机污染物污染，而被污染物污染的土壤也分布在不发达国家，例如巴基斯坦、孟加拉国、印度等。发展中国家土壤污染的主要原因是使用未经处理的生活废水和未经处理的工业废水进行灌溉。污染物对生态系统和人类健康能够造成负面影响，例如，通过对食物来源进行生物放大，污染物可能会破坏自然环境，并最终影响人类健康。

12.5.1　不同类型的土壤污染及其人群疾病负担

现阶段，土壤污染大体来源于工业污染、生物性污染、农药残留等，不同来源的污染物对人体健康的影响存在差异，总体来说主要包括以下几类：

1. 工业污染土壤及其人群疾病负担

工业污染物一般可随工业副产品如废气、废水或废渣进入土壤，然后通过被污染的农作物或地下水，对人类健康造成危害。工业污染物的种类繁多，部分是有毒有害物质，也有人体诱变剂、致癌剂和致畸剂等。土壤污染物可以作为单一毒物或多种毒物组合影响人类健康。例如，钢铁厂造成的土壤氟污染，镉大米生产造成的土壤镉污染，以及石油工业造成的土壤多环芳烃污染等。另一方面，使用污水进行灌溉会污染土壤、饮用水和农作物，导致居民消化道疾病、癌症和先天性畸形的发病率升高。

化学废物污染土壤造成人类严重健康损伤的著名公害事件包括美国拉夫运河事件和日本镉米事件。美国拉夫运河是一条 1.5 km 长的废物运河，1940 年前后被胡克化学工业公司用来储存至少 80 种化学副产品。20 世纪 50 年代开始在该区域建起了住宅区和学校，20 年后附近的居民的痤疮、胎儿畸形和流产等多种疾病患病率升高。调查显示，该区域土壤中富集了 82 种化学污染物，其中 11 种被认为是人类致癌物。此外，通过蔬菜、稻米等农作物间接摄入富集的土壤重金属，是土壤污染物进入人体的常见途径。1955 年发生在日本富山县的"镉米"重金属污染事件，被称为"痛症"事件。主要原因是当地居民长期使用铅锌冶炼厂的含镉废水灌溉农田，导致土壤和水稻中镉含量增加。当地居民长期食用受污染的大米，导致镉在人体内蓄积，典型的相关不良反应包括全身神经痛、关节疼痛、骨折，甚至死亡。由于工业等途径进入土壤中的重金属还导致了血铅事件。研究表明，儿童的血铅水平和土壤中的铅浓度之间有强关联。因此，为了准确评估受污染土壤的健康风险，迫切需要确定土壤重金属的生物有效性，即土壤摄入人体后进入体循环的重金属的比例，这在不同土壤中差异很大。

2. 土壤生物性污染及其人群疾病负担

土壤生物污染是指病原体、带病生物等有害生物种群从外部侵入土壤，破坏土壤生态系统平衡，导致土壤质量下降的现象。有害生物种群的来源包括未经处理的人畜粪便肥料、生活污水、垃圾、含有病原体的医院污水和工业废水等。通过这些途径，大量的传染性细菌、病毒和虫卵被带入土壤，在植物体内引起各种细菌性侵害，进而引起人类各种细菌性和病毒性疾病，严重威胁人类生存。例如，蠕虫是一种寄生在人体肠道、淋巴系统和其他组织中的寄生虫。由蠕虫引起的疾病需要一个非动物的发育地点进行传播，而土壤是一个共同的发育地点。每年全球数十亿人受到蠕虫感染，约有 13 万人因此死亡。蠕虫感染一般通过口腔摄入或皮肤渗透等途径进入人体，大多数情况下涉及肠道感染。此外，土壤真菌类感染也是一类不容忽视的感染，*Exserohilium rostratum*（一类土壤真菌）暴露是造成美国 2012 年真菌性脑膜炎爆发的主要原因。

具体来说，土壤生物性污染导致的疾病主要包括以下几种：

1）引起肠道传染病和寄生虫病

人体或动物排出的含有病原菌或寄生虫卵的粪便能够进入土壤，再经过某种途径（如生吃蔬菜、瓜果等）进入人体而引起传染病（人-土壤-人途径）。许多肠道传染病菌在土壤中能存活相当长时间，抗力最小的霍乱弧菌可存活 8~10 天，伤寒杆菌、痢疾杆菌和肠道病毒等可存活数十天，寄生虫卵在土壤中存活时间更长。

2）引起钩端螺旋体病和炭疽病

动物粪便污染了土壤后传染给人能够引起钩端螺旋体病和炭疽病（动物-土壤-人途径）。钩端螺旋体的带菌动物一般为牛、羊、猪等。病原体通过人的皮肤或黏膜进入体内。炭疽杆菌抗力最强，感染此病的家畜摄入污染土壤后会导致该病在区域内长期传播。

3）引起破伤风和肉毒中毒病

天然土壤中常存在着破伤风和肉毒杆菌两种致病菌，人接触土壤而感染也是一种可能的途径（土壤-人途径）。这两种病菌抗力很大，在土壤中能长期存在。

3. 土壤农药污染及其人群疾病负担

土壤中的农药污染主要是指农业、植物保护、卫生等必要用途的杀虫、灭鼠、消毒等造成的农药残留。目前，我国各种农药制剂的消费量每年超过 150 万吨。农药进入土壤的主要途径包括直接施用、雨水浸泡、种子消毒、落叶等。农药受土壤中物理、化学和微生物的影响，根据其分解的难易程度可分为两类：易分解型农药(如有机磷农药)和难分解型农药(如有机氮、有机汞农药)。难以分解的农药极有可能成为植物残留物。由于农药的性质不同，它们在土壤中的残留时间和环境行为也不尽相同。

人类摄入含有残留农药的各种食品后，残留的农药能够转移到人体内，这些有毒有害物质在人体内不易分解，经过长期积累会引起各种器官功能障碍，使肌体的正常生理功能发生失调，造成慢性中毒，影响身体健康。目前已经证实，有机氯杀虫剂可以在人体内积累。它们不仅是神经和器官的毒物，而且对酶、内分泌系统和免疫反应也有不良影响。此外，在一些动物模型中，有机氯农药被发现有"三致效应"，即致癌、致畸和致突变效应。在使用有机氯农药的地区，孕妇的母乳、血液、尿液、胎盘血和其他体液中有机氯农药的检出率非常高。此外，已经证实，有机氯农药在母体内的富集与早产和胎儿发育不良密切相关。

4. 耕地污染及人群健康负担

由于工业污染和农业化学品的过度使用，重金属和持久性有机物的持续积累严重威胁着耕地质量。中国土壤形成的自然背景复杂，在过去 30 年的工业化和高度农业集约化过程中，农田土壤环境的保护一直被忽视。然而，根据中国环境部和国土资源部 2014 年 4 月 17 日发布的《中国 2005 年 4 月至 2013 年 12 月全国土壤污染调查》(环境保护部，2014 年)，面积为 $6.30×10^6$ 平方公里的农田土壤采样点中，有 19.4%超过了《中国土壤环境质量标准》。通过对中国五个不同地区的 110 份样品的分析发现镉的超标率为 10.3%。然而，由于土壤污染分布不均，一份全国甚至全球的土壤污染地图对于指导决策者做出保护土壤和防止进一步污染的适当决策非常重要，特别是当前耕地土壤污染十分复杂，已经威胁到我国的食品安全和人类健康。

5. 交通运输对土壤的污染及其人群疾病负担

随着汽车工业的快速发展和城市交通干线的逐步完善，燃油汽车的数量呈指数上升趋势。研究表明，城市主要交通干线两侧 500 米范围内的土壤中重金属和多环芳烃的含量通常较高。其中，铅是汽油中的抗震剂，会随着汽车尾气排放并最终沉淀到土壤中。铅的毒性通常非常隐蔽，发病时间也会推迟。免疫力下降、情绪低落、疲劳、神经衰弱、食欲不振等症状都可能是由铅中毒引起的。

12.5.2　人类接触土壤中污染物的途径

人类接触土壤污染物的主要途径可以归纳为以下四种：

1. 摄入受污染的食物、灰尘和受污染的土壤颗粒

通过摄入受污染的食物是土壤污染物进入人体的主要途径，占污染物摄入量的 90%以上。根据世界卫生组织统计，每年约有近六亿人因食用受到污染的食物而罹患各种相关疾病。这其中，农作物的摄入是最主要的途径之一。农作物能够从土壤中积累污染物，并附着有受污染的土壤颗粒，此外，被污染的土壤颗粒和附着在食物或食具上的灰尘沉积物也是污染物转移给人类的可能途径。由于婴儿和儿童的手口行为，这种接触途径对婴儿和儿童尤其显著。

2. 通过呼吸摄入土壤颗粒

由于儿童的玩耍习惯，他们通常与土壤接触的时间更长，也因此特别容易吸入受污染的土壤颗粒。此外，在职业性接触方面，吸入土壤污染物的频率较高。这主要包括污染行业的工人接触无机和有机污染物，如土壤蒸气和灰尘，以及农民接触农业化学品和受污染的土壤。另一方面，挥发性有机污染物能够从受污染的土壤向上扩散到室内空气中，其中通常含有各种内分泌干扰物、致癌物等。

3. 通过皮肤接触受污染的土壤

在各种户外休闲活动、农业或建筑相关活动中，经常发生皮肤直接接触或暴露于被污染的土壤。值得注意的是，儿童在户外玩耍时通常缺乏自我保护和良好的卫生习惯，这使他们成为这种方式的最大受害群体。通过该种方式受到影响的程度取决于土壤中污染物的浓度和污染物的存在形式以及接触受污染土壤的时间等因素。

4. 因特殊疾病导致的土壤摄入

故意吞食土壤是一种罕见的饮食失调症，其特点是食用非食物或明显不包含营养价值的物品。该行为的平均土壤日摄入量约为 50 克。有据可查的案例主要发生在热带地区，特别是在撒哈拉以南的非洲，以及澳大利亚和太平洋的土著地区。这些地区中的女性，尤其是怀孕期的女性会发生食土行为，并且儿童也会有食土行为。这类食土行为与免疫系统较弱的人群、孕妇、儿童，患有贫血症和其他微

量营养素缺乏症的人群相关联，因为摄入土壤被认为能够满足某些微量营养素的缺乏，并可以作为一种有益的食物解毒剂。然而，摄入受污染的土壤颗粒可能会增加微量元素、放射性核素、农药或多环芳烃等有机污染物的暴露风险。

12.6 环境污染疾病负担研究展望

环境污染所造成的健康问题日趋严重，越来越多的研究通过 DALY 等指标定量评估环境污染所造成的疾病负担。利用疾病负担的研究方法评价环境污染对人群的危害具有十分重要的理论和现实意义，可以为政府制定环境政策和健康干预措施提供客观和科学的依据。然而目前在评估环境污染造成的疾病负担时仍然存在一些挑战，当然这也为未来研究提供了新的机遇和方向。其一，如何更精确地获得个体的暴露水平是一个亟待解决的关键问题，目前大多数研究通过监测点或卫星的监测数据进行模型估计暴露水平，然而人类行为生活往往是动态且独特的，因此与人体真实暴露水平之间存在一定的暴露测量误差，未来的研究仍需探索出更精确的暴露估计模型或方法，得到更真实的暴露-反应关系，从而更准确地评估环境污染造成的疾病负担；其二，大多数研究在计算人群归因分值时所用到的相对危险度、理论最小暴露危险水平等指标来自于先前流行病学研究，与实际研究人群可能存在一定的差异，因此更精确地获得研究人群中危险因素的相对危险度等指标对于计算归因负担也是十分重要的；其三，目前大多数研究依托不同污染物具有独立的效应这一前提假设进行，但真实世界中往往是多种危险因素同时存在且可能存在联合作用，因此未来的研究也应致力于评估多种污染物协同作用造成的健康损失；其四，伤残权重是计算伤残负担必不可少的参数，伤残权重值直接影响 DALY 测算的结果。目前几乎所有的研究都采用由 GBD 或者发达国家人群的伤残权重，然而这些伤残权重的结果并不一定适用于所有人群。国内刚刚完成全国的伤残权重调查，产出了中国人群的伤残权重，未来应使用基于中国人群的伤残权重值来计算相关疾病的伤残负担，而获得更为准确的疾病负担估计；最后，虽然目前广泛使用的 DALY 在量化人群健康损失和综合评价健康危险因素的危害程度上有明显优势，但未来仍需不断补充和完善疾病负担的测量指标，更全面更综合地进行环境污染疾病负担的精准测算，为环境政策提供科学依据。

（殷　鹏　赵卓慧　郑唯韡　仇　浩）

参 考 文 献

蔡乐, 何建辉, 赵科颖, 等. 2016. 慢性病疾病负担研究理论与实践[M]. 北京: 科学出版社.
高学欢, 陈仁杰, 阚海东, 等. 2018. 室内空气污染疾病负担研究方法介绍[J]. 中华预防医学杂志, 52:

1315-1320.

李茜瑶, 周莹, 黄辉, 等. 2018. 疾病负担研究进展[J]. 中国公共卫生, 34: 777-780.

王富珍, 齐亚莉, 李辉. 2003. 疾病负担研究的方法学进展——疾病负担综合评价[J]. 疾病控制杂志, 537-539.

王航, 张李一, 张蕴晖. 2021. 主要环境内分泌干扰物疾病负担的研究进展[J]. 环境与职业医学, 38: 1033-1043.

曾强, 李培, 倪洋, 等. 2018. 天津市大气可吸入颗粒物与循环系统疾病负担关系的研究[J]. 中华心血管病杂志, 46(1): 50-55.

Attina T M, Hauser R, Sathyanarayana S, et al. 2016. Exposure to endocrine-disrupting chemicals in the USA: A population-based disease burden and cost analysis[J]. Diabetes Endocrinology, 4(12): 996-1003.

Bellinger D C, O'Leary K, Rainis H, et al. 2016. Country-specific estimates of the incidence of intellectual disability associated with prenatal exposure to methylmercury[J]. Environmental Research, 147: 159-163.

Bose-O'Reilly S, McCarty K M, Lettmeier B. 2010. Mercury exposure and children's health[J]. Current Problems in Pediatric and Adolescent Health Care, 40(8): 186-215.

Chen H, Zheng C, Tu C. 1999. Heavy metal pollution in soils in China: Status and countermeasures[J]. Ambio, 28: 130-134.

Chen R, Yin P, Meng X, et al. 2017. Fine particulate air pollution and daily mortality. A nationwide analysis in 272 Chinese cities[J]. Am J Respir Crit Care Med, 196: 73-81.

Cohen A J, Brauer M, Burnett R, et al. 2017. Estimates and 25-year trends of the global burden of disease attributable to ambient air pollution: An analysis of data from the Global Burden of Diseases Study 2015[J]. Lancet, 389: 1907-1918.

Ericson B, Caravanos J, Depratt C, et al. 2018. Cost effectiveness of environmental lead risk mitigation in low- and middle-income countries[J]. Geohealth, 2(2): 87-101.

Ericson B, Dowling R, Dey S, et al. 2018. A meta-analysis of blood lead levels in India and the attributable burden of disease[J]. Environ Int, 121(Pt 1): 461-470.

Gaylord A, Osborne G, Ghassabian A, et al. 2020. Trends in neurodevelopmental disability burden due to early life chemical exposure in the USA from 2001 to 2016: A population-based disease burden and cost analysis[J]. Molecular and Cellular Endocrinology, 502: 4-5.

Gaylord A, Trasande L, Kannan K, et al. 2020. Persistent organic pollutant exposure and celiac disease: A pilot study[J]. Environmental Research, 186: 6-7.

Global Burden of Disease. GBD compare [EB/OL]. https://vizub. healthdata. org/gbd-compare/.

Huang J, Li G, Qian X, et al. 2018. The burden of ischemic heart disease related to ambient air pollution exposure in a coastal city in South China[J]. Environmental Research, 164, 255-261.

Jacobson M H, Woodward M, Bao W, et al. 2019. Urinary bisphenols and obesity prevalence among U.S.[J]. Children and Adolescents, 5-7.

Khan S, Naushad M, Lima E C, et al. 2021. Global soil pollution by toxic elements: Current status and future perspectives on the risk assessment and remediation strategies–A review[J]. J Hazard Mater, 417: 126039.

Li J, Wang Y, Yin P, et al. 2021. The burden of sulfur dioxide pollution on years of life lost from chronic obstructive pulmonary disease: A nationwide analysis in China[J]. Environmental Research, 194, 110503.

Li J, Yin P, Wang L, et al. 2020. Ambient ozone pollution and years of life lost: Association, effect modification, and additional life gain from a nationwide analysis in China[J]. Environment International, 141, 105771.

Li J, Zhang X, Yin P, et al. 2020. Ambient fine particulate matter pollution and years of life lost from cardiovascular diseases in 48 large Chinese cities: Association, effect modification, and additional life gain[J]. Science of The Total Environment, 735: 139413.

Liang H, Qiu H, Tian L. 2018. Short-term effects of fine particulate matter on acute myocardial infraction mortality and years of life lost: A time series study in Hong Kong[J]. Science of The Total Environment, 615, 558-563.

Lim S S, Vos T, Flaxman A D, et al. A comparative risk assessment of burden of disease and injury attributable to 67 risk factors and risk factor clusters in 21 regions, 1990—2010: A systematic analysis for the Global Burden of Disease Study 2010[J]. Lancet, 2012, 380: 2224-2260.

Murray C J. 1994. Quantifying the burden of disease: The technical basis for disability-adjusted life years[J]. Bull World Health Organ, 72: 429-445.

Murray C J, Ezzati M, Lopez A D, et al. 2003. Comparative quantification of health risks conceptual framework and methodological issues[J]. Popul Health Metr, 1: 1.

Murray C J, Lopez A D. 1999. On the comparable quantification of health risks: Lessons from the Global Burden of Disease Study[J]. Epidemiology, 10: 594-605.

Murray C J, Lopez A D. 2013. Measuring the global burden of disease[J]. N Engl J Med, 369: 448-457.

Smith K R. 1987. Biofuels, Air Pollution, and Health: A Global Review[M]. Plenum Press.

Smith K R, Mehta S. 2003. The burden of disease from indoor air pollution in developing countries: Comparison of estimates[J]. International Journal of Hygiene & Environmental Health, 206: 279-289.

Steckling N, Bose-O'Reilly S, Pinheiro P. 2014. The burden of chronic mercury intoxication in artisanal small-scale gold mining in Zimbabwe: Data availability and preliminary estimates[J]. Environmental Health, 7-9.

Stephens K, Caravanos J, Ericson B, et al. 2014. The pediatric burden of disease from lead exposure at toxic waste sites in low and middle income countries[J]. Environmental Research, 132: 379-383.

Sundell J. 2017. Reflections on the history of indoor air science, focusing on the last 50 years[J]. Indoor Air, 27: 708-724.

Trasande L, Attina T M, Blustein J. 2012. Association between urinary bisphenol A concentration and obesity prevalence in children and adolescents[J]. JAMA Network, 308(11): 1113-1121.

Weschler C J. 2009. Changes in indoor pollutants since the 1950s[J]. Atmospheric Environment, 43: 153-169.

Yan Y Z, Yang S L, Zhou Y J, et al. 2020. Estimating the national burden of mild intellectual disability in children exposed to dietary lead in China[J]. Environ Int, 137: 105553.

Yin P, Brauer M, Cohen A J, et al. 2020. The effect of air pollution on deaths, disease burden, and life expectancy across China and its provinces, 1990—2017: An analysis for the Global Burden of Disease Study 2017[J]. Lancet Planet Health, 4: e386-e398.

Yin P, Chen R, Wang L, et al. 2017. Ambient ozone pollution and daily mortality: A nationwide study in 272 Chinese cities[J]. Environ Health Perspect, 125: 117006.